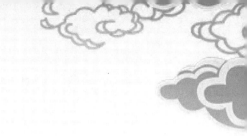

李祥云

治疗妇科疑难病临证思路与验案

主　编　李祥云

副主编　徐莲薇　贾丽娜

编　委（按姓氏笔画排序）

马毓俊　王珍贞　冯锡明　刘　敛

刘慧聪　严　骅　李俊菁　李祥云

李雪莲　吴诗玮　张　琼　张锡珍

周　梅　周　琦　赵　莉　赵　巍

袁　颖　贾丽娜　徐莲薇

人民卫生出版社

·北京·

图书在版编目（CIP）数据

李祥云治疗妇科疑难病临证思路与验案 / 李祥云主编 . —北京：人民卫生出版社，2022.11
ISBN 978-7-117-33783-0

Ⅰ.①李… Ⅱ.①李… Ⅲ.①中医妇科学 – 中医临床 – 经验 – 中国 – 现代 Ⅳ.①R271.1

中国版本图书馆 CIP 数据核字（2022）第 196607 号

| 人卫智网 | www.ipmph.com | 医学教育、学术、考试、健康，购书智慧智能综合服务平台 |
| 人卫官网 | www.pmph.com | 人卫官方资讯发布平台 |

李祥云治疗妇科疑难病临证思路与验案
Li Xiangyun Zhiliao Fuke Yi'nanbing Linzheng Silu yu Yan'an

主　　编：李祥云
出版发行：人民卫生出版社（中继线 010-59780011）
地　　址：北京市朝阳区潘家园南里 19 号
邮　　编：100021
E - mail：pmph @ pmph.com
购书热线：010-59787592　010-59787584　010-65264830
印　　刷：三河市延风印装有限公司
经　　销：新华书店
开　　本：710×1000　1/16　印张：34
字　　数：557 千字
版　　次：2022 年 11 月第 1 版
印　　次：2022 年 11 月第 1 次印刷
标准书号：ISBN 978-7-117-33783-0
定　　价：98.00 元

序 一

得悉李祥云教授《李祥云治疗妇科疑难病临证思路与验案》一书即将付梓，甚是欣慰。

2006年《李祥云治疗不孕不育经验集》一书出版时，我曾为他写了序言。时过15年，李祥云教授已从医近60年，目前仍活跃在临床第一线，热衷事业，服务群众，带教学生，发挥余热，可喜可赞。

李教授1964年毕业于上海中医学院，性敏好学，勤求古训。从业伊始，即向前辈同仁——诸如唐吉父、陈大年、庞泮池、蔡小荪、孙仲理、胡彭寿及我本人虚心求教，吸取经验。早年间渴求新知，亦得到国内多位著名专家，如罗元恺、何任、何子淮、夏桂成、李超荆等专家前辈学术传授，广受沾溉，博采众长，融会贯通，完善自我。为有今天的发展打下根基，并通过自己的努力，成为同辈中的佼佼者。

当今世界，科技发展日新月异，随着医学进步，很多中医古籍中未记述的疑难病症，已受到医务同仁的普遍关注。李祥云教授与时俱进，学习汲取现代医学的学术理论，结合中医的传统意蕴，寻根求源，论证创新，自出机杼，独树一帜，治愈很多疑难杂病。如本书记述：阴部奇痒、阴蒂亢奋、复发性流产（ABO血型不合、胎儿溶血症）、巨大胎盘血窦血肿、骨头奇痒、肠道型子宫内膜异位症、封闭抗体缺乏、DNA碎片增多症、妊娠疱疹、卵巢早衰等等，均论证有旨，调摄有序，用药切实有效，既为病家解除切肤之痛，也为行业同仁提供了临证思路和治疗方法。

当前国家政策大力扶持中医，传统中医事业正在发扬光大，并走出国门走向世界。新版《李祥云治疗妇科疑难病临证思路与验案》，设计思路活跃，亮点分析清晰，为广大临床医生、学生、读者提供一部好的参考书，起到了承上启下薪火传承的作用，当为临床医家所共许。

忝为师长，我谨祝贺李祥云教授新书的出版，并乐于作序。

国医大师 朱南孙

2021年5月

序 二

李祥云教授年近八旬，是我前辈，亦师亦友。他是妇科医、教、研全才，人称"送子公公""送子观音"，著作颇多，创制验方，探求新知，著书立说，撰科普文章竟达四百余篇，令我敬佩。在与他相识的三十年里，受益匪浅，他每有佳作，均赠予我。他的新作《李祥云治疗妇科疑难病临证思路与验案》即将出版，邀我作序，是我学习之佳机，诚然答应。

妇科疑难症颇多，病患十分痛苦，也是中西医界研究之难点。如输卵管不通、多囊卵巢综合征、排卵障碍、宫腔粘连、黄体不健引起的不孕；腺肌症之痛经、复发性崩漏、卵巢早衰，以及复发性流产、产后抑郁、肿瘤术后调理等等。李祥云以症证结合，中西施治，以中为主，详细分析，制订方案，每有佳效。特别称道的是李老师秉承经典，勇于探索。他凡事追求极致，刻苦勤勉，精益求精，自我鞭策，寻求高度。善于总结，成功之后找亮点，聚少成多，终成此大作。

李祥云教授一辈子从事中医事业，永怀探索之心，孜孜不倦，边临床，边带教做课题搞科研，曾多次获国家级、省级科技奖。我担任上海中医药学会妇科分会主任委员期间，常邀他讲课，他贴近临床，引用经典，传授医之道与术，深入浅出，见解振聋发聩，极富启发意义。新颖的思路，突出的疗效，大受听者欢迎。退休后的李教授，喜欢丹青，尤爱画优雅高贵的牡丹，这也寓意李老师幸福吉祥。可谓圣手医治妇人症，笔墨丹青载华章。

衷心希望李祥云教授身体健康，杏林满园，再添佳作。

胡国华

2021 年 5 月

前　言

　　时间过得飞快，一晃之间从事临床工作已经半个多世纪了，自己也不知不觉进入八秩之年。回忆当年，1958 年 8 月我们山东有 5 名应届高中毕业生进入到上海中医高等学府，而 1964 年毕业，仅我一人留在母校，其他同学均分配到其他各地。

　　海派中医，汇流百川，名医荟萃、中西汇通。留在上海的我，有幸师承上海妇科陈大年、刘海仙、李少华等名医大家，并被领导选送上海第一医学院附属妇产科医院（现复旦大学附属妇产科医院）、中国福利会国际和平妇幼保健院、长宁区妇产科医院等西医医院系统学习西医，师从张惜荫、董金翰、张天庆等名医，之后又得到罗元恺、何任、何子淮、夏桂成、朱南孙、庞泮池、蔡小荪、沈仲理、李超荆等前辈的身教言传与学术指点。先后参加贵州、安徽、奉贤医疗队及唐山抗震救灾医疗队，在基层第一线锻炼，积累知识，体验当代中医"开放、兼容、吸纳、创新"的学术内涵和"博采众方、融合新知、革故鼎新、中西汇通"的创新精神，并在临床实践中勤奋好学、敢为人先，发明创新，以应病变，为今后的学术创建和发展奠定了较深厚的根基。

　　中医药知识博大精深浩如烟海。为吸纳新知、临床求变，进一步探索中医学的文化意蕴，了解中医治疗的精髓与奥妙，我与吕志连、黄宣能、马荫笃等四人勇任艰巨，旁搜远绍，将全国自 1949 年新中国成立伊始至 2000 年，半个世纪以来公开发表的各种中医杂志及国内著名学者公开发行的医案书籍，通览摘录，分门别类，由我任主编，在中国中医药出版社出版了《奇难怪病治愈集》一书。此书不仅涉猎中医各个科目，涵盖近千个病种，更在编写时查阅经典寻根求源，对每个病案进行了评析，全书篇幅达百余万字，而且一版再版，深受大家的欢迎。此后又在国医大师裘沛然老师领衔主编《中国医籍大辞典》一书中任妇产科类的主编，阐述医理，薪传精义，深入浅出，拓展智慧。通过这两种书的编辑出版，扩充了我的学识思维，提高了我的认知层面，让我对中医的各个科有了更新的认识与理解。

我从事中医妇科工作已半个多世纪了，凭借对中医事业的执着挚爱，又通过自身的努力钻研，积累了一定的经验与体会。在长期的临床实践中，深入钻研，诠释传统，在学术上提出了"肾亏瘀阻"的观点。经多年临床应用，并申请到国家自然科学基金，上海市科学技术委员会、上海市卫生健康委员会等课题的资助，通过动物（兔）实验观察，证实并取得满意的疗效。除此之外，我还在临床上创立了诸如"内异消""峻竣煎"等很多经验方与药对，以治顽痼，解决疑难。在治疗方法上则充分发挥中医的特色，采用内服、外敷、灌肠、耳穴等种方法，衷中参西，不拘一格，深受病家的欢迎。我将当年跟师的笔记，多年来的有效病例，个人临证的心得体会，以及出国讲学的讲稿等等，均奉献出来，并整理成册，出版了《李祥云治疗妇科病精华》《李祥云学术经验撷英》《李祥云治疗不孕不育经验集》《中医妇科百问》《实用妇科中西医诊断治疗学》《妇科膏方应用指南》《妇科疑难病治验录》等18本书著，发表论文（包括第二作者）150余篇，写科普文章400余篇。其有效验方被收录在《全国妇科名医验方集锦》及新世纪全国高等中医药院校教材《中医妇科学》等书中。

回忆这半个多世纪的行医过程，浮想联翩，情谊牵心，既有国家的培养、各级领导的关爱、前辈名师的启迪指点、平辈同学乃至学生的扶衬帮助，更有广大病员朋友的信赖与支持，再加上个人的勤奋与努力，积渐邀功，使我有了今天的进步，治愈了成千上万的患者。病员除来自全国各地，也有众多国外来的患者，他们在其国内未能治好的疾病终在中医中药调治下应手而愈。他们为表达感激之情，送来了很多锦旗、匾额、书画，我也被他们誉为"送子公公""送子爷爷""送子观音"。我为中医事业走向世界贡献了自己应尽的力量。可是说真心话，我受之有愧，有些患者是被我治好了，家庭圆满了；有些患者则病程反复，在我面前哭哭啼啼，我心里同情，与他（她）们一样难受。尽管科学在进步，部分诊疗技术还是跟不上临床的需求，很多疾病目前还是无法解决，诸如某些遗传性疾病。现在开展精准医学，我还要勤求古训，博采众长，与时俱进，学习与吸收现代医学知识，中西医结合，认真钻研，努力创新，找出更新的方法为广大病员服务。一如学术前辈秦伯未先生诗云："拼将热血勤浇灌，期卜他年一片红。"

我现为上海市名中医、博士生导师，上海中医药大学附属龙华医院专家委员会委员，《上海中医药杂志》编委，有全国名老中医传承李祥云工作室、上海市名老中医学术经验研究李祥云工作室，是全国第五、第六批老中医药专家学术经验继承工作指导老师，已培养了数名博士与硕士研究生,目前仍带教20多位学生,在第一线为广大病员服务,还带教很多国外来学习的研究生、进修生、本科生。

为期三年的全国第六批老中医药专家学术经验传承班结业了。这三年来,随着科技进步,医疗技术改革创新,一些新药的临床应用,很多新的病症也接踵而来地出现了。就门诊所遇到并治愈的病证而言,有在试管婴儿促排卵时,用药剂量过大或使用不恰当出现了月经不调、闭经、肥胖;有剖宫产所致的子宫憩室(经期延长);还包括复发性流产(ABO血型不合、胎儿溶血症)、巨大胎盘血窦血肿、肠道型子宫内膜异位症、阴部奇痒、阴蒂亢奋、封闭抗体缺乏、取卵失败致月经不调,精子DNA碎片指数增多、妊娠疱疹、卵巢早衰、性早熟、骨头奇痒、月经淋漓半年不净等等,目前鲜见或尚未见这些疑难疾病治疗方法的报道。我们将这些治验的诸多病例,进行了收集汇总,整理出约100个病案。除详尽介绍中医的辨证施治外,还对治疗思路、用药分析、亮点经验,提纲挈领作了诠释,以启迪后学,使其成为医生的好帮手、无师自通的指导老师,从中学习掌握中医中药对新病种、疑难病的治疗方法,同时也成为病家了解自身病情和治疗的参考书,故取名为《李祥云治疗妇科疑难病临证思路与验案》。在当前国家政策的大力扶植下,进一步培养中医人才,提高医生的专业水平。相信本书的出版符合临床的需要,具有一定的社会效益与经济效益。

本书分上下两部分,上部分为心得体会篇,下部分为病案篇。本书的编者以李祥云工作室的成员及目前带教的学生一起参加编撰,大家不辞辛苦,齐心协力,参阅不少国内外的资料,增加药理分析及中医理论,以丰富读者知识面。特别说明的是本书记录的病案治疗方药部分使用到药物紫河车粉,穿山甲粉,由于各种特殊原因,2015年版《中国药典》取消紫河车药用标准及相关中成药的收录,2020年版《中国药典》取消穿山甲收录,鉴于药物临床疗效显著,仍在临证酌情使用中药免煎颗粒,故病案记录依旧如实呈现,亟待研发新药物替代。本书的付梓得到了上海市卫生健康委员会郑锦副书记、上海中医药大学附属龙华医院刘胜书记、肖臻院长的大力支持。上海中医药大学附属岳阳医院妇科老前辈国医大师朱南孙老师,并其得意门生,上海市名中医胡国华教授作序,肖臻院长写跋,为本书增光添彩,在此一并致以感谢。

李祥云

2021年3月

目 录

医理学术心得篇

病案治愈心得篇

医理学术心得篇

传承与创新

我从这八个字"传承—博学—领悟—创新"谈一些我的体会与看法。

一、传承

传承，顾名思义，传是传递，把知识教给别人，承是接受承担，传承就是把事业继续做下去，通俗讲就是接班，有接班人才能一代一代地传下去。光传不行，要有改革，要有创新，才能把事业越做越好，这个问题下面再讲。传，目前对我们来讲就是传授知识、传授技能、传授学习方法、传授做人的道理、传授医德，给你指明一个方向。传的范围很广，我们平时经常讲，要找个好老师、好的学校。孩子不能输在起跑线上，的确一个好的老师非常重要，他（她）可以影响着你的一生。我是很幸运的，在学校里给我们上课的老师都是当时上海的名医，尽管当时很多知识不理解，但我会先记下来，以后再慢慢消化理解，一旦理解就会突飞猛进。就像乒乓球运动员接发球，对方发球有上旋、下旋之不同，你回球的挡板就要刹那间改变，不要让球再旋转，改变方向飞出去。当然我不是运动员，仅讲讲而已，老师的一点拨就会取得好的效果。

我1964年毕业工作了，我们的妇科主任陈大年老师是上海名医，他看病时不是那么严肃、一本正经，不让患者有见到名医的一种恐惧感。大家知道，如果患者恐惧、紧张，那么在表情上，脉搏上表现就失真了，影响诊治。记得有一位名演员来就诊，陈老见到她就叫："某某（演员的名字），在拍什么电影，什么地方……"谈了些生活状况，情绪稳定后再诊病。她在外地拍外景，皮肤晒黑，工作劳累，当时是20世纪60年代，生活条件差，她月经来潮后就一直淋漓不净，已半月余。这种情况医生一般认为应补气止血，但陈老认为是淋漓日久，冲任失守，血去阴伤，他不专门用止血药，而是重用熟地黄、山茱萸、枸杞子、山药、女贞子、旱莲草，滋阴益肾，调冲止血。事后我查阅古书，本方是《景岳全书》左归饮，这样我就记住了该方，同时我将同类方子，如右归饮、归肾丸等组合分析，记住了一连串的方子，也学到了"治病求本"。再如一患者带多色黄，医生一般都用止带方，或龙胆泻肝汤，而他用威喜丸，当时有成药出售，现在很多人可能都不知道这是什么药，其组成就是茯苓与黄蜡，起到利湿固涩作用。

再如刘海仙老师是七代祖传老中医，在苏北一带很有名，人称"刘半仙"，有次他带我到老干部疗养院去会诊，患者低热缠绵，三月不退，体温始终在 38℃左右，头痛身重，面色不华，午后则热甚，胸闷纳呆，苔厚腻。老先生给他用三仁汤治疗，处方为杏仁、白蔻仁、生薏仁、川朴、竹叶、半夏、通草、滑石，他告知我这种病临床常见，往往低热就误认为阴虚内热，如用滋阴药剂，会低热更缠绵。阴虚者舌苔不会厚腻。胸闷纳呆又误认为湿邪停滞，用下法则会伤脾阳，会加重泄泻。湿温病的代表方就是三仁汤，该方芳香宣透，辛开苦泄，淡渗清利，平淡之剂起到意想不到的结果。又如某劳动模范，已 40 多岁，人工流产（简称：人流）后恶露始终不净，西医诊断已无宫腔残留物，他用八珍汤，重用黄芪 30g，配当归 6g，为当归补血汤，主要在于补血，因劳模人流后恶露始终不净为身体透支，气血不足，气不摄血所致。

李少华老师，她七代祖传，又学过西医，她教我学会了妇科检查，起初我不肯检查，她打我手，亲手拉我去检查，回忆至今历历在目。

庞泮池老师，她教我用黄芪桂枝五物汤治疗产后身痛。

我是幸运的，遇到这么多好老师，都是上海市的名家，他们的启蒙教育对我今后的发展有极大的作用，传承很重要，我怀着感恩之情感谢这些老师。

俗话讲："师父领进门，修行在个人。"

我现在仍门诊带教学生，若要传承好，是双方的，我要求学生要有五勤——手勤、目勤、脑勤、足勤、口勤，我愿传帮带，但也要求是自觉学，自动学，要多提问题，师生合一。

二、博学

博学，就是要多方面学习，本专业的、非临床的、基础的、中医的、西医的、文艺的、体育的、哲学的知识等，均要有兴趣。博览群书，才能使知识面宽广，处事与处理问题的方法就多。

1. 整理总结 老师的经验要整理，要验证总结，变为自己的知识，如陈大年抓补肾为本，刘海仙抓气血虚为本，治病求本的思想就学到了手。

2. 学习经典古籍 《素问·阴阳应象大论》曰："阴阳者，天地之道也，万物之纲纪，变化之父母，生杀之本始，神明之府也，治病必求于本。"又曰："阴盛则阳病，阳盛则阴病，阳盛则热，阴盛则寒，重寒则热，重热则寒。"如发高热者，表现得不是大汗淋漓，面色赤红，相反是怕冷发抖，裹衣加被……大家都是临床医生，这些例子很多，不多举例了。

《素问·逆调论》："人有身寒，汤火不能热，厚衣不能温……阳气少，阴气多,故身寒如水中出。"我治一患者,治疗用附子、桂枝汤加二陈汤,病愈,注意忌麻黄,免发汗伤阴。

《医林改错》中的"灯笼病",这个病大家可能比较陌生,《医林改错》曰:"灯笼病身外凉,心里热,故名灯笼病,内有血瘀。"我出版的书中介绍过这种病,在此不赘述。

《景岳全书》:"无阴则阳无以生,无阳则阴无以长。"

"善补阳者,必于阴中求阳,则阳得阴助,而生化无穷,善补阴者,必于阳中求阴,则阴得阳升,而源泉不竭。"这些理论大家都很熟,不举例了。

《傅青主女科》这是妇科医生必读的一本书,很多理论、方剂,如完带汤等很实用,大家很熟,不介绍了。

《女科要旨》:"妇人无子,皆由经水不调,经水所以不调者,皆由内有七情之伤,外有六淫之感,或气血偏盛,阴阳所乘所致。"

《秘本兵法三十六》中有"声东击西",即中医《素问·至真要大论》曰"逆者正治,从者反治",也就是平时我们所称"正治法""反治法"。

3. 学习西医,洋为中用 学习西医的基本理论与知识来充实自己,"双脚走路",如学习妇科检查、常用化验、B 超、CT、MI 等,但我不主张学了西医后就忘了我们的"本行",专门去开刀,尽管很努力,手术水平总不会超过西医的。

4. 掌握新进展 掌握国内外的新进展、新动态,不能做井中之蛙,知己知彼找出差距,树立赶超目标。

博学可开阔思路,学习知识要有灵性,让知识要具有生命性,是活的知识,不能死啃书本,要把知识变成自己的,活学活用才能创新向前发展。

三、领悟

领悟就是要动脑筋,要有分析、有悟性,悟出某些道理,然后再去实践,实践后再总结分析归类,得出经验,再上升为理论,就是自己真正的经验了。

1. 总结病案,分析奥妙 分析老师的经验,再对照经典,悟出道理。如刘海仙老师所用的"三仁汤",在我进修西医妇产科时,有一患者术后一周已拆线,但体温仍在38℃徘徊,午后身热心烦,曾用多种抗生素治疗,就是热度不退,白细胞在(8.0~10.0)×10^9/L 之间,西医主任让我用中药治疗,就选用"三仁汤",3 天就体温恢复正常了,这就启发了我,术后用"三仁汤"治疗每每有效。在黄梅季节,天气闷热,雨水又多,为暑湿,这时我多用藿香、佩兰,如果暑热为寒湿所阻遏,则加香薷,辛温解表卫退热。

2. 方药比较,寻找规律 大家知道王清任的三个逐瘀汤,相同点是均活血化瘀加行气药,所不同的是血府逐瘀汤活血力强,偏于血分,用桔梗开肺气,能载药上行,并提壶盖,促排卵有益。我的验方助黄汤就用桔梗、红花。膈下逐瘀汤理气止痛药多(延胡索、乌药、香附),多用于理气止痛;少腹逐瘀汤药力轻,温经药多,如干姜、肉桂、小茴香,多用于温经散寒止痛。这样将方药比较,加深了对方药的理解,更好地掌握要领及用药效果。同样我对于生化汤、四物汤等均归纳分析。总结不总结收效大不同。

3. 关键词语,理解会义 中医的基本知识以及关键的常用词语等弄清楚,这更便于我们掌握中医与理解中医,如热入血室、肝为先天、二阳之病发心脾等,理解了,就利于我们进一步运用中医,掌握与研究中医的基本理论,指导实践。

4. 西为中用,提高疗效 简要说明一下,借鉴西医理论可提供中医用药的依据,但这不是否定中医的辨证论治,这是我的一家之言,仅供参考。

四、创新

传承的目的是创新,创新是创出一种新的认识,新的经验,提出一种新的观点,以及解决一些困难或问题的方法,不能光沿着既往师带徒的老路一直走下去,要看到西医的发展,西医的理论知识,开启我们的思路。如 20 世纪 60 年代我们上海中医药大学附属龙华医院与其他单位共同研制成功的天花粉针剂,用于计划生育,宫外孕,绒毛膜癌等就是世界一流的药物。只有改革创新才能使中医振兴,走向世界为人民健康服务。

1. 抓住时间 不能穿新鞋走老路,要改变观念,不能墨守成规,要认真地去做,一步一个脚印,让古老的中医药焕发出青春,现在各方面都在走出世界,到国外去合作、"联姻",要抓住时机迅速发展。

2. 榜样的力量 创新要有真凭实据,既往那种个案报道仅是提供一个苗苗,要有大样本,要在大量临床观察和总结的基础上找出规律,得出结论才可以。如屠呦呦研究青蒿素,是终生的研究事业,才得到国际的认可,获得了诺贝尔奖,她给我们树立了榜样。现在有国家政策的扶植,人民的信赖,在中医事业最美好的今天,我们要抓住时机,为中医事业做出贡献。

3. 改革剂型 中药味苦难吃,产地不一,疗效不同,受农药的污染,都是影响中医药发展、创新的阻力,故要剂型改革,技术突破。现在是颗粒剂,但也有缺点,溶解度不好。云南白药就开了个好头。该药是云南伤骨名医曲焕章于1902年发明的,其配方、工艺均列入国家绝密,早年是单传,百年不变。而企业家王明辉带领大家,大胆改革创新,由散剂开发出胶囊、气雾剂、创可剂,甚至开发到牙膏、洗发剂等,这个老字号一年销售额就破百亿,这是对我们的启发,也应了那句话:"制造就是思考。"

4. 科研提供依据 中医科研工作是困难的、枯燥的,但是不可或缺,临床取得了疗效或自己有某种设想是否能成功,动物实验就可提供数据,让同行或是国内外专家所认可。屠呦呦教授之所以被大家认可,就是以科研与临床为依据。我有体会,临床上我用穿山甲与路路通效果显著,提出这是治疗输卵管不通的要药,临床有效。我通过电镜观察到,在治疗后,模型组被损害的输卵管纤毛就完全恢复了正常;还有化验检查所提供的数据,让国内外同行认可,我提出的方药被国内外的一些医生在应用。如果某些单位暂无大型科研的基础或是条件,临床上可测用一些生化指标,这也能提供依据,让数字说话才是真理。

5. 推进精准医学,建立防控体系 治未病,要有预测性,先行一步治源头。如我接诊一患者是ATR-X综合征(α地中海贫血伴智力低下综合征,X-显性遗传综合征),据患者自己查资料及医生介绍,像她这种遗传基因世界目前仅有8例,非常罕见,此病传男不传女,她已流产了两次,都是男孩,其中一个已孕7个月了还胎死腹中,她现在唯一的方法是基因筛选,通过第三代的试管婴儿生孩子。她来找我问我中医有什么好办法,我告知她,无论是中医还是西医,通过药物是无法改变基因的,我分析给她听,用中药可以改善卵巢的功能,多排高质量的卵子,改善子宫的内环境,再通过基因的筛选,将有问题的囊胚弃之,保留好的,再通过第三代的试管婴儿会得到好的结果。她认真服中药了,近来她告诉我,她已取得了6个很好的卵子,且配对成功,其中有两个是优质胚胎,不携带这个不好的遗传基因,等待第三代的试管婴儿移植,我期盼她成功。我认为这就是精准医学,体现了治未病。

以上是我的肤浅看法,供大家参考,错误之处请批评指正!

（李祥云）

论"天人相应"

天人相应,是指宇宙环境与生物界有相似的形态、结构、变化规律,并互有感应，相互影响。这种感应的统一性、规律性，自古以来就被人们认识、揭示，进而研究利用。中国古代对天地万物的关注与研究可追溯到传说中的"河图、洛书"。

成书于殷商末年的《易经》正式将天、地、人并立，强调三才之道——天之道在于"始万物"，地之道在于"生万物"，人之道在于"成万物"。《易经》认为：天作为宇宙自然，生成原始的植物、动物及人类本身，而一切万物的生长、发育、健康、病变、衰老、死亡都离不开天的支配。"天行健，君子以自强不息，地势坤，君子以厚德载物。"天人相应，主要就体现在天与万物、天与人的这种生理状态的相应合一。

《庄子·达生》曰："天地者，万物之父母也。"汉儒董仲舒解读为"天人之际，合而为一"，正式提出"天人相应"的概念。五行学说最早见于《尚书》，但战国以前的儒家解读《易经》，只言阴阳而不辨五行。董仲舒将阴阳、五行学说合用并提，被视作儒门解易的第一人。《汉书·董仲舒传》："天人之征，古今之道也。孔子作春秋，上揆之天道，下质诸人情，参之于古，考之于今。"《伤寒论序》："天布五行，以运万类，人禀五常，以有五脏，经络府俞，阴阳会通，玄冥幽微，变化难极……"这是中国古代对天人相应概念的早期研究和阐发。

全国名老中医传承工作室及第五、第六批全国老中医药专家学术经验继承工作指导老师，上海市李祥云名老中医学术经验研究工作室指导老师李祥云教授，从医50余载，勤求古训，博采众方，析脉辨证，衷中参西。在妇科教学、科研、临床工作中对中医"天人合一"的理念独具心悟，从中思求经旨，省疾问苦，用治各类妇科疑难病症，每有奇效。

一、中医"天人相应"的基本概念和理论基础

中医诊治与预防疾病，强调天人相应，《内经》有"生气通天论"专篇阐述。"生气"是指人体的生命动力；"天"指自然界；"通"是指连通、统一。相关，提示人体的生命活动与自然界的变化有着紧密统一的"天人相应"的关系。

《灵枢·岁露论》："人与天地相参也，与日月相应也，故月满则海水西盛，人血气积，肌肉充，皮肤致，毛发坚，腠理郄……"阐明人体生理与自然界有着紧密、统一规律性的联系。

《素问·宝命全形论》："人以天地之生，四时之法成。"《素问·六节脏象论》："天食人以五气，地食人以五味，五气入鼻藏于心肺，上使五色修明，

音声能彰,五味入口,藏于肠胃,味有所藏,以养五所,气和而生,津液相成,神乃自生。"这表明,在自然界中天赋予人五气,地赋予人五味,五气由鼻吸入,藏于心肺,使人的面部五色明润,声音洪亮。五味由口食入,藏于肠胃,经过消化,吸收其精微,以养五脏之气,五脏之气与五味之谷气相合同,产生了津液,以营养全身。人体因此而精神充沛,精力旺盛,身体强壮。

《灵枢·顺气一日分为四时》:"春生、夏长、秋收、冬藏,是气之常也,人亦应之。"《素问·生气通天论》:"阳气者……平旦人气生,日中而阳气隆,日西而阳气已虚,气门乃闭。"一日之际,随着自然界阳气的消长变化,人体的阳气发生相应的改变。人气虽有自身运动规律,但其基本形式——升降出入、阖辟往来,与天地万物相通相同,息息相关。

《素问·生气通天论》:"阳气者,若天与日,失其所,则折寿而不彰。故天运当以日光明,是故阳因而上卫外者也。"阳气在人体中像天体与太阳的关系,如阳气失去了它应处的场所,人的寿命就要枯萎夭折;因此天体运行应当有太阳,才能显示光明,人体中的阳气也应强健升华,才起到护卫御外的作用。

李教授认为,妇人的生理病理特征,体现着"天人合一"的传统理念。

如月经是指胞宫有周期性、规律性、经常不变、月月来潮的出血,"女子,类阴也,以血为主,其血上应太阴,下应海潮,月有盈亏,潮有朝夕,月事一月一行,与之相符,故谓之月水、月信、月经。"女子以血为本,月经由气血化生,其生长,盛衰,与月亮的盈亏、海潮的涨落相应,表现出一种生物潮汐的现象。《素问·上古天真论》:"女子七岁,肾气盛,齿更发长;二七而天癸至,任脉通,太冲脉盛,月事以时下。"天癸者,天即先天,天生禀赋,生而有之;癸指壬癸之水,男女均有,天癸使任脉精血津液旺盛充沛,与冲脉互为资生,得肾精充养,依时满溢,使月经如期。

李教授认为,在脏腑中,肾为先天之本,主宰天癸,肾气盛,天癸至,月经正常;而肾气衰,则月经不调、闭经、子宫发育不良、婚后不孕。脾为后天之本,主运化,为气血生化之源,脾气旺,后天水谷精微充养天癸,血循常道而经行如期;脾失健运,则月经不调、先后错期、闭经崩漏。肝为女子之先天,肝藏血、司血海,主疏泄、充血量,肝旺气顺,月经正常,反之则气滞不畅,闭经、痛经由是而生。

二、从时间生物钟看人体生理节律的一致性

人类对自然界光、电、磁场、重力、行星运动、月球盈亏等极为敏感,

其规律性的变化导致生物体生命活动的内在节律性。这种节律性如同时钟行走,故被称为生物钟。生物钟由生物体内的时间结构序支配,24小时循环节律与地球自转1次吻合感应。

阴阳五行学说是反映古代"天人相应""天人合一"的整体观的主要模式之一。《素问·六节脏象论》:"天为阳,地为阴,日为阳,月为阴,行有分纪,周有道理。"李教授认为人体随时间——时、日、周、月、年等不同的周期性节律,来安排1天、1周、1月、1年的作息制度,人们昼夜节律地睡眠,清醒和饮食行为都归因于生物钟作用。实验研究证明:肾上腺皮质激素在早上4时左右(即平旦之时),分泌开始上升,6~8时达到了高峰。至晚间10时之后,到12时降到最低峰。

《素问·三部九候论》:"上应天光星辰历纪,下副四时五行……冬阴夏阳,以人应之",人们日常起居按照天地、日月星辰的运行规律作出相应调节,"春夏养阳,秋冬养阴",阳动阴静,水火相济,元气充沛,自能五脏固密,六腑通畅,肌肤润泽,精神舒适,延缓衰老,青春长驻。

李教授对当前国际上关于时间生物学研究十分重视,认为时间病理学、时间药理学和时间治疗学等概念,以及生物节律已成为研究临床、预防及基础医学的一个重要学科。研究表明,日食与月食对人体均有影响,如日全食时阳虚患者中,尿17-羟类固醇排泄量显著降低,而唾液中的Na/K(钠/钾)比值显著升高,这说明日全食时患者的垂体——肾上腺的功能下降,因而激素分泌就减少。李教授从临床统计分析,发现人的受孕期在春夏季为多,人的出生在月圆,新月前后最低。

三、"天人相应"的临床体现与应用

用干支记录人的出生时间、阴阳五行属性,有着深刻的天文背景,它反映了天人合一的先天禀赋及相应内涵,通过出生时间与其易患疾病、亚健康状况、心理体质特征等情况有无联系,以此来推算测定人的智力、情绪和体力等周期的生物钟概率,促进个体健康。

《素问·生气通天论》:"暮而收拒,无扰筋骨,无见雾露,反此三时,形乃困薄。"是说人体的阳气到了夜里就应收敛闭拒,不要扰动筋骨,不要冒遇雾露,如果违犯了上述该时间(即平旦、日中、日西)的阳气消长规律,形体因困顿而衰薄,且引发疾病。李教授提倡在临床上遵照上述规律,让患者注意养生保健。李教授认为:不妄劳作,起居有常,能提高工作效率,减轻疲劳消耗,预防疾病防止意外事故的发生。

《素问·八正神明论》:"月始生则血气始精,卫气始行,月郭满,则血气实,肌肉坚;月郭空,则肌肉减,经络虚,卫气去,形独居,是以因而天时而调血气也……月生无泻,月满无补,月郭空无治,是谓得时而调之。"李教授在临床工作中,遵循"天人相应"的理论,根据月亮的始生、月圆及无月亮的情况,采用不同的治疗用药。如在调月经过程中,当"月生"之际,人的血气处于衰弱到旺盛的阶段,治疗上就应以培养充益气血为主,不可以乱用活血、散瘀,克伐之类的泻法。在月亮圆到"月满"之时,不可乱用补益药,应以通泻为主。当月廓全空之时,气血已衰,对于用攻伐、活血祛瘀之类的药物,应更为谨慎。故而在女性月经周期中的治疗,应考虑到月球对人体的影响。

在一年四季的气候变化之中,每一季节均有其不同的特点,除一般疾病外,还应考虑到有季节性病及流行性疾病,《素问·金匮真言论》:"春善病鼽衄,仲夏善病胸胁,长夏善病洞泄寒中,秋善病风疟,冬善病痹厥。"临床观察,就能理解春季多发鼻衄出血,夏季多病泄泻,秋季多发疟疾,冬季多出现关节酸痛,行动不便,手足厥冷的病症,掌握这些疾病与季节的关系,对治疗与预防有积极的临床意义。李教授临床常在上海黄梅天季节多加用藿香、佩兰;夏天多加用白术、黄连;秋天多加用麦冬、石斛;冬天多加用附子、桂枝或肉桂,就是根据"天人相应"不同季节的用药原理。

自然环境中有一年四季的变化,在生物界出现有春生、夏长、秋收、冬藏的现象。人在自然环境中有适应和调节的机能,人体的阳气亦有生长、收藏的规律。《灵枢·顺气一日分为四时》:"夫百病者,多以旦慧、昼安、夕加、夜甚,何也?""朝则人气始生,病气衰,故旦慧;日中人气长,长则胜邪,故安;夕则人气始衰,邪气始生,故加;夜半人气入脏,邪气独居于身,故甚也。"李教授指出,人体阳气有生、长、收、藏的规律,故疾病亦随之有慧、安、加、甚的变化,诊疗时知其特点,用药可按该规律作相应治疗。古代文献中有一昼夜分为十二时辰的记载,每个时辰走一经。目前由于工作节律加快,都很忙碌,睡眠少,很多人处于亚健康状态,认为休息少无所谓,对于自然界对人体的影响也不在乎,不注意摄身。故而根据"天人相应"的理论,有人重新提出"十二时辰养生法",现将主要内容给大家介绍一下:

子时,指23~1点,足少阳胆经旺,宜晚上11点睡眠,调胆经,利于胆的新陈代谢之时,排毒,防结石。深睡眠脑体积缩小3%~5%,有利于脑脊液的流动,排除毒素,防阿尔茨海默病。健康睡眠,益智养脑,还利于骨髓造血。

丑时,指 1~3 点,足厥阴肝经旺,宜保证睡眠。因肝藏血,应熟睡,增强肝的排毒,肝脏的修复,还养血。

寅时,指 3~5 点,手太阴肺经旺,调理肺经,增强肺的排毒,咳嗽可排除废积物,"肺朝百脉",肝于丑时推陈出新,将新颖血液供应给肺,肺又主气,气血旺盛,运行全身,人则面色红润,精神抖擞。

卯时,指 5~7 点,手阳明大肠经旺,应有正常的排便,起床后宜喝杯(约 200ml)温开水。

辰时,指 7~9 点,足阳明胃经旺。宜吃早点,调理脾胃,利于消化。

巳时,指 9~11 点,足太阴脾经旺。宜适量饮水,调理脾经,利于营养吸收及生血。

午时,指 11~13 点,手少阴心经旺,宜午餐、午休,调理心经,可养精气神。

未时,指 13~15 点,手太阳小肠经旺,调理小肠经,宜中午 1 点前午餐,利于营养的吸收。

申时,指 15~17 点,足太阳膀胱经旺,宜运动,多喝水,调理膀胱经,有利于提高工作效率。

酉时,指 17~19 点,足少阴肾经旺,调理肾经,适当休息,有利于脏腑之精华的收藏。

戌时,指 19~21 点,手厥阴心包经旺,宜晚餐,适当散步与娱乐,调节心包经,增强心与脑的活动,心情放松,释放压力。

亥时,指 21~23 点,手少阳三焦经,三焦是六腑中最大的腑,具有主持诸气,疏通水道,通百脉的作用。调理三焦经可助眠,增加免疫功能,可卧床睡眠,睡时宜向右侧,"睡如弓",次日醒来,精神足。

人生活在宇宙中,人与大自然是"天人相应",人体有一个生物钟,有一定的规律,中医古典文献中有"十二辰""十二时"的记载,是指夜半、鸡鸣、平旦、日出、食时、隅中、日中、日昳、晡日、日入、黄昏、人定。古人将一昼夜等分为十二辰,每辰固定约 2 小时,按地支分即:子、丑、寅、卯、辰、巳、午、未、申、酉、戌、亥。每日的十二辰与人体的十二经息息相关,气血在十二经脉流注不休,一辰走一经,昼夜不停,周而复始,循环无端。因上述的十二经流注规律(时序)一时难记忆,故而有人编了十二经流注时序歌:"肺寅大卯胃辰宫,脾巳心午小未中,膀申肾酉心包戌,亥三子胆丑肝通。"上述所介绍的每辰联系一经的内容,有人称之为"十二时辰养生法",是否得当,今介绍之供大家参考。

大自然的环境对每个人来讲,机会是均等的,但有的人患病,有的人不患病,这就与每个人的体质、人体的抗病能力与调节功能有关,身体强者不患病,反之就病之。《灵枢·百性病始生》:"风雨寒热,不得虚,邪不能独伤人,卒然逢疾风暴雨而不病者,盖无虚,故邪不能独伤人。此必因虚邪之风,与其身形,两虚相得,乃客其形。两实相逢,众人肉坚,其中于虚邪也,因于天时,与其身形,参以虚实,大病乃成。"李教授认为,为预防疾病,注意摄生,必须遵照"天人相应"的观点去做,如《内经·生气通天论》:"圣人陈阴阳,筋脉和同,骨髓坚固,气血皆从,如是则内外调和,邪不能害,耳目聪明,气立如故。"

综上所述,李教授指出:由于每个人所处环境不同,生活方式不一,精神状态各异,劳动强度有别,故人体对自然界的适应性与调节性各不相同,故而时间生物钟亦不尽一致,不能千篇一律,一成不变,了解了"天人相应"的基本道理之后,对临床防病治病,养生保健等方面,是大有裨益的了。

(马毓俊)

子宫内膜异位症的理解及其治疗

一、概述

1. **定义** 有功能的子宫内膜组织出现在子宫腔以外的部位时,称之子宫内膜异位症(endometriosis,EMT),简称内异症。

2. **发病率** 好发年龄15~49岁。育龄期女性为6%~10%;内异症患者30%~50%发生不孕症,是正常人群的20倍,而30%~58%的不孕症患者又合并内异症,是正常育龄女性的6~8倍。

3. **特点** ①是激素依赖性疾病,自然绝经或人工绝经后病情减轻,病灶萎缩及吸收,怀孕能阻止疾病的发展,内异症易复发与难治。②具有类似恶性肿瘤的特点,如种植、侵袭、转移,故称"良性癌瘤"。

4. **国内国际最新研究与管理** 内异症被视为"慢性病",发现内异症就需全程管理,分年龄段处理,综合治疗,保护生育力,减少复发,以提高生活、生命质量为宗旨。治疗:一线疗法,复方激素类避孕药(CHCs)或

52mg 左炔诺酮宫内节育系统（曼月乐环），醋酸甲羟孕酮。二线疗法：低剂量激素类避孕药，如去氧孕烯、孕三烯酮、依托孕烯植入剂、促性腺激素释放激素激动剂（GnRH-a），为防骨质疏松应加用雌激素，如戊酸雌二醇。手术：如果附件包块≥4cm 即有手术指征，手术后主张半年内妊娠，复发性卵巢子宫内异位囊肿伴不孕者不主张反复手术，因不能提高生育能力，反而加重卵巢储备功能损害，如欲怀孕可行 IVF-ET（体外受精—胚胎移植），又称"试管婴儿"。内异症与卵巢癌无因果关系。国内中医药研究多为辨证论治，主要分型有气滞血瘀、寒凝血瘀、痰瘀互结、气虚血瘀、肾虚血瘀等，其他治疗方法有外敷，灌肠，针灸取穴关元、中极、子宫、三阴交、行间等。

二、病因病机分析

内异症病因病机很复杂，至今未阐明，目前有如下主要学说。

1. **异位种植学说**　子宫内膜腺上皮和间质细胞随经血逆流进入盆腔、腹腔及邻近组织器官生长、蔓延而形成；也可由手术的原因导致，如剖宫产医源性种植；还有通过淋巴及静脉向远处播散，发生异位种植。

2. **体腔上皮化生学说**　卵巢表面上皮、盆腔腹膜均是由胚胎期具有高度化生潜能的体腔上皮分化而来，当卵巢激素持续刺激或慢性炎症反复刺激时，体腔上皮则能转化为子宫内膜样组织。

3. **诱导学说**　未分化的腹膜组织在内源性生物化学因素诱导下，可发展成子宫内膜组织。

4. **遗传因素**　具有一定的家族聚集性，与遗传因素有关，内膜异位组织中存在非整倍体（11，16，17），三倍体（1，7），单倍体（9，17）等染色体异常，提示该病存在遗传易感性。

其他病因还有免疫与炎症因素等，在此不再赘述。

目前我国著名妇产科专家工程院士郎景和及其团队提出"在位内膜决定论"，通过分子生物学、遗传基因学等诸多方面的研究，认为子宫内膜细胞发生异位种植需要经过黏附（adhesion）、侵袭（aggresion）、血管生成（angiogenesis）三个步骤，即"三A模式"，故对内异症提出抗黏附、抗侵袭、抗血管生成的新治疗方略。现又研究提出了"干细胞学说"，认为内异症起源于干细胞，卵巢子宫内膜异位囊肿有干细胞，"干细胞学说"可归纳为"种子"与"土壤"学说，干细胞为"种子"，局部的微环境为"土壤"，当"种子"与"土壤"同时存在时，内异症就会发生了。

三、主要症状与体征分析

1. **疼痛分级** 轻度:有疼痛但可忍受;中度:疼痛明显,不能忍受,疼痛影响睡眠,需服止痛剂;重度:疼痛剧烈,不能忍受,需注射止痛剂,严重影响睡眠,并伴有被动体位的改变。疼痛如痛经、下腹疼痛外,还连及腰骶、肛门。因内异症病灶内反复出血刺激,导致局部无菌性炎症的形成,另外病灶内及周围神经的异常生长可导致中枢及外周神经敏感化,所以这是疼痛的主要机制。此外血管生成也会有神经生长,再者异位灶有周期性出血,产生大量含铁黄素的巨噬细胞,导致炎症。巨噬细胞还能释放多种细胞因子、生长因子、前列腺素等致痛活性因子,因而疼痛是内异症的一大特征。

2. **不孕** 内异症引起不孕的原因很多:①影响输卵管的正常蠕动运送卵子的功能,如果盆腔组织粘连,还会使输卵管变位;②腹腔液中炎性细胞因子导致精子功能受损,影响受精;③内分泌异常可影响卵母细胞及胚胎质量;④异位灶影响卵巢的正常功能,如激素分泌异常、排卵障碍等;⑤影响在位内膜的受精卵的种植,甚至存在孕激素抵抗,如果孕激素量不足或子宫内膜对孕激素反应不良,可导致不孕或流产。

3. **盆腔粘连** 盆腔粘连是内异症的重要特征,有手术统计,80%的内异症者在初次手术时就发现有粘连形成,术后3个月再粘连的发生率可达50%,粘连之后就可致发慢性盆腔痛、痛经、不孕等病征。内异症是一种免疫性疾病,内异灶可引起腹腔液体中的成分变化,如大量的炎性细胞因子可介导炎性反应致盆腔纤维化和粘连形成。此外还有转化生长因子β(TGF-β)参与粘连的形成,还与细胞侵袭、增殖、血管形成、浸润生长等都有关,当然还有很多其他因子,如纤溶相关因子(tPA)等都与发生粘连有关。

四、诊断与检查

除常规的妇科检查之外,临床还需借助以下的辅助检查,有助于诊断。

1. **影像学检查** 目前多用B型超声波检查,可确定异位囊肿的大小、位置、形状、囊壁的厚度、囊内的性质,与周围器官的粘连等情况。有时为进一步确诊其性质,尚需进行盆腔CT和MRI。

2. **CA125** CA125是来源于上皮组织的一种高分子蛋白,其增高是诊断女性附件包块的一个重要标记物,对于不同来源的恶性肿瘤,包括卵巢癌、盆腔炎性疾病、子宫内膜癌、胰腺癌、乳腺癌、大肠癌等组织均有高表达,所以不是唯一针对子宫内膜异位症者标记物,如要区别还需检测 CA72-4、HE_4(人附睾蛋白4)等,如为卵巢癌者,该二项指标明显增高。此外卵巢癌的发病与 BRCA 基因突变有关,一旦突变则卵巢癌的发病机会增加 40% ~ 50%。

3. 腹腔镜检查 腹腔镜是诊断与确诊盆腔内异症国际公认的最佳方法,在腹腔镜下见到典型病灶或可疑病变,进行活体组织检查即可确诊之。

五、治疗

1. 西医

(1)期待疗法:服用止痛片或前列腺素合成酶抑制剂,如布洛芬、吲哚美辛等。

(2)假孕疗法:口服孕激素使子宫内膜异位病患者处于类似受孕状态,常用醋酸甲羟孕酮片、炔诺酮片、口服避孕药片等。

(3)假绝经疗法:用药物抑制性腺轴,从而拮抗性激素,使机体处于假绝经状态,常用米非司酮、达那唑、孕三烯酮及促性腺激素激动剂(GnRH-a)。

2. 中医 多根据临床症状与体征进行辨证论治,具体分型已如上述。

六、补肾祛瘀法治疗子宫内膜异位症

1. 学术观点——肾亏瘀阻

(1)内异症疾病特点:疼痛、痛经严重,且逐年加剧。月经不调、不孕症、盆腔粘连。

(2)体征特点:子宫正常或增大,质地偏硬,活动度欠佳,附件增厚,包块压痛。

(3)化验室检测:血液流变学、血黏度增高,血细胞比容、血沉、D-二聚体升高,血小板聚集指数增加,出现血液呈浓、黏、稠、聚的特点;血生殖内分泌的检测 LH 与 E_2 下降,PRL 升高。

(4)手术标本:内异灶是陈旧性血液,状如巧克力,又称巧克力囊肿。

(5)动物实验:动物造模后,病灶初始是大水疱,后形成内异灶,镜下可见子宫内膜腺体、间质及出血灶,动物(兔)血清检测化验与临床结果相似。

上述结果均显示瘀阻的特点。

中医理论探讨：肾是生殖发育的物质基础，胎脉系于肾，数十年来我在临床上多用补肾益精治疗不孕症，收效甚佳。比如临床上较常见的卵巢子宫内膜样囊肿，囊内为陈旧性血液。该出血为离经之血，属于血不循常道，溢于脉外，又形成瘀血，瘀阻脉络，不通则痛；瘀阻加重而出现盆腔包块，所以提出"肾亏瘀阻"的学术观点，创立了"内异消"，通过多年的临床实践及动物实验，证实补肾祛瘀法"内异消"方有很好的疗效，也支持了西医所认为的子宫内异症是一种雌激素依赖性疾病，与免疫异常有极其密切的关系。

2. 内异消方（自创方）

药物组成：三棱、莪术、穿山甲、路路通、水蛭、地鳖虫、菟丝子、肉苁蓉、巴戟天、淫羊藿、苏木、夏枯草。

功效：活血补肾，祛瘀消癥。

适应证：子宫内膜异位症、痛经、输卵管梗阻、盆腔炎、癥瘕积聚。

疗效分析：临床治疗子宫内膜异位症 258 例，总有效率 92.64%，止痛率 88.6%，其中不孕 109 例，治愈 68 例，不孕治愈率 62.39%；子宫肌瘤消失率与缩小率分别为 16.45% 和 75.31%。此外在化验室指标方面对于血液流变学指标、血生殖内分泌、体液免疫功能等诸多方面均有显著的改善，内异消方还有双相调节作用。

（李祥云）

治疗痰湿型多囊卵巢综合征（PCOS）经验

多囊卵巢综合征（PCOS）是一种高度异质性的临床症候群，表现为排卵障碍、不孕、肥胖、多毛、多囊卵巢、高雄激素、胰岛素抵抗等，其主要特征是卵巢产生过多雄激素。中医古代文献并无 PCOS 的病名记载，根据其症状、体征，相关论述散见于月经后期、月经过少、闭经、崩漏及不孕等病症。

一、病因病机

李教授总结中医古代医家的经验和观点，认为 PCOS 的病因病机主要是肾—天癸—冲任—胞宫轴功能失调，肾、肝、脾三脏功能失常，肾虚血瘀阻滞冲任，凝结成癥，寒热虚实错杂，胞宫藏泻失职，以致月经失调，无法摄精成孕，又常伴存肝火、痰湿、气郁等变证。

痰湿阻滞是PCOS常见的中医证型，病位主要在肝脾肾。肾为先天之本，肾精是人体生长发育的物质基础，肾精充足是女子卵泡发育成熟的前提条件，肾精肾阴亏虚，胞宫失于濡养，肾气肾阳亏虚，胞宫失于温煦。脾胃为后天之本，脾胃健运，气血生化有源，为维持女性正常生理功能提供物质基础，脾虚内生痰湿，阻塞冲任，气机不畅，血行瘀滞，可致月经过少甚则闭经，而痰湿日久，闭塞胞宫可致不孕。肝藏血，主疏泄，叶天士《临证指南医案》云："女子以肝为先天"，若肝失疏泄，气机郁结，致气滞血瘀，则经血不能下达胞宫，导致月经失调，冲任瘀阻，胞宫闭塞，而成不孕或癥瘕积聚。气为血之母，《医林改错》曰："元气既虚，必不能达于血管，血管无气，必停留而为瘀。"

痰湿是人体水液代谢紊乱形成的病理产物，为阴邪，性黏滞，难以驱除，病程缠绵难愈，形成痰湿体质。久病则气虚，气虚运化无力则血瘀，气血痰瘀互结于胞宫，痰瘀既是病理结果，又是新的致病因素，可导致痰湿证候进一步加重。《万氏妇人科》曰："惟彼肥硕者，膏脂充满，元室之户不开；挟痰者，痰涎壅滞，血海之波不流，故有过期而经始行，或数月经一行……为无子之病。"《傅青主女科·肥胖不孕》曰："妇人有身体肥胖，痰涎甚多，不能受孕者，是湿盛之故乎。"《女科济阴要语万金方·治经水》曰："肥盛妇人，经事或二三月一行者，痰甚而躯脂闭塞经脉也。"《女科切要》云："肥白之人，经闭不通者，必是痰湿与脂膜壅塞之故也。"

痰湿型PCOS患者常伴有胰岛素抵抗，胰岛素促进器官、组织和细胞吸收、利用葡萄糖效能下降而出现葡萄糖摄取和利用障碍。《医宗必读·痰饮》曰"脾为生痰之源，肺为贮痰之器"，脾主运化水液，脾胃健运、气血生化有源，为维持女性正常生理功能提供物质基础。脾主运化、转输的功能与西医理论中胰脏分泌的胰岛素功能近似，胰岛素的作用可归属于脾脏功能的范畴，胰岛素不足则表现为营养物质代谢障碍，正与脾失运化所致的精微失布一致，因此脾胰同源，脾气虚、痰湿等引起胰岛素功能障碍，是胰岛素抵抗的主要中医病机特征。

二、治疗经验

李教授治疗痰湿型PCOS时重视痰湿阻滞的影响，认为气机不畅、脏腑不振而致月事不调，治疗时注重标本兼顾、益肾健脾、化痰调冲，以藿香、佩兰、泽兰、泽泻、石菖蒲、青礞石、姜半夏、姜竹茹、薏苡仁、苍术、白术、香附、陈皮、茯苓、天南星等化痰除湿之品为主，根据脏腑气血阴阳的偏盛偏衰选择不同药物。治疗时常用的化痰祛湿对药有：

1. **石菖蒲青礞石配伍**　石菖蒲开窍宁神、化湿和胃，《本草备要》曰："补肝益心，去湿逐风，除痰消积"，青礞石下气消痰、平肝镇惊，《嘉祐本草》记载："治食积不消，留滞在脏腑，食积癥块久不差"，两者配伍可祛除有形和无形之痰，又能涤痰开窍。

2. **泽兰合泽泻配伍**　泽兰活血祛瘀、调经、利水消肿，《药性论》曰："治通身面目大肿，主妇人血沥腰痛"，泽泻利水渗湿泄热而不伤阴，两药配伍，活血祛瘀、利水通淋之效大增，寒温并能增强利水之效。

3. **白术合苍术**　白术补脾燥湿、利水止汗、安胎，《珍珠囊》曰"除湿益气，和中补阳，消痰逐水"，又曰"诸湿肿满非此不能除"。苍术燥湿健脾、祛风湿，《本草纲目》云："苍术治脾虚下流……"《本草崇原》云："凡欲补脾，则用白术，凡欲运脾，则用苍术，欲补运相兼，则相兼而用，如补多运少，则白术多而苍术少，运多补少，则苍术多而白术少，品虽有二，实则一也。"白术长于补脾，苍术长于运脾，两药相须为用以燥湿健脾。

4. **半夏合竹茹**　半夏燥湿化痰、降逆止呕、消痞散结，《药性论》曰："消痰涎，开胃健脾，止呕吐，去胸中痰满……气虚而有痰气，加而用之。"竹茹清热化痰、除烦止呕，《本草汇言》曰"清热化痰，下气止呃之药也……善除阳明一切火热痰气为疾，用之立安"，两药配伍，燥湿清热化痰，寒温并用，降逆止呕，本例选用姜汁炮制，可解半夏之毒，疗效更佳。

5. **附子合桂枝配伍**　桂枝发汗解表、温经通阳，其性走而不守，《本草再新》云："温中行血，健脾燥胃，消肿利湿"，附子回阳救逆、补火助阳、散寒止痛，为命门主药，引火归原，《本草正义》云："附子本是辛温大热，其性善走，故为通行十二经纯阳之要药"，两药配伍原出自《金匮要略》肾气丸，意不在峻补元阳，乃在于协同增效，振奋脏腑功能，鼓舞肾气，温煦阳气，推动、温通气血津液运行，并扶助正气，加速瘀血化、痰湿消。

6. **藿香合佩兰**　藿香化湿解暑、止呕，《本草正义》云："芳香而不嫌其猛烈，温煦而不偏于燥烈，能祛除阴霾湿邪，而助脾胃正气……"佩兰化湿解暑，《中药志》曰："发表祛湿，和中化浊……"两药相须为用，化湿和中之力增强，尤其黄梅季节多阴雨，湿气重，易阻中焦，故二药每多用之。

李教授在临证时常选用以上药对，同时高度重视辨证论治，又不拘泥于以上药对，常根据具体情况选用或拆对配用。例如，若患者平素胃病，治疗时常单用姜半夏而弃竹茹；若患者平素脾胃虚弱或阴虚燥痰，则不用青礞石；参考《医学入门》中泽泻"凡淋、渴，水肿，肾虚所致者，不可用"，又因现代药理研究发现泽泻具有一定肾毒性，故不宜久用；同时参考《医学入门》中苍术"血虚怯弱及七情气闷者慎用"；考虑天南星燥湿化痰、祛风解痉之效较强，常用于治疗湿痰、寒痰、风痰证，有时根据病情，以天南星配伍青礞石、石菖蒲，或参考苍附导痰丸以天南星配伍半夏。

李教授认为痰湿虽为痰湿型 PCOS 致病之因，但追溯其源头，痰湿多缘于脾虚，故其标为实，其本为虚，病机可归纳为素体脾虚或各种原因伤脾，脾失健运，津液代谢异常而聚湿生痰，阻滞冲任胞宫，气机不畅，血行瘀滞，以致形体肥胖、月经后期、稀发、闭经，痰湿日久，闭塞胞宫，可致不孕。因而治疗时常选用健脾燥湿之药以标本兼顾，因为痰易阻滞气机，故常配理气之品以加强化痰之功。《丹溪心法·子嗣》云："若是肥盛妇人……经水不调，不能成胎，谓之躯脂满溢，闭塞子宫，宜行湿燥痰，用星、夏、苍术……或导痰汤类。"李教授推崇苍附导痰汤（苍术 10g，香附 10g，半夏 10g，陈皮 10g，茯苓 15g，胆南星 5g，枳壳 10g，生姜 6g，炙甘草 10g）加减，苍附导痰汤出自《叶天士女科诊治秘方》，主治形盛多痰，气虚，至数月而经始行；形肥痰盛经闭；肥人，虚生痰多下白带。方中苍术健脾燥湿；香附疏肝理气调经；半夏燥湿化痰、和中止呕；陈皮理气降气化痰；茯苓健脾利湿；南星燥湿化痰、祛风解痉；枳实破气消积、泻痰除痞；生姜解半夏、南星之毒，又化痰降逆、和胃止呕；甘草健脾和中、调和诸药。全方标本兼顾，有燥湿化痰、和中健脾、理气调经之功。现代中医也研究证实苍附导痰丸可改善机体痰湿状态，纠正性激素水平，使卵巢黄体数量增加、颗粒细胞层增厚、卵泡膜细胞变薄、囊状卵泡减少、雄激素降低，提高子宫内膜对葡萄糖的利用，改善局部胰岛素抵抗和子宫内膜容受性，提高妊娠率。

痰湿型 PCOS 还常伴存肝火、气郁等变证，因此辨证论治时当全面考虑，在以脾虚痰湿辨治的基础上，酌加清肝、疏肝、理气等治疗，并且辨证时需辨别痰的性质，区别寒热燥湿，还需注意表邪未解或痰多者慎用滋润之品。

李教授认为 PCOS 患者多有月经异常的表现，故在临证时还注意兼顾月经周期以微调用药，例如：卵泡期以当归、川芎、熟地黄、鸡血藤、淫羊藿、菟丝子、怀山药、紫石英、白芍等补血调经、滋阴补肾、促养卵泡；临近排卵前加用淫羊藿、菟丝子、肉苁蓉、熟地黄、枸杞子、鸡血藤、肉桂、红花等以补肾活血促排卵；排卵后加龟甲、鹿角胶、肉苁蓉、紫石英、胡芦巴、锁阳等以补肾健脾调经,促进黄体功能;行经期则酌加用川芎、香附、附子、桂枝、当归、桃仁、红花、川楝子、延胡索、牡丹皮、丹参、熟地黄等以温经活血、行气止痛。

此外,李教授认为调整生活方式、改善痰湿质对痰湿型 PCOS 的预防和治疗都有重要意义。《素问·太阴阳明论》曰:"脾者土也,治中央,常以四时长四脏。"不良生活习惯容易加重脾胃负担、损伤脾气,脾胃运化功能失常,气化失司,水湿内停,聚湿成痰,阻滞冲任胞宫,气机不畅,血行瘀滞,以致形体肥胖、月经后期、稀发、闭经,痰湿日久,流注下焦,痰湿壅塞内脏肌肉、四肢关节,内阻于冲任。调整生活方式可通过多种途径改善痰湿质。第一,饮食习惯可通过脾胃的运化功能对人体脏腑的盛衰和气血阴阳产生影响,若饮食失宜、脾胃损伤,不能正常运化传输,痰、湿、浊、脂堆积体内,发生脏腑气血阴阳的偏盛偏衰而形成痰湿体质。第二,痰湿体质者常表现为糖脂代谢异常状态,尤其是肥胖型痰湿体质者更严重,有氧运动增加糖的利用和能量消耗,改善胰岛素抵抗,控制体脂量,改善体脂量指数,减少心脑血管疾病的易感因素。第三,脾胃位于中焦,是人体气机升降、运化之枢,维护着机体功能的升降出入运动,睡眠时间不足可使营卫之气循行受阻,致使脾胃通降功能失调,引发痰湿体质。第四,痰湿体质的主要病理因素是湿,因此在日常生活中还应当注意避湿邪和祛湿气,防止外感湿邪伤脾困脾;减轻心理负担,调畅情志使肝气调达,气顺水湿得化;调节生活节奏,劳逸结合,保证充足的睡眠,使脏腑得以休养,有利于维持阴阳平衡,增强机体免疫力。PCOS 患者胰岛素抵抗和痰湿体质有关,痰湿体质者更易发生胰岛素抵抗,导致体内糖代谢紊乱、脂肪堆积、肥胖,肥胖又加剧痰湿,形成恶性循环。通过调整生活方式而改善痰湿体质,有利于痰湿型 PCOS 的预防和治疗。

(李雪莲)

崩漏证治用药经验

崩漏是指经血非时暴下或淋漓不净。是妇科常见病。其发病急骤,暴下如注,大量出血者为"崩";病势缓,出血量少,淋漓不绝者为"漏"。崩与漏虽出血情况不同,但在发病过程中两者常互相转化,所以临床上常常崩漏并称。正如《济生方》说:"崩漏之病,本乎一证,轻者谓之漏下,甚者谓之崩中。"治疗时当急则治标,先塞流止血,血势缓后再澄本求源。崩漏久治不愈的,要排除子宫肌瘤、恶性肿瘤、子宫内膜息肉等器质性病变。

一、辨证论治

1. **血热妄行** 见崩中量多或漏下不绝,血色深红,质黏稠,夹有血块,或有臭味,腹胀痛,拒按,面红气粗,口渴喜饮,烦躁,便秘,小便黄赤,舌红苔黄,脉洪数。治宜清热凉血止血。方选三黄四物汤加减。常用药:黄芩、黄连、大黄、生地黄、栀子、当归、赤芍、川芎等。

2. **脾不统血** 见下血色淡,质稀薄,面色㿠白,神疲乏力,气短懒言,手足不温,食少纳呆,大便溏薄,舌淡苔薄,脉细弱。治宜健脾益气止血。方选固本止崩汤加减。常用药:党参、黄芪、白术、熟地黄、炮姜、山药、升麻、当归等。

3. **肾阴不足** 见下血色红,质黏稠,腰酸膝软,头晕耳鸣,足跟作痛,心悸失眠,骨蒸盗汗,五心烦热,舌红少苔,脉细数。治宜滋阴补肾止血。方选左归饮加减。常用药:熟地黄、枸杞子、山茱萸、山药、麦冬、龟甲、菟丝子、杜仲、牡丹皮等。阴虚内热者可加生地黄、地骨皮等,方如两地汤。

4. **肾阳亏虚** 见下血色淡,质稀,畏寒肢冷,腹中冷痛,喜温喜按,头晕健忘,面浮肢肿,面色晦暗,腰膝酸软,大便稀溏,小便频多,舌淡质润,脉沉细。治宜温肾补阳固冲。方选右归饮加减。常用药:附子、肉桂、鹿角、山茱萸、菟丝子、巴戟天、山药、枸杞子、熟地黄等。

5. **气滞血瘀** 见下血色紫暗,夹血块,或经水时断时行,少腹疼痛拒按,四肢酸胀,心烦多梦,舌紫暗,边有瘀斑,苔薄,脉细涩。治宜活血祛瘀止血。方选桃仁红花煎加减。常用药:红花、桃仁、牡丹皮、当归、川芎、生地黄、芍药、香附、青皮、延胡索。

如失血过多,气随血脱,致暴脱昏厥者,当以益气回阳固脱为要。治以参附龙牡汤,药用人参、附子、龙骨、牡蛎、乌贼骨等。

李教授在治疗过程中常中西医结合。如子宫内膜增厚者,会建议患者诊刮,也可使用妇康片配合中药一起治疗。

二、证治特点

1. **崩漏有别,治则各异** 李教授认为治崩宜固涩止血为先,配用升提之品,用药不宜辛温。常用党参、黄芪、升麻、柴胡以益气升提,配合止血药同用。常用地榆、大蓟、小蓟、茜草、乌贼骨等。漏下日久,必有瘀血留滞,治宜滋阴养血,用药不可过于固涩,常用清热活血祛瘀之品,如女贞子、旱莲草、栀子、大黄炭、炒槐花、莲房炭等。

2. **止血清瘀,所当兼顾** 止血时不可过用清热凉血药或收敛止血药,因为清热凉血药凉遏血行,收敛止血药药性收涩,均易致留瘀。临床常配以活血药同用,如三七、失笑散、益母草等,以达到止血而不留瘀的作用。

3. **虚实寒热,各有所宜** 崩漏证型较多,当审证求因,辨明虚实寒热方可施治。虚者为肝、脾、肾不足,阴阳两虚致冲任不固,以益气养血滋阴为主;实者为热伤冲任,迫血妄行,或瘀血内阻,血不归经所致,以清热凉血祛瘀为主。崩漏以血热为多,常用寒凉之品,但亦有因脾肾阳气不足所致之虚寒性出血,当以温经固冲止血为主,药用温热之品,如艾叶、炮姜、附子之类。赤石脂、禹余粮药性温涩,为震灵丹的主要组成,可加强止血力量。

4. **平时治疗,调经为先** 崩漏患者平时多有月经不调。如排除了妇科器质性病变,止血后,平时治疗要以调经为主。如异常子宫出血,无排卵型者要调整月经周期,恢复排卵。可采用中药人工周期疗法。经后期以益气养血补肾为主,期中温肾活血行气,经前期活血调经。

三、治疗崩漏常用药对

李教授治疗崩漏有一些常用药对,分别用于扶正、止血、化瘀等方面,随证治疗,灵活化裁。

1. 扶正常用药对

(1)阿胶—艾叶:阿胶补血止血、滋阴润燥。《本草经疏》云:"阿胶,主女子下血,腹内崩。"艾叶温经止血、散寒止痛。《药性论》:"止崩血,安胎止腹痛。"二药合用,如胶艾汤。养血止血,调经安胎,标本兼顾。多用于崩漏兼有血虚者。

(2)党参—黄芪:党参益气,生津、养血。黄芪补气升阳,益卫固表。两者均为补气常用之品,相须使用共同起补气升提,大补气血,扶正固摄的作用。多用于脾不统血所致之崩漏。

(3)龟甲—鹿角:龟甲益肾阴而通任脉,能滋阴潜阳、补血止血,治阴虚发热、血热崩漏;鹿茸则助肾阳而补督脉,能温肾助阳、生精补髓,治肾阳不足、血崩漏下属于虚寒者。两者俱为血肉有情之品,一阴一阳,能补肾益髓以生阴阳精血,多用于肾虚之崩漏不止。

(4)女贞子—旱莲草:女贞子具补肝肾阴,乌须发明目之功效。旱莲草有补肝肾阴,凉血止血之效。女贞子配旱莲草即二至丸,出自《证治准绳》,合用有益阴止血之功,用于肝肾阴虚所致之崩漏。

2. 止血常用药对

(1)大蓟—小蓟:大蓟、小蓟均有凉血止血,散瘀消肿之功,两者常相须为用,止血无留瘀之弊。《本草求原》:"大蓟、小蓟二味根、叶,俱苦甘气平,能升能降,能破血,又能止血。"多用于血热所致崩漏。

(2)乌贼骨—茜草:乌贼骨功能固精止带,收敛止血。茜草凉血止血,活血通经。是《内经》治疗血枯经闭的第一张妇科处方"四乌贼骨一蘆茹丸"的主要组成,乌贼骨配茜草能通能止,能补肾虚而益精血,为治漏下不止常用之药对。

(3)炒荆芥—炒防风。荆芥有祛风解毒,止血之功效。防风有祛风解毒,止泻止血之功效。两者合用有祛风解表,止痛,透疹,止血之功。二味炒炭,则止血之力胜,对于产后失血过多、崩漏均可选用。

(4)煅龙骨—煅牡蛎。龙骨具镇惊安神,平肝潜阳,收敛固涩之功。牡蛎有平肝潜阳,软坚散结,收敛固涩之效。两者煅用,收敛固涩作用好,治崩漏下血日久。

(5)赤石脂—禹余粮。赤石脂涩肠,止血,生肌敛疮。用于久泻久痢,大便出血,崩漏带下。《名医别录》云:"主女子崩中、漏下、产难、胞衣不出。"禹余粮涩肠止血。治久泻久痢,妇人崩漏带下,痔漏。《药性论》:"主治崩中。"两者合用,收涩止血之力增强。功能性子宫出血,出血量较多或病程较长,用其他止血药之后收效不良时,用之能较快止血。

3. 化瘀常用药对

(1)蒲黄—五灵脂:蒲黄性凉,化瘀、止血、利尿,用于各种内外出血证。《本草汇言》云:"生用则性凉,行血而兼消,炒用则味涩,调血而且止也。"五灵脂性温,化瘀止血止痛。《本草纲目》载:"止妇人经水过多。"两者配伍组方名为失笑散,出自《太平惠民和剂局方》。多用于治疗瘀血所致之崩漏,止血而不留瘀。

(2)三七—制大黄:三七性温,化瘀止血;《本草纲目》云:"亦主吐血,衄血,下血,血痢,崩中,经水不止,产后恶血不下。"《玉揪药解》载:"和营止血,通脉行瘀,行瘀血而敛新血。"具有止血而不留瘀,化瘀而不伤正的特点。制大黄性苦寒,清热化瘀止血。《血证论》云:"止血不留瘀,尤为妙药。"二药相配,止血化瘀,多用于多种出血日久夹瘀者。

(袁　颖)

治疗卵巢早衰经验

卵巢早衰（POF）目前比较公认的定义认为 40 岁以下妇女，排除妊娠，超过 4 个月闭经，间隔 1 个月至少 2 次基础血 FSH>40IU/L，早期临床症状可能为月经先期、后期或先后无定期及月经量改变为主，之后可发展为闭经、不孕和雌激素水平下降引起的各类症状。常见症状有月经紊乱、心悸潮热、头晕目眩、失眠耳鸣、烦躁易怒、记忆力下降、情绪低落、骨质疏松等自主神经功能失调的症状，类似于中医的绝经前后诸症范围。中医学文献中尚未提及"卵巢早衰"一词，可归于血枯、年未老经水断、无子等范畴。

现代临床辨证 POF 多从心肝脾肾入手，肺脏多不言及，然《景岳全书·妇人规》提出："经本阴血，何脏无之。"故李教授认为本病的发生肾虚是病本所在，但肾藏五脏六腑之精，肾与心肝脾肺的关系，如《类经附翼》所说："心赖之，则君主神明；肺赖之，则治节以行；脾胃赖之，济仓廪之富；肝胆赖之，资谋虑之本。"李教授治疗本病不拘泥于单一脏腑，认为五脏、气血精津均与本病有关。

1. 补肾为本，阴阳兼顾 《素问·上古天真论》曰："女子七岁，肾气盛，齿更发长；二七，而天癸至，任脉通，太冲脉盛，月事以时下"，天癸主宰月经的潮与止，"天癸者，阴精也"，肾气盛是天癸至的先决条件。《傅青主女科》云："经水出诸肾""冲任之本在肾"。《医学正传》云："月经全借肾水施化，肾水既乏，则经血是以干涸。"故肾藏精，主生长、发育与生殖，肾气的盛衰在女子的成长、孕育中起了重要的作用，肾气虚衰，天癸不能充盈，而致月经后期或经闭不行，不孕等，正如《素问·上古天真论》曰："任脉虚，天癸竭，地道不通，故形坏而无子。"

故李教授治疗本病以补肾为主，肾虚有肾气、肾精、肾阴阳不足之分，李教授认为本病发生肾精亏虚及肾阴虚占主导作用。《内经》："年过四十，而阴气自半也，起居衰矣。"肾阴虚方用六味地黄丸、两地汤加减以滋阴凉血调经，阴虚化火可配伍知母、黄柏等；肾精血亏虚，方用五子衍宗丸加减，如选用菟丝子、枸杞子、覆盆子等以补肾填精生髓；另外，李教授认为阴阳有互根互用、消长平衡的特点，选用阴中求阳、阳中求阴方法得当，可使阴得阳升而泉源不断，如李教授擅用血肉有情之品，补人"三宝"（精气神），即用龟甲、鹿角、紫河车以达到气血、阴阳同治，其中龟甲性平，滋阴潜阳，补肾健骨，治肾阴不足、骨蒸潮热等；鹿角性温，温补肝肾，益精养血，用于腰膝酸冷、血虚头晕、虚劳等；紫河车性温，《本草》记载："主气血嬴瘦,妇人劳损""男女虚损劳极,不能生育,下元衰惫",能补气养血益精。

2. 补脾益气,养血调经 李教授认为月经按期而至除了肾的主导作用外,脾作为后天之本作用不容小觑。《景岳全书·血证》云:"血……源源而来,生化于脾。"《证治汇补》言:"脾土旺而血自生。"月经来潮,卵子生长发育均有赖于脾生化之气血充养。脾与肾关系密切,肾为先天之本,脾为后天之本,肾中精气亦有赖于水谷精微的培育和补养,才能不断充盈和成熟,而脾之健运需借助于肾阳推动。李教授认为脾虚不健,脾阳不升,失于运化,经血生化无源。

李教授在治疗本病上,除补肾填精益气之外,主张以补脾益气,养血和血调经为治疗大法,药用四君子汤、四物汤、归脾汤等基本方,使气血同调,脾气得健,经血生化有源。

3. 疏肝清肝,调和气血 肝藏血,司血海,冲为血海,肝经通过冲任督三脉与胞宫相联系,同时肝主疏泄的功能和本病的发生密切相关,对于女子月事《格致余论》说:"主闭藏者肾也,司疏泄者肝也。"肝失疏泄主要通过4个方面影响本病:①对气机的影响:如肝气郁结,血液运行障碍,日久形成血瘀;气行阻滞,也可导致津液输布障碍或聚而为痰,痰气阻于咽喉,可形成梅核气;②对情志影响:肝失疏泄,气机不畅,或郁郁寡欢,或烦躁易怒;③对脾胃运化功能影响:肝失疏泄,木不疏土,使脾气不升,胃气不降,进而不思饮食,胃脘部胀闷不适等;④对月经影响:肝失疏泄,月经不能按时满盈,至月经后期或不至;肝不藏血,肝失疏泄,出现烦躁易怒、情绪不稳定、头晕目眩等症状。另外,肝与肾关系较为密切,所谓"肝肾同源""精血同源",肝血不足会引起肾精亏损,肾精亏损也导致肝血不足,从而出现头晕、耳鸣、腰酸等。

李教授治疗本病,当患者出现肝阴血不足、肝失疏泄、肝郁化火等症状,必予以疏肝柔肝,解郁泻火,调和气血。药用逍遥散、四逆散或柴胡疏肝散一类处方予以疏肝解郁;并加龙胆草、栀子清肝泄热;或用半夏厚朴汤加减治疗梅核气等等。

4. 益气养心,交通心肾 心统诸经之血,其充在血脉,血脉盛则经血足,胞脉属心而络于胞中,故血脉充盈与否与月经直接相关。《本草衍义》中说:"愁忧思虑,则伤心,心伤则血逆竭,故神气先散,而月水先闭也。"另外,李教授认为心火必须下降于肾,肾水必须上济于心,称"心肾相交",反之肾水不济,心火偏亢,心肾不足,可出现失眠为主症的心悸、心烦、腰膝酸软等,同时如灼伤阴液,胞脉失养,进一步导致月经失调或闭经。

当患者出现心血不足时予以益气养心,下通胞脉,李教授常用党参、五味子、甘草、何首乌、当归、丹参等;如心肾不交,宜交通心肾、宁心安神,药用六味地黄丸、交泰丸加减,尤其交泰丸一剂,由黄连、肉桂组成,黄连苦寒,入少阴心经,降心火,不使其炎上;肉桂辛热,引心火下移肾中,入少阴肾经,暖水脏,不使其润下,两者合用,寒热并用,水火既济;如出现妇人脏燥症状,以甘麦大枣汤主之,李教授养心多用淮小麦30g,甘草6g。为增强疗效,李教授还常加用合欢皮、夜交藤、酸枣仁、柏子仁、五味子等,上述诸药配合应用可养心安神。

5. 宣肺行气,补肺益阴 李教授认为肺通过气血津液与胞宫联系。《景岳全书·妇人规》曰:"经血为水谷之精气,和调于五脏,洒陈于六腑,乃能入于脉也……宣布于肺……在妇人上归乳汁,下归于血海而为经脉。"同时,肺为气之主,肺气足营血生化有源,冲任盛则胞宫经血按时蓄溢。《素问》提出:"肺者,相傅之官,治节出焉。"肺通过宣发肃降推动血液运行,使经血通畅。另外,李教授认为肺与肾之间的阴气也是相互资生的,肺阴虚可损及肾阴,肾阴虚也不能上滋肺阴,从而出现骨蒸潮热、两颧潮红、盗汗等症。

故在治疗上李教授擅用桔梗一味宣肺行气,寓意"提壶揭盖",使经血畅流;予以党参、黄芪等补肺益气生血;予以太子参补益肺阴;枸杞子、黄精补益肺肾等;李教授根据病情表现还常选用桑白皮、地骨皮、青蒿、黄精等甘寒滋阴养肺、敛肺止汗,如汗出多再加煅龙骨、煅牡蛎、糯稻根、碧桃干等敛汗之味。

6. 活血化瘀,调经通络 李教授认为瘀血是本病形成的病理产物,同时又是致病因素。《备急千金要方》提出:"血瘀滞……妇人经闭不行。"《陈素庵妇科补解·调经门》云:"妇人月水不通,属瘀血阻滞者,十之八九""久病从瘀"。肾与瘀血关系密切,对女子来说,肾中精气充盈,则血海按时满盈,经水通畅,如肾气不足,冲任胞脉失于濡养,冲任气血不畅,停滞而瘀阻。活血化瘀药常在月经将行或有行经之意或使用戊酸雌二醇片(补佳乐)和黄体酮后使用,以引血下行,起到补而不滞之功。

李教授治疗本病调理五脏的同时,以鸡血藤、益母草、桃仁、泽兰、红花、丹参等药物活血化瘀为辅,达到补而不滞,动静结合,贵在使月经得以通盛。如果经水行一来精神得安宁、心情舒畅,二来阴阳得调和,所谓"阴平阳秘,精神乃治"。

综上,李教授认为本病证型是以肾虚为主,兼有瘀血内阻,常成虚实夹杂之证,常合并有其他脏腑气、血、精、津失调。治疗应从整体出发,统筹五脏,综合考虑。

(周　梅)

治疗体外受精—胚胎移植失败患者经验

不孕症是指有正常规律的性生活、未采取避孕措施而一年未怀孕者。随着社会的发展,生活节奏的加快和工作压力的不断增大,晚婚晚育、人工流产、性传播疾病增加等因素,不孕症发病率呈明显上升趋势,占生育年龄妇女的 10% ~ 16%。目前不孕症既是常见病,又是难治病,在一定情况下还会转化成婚姻问题及家庭问题

不孕症的原因有很多,多数由于下丘脑—垂体—性腺轴的功能异常、盆腔因素、免疫性因素等引起,很少一部分由生殖器发育异常造成不孕。

随着辅助生殖技术的发展,虽然给不孕症患者带来了一定的益处,但反复失败的问题不仅困扰着患者,在临床上也是非常棘手的问题,以卵巢功能减退和反复移植失败为多见。

1. 对不孕症的认识　李教授认为,临床上导致不孕症的原因非常复杂,可以分为功能性和器质性两大类。功能性的多指垂体、卵巢等内分泌紊乱所致,常见有月经不调、闭经、多囊卵巢综合征等,器质性的多因生殖器官病变而致不孕,如子宫内膜异位症、输卵管梗阻、盆腔炎等。在体外受精—胚胎移植(IVF-ET)失败患者中多见卵巢早衰或高龄而导致卵子质量不佳,以及内环境差导致移植失败。

不孕症在中医辨证,责之肾、肝、脾三脏,以治肾为本,肾为五脏六腑之本、生殖发育的物质基础,肾气旺则精气足,任脉通,太冲脉盛,月经调和,"男精壮而女经调,有子之道也"。肾为先天之本,需要后天之本——脾来辅佐,脾为生化之源,脾盛则生化旺盛,气血充足,得以滋养肾及诸脏腑。而女子又以肝为先天,情志不畅,肝失疏泄,则气血不和,脏腑功能失常,李教授在调补脾肾时注重肝气条达。让患者保持心情舒畅,对于不孕症治疗非常重要。

2. 审证求因,治病求本　临床上见到的 IVF-ET 患者往往求子心切,如有卵巢早衰、多囊卵巢综合征、输卵管阻塞、子宫内膜异位症、盆腔炎等病史的患者,在自身的疾病尚未得到较理想的治疗前,就匆匆进入 IVF-ET 周期治疗,患者机体功能未调节到相对理想的状态,对 IVF-ET 的预后势

必造成不良影响。对于 IVF-ET 失败后前来求诊的患者,李教授认真分析,对导致失败的主要原因,进行针对性中医辅治调理,为下次施治成功奠定基础。

卵巢功能减退患者,少卵、卵泡发育不良、卵子质量不佳,一方面是自身原因引起,另一方面则是体外受精—胚胎移植术后,大量促排卵药物的运用而导致,而这也是目前最棘手的问题。李教授认为,肾虚精亏、冲任两虚、天癸乏源是本证的最主要的病因。李教授擅用血肉有情之品如龟甲、鹿角胶、紫河车粉峻补人体的精、气以及任督之脉,对于肾气渐衰之患者,可达到气血同调、阴阳同治的效果。同时结合月经周期分段用药,如卵泡期,加用黄精、石楠叶、淫羊藿、山药、香附、鸡血藤等健脾补肾养血;黄体期,加用肉苁蓉、淫羊藿、山药、鸡血藤以填精补肾,健脾调经。

盆腔炎、输卵管阻塞积水造成内环境恶劣而不适宜受精卵种植成功,李教授认为其主要中医病机为肾亏瘀阻热盛,冲任络道不通所致,治拟清热补肾祛瘀为主。李教授有一专方峻竣煎,以此方为基础加减进行治疗,选用三棱、莪术散瘀止痛,穿山甲、路路通破瘀散结通络,红藤、败酱草、紫花地丁清热解毒、散结化瘀,黄芪、党参益气,柴胡、延胡索、香附、川楝子理气,以期络通胞脉畅,整个治疗以攻为主,攻补兼施,同时还嘱咐灌肠,使药物直达其所。

中重度子宫内膜异位症患者的 IVF-ET 成功率会受到影响,对于这类失败患者,李教授认为以肾虚为主,伴瘀、痰、寒、热、郁等实邪,治疗重在补肾祛瘀为主,常用三棱、莪术、水蛭、地鳖虫、穿山甲、夏枯草、菟丝子、淫羊藿等加减以活血化瘀散结、补肾调经通络。由于子宫内膜异位症的病程较长,久病多虚,故李教授在活血化瘀同时,常常注意顾护正气,加用黄芪、党参补益气血。

3. 移植术后,固肾安胎　胚胎移植术后如果母体肾气虚弱,冲任劳损,则易致胎元不固,或脾胃虚弱,气血不足则不能摄养胎元而致种植失败。且接受 IVF-ET 治疗的患者一旦移植后,情绪比较紧张,根据这些临床情况,李教授予补肾健脾为主,多用党参、黄芪、白术、白芍、杜仲、菟丝子、续断等以固肾安胎,又恐孕后血聚于冲任以养胎,阴血不足易生内热,加入黄芩、苎麻根、麦冬、仙鹤草等,体现了胎前用药宜凉的原则。李教授还嘱咐患者保持心情愉悦,调整紧张情绪。

4. 不孕不育,男女同治　IVF-ET 失败,不单纯是女方的问题,男方精子的质量也至关重要,所以李教授主张男女同治,以期获得治疗的最佳效果。提高精子质量,李教授以益肾补气,温经通络为治则,多用党参、黄芪、白术、白芍、山药以健脾补气,当归、熟地黄、制首乌养阴补血,菟丝子、狗脊、五味子、枸杞子、覆盆子等益肾固精,淫羊藿、肉苁蓉、杜仲、续断、锁阳、阳起石、蚕茧温肾补阳,增加精子活力。阴阳并举,收效甚速。

李教授在使用中医中药在治疗不孕不育方面不仅注重辨证论治,同时与现代医学手段相结合,因病分型,因人而治,治病求本,辨证组方。李教授分析总结出导致 IVF-ET 失败的常见病因,进而制定出一套完善的个体化的中医治疗方案,为再次施术扫清障碍,有效提高了辅助生殖技术治疗的成功率。

(严　骅)

治疗绝经前后诸症体会

女性临近围绝经期,经水渐绝,会出现一些躯体、精神症状,如月经紊乱,烦躁易怒,头晕耳鸣,情志不宁,失眠健忘,烘热汗出,五心烦热,口干咽燥,皮肤作痒,关节酸痛,神疲乏力等,临床上称之为绝经前后诸症。女性生殖轴功能衰退是本病的病理生理学基础。绝经前后,肾气渐衰,精血不足,冲任亏虚,阴阳失调,脏腑功能紊乱,可引起一系列病症,特别是现代女性,生活压力较大,月经紊乱提前,甚至未至七七之年就出现卵巢功能过早减退,有的人症状严重,影响生活。笔者有幸师从上海市名中医、第五批全国名老中医药专家学术经验继承工作导师李祥云教授学习,临床此类病患经李教授中药调理,一般均能明显缓解临床症状,甚至可逆转过早衰退的卵巢功能。

一、经验思想

1. 辨证施治,滋养为主 《素问·上古天真论》曰:"女子七七任脉虚,太冲脉衰少,天癸竭,地道不通,故形坏而无子也。"绝经期前后诸证表现症状虽多,病机均属本虚而起,尤以肾虚为主,为本虚标实之证。马莳曰:"天癸者,阴精也。盖肾属水,癸亦属水,由先天之气蓄极而生,故谓阴精为天癸也。"所谓天癸者,天指先天之肾,癸为癸水,合指肾水,属于真阴。《素问》谓:"年四十而阴气自半也。"妇女七七之后,阴气衰半,肾阴不足,肝失涵养,肝阳上亢,水不涵木;肾病久亏及脾,出现脾肾亏损,气血不足;肾亏日久,阴液不能上滋心火,心阴不足,心火内炽,可见心肾不交。各种症状均与肾直接关系,治疗以补肾为主。李教授认为临床上多见肝肾阴亏者,用药不可一味平肝泻火,应滋水涵木、泻火宁心,令肾水滋肝血养心火宁,则阴阳和,病自除。临证肾阴虚多选左归饮、知柏地黄丸补益肝肾、滋阴降火。眩晕耳鸣,咽干鼻燥,月经量多者,合二至丸平补肝肾、滋阴养血。用药之际补肾与养阴养心并进,多药用生地黄、熟地黄、麦冬、枸杞子、何首乌、制黄精滋补肾阴,潞党参、绵黄芪、白术、白芍、怀山药补益气血、养阴养心。并自拟有李氏更年方(生地黄、熟地黄、枸杞子、何首乌、肉苁蓉、知母、菊花、黄芩、黄柏、淮小麦、生铁落)养心清热、补肾滋阴。李教授临证少见有辨证为肾阳虚者,则用右归饮(《景岳全书》)加减,常加熟附子、川桂枝温煦阳气,振奋脏腑,溲频加覆盆子、益智仁,便溏加肉豆蔻、炒扁豆,关节疼痛加威灵仙、片姜黄。或选用二仙汤阴阳双调、补养冲任。

2. 重视情志,疏肝理气 绝经前后诸症表现因人而异,若情志不畅,肝郁化火伤阴,肾水不足,肝失涵养,多伴有烦躁易怒,情志忧郁,五心烦热,潮热盗汗,耳鸣失聪,健忘多梦,腰膝酸软,尤其易受外界环境及社会压力影响。肝主疏泄,若气机疏通,则情志调达,阴阳平和,因此治疗宜从疏肝理气着手,用药可裁选逍遥丸和杞菊地黄丸加减,五心烦热加地骨皮、龙胆草。若七情不舒,肝经郁结,伤脾生痰,肝郁胆虚,见情志不舒、精神忧郁、胸闷不舒,夜寐多梦,头晕目眩,易有幻觉,则宜疏肝清胆化痰,用黄连温胆汤(《温热经纬》)加减,痰多加天竺黄、橘红;神志不宁加生铁落、石菖蒲;胆怯加合欢皮、石菖蒲;心烦火旺者加淡竹叶、黄连。治疗中注意对本病患者给予精神安慰,情志疏导,因势利导,也能令气机调达,肝气得疏,从而气血顺畅,诸证得缓。

3. 首治主证,随证加减 临床诸证病证繁多,治疗时应先抓住主要症状予以缓解。李教授喜用四物汤养血活血调经,常用当归、川芎、鸡血藤、丹参调经活血化瘀;甘麦大枣汤养心安神、养阴除烦;天王补心丹滋阴养血、补心安神。特别是伴随有月经症状时,当以调理月经,平衡阴阳气血为要务。主症改善,经行规律,可增强患者治疗信心,再治疗其他证候,可逐步取效。特别是针对卵巢功能衰退的患者,调理阴阳,调节月经,能减缓卵巢功能衰退的进程,改善生活质量。对于次证,随证用药加减,可改善患者的临床症状,缓解不适,且能辅助主方药效。李教授常头晕加钩藤、天麻;寐差加合欢皮、柏子仁、酸枣仁、远志、淮小麦、夜交藤等养心安神;多汗加煅龙骨、煅牡蛎、五倍子固涩敛汗;便秘加火麻仁、柏子仁润肠通便;纳减加陈皮、炒谷芽、炒麦芽健脾和胃。加减用药应处理好药物配伍的关系,以平和为期。

4. 善用血肉有情之品填补精血 李教授认为血肉有情之品是与草木无情之品相对而言的,其可调整阴阳、补益气血、补益冲任,补助人的精、气、神三宝,填补人体之下元。叶天士认为精血有形,择草木无情之物补益其效不相应,而桂附性质过烈易伤脏体阴精,血肉有情之品却可栽培身内精血,多用有益。李教授擅长使用动物类药物,在妇科临床上,多有因精亏血少、肝肾虚损、冲任不固致病,往往非一般草木之品所能奏效,李教授认为形不足者补之以气,精不足者需补之以味,即用血肉有情之品可填精补髓、补益气血、滋养肝肾、调理冲任、破瘢除瘕,尤其在调经治疗中善用血肉有情之品。绝经前后女性因冲任虚衰而出现诸症体虚不适、崩漏、赤白带下,他自拟的经验方加味龟鹿方(党参、黄芪、龟甲、鹿角粉、枸杞子、阿胶、百草霜、乌贼骨、生茜草、煅龙骨、煅牡蛎、紫河车),功能补气益血,填精补髓,固涩止血,调理冲任。《本草蒙筌》赞龟甲"专补阴衰,善滋肾损"。李教授用龟甲、鹿角、阿胶、脐带血肉有情之品为君药,填精补血,阴阳并补。龟甲走任脉,鹿角走督脉,龟甲补益任脉,鹿角补益冲脉,一阴一阳,相互为用。其他治疗月经病如崩漏、卵巢早衰致月经过少、闭经等,李教授均常用龟甲、鹿角片、紫河车等填补精血。腰酸者加桑寄生、续断;月经过多者加岗稔根、熟地黄;阴虚火旺者加黄柏、知母。

5. 警惕恶变,避免漏诊 女性在绝经前后的数年常伴发各种月经失调,往往癌症易发生的高危年龄,如果发现月经紊乱、五色带下、形体明显消瘦者,应及时完善相关检查,以防贻误病情。

二、验案举隅

齐某,女,46岁。

初诊日期:2017年4月12日。

主诉:月经经期延长1年伴烘热耳鸣。患者以往月经周期尚规则,28~30天一行,近1年月经经期延长至10余天,周期23~32天,量减少,色暗红,无血块。伴头晕耳鸣,烘热汗出,腰膝酸软,心烦易怒,失眠健忘,神疲乏力。外院已排除宫颈病变和子宫肌瘤等器质性疾病。就诊日B超显示子宫内膜6mm。2017年1月月经第3天测:LH:12.7IU/L,FSH:49.6IU/L,E_2:19.3pmol/L。苔薄黄,舌红,脉细数。妇女年近七七之年,肾气渐衰,冲任亏虚,精血不足,阴阳失调,脏腑功能紊乱,证属肾阴虚损,冲任不固。治拟滋补肝肾,敛汗止血。

方药：党参 12g，黄芪 12g，怀山药 12g，枸杞子 15g，菟丝子 12g，杜仲 15g，龟甲 18g，阿胶 9g，煅龙牡（各）30g，乌贼骨 12g，仙鹤草 15g，五味子 9g，五倍子 6g。

共 14 剂，水煎服，每日 1 剂，早晚饭后各一次，每次 150ml。用方 14 日，药后经净，烘热汗出明显减少，一日仅 1~2 次，其他诸证略有好转。

二诊：月经已行，量略少，7 日净，神疲乏力，舌苔薄，脉细。治疗益肾疏肝，补血益冲。方药：当归 9g，生熟地黄（各）12g，鸡血藤 15g，怀山药 12g，制香附 9g，牡丹皮 9g，红花 9g，地骨皮 9g，杭白菊 12g，枸杞子 30g，菟丝子 12g，合欢皮 9g，川楝子 9g，何首乌 9g，龟甲 18g，鹿角 9g，河车粉 9g。加减续治 2 月余，诸症皆缓，经行如期，仅量偏少而已。

（刘　敏　赵　巍　徐莲薇　马毓俊　赵　莉）

治疗母胎免疫识别低下型复发性流产经验体会

一、病因病机

现代生殖免疫学认为，妊娠是成功的同种异体移植过程，胚胎作为同种异体移植物不被母体免疫排斥是免疫学原理的唯一例外，在母体免疫功能正常时，既保护母体不受外来微生物的侵犯，又对宫内胚胎移植物不发生免疫排斥反应，并维持妊娠的继续。复发性流产（recurrent spontaneous abortion, RSA）意味着母体免疫排斥胚胎抗原，其原因少数为内分泌、染色体异常及生殖道发育异常或占位性病变等，而原因不明者占 80% 以上。

母胎免疫识别低下型复发性流产的主要病因是封闭抗体缺乏，原发性流产常表现为封闭抗体及封闭抗体的独特型抗体共同缺乏，而继发性流产仅表现为封闭抗体的独特型抗体缺乏。封闭抗体生物学作用的靶标抗原主要是表达于滋养层细胞和父系淋巴细胞表面的 TLX 抗原，李大金研究显示，正常生育组抗 CD3-BE、抗 CD4-BE 及抗 CD8-BE 明显高于 RSA 组，主要原因 RSA 患者可能因滋养层细胞不能有效表达 CD3 及 CD4 相关 TLX 抗原，因而不能有效刺激母体产生抗 CD3-BE 及抗 CD4-BE，继而不能产生对胚胎的免疫保护作用。封闭抗体及封闭抗体的独特型抗体缺乏，过度激活的杀伤性 T 淋巴细胞及 NK 细胞对胚胎产生免疫排斥，导致 RSA。

RSA 属中医学"滑胎""数堕胎""屡孕屡堕"范畴,中医论治常以辨病与辨证相结合。李祥云教授提出"肾虚瘀阻"理论,以治疗不孕名世,尤其对一些疑难杂症以中医药治疗取得显效,其治疗经验独到,认为治疗复发性流产主要提高卵巢功能及改善子宫内膜容受性,治疗原则为补肾祛瘀。肾为气血之根,若肾亏精少、肾气不足,一则推动乏力,气血运行不畅,可致瘀滞内生;二则胞脉失于濡养,冲任气血不足,运行不畅,瘀血阻滞冲任,胞脉日久损耗脏气,使脏腑功能失司,穷必及肾,损伤肾气,又加重肾虚,如此往复。肾是生殖发育的物质基础,补肾益精是受孕关键,月经相当于肾—天癸—冲任—胞宫生殖轴调节激素水平作用的结果,只有当肾气充足,天癸成熟,月经正常才能产生正常的雌、孕激素支持正常妊娠。肾虚血瘀证子宫内膜在蛋白组学方面有明显差异,涉及凝血、血小板聚集、炎症、血管形成等,造成血管紧张收缩形成高凝状态,影响子宫内膜的血液循环,导致腺体发育不良、胞饮突表达不丰富,造成子宫内膜容受性下降甚至反复流产。李教授曾受国家自然基金会课题资助做过免疫的试验,证实运用活血祛瘀药能改善微循环,降低血液黏稠度,使血流加快,加速对坏死组织的吸收,使血供改善,有益于组织的修复和再生,改善了子宫内膜环境,从而改善妊娠结局。

二、临证医案

笔者有幸跟随李祥云教授临诊抄方多年,现将病案 2 则经验总结,以飨读者。

1. 验案一

蒋某,女,32 岁。

初诊:2017 年 5 月 10 日。

主诉:结婚 6 年,自然流产 5 次,未避孕未孕 2 年。

现病史:患者近 6 年来反复自然流产 5 次,曾孕 30 天余自然流产 1 次,孕 2 月余自然流产 3 次,孕 5 月余流产 1 次,末次流产:2015 年 11 月 9 日(孕 2 月),目前未避孕未孕 2 年,完善各项孕前检查。平素腰酸明显,带下量多,有甲减史。大便溏,一日 2 次,夜寐尚安。舌红苔薄白,脉细。

月经史:15,6/26,量中,色红,夹血块,有痛经,腰酸。末次月经:5 月 7 日~5 月 11 日。

生育史:0—0—5—0。

检查:2016 年 8 月 30 日月经第 3 天查血激素 6 项:促黄体生成激素

（LH）4.22U/L、促卵泡成熟激素（FSH）14.28U/L、雌二醇（E_2）52pmol/L、睾酮（T）0.31nmol/L、孕酮（P）0.23nmol/L、泌乳素（PRL）15.17mU/L；Uu（＋），Mu（－）；封闭抗体抗独特型 –16.5%、封闭效率 3.5%、CD25-BE0.48%、CD3-BE–0.15%、CD4-BE–0.28%；抗子宫内膜抗体 IgG（＋）、抗心磷脂抗体 IgG（＋）；甲状腺功能：FT_3 5.22pg/ml、FT_4 10.79ng/dl、T_3 0.85ng/ml、T_4 7.04ug/dl、TSH 4.97mIU/L；丈夫精液报告：pH 7.3，A+B 64.1%，正常形态率 7%，双方染色体正常。

病机：肾气不充，先天不足，后天失养，耗伤肾气，气血不调，正气不固，瘀血阻于胞脉，挟寒湿客于胞中，冲任不能相资则不能摄精成孕。

中医诊断：不孕症。

西医诊断：母胎识别低下型复发性流产。

治则：补肾固本，健脾扶正。

方药：黄芪 12g，党参 12g，白术 9g，紫石英 15g，川楝子 12g，山药 12g，菟丝子 12g，香附 12g，鸡血藤 15g，生熟地黄（各）12g，川芎 6g，党参 12g，胡芦巴 12g，锁阳 9g，龟甲 18g，鹿角片 9g，黄精 9g，紫河车粉 9g（冲服）。

共 7 剂，水煎服，每日 1 剂，早晚饭后各一次，每次 150ml。

医嘱：基础体温（BBT）。

二诊：2017 年 5 月 24 日。

末次月经：2017 年 5 月 7 日～5 月 11 日，量中色红，夹血块，有痛经，基础体温双相，夜寐不安，易惊醒，下肢酸冷，大便不成形，每天 2 次。舌红苔薄白，脉细。

治则：温补肾阳，调冲助孕。

方药：当归 12g，川芎 6g，白术 12g，白芍 12g，香附 12g，枸杞子 12g，淫羊藿 30g，菟丝子 12g，肉苁蓉 12g，鸡血藤 15g，茯苓 12g，附子 9g，桂枝 6g，紫石英 15g，小茴香 6g，川椒目 9g，龟甲 18g，鹿角片 9g，紫河车粉 9g（冲服）。

三诊：2017 年 6 月 25 日。

末次月经：6 月 2 日～6 月 6 日。大便已成形，基础体温双相。2017 年 6 月 17 日复旦大学附属妇产科医院监测卵泡：左侧见优势卵泡 21mm×20mm×19mm。偶有下腹隐痛。舌红苔薄白腻，脉细。

治则：补肾健脾，调和冲任。

方药：当归 12g，川芎 6g，白术 12g，白芍 12g，香附 12g，枸杞子 12g，淫羊藿 30g，菟丝子 12g，肉苁蓉 12g，鸡血藤 15g，茯苓 12g，党参 12g，黄芪 12g，胡芦巴 12g，桑寄生 12g，何首乌 9g，娑罗子 12g，龟甲 18g，鹿角片 9g，紫河车粉 9g（冲服）。

四诊：2017 年 7 月 23 日。

末次月经：6 月 30 日 ~ 7 月 4 日，量中色红，痛经较前好转，腰酸乳房胀痛。基础体温单相。舌红苔薄白，脉细。

治则：活血化瘀。

方药：当归 9g，熟地黄 12g，丹参 12g，桂枝 6g，延胡索 12g，川楝子 12g，桃红（各）9g，香附 12g，川芎 6g，益母草 30g，苏木 9g，鬼箭羽 12g，八月札 12g，姜半夏 9g。

五诊：2017 年 9 月 24 日。

末次月经：8 月 24 日。停经 31 天，9 月 22 日测血 HCG（人绒毛膜促性腺激素）832.26nmol/L，P（孕酮）74.29nmol/L，无恶心呕吐，无阴道出血及腹痛。基础体温持续高相。舌红苔薄白，脉细滑。

治则：补肾安胎，调和气血。

方药：党参 12g，黄芪 12g，白术 12g，白芍 12g，菟丝子 12g，狗脊 12g，续断 12g，黄芩 9g，杜仲 12g，熟地黄 12g，麦冬 9g，苏叶 9g。

六诊：2017 年 10 月 8 日

孕 46 天。今测血 HCG：33 991nmol/L，P：168.22nmol/L，恶心呕吐，无腹痛阴道出血，基础体温持续高相，目前服用左甲状腺素钠片（优甲乐）1/2 粒，刻下大便不成形，1 日 2 次。舌红苔薄白，脉滑。

治则：补肾安胎，调和气血。

方药：党参 12g，黄芪 12g，白术 12g，白芍 12g，菟丝子 12g，续断 12g，黄芩 9g，炒扁豆 12g，苎麻根 12g，南瓜蒂 9g，姜半夏 9g，姜竹茹 9g。

随访胎儿一切正常，患者于 2018 年 5 月 27 日自然分娩一女婴。

2. 验案二

张某，女，29 岁，已婚。

初诊：2017 年 11 月 25 日。

主诉：结婚 6 年，胎停育 1 次后 IVF 失败 3 次。

现病史：2012 年孕 2 月，因无胎心行人流 + 清宫，曾在 2015 年行 HSG（子宫输卵管造影）示：双侧输卵管通而极不畅。2015 年 10 月准备试管婴儿,2016年2月取卵13个(1代),配对2枚胚胎移植,因空囊无胎心而自流,未清宫。2017年2月取卵6个(2代),配对1枚冻胚移植,未着床。2017年3月取卵14个(2代),配对6枚冻胚,移植2枚未着床。畏寒,腹冷,二便正常,寐安,苔薄白,脉细。

月经史:15,5/28,量中,色红,夹血块,无痛经。

生育史:0—0—2—0。

妇科检查:外阴(−),阴道畅,宫颈轻度糜烂,附件(−)。

2017年7月19日红房子:封闭抗体−50.7%(>5%),封闭抗体抗独特型−25.8%(>5%)

男方精液:A级0.9%,B级4.6%,C级2.3%,准备IVF(2代),丈夫另有治疗。

病机:反复流产损伤肾气,肾气渐虚,则冲任虚衰,天癸乏源,肾阳亏虚,命门火衰,不能摄精成孕。

治则:活血调经,补肾助孕。

方药:熟地黄12g,枸杞子12g,菟丝子15g,肉苁蓉15g,淫羊藿15g,鸡血藤12g,红花9g,肉桂3,香附9g,党参12g,黄芪15g,附片9g,桂枝6g,龟甲18g,鹿角片9g,石楠叶12g,黄精12g。

中医诊断:不孕症。

西医诊断:母胎识别低下型复发性流产。

医嘱:①适当休息,有充足睡眠;②调整心情;③每天测量基础体温。

二诊:2017年12月9日。

基础体温未见明显上升,期中带下无拉丝,余无不适,末次月经:11.21—11.26,量少色红,苔薄白,舌红,脉细。

治则:益气养血,补肾调经。

方药:熟地黄12g,枸杞子12g,菟丝子15g,肉苁蓉15g,淫羊藿15g,鸡血藤12g,红花9g,肉桂3,香附9g,党参12,黄芪15,胡芦巴12g,石楠叶12g,黄精12g,金银花12g,生甘草6g,忍冬藤30g,女贞子12g,龟甲18g,鹿角片9g。

三诊:2017年12月23日。

经水逾期未行,无不适,基础体温单相,苔薄,脉细。B超:内膜9mm。

治则:活血调经。

方药：当归 12g，川芎 6g，熟地黄 12g，桃仁 9g，红花 9g，益母草 30g，川牛膝 12g，苏木 9g，香附 12g，川楝子 12g，丹参 12g，桂枝 6g，延胡索 12g，石楠叶 12g，黄精 12g，鬼箭羽 12g，娑罗子 12g，凌霄花 12g，枸杞子 12g。

四诊：2017 年 1 月 26 日。

月经 2017 年 12 月 26 日来潮，经行 6 天净，经量少，色淡红，无小血块，经前少腹胀，苔薄，舌微红，脉细。

治则：活血补肾助孕。

方药：熟地黄 12g，枸杞子 12g，菟丝子 15g，肉苁蓉 15g，淫羊藿 15g，鸡血藤 12g，红花 9g，肉桂 3，香附 9g，党参 12，黄芪 15，胡芦巴 12g，石楠叶 12g，黄精 12g，金银花 12g，生甘草 6g，女贞子 12g，附片 9g，桂枝 6g。

五诊：2018 年 1 月 24 日。

末次月经：2017 年 12 月 26 日，停经 28 天，血 HCG：462nmol/L，自然怀孕，下腹胀，无阴道出血，目前地屈孕酮片 1 粒，每日 2 次，口服。无恶心呕吐，苔薄，脉细。

治则：补肾养血安胎。

方药：党参 12g，黄芪 12g，白术 12g，白芍 12g，杜仲 12g，桑寄生 12g，菟丝子 12g，续断 12g，狗脊 12g，苏叶 9g，苎麻根 12g，南瓜蒂 12g。

医嘱：①地屈孕酮片续服；②基础体温。

随访 2 个月，代诊，孕 70 天，血 HCG>100 000nmol/L，胎心（+）。随访患者于 2018 年 9 月 28 日剖宫产一男婴。

三、用药分析

肾主生殖，五脏六腑之精皆藏于肾，精又化血，精血同源，肾精充足，冲任胞脉得以濡养，血海充盈，经血通畅，故能受孕有子。以经验方助黄汤、右归丸、龟鹿二仙汤等补益冲任，治本求源，补肾药物能调节卵巢—垂体—性腺轴作用，从而提高卵巢功能，促使排卵、提高受孕率，方中附子、桂枝、菟丝子、淫羊藿、续断、胡芦巴、肉苁蓉、肉桂、枸杞子、石楠叶、紫河车温补肾阳；龟甲补益肾阴，鹿角片补益肾阳，紫河车补肾填精，均为血肉有情之品，诸药合用补益冲任，补人之精气神，提高卵巢功能及调节内分泌水平，现代药理学研究表明：龟甲含人体必需氨基酸，具有生成血小板及白细胞的作用，有增强机体免疫功能的作用，同时龟甲能够促进骨髓间充质干细胞，上调增殖细胞核抗原，从而得以实现细胞增殖而促进发育；鹿角所含成分具有抗炎镇痛、抗疲劳作用，并能改善造血微循环，增强了造血干细胞的增殖、分化和成熟能力，提高了血红蛋白和外周血红细胞的含量；紫河车含有多种激素，对胸腺、脾脏、乳腺、子宫、阴道有促进发育的作用，胎盘肽和胎盘转移因子具有双向免疫调节。黄芪、党参益气健脾，调冲助孕，脾脏是外周免疫器官，是各类免疫细胞居住的场所，也是多种免疫活性物质合成场所，健脾益气能促进免疫器官的发育，增强免疫调节功能，黄芪能增强 ConA 诱导 T 淋巴细胞的增殖反应，增强 T 细胞和 B 细胞的免疫功能，对免疫系统具有双相调节作用，能使紊乱的免疫功能恢复有序，党参及其活性成分具有抗炎、抗氧化、调节糖脂代谢、免疫调节作用，黄精具有血糖调节作用、增强免疫力、抗炎抗病毒、抗衰老等作用；熟地黄、女贞子养阴补血，现代药理研究表明，养阴类药物可提高机体免疫力活性。《内经》云"疏其血气、令其调达"，研究发现活血化瘀中药具有改善血流动力学异常、改善血液流变学异常、改善微循环障碍、抗血栓形成、改善子宫平滑肌及调节免疫功能，具有类似免疫抑制剂的作用，可用于治疗免疫性疾病，以桃红四物汤为基础方，养血调冲，活血通经；方中当归、丹参、桃仁、红花、川芎、香附、益母草、苏木、鸡血藤、鬼箭羽、凌霄花活血化瘀，延胡索、川楝子、娑罗子疏肝理气；现代药理研究证实，当归、桃仁等活血化瘀药，降低血黏度，改善疾病血液黏稠的特点，有抗炎、降低毛细血管通透性，减少炎症渗出及促进吸收的作用，能提高人体淋巴细胞的转化率，增强细胞免疫功能，为调节免疫功能的要药；古人有"丹参一味，功同四物"之说，丹参有"补冲脉之血""补任脉之血"之功，也是一味益冲任之活血药，可使经脉气血疏通，冲任之气下达盆腔而增加毛细血管密度，加快血流量，促进血液循环，改善子宫内膜血供，使其得到足够的营养，形态发生变化而不断增厚。金银花、生甘草、忍冬藤清热解毒，研究证明清热解毒类药物能调节胸腺、脾脏指数，胸腺是中枢免疫器官，是 T 淋巴细胞分化、成熟的主要场所，清热解毒类药物诱导淋巴细胞增殖与转化，活化免疫细胞，增加抗体生成。受孕后给予补肾安胎治疗，菟丝子、桑寄生、杜仲、狗脊补肾安胎；黄芪、党参、益气补血；白芍养血；苏叶健脾理气；苎麻根、南瓜蒂清热安胎；白术、黄芩健脾安胎，研究表明白术具有促进淋巴细胞转化，并能明显提高 IL-2 分泌的水平，可以提高免疫细胞的数量，增强机体免疫功能，同时白术可抑制子宫平滑肌兴奋而起到抑制宫缩的作用，黄芩药理研究具有孕酮样作用松弛子宫，同时黄芩清热燥湿，对人体免疫反应以及 I 型变态过敏反应可起到较强的抑制作用，对 T 淋巴细胞产生较强的影响，可抑制淋巴细胞的增殖与活化，所以黄芩白术可作为免疫性复发性流产患者怀孕后安胎之要药。

四、经验总结

1. 肾主生殖，益冲填髓 《素问·上古天真论》云："女子七岁肾气盛，齿更发长，二七而天癸至，任脉通，太冲脉盛，月事以时下，故有子……七七任脉虚，太冲脉衰少，天癸竭，地道不通，故形坏而无子也。"中医认为，肾是生殖发育的物质基础，冲为血海，肾主胞胎，故治不孕不忘补肾益冲任。肾主骨生髓，现代医学认为髓是重要的中枢免疫器官，是免疫活性细胞的发源地，成熟的免疫细胞起着全身免疫调节的作用，故用补肾及血肉有情之品提高与增强免疫功能。另有研究发现阴虚火旺者湿毒增加，用滋阴降火解毒之药可调节与增强免疫功能，促进淋巴细胞增殖，提高巨噬细胞的吞噬功能。免疫是相对概念，不孕不育状态能否持续取决于免疫力与生殖力间的相互作用，如果免疫异常作用强于生育力，则发生不孕或反复流产，但若生育能力更强，则能发生正常妊娠。

2. 重点中药提高免疫，用药特色鲜明

（1）血肉有情之品：龟甲、鹿角提高人之精气神，填精补髓，提高正气，增强人体免疫功能尤为重要。

（2）补肾滋阴：淫羊藿、菟丝子配伍熟地黄、黄精，抑制免疫功能亢进，消除抗体，提高机体免疫力。

（3）清热解毒：金银花、生甘草、忍冬藤等对抗湿毒，能清除自由基促进淋巴母细胞转化，调节细胞因子的分泌和转化，增强机体免疫机能。

（4）活血化瘀：当归、桃仁、红花、丹参等，降低血黏度，改善疾病血液浓黏、稠浆的特点，有抗炎、降低毛细血管通透性，减少炎症渗出及促进吸收的作用，能提高人体淋巴细胞的转化率，增强细胞免疫功能。现代药理学研究也已证明，补肾、健脾、化瘀、清热是治疗免疫性疾病的主要中药，但是值得注意的是此类患者一旦受孕后易流产，故不应即刻中断治疗，要加强补益冲任、养血安胎，以守住来之不易的胎儿。

3. 试管失败，中药治疗 验案二患者就医时试管婴儿失败3次，双侧输卵管通而极不畅，男方精子质量欠佳，免疫抗体负值，这些不利因素为自然怀孕带来极大阻力，然而在治疗过程中，中药充分发挥了调节生殖功能和内分泌代谢的作用，使得患者自然怀孕。

（周　琦）

运用益气升提法治疗前置胎盘经验

李祥云教授善于治疗奇难杂症,疗效显著。尤其在中药保胎的治疗上有着丰富的经验,特别是B超提示产前有中央性前置胎盘的患者经治疗后都能避免妊娠晚期出血,并顺利分娩。余有幸随师,获益匪浅,今将其中医药益气提升法安胎来治疗前置胎盘、预防妊娠晚期出血取得很好疗效的经验分析总结如下。

一、前置胎盘的病因和一般治疗

正常胎盘附着于子宫体部的后壁、前壁或侧壁。若胎盘附着于子宫下段,甚至胎盘下缘达到或覆盖宫颈内口处,其位置低于胎儿先露部,称为前置胎盘。前置胎盘是妊娠晚期出血的主要原因之一,是妊娠期的严重并发症,尤其是中央性前置胎盘,若处理不当能危及母儿生命安全。其发生率国内报道为0.24%~1.57%,国外报道为1.0%。

究其前置胎盘发生的原因分析与以下因素有关。

1. 与子宫体部内膜病变有关　如产褥感染、多产、多次人流刮宫等引起子宫内膜炎或子宫内膜受损,则不利于受精卵的着床与植入,当受精卵着床与植入时可能已经抵达子宫下段近子宫内口,再者因子宫内膜病变使子宫蜕膜血管生长不全,当受精卵植入时,血液供给不足,孕卵为了摄取足够营养而扩大胎盘面积,伸展到子宫下段。

2. 与受精卵发育迟缓有关　若母体禀赋不足,素体虚弱,或素有慢性之疾,或父体精弱,使受精卵本身的质量较差,则影响受精卵滋养层发育,由于其发育迟缓,着床与植入时已抵达子宫内口而形成前置胎盘。前置胎盘的出血一般在妊娠晚期或临产时突然发生无诱因的无痛性反复阴道流血,若系中央性前置胎盘患者可早在孕五六个月就会反复出现阴道出血,出血多少不定,如果活动过度则出血较多。目前由于孕中期已经有B型超声断层显像可清楚看到胎盘位置而有了明确诊断。

产前检查如果发现前置胎盘,目前临床上在未出血的情况下只能期待疗法,期待疗法的目的是在保证孕妇安全的前提下保胎。保胎是为延长胎龄,促使胎儿达到或更接近足月妊娠。期待治疗是让患者多休息、少活动,平时需左侧卧位,定时吸氧。若有出血需住院观察,给予吸氧、镇静剂以抑制宫缩,纠正贫血,若出血较多而危及孕妇生命安全时,只能提前终止妊娠。剖宫产可以迅速结束分娩,达到止血目的,减少对胎儿的创伤,保护母婴安全。如果胎龄不足往往导致早产儿器官发育不成熟而死亡,故应值得注意。

二、中医对前置胎盘的认识

中国古籍无前置胎盘亦无盆腔炎之名,根据其临床特点及现代医学对本病病因病机的认识,可散见于热入血室、带下病、妇人腹痛、胎漏、小产等病证中。明代薛己《女科撮要》云:"或因六淫七情,或因醉饱房劳,或因膏粱厚味,或服燥剂致脾胃亏损、阳气下陷,或湿痰下注蕴积而成。"均可以导致带下量多以致盆腔炎症。若邪毒蕴结于胞宫,反复进退,耗伤气血,缠绵难愈,久病及肾则肾虚血瘀,而致不孕或胎漏。

中医认为,男女孕育的机制如《素问·上古天真论》云"女子……二七而天癸至,任脉通,太冲脉盛,月事以时下,故有子……丈夫……二八,肾气盛,天癸至,精气溢泻,阴阳和,故能有子。"若父母先天之精气亏损不足,易致胎元不健,故在《景岳全书·妇人规》中有"凡胎儿不固,无非气血损伤之病,盖气虚则提摄不固,血虚则灌溉不周,所以多致小产"的说法。

中医药保胎也有悠久的历史,《景岳全书·安胎》曰:"去其所病,便是安胎之法,故安胎之方不可执,亦不可泥其月数,但当随证随经,因其病而药之,乃为至善。"《产鉴》曰:"若因母病而胎动,但治其母;若因胎动而母病,惟当安其胎。"提出了妊娠期当以安胎为本。

在组方用药方面清代张锡纯创制的寿胎丸(菟丝子、桑寄生、续断、阿胶)已成为后人公认有效安全的安胎方,而元代朱丹溪提出"黄芩、白术乃安胎圣药"之说,影响后世。

三、治疗经验

1. **对前置胎盘的认识** 中医无此病名,常见于胎漏、小产之中。李教授认为,其发生的病因病机有胎元和母体两个方面。胎元方面多因父母先天精气不足造成胎元不能成实,发育不良而延缓着床时机;母体方面多因禀赋不足,多次流产伤肾,气血不足,造成天癸、冲任、气血之损伤,阻碍着床发育所致本病。

从生理分析:肾主生殖,肾虚则天癸不足,冲任虚损则影响到卵子的正常发育及受精卵的着床,男女孕育的机制是由肾气盛实,真阴充足,气血旺盛才能顺利完成孕育。妊娠之后,阴血聚于冲任而养胎元,冲脉为血海,为十二经脉之海,任主胞胎,任脉有担任和妊养之功,故必须固冲脉养任脉益精补气,只有气血充盛才能胎元牢固不致流产。

从病理分析:若素体虚弱或素患慢性消耗性疾病者,可因气血不足不能载胎,冲任不固,胎失摄养而易造成流产,为此,对于身体虚弱者,或有盆腔炎病史怀孕者,在妊娠之后即应进服益气提升、补血固胎之剂。

从孕后特殊生理分析:妊娠后,气血聚于冲任以养胎元,全身气血相对不足,易阴虚内热,故运用中药益气升提兼清热能增强子宫胎儿局部血液循环,增强胎盘适应功能,改善胎儿在宫内的缺氧状态而起到保胎的作用。

2. 有效方药介绍　自拟益气提升方。基本方药:党参12g,黄芪12g,白术9g,黄芩9g,白芍9g,菟丝子12g,杜仲15g,升麻9g,桑寄生12g,苎麻根10g。

党参善补五脏之气,与黄芪相须使用共同起补气升提,大补气血,扶正固摄的作用。与白术相配更加强健脾益气之功效,以固胎元;菟丝子加桑寄生补肾填精,固摄冲任,为中医古典保胎方寿胎丸的主要组成。更有黄芩配白术为安胎之圣药,其清热而不寒,健脾补气,常配用参芪共用增强安胎之功。杜仲配桑寄生协同,增强补肝肾、强筋骨、安胎之效。升麻甘、辛、微苦、凉,有升阳举陷,摄血归经之功,常与党参黄芪同用以加强补中益气。

现代药理研究认为,黄芩中含有孕酮样物质,故可以安胎;升麻有镇静作用,能降低动物血压,抑制其心肌,减慢其心率,抑制妊娠子宫;芍药主要成分芍药苷则可降低子宫平滑肌张力,抑制垂体后叶素等所致的子宫兴奋作用,故诸药配伍能起到保胎作用。

3. 防患于未然,善治未病　中医治未病思想最早见于内经,《素问》所言"是故圣人不治已病治未病,不治已乱治未乱,此之谓也"。从前置胎盘的发病原因、发病过程以及预后来看,前置胎盘是产前出血的潜在病情,若经超声检查发现已有前置胎盘,尽管目前尚未出血,也当考虑其预后,此时就应本着治未病的原则预防出血,固胎保胎。李教授反复强调,盆腔炎,尤其是人流术后伴有月经量少的盆腔炎,是孕后形成前置胎盘的重要因素之一,所以治未病体现在孕前积极治疗盆腔炎,从而改善子宫内环境,减少子宫内膜炎症对孕囊着床的影响上。李教授认为育龄期女性应落实好避孕措施,避免多次人流刮宫损伤子宫内膜,预防盆腔炎的发生。如已有盆腔炎,应积极治疗妇科炎症;若素有体质虚弱,月经量少,或男方少精弱精者,在孕前就需要中药调养,蓄养精血,孕后宜尽早益气补肾安胎。

四、典型病例

张某,女,30岁。

初诊:2012年8月25日。

因月经过少,流产后1年未孕求诊于李教授。患者结婚1年,既往月经周期40天左右,有甲减病史。经量较少,有血块,无痛经。两年前曾人流1次,平时腰酸乏力,下腹隐痛伴白带量多色黄,纳可,夜寐尚安,小便正常,大便秘结,2~3日一行,舌质红,苔白腻,脉细滑。中医诊断脾肾两虚,湿热内蕴。与健脾补肾,清热解毒治疗。同时测基础体温了解排卵情况。约治疗1年左右,末次月经2012年6月2日,已停经2月余,测尿HCG阳性,晨起泛恶,上肢皮肤瘙痒,有湿疹高出皮肤。无腹痛无阴道出血。舌淡红苔白腻,脉滑。

治法:益气补肾,清解化湿安胎。

方药:党参12g,黄芪12g,白术9g,白芍9g,菟丝子12g,杜仲15g,黄芩9g,黄连6g,苏叶9g,藿香9g,佩兰9g。

共7剂,水煎服,每日1剂,早晚饭后各一次,每次150ml。

二诊:2012年9月5日。

孕3月时湿疹已愈,皮肤仍有瘙痒,恶心,无腹胀腹痛,无阴道流血,苔腻,脉滑。

方药:党参12g,黄芪12g,白术9g,白芍9g,菟丝子12g,黄芩9g,黄连6g,苏叶9g,枸杞子9g,桑椹10g,苎麻根15g。

共7剂,水煎服,每日1剂,早晚饭后各一次,每次150ml。

三诊:2012年9月12日。

孕3月,湿疹已退,无恶心呕吐,下腹胀,无阴道出血,B超:单胎,胎儿12周6天,胎盘下缘盖过宫颈内口,见胎心165/分。苔薄脉滑。

治拟益气提升,固肾安胎。

方药:党参12g,黄芪12g,白术9g,白芍9g,菟丝子12g,苏叶9g,枸杞子9g,桑椹10g,南瓜蒂9g,桑白皮9g,苎麻根15g,升麻9g。

共7剂,水煎服,每日1剂,早晚饭后各一次,每次150ml。

四诊:2012年10月27日。

孕5月已感胎动,腹胀腰酸,白带量多有血丝,无明显腹痛和阴道流血。甲功能检查已正常。B 超示：胎心 148/ 分。胎盘完全覆盖宫颈，已诊断为中央性前置胎盘（见 B 超复印件）。苔薄脉滑数。

方药：党参 12g，黄芪 12g，白术 9g，白芍 9g，菟丝子 12g，杜仲 15g，升麻 9g，桑寄生 12g，苎麻根 10g，黄芩 9g。

以后患者按上述处方随诊加减，并经常随访观察，患者一直无腹痛，无阴道出血，至 2013 年 3 月电话随访，患者已于 2013 年 2 月 19 日孕 37+3 周时剖宫产一男婴，重 2.98kg，Apgar 评分 10 分，无产后出血无恶露量多，未输血。产后 1 月恶露干净。

五、总结

虽然现代医学在不断发展，但一些产科疾病如前置胎盘的治疗和决策没有发生根本的变化，期待和观察仍然是西医在保胎领域的治疗共识。前置胎盘产前出血的一般治疗原则为镇静、止血、抑制宫缩，抑制宫缩为主要环节，其传统用药包括：β 肾上腺素能受体激动剂、硫酸镁、前列腺素合成酶抑制剂等。但这些药物有扩张血管、增快心率、降低血压、升高血糖、镁中毒、胎儿动脉导管早闭和羊水过少等副作用，使其临床应用受到限制。烯丙雌醇（多力玛）能增强滋养细胞活性，促使胎盘功能正常化；促进内源性激素分泌，维持妊娠；降低催产素水平，抑制宫缩；减轻前列腺对子宫的刺激。烯丙雌醇在治疗晚期先兆流产中虽有一定疗效，但对胎盘位置的提升作用尚不明显。

中医具有几千年的丰富医疗实践经验，大量的古代文献提供了翔实的安胎资料和方剂，用中医药治疗前置胎盘，是最有效的期待疗法之一。李祥云教授作为妇科专家，名老中医，又受过多年西医的熏陶，在安胎方面有着大量的有效病例，对前置胎盘运用益气提升法，在大量补气的中药中加入固肾药，大大有助于修复受损的子宫内膜，有助于胎盘的升举、上移、发育，从而起到良好的治疗作用，其法值得推广。

（张　琼）

产后发热的治疗体会

产褥期内以发热为主症，并伴有其他症状者，称为产后发热。如产后 1 ~ 2 天内由于阴血俱虚，营卫失调，常有轻微发热，但无其他症状，一般能自行退热，属正常生理现象，不作病论；或产后 3 ~ 4 天内，哺乳期间有低热,俗称"蒸乳",这种现象以后会自然消失,亦不属病理范畴。若突然高热,或持续性低热不退,均属产后发热,多伴有恶露异常、小腹疼痛等。

分娩后的生殖道感染,西医学称为"产褥感染",属本病范畴,是产褥期常见的严重病症。

产后发热的原因很复杂,病机各异,是以产后"多虚多瘀"的生理内环境为先决条件的。由于产后多虚,正气不足,腠理不密,营卫失调;产后多瘀,血室开放,余血未尽,容易因各种原因导致产后发热。如邪毒乘虚内侵,留滞冲任胞宫,正邪相争而发热;或风寒客表,营卫不和而发热;或阴血俱虚,阳无所附,浮散于外而发热;或产后恶露排出不畅,瘀血停滞冲任、胞宫,气机受阻,营卫不和,瘀而发热。

该类患者常有妊娠晚期不禁房事,或接生时消毒不严、早破水、产程过长、失血过多、手术产、产道损伤、胎盘胎膜残留等病史,或素体虚弱,或素有贫血营养不良及妊娠高血压疾病等病史;或产时、产后不慎感受风寒;或素性抑郁,或产后情志不畅。李教授认为,产后发热多由于产时感染或产后恶露不畅使瘀血停滞,或产时失血过多使阳浮于外,或外感发热、或饮食不节、或乳汁排出不畅郁积乳房蒸乳发热而为病。临床以产褥期发热为最主要的症状,尤以新产后多见,或体温超过38℃,持续高热不减,或持续低热不退,症见恶寒、头痛、食欲减退及全身不适,可伴有小腹疼痛及恶露异常。产后发热易伤津、伤阴,还可影响产妇机体的恢复和乳汁的分泌。本病如感染邪毒,变化迅速,可引起败血症,症情严重。

本病辨证时主要根据发热特点,参照恶露的量、色、质、味及腹痛性质,以及兼症、舌脉,辨其虚实寒热。若发热恶寒,身痛流涕,为外感发热;若产后失血过多,低热不退,恶露量少,色淡质稀,为血虚发热;若寒热时作,恶露量少,色紫暗有块,小腹疼痛拒按,为血瘀发热。

李教授治疗本病以调气血、和营卫为主,分清轻重缓急,谨遵产后原则,如症情危急,治疗当以清热解毒为主,如为伤食所致,则应健脾和胃,消积导滞,同时注意"勿拘于产后,亦勿忘于产后"的原则。产后发热伤阴伤津,故应适当配伍清热养阴之品,滋阴养血,如生地黄、知母、石斛、芦根、麦冬等;如为血瘀发热,还应同时配伍三棱、莪术、苏木等活血化瘀之药。

产后发热的诊治,重点在于感染邪毒证,相当于西医的产褥感染,临床变化最速,是产科急重症,诊治贵在及时、果断。当炎症限于外阴、阴道、宫颈或子宫表浅部位时,病情易于控制,此时用中药治疗,可有一定的效果。此时应注意产后"多虚多瘀"的特点，本着"勿拘于产后，亦勿忘于产后"的原则，时时照顾扶持正气，清热勿过于苦寒，疏风勿过于发散，化瘀勿过于攻破。热退后应养血扶脾。若恶露未净者，应使恶露畅行，切勿一意壅补；凡病情需要寒凉、攻下者，虽石膏、大黄，亦可大胆投药，唯当"中病即止"。如炎症累及子宫肌层，或漫及盆腔，则较为严重，此时应及时采取中西医结合治疗，以免延误治疗时机。有宫腔残留物者，应清除宫腔残留物；若已形成脓肿，应果断行脓肿切开治疗，以免抢救不及，致中毒休克，危及生命；或虽抢救成功，亦可遗留盆腔炎性疾病后遗症。

李教授认为，预防产后发热应加强孕期检查与保健，及时发现，及时治疗。临产前禁房事，防感染，保持会阴清洁卫生。生产时注意消毒，保护会阴，防止裂伤与感染。产后注意卧床体位，使恶露排出顺畅，适当服用生化汤活血化瘀，并注意保暖，预防受寒及感冒等，产后多食清淡而富于营养之品，以增强体质，预防本病的发生。

（刘慧聪　徐莲薇）

治疗男性不育症心得体会

男性不育症占目前不孕不育比例越来越高，男性不育常见病症有阳痿、早泄、性功能障碍、无精症、精少症、弱精症、不射精症、精索静脉曲张症等等。在治疗这些病症中李教授有其独特的看法并且有其规律性，笔者抓其主征，整理总结有以下三大特征。

一、病因在湿

《医述·求嗣》中提出："湿多则精不纯。"湿邪是导致男性不育的主要原因之一。阴囊居于下焦，湿性趋下，易伤阴位的特性直接影响到精子的产生、数量、质量及活力。湿为阴邪，易阻遏气机，损伤阳气，导致脾阳不振，肾阳遏抑。"湿阻阳郁"，湿邪闭阻清阳之通道，使脾阳不振而运化乏力，肾阳不足而通达无力。湿浊内蕴，困顿脾气，脾阳不振，运化失职，水湿停聚，流注下焦，导致阴囊湿度升高，直接影响精子的产生和数量以及精子的获能和活力；肾阳被湿邪所郁，则如《医方考·广嗣门》言："凡人艰嗣者，多有下虚，而胃中之湿袭之，内生胞痹、肾痹、白滞之疾，故令精寒而不嗣也。"肾中阳气被湿邪所郁，不能温煦肾精，而致精寒不育。常见病症为早泄、阳痿、弱精症、少精症及前列腺炎导致的不育症。李教授辨病求因，常用怀山药、麦芽、谷芽、白术、茯苓、芡实等健脾和胃利湿；知母、黄柏、龙胆草、栀子、萹蓄、瞿麦等清热利湿；萆薢、石苇等利水通淋；薏苡仁、车前子、玉米须等利水渗湿；尤其是车前子，《删补颐生微论·药性论第二十一》云："车前子，利水之品乃云益精，何也？男女阴中，各有二窍：一窍通精，乃命门真阳之火；一窍通水，乃膀胱湿热之水。二窍不并开，水窍开，则湿热外泄，相火常宁，精窍常闭，久久精足目明。"古方五子衍宗丸其中之一就是车前子，其通利精道，益精种子之效尤显。故而利湿邪可振奋脾阳养后天，温煦肾精养先天以治不育。

二、病位在肾

《素问·上古天真论》曰："男子二八，肾气盛，天癸至，精气溢泻，阴阳和，故能有子……七八，肝气衰，筋不能动，天癸竭，精少，肾藏衰，形体皆极。八八，则齿发去……今五脏皆衰，筋骨解堕，天癸尽矣。故发鬓白，身体重，行步不正，而无子耳。"肾主天癸，故而男性不育病位在肾，常见病症有阳痿、早泄、弱精症、少精症、无精症、死精症等。填精补肾为治疗原则。从肾论治不可蛮补，亦当调摄有法，阴阳并行，平和有道。《幼幼集》强调滋肾水的重要性："盖人之得子，全赖肾水，故二八之年，肾气胜，天癸至，阴静阳动即易之，所谓男女构精，万物化生，故能有子。"并倡导使用平和之剂："是宜以和平之剂，壮水之源，如人参、当归、地黄、枸杞子等药，服之则水滋火降，精满气充，何患无子？"补肾之法在于补益肾精，调摄阴阳，以求阴阳平衡。李教授用药尊阴中求阳，阳中求阴的原则，使阴生阳长，填补肾精，治疗不育症。喜用菟丝子、胡芦巴、川续断、淫羊藿、杜仲、巴戟天、锁阳、肉苁蓉、覆盆子、紫石英等补肾助阳；枸杞子、桑椹、桑寄生、女贞子、生地黄、熟地黄等滋阴养血，从现代药理研究来看，淫羊藿能增强下丘脑—垂体—性腺轴及肾上腺轴等内分泌系统的分泌功能，提高血浆睾酮含量，菟丝子、枸杞子富含锌、硒等微量元素，有利于提高精子密度、运动力和运动速度。他还善于使用一些血肉有情之品来滋补肾精，诚如《素问·阴阳应象大论》言："精不足者，补之以味"，喜选用龟甲、鹿角片、紫河车粉、蚕茧、海马等提高人之精、气、神，补益任督二脉，补肾增精，提高生殖功能。

三、病机在瘀

李教授考虑此病多为病程缠绵，久病必有瘀，且阴器位于阴部，此处气血运行较差,现在的男性工作用电脑,上下班又开车,长期坐卧,缺乏锻炼,则会阴部的血脉运行更会受影响,瘀阻精道,使精少质差甚至无精。常见病症有不射精症、遗精、性功能减退、精索静脉曲张、精液不液化症等。李教授常选用一些活血通络的药物治疗以达到改善和提高精子质量的功能。常见药物有桃仁、红花、当归、丹参、川芎、路路通、三棱、莪术等,病久且重的患者他喜用虫类药搜剔通络,常选用穿山甲、地龙、水蛭等。《本草从新》记载,穿山甲"善窜,专能行散,通经络,达病所,入厥阴、阳明。""能出入阴阳,贯穿经络,达于营分,以破邪结,故用为使"。现代药理研究发现地龙含有蚓激酶,能激活纤溶酶原,使纤维蛋白溶解,可防止血栓形成和溶解血栓。水蛭,功善化瘀通络、破血逐瘀。《神农本草经辑校》中有这段话:"逐恶血、瘀血、月闭,破血瘕、积聚,无子,利水道。"此物善入血分,破血力宏,能改善血脉瘀滞,使用此药恰到好处。此类入络药物均药性峻烈,长期使用易伤精耗血,所以临证宜间断使用为佳。

四、经验方

1. 育嗣丸

药物组成:熟附片 30g、肉桂 30g、菟丝子 60g、阳起石 60g、淫羊藿 60g、紫石英 30g、金樱子 30g、熟地黄 30g、覆盆子 30g、山茱萸 30g、女贞子 60g、益智仁 24g、五味子 60g、茯苓 30g、人参 60g、蛤蚧 2 对(以上药共研细末以蜂蜜泛丸,制成如桐子大小丸药,此为一料药,每次服 6g,每日 3 次)。性欲淡漠加仙茅、枸杞子;身体虚弱加党参、黄芪;小便频数加蚕茧、乌药。

功效:补肾温肾,健脾益精。

主治:性欲淡漠,性功能减退、性功能障碍、男性不育症、无精症、死精症等。方中覆盆子、淫羊藿、益智仁、菟丝子、阳起石、蛤蚧补肾助阳益精;附子、肉桂温阳补中,更有益于扶助肾阳;金樱子与山茱萸相伍,涩精固精;人参补元气,熟地黄补血滋阴,紫石英镇惊暖精宫,利于生精;五味子敛肺、涩精安神;茯苓健脾渗湿、宁心安神。全方配伍,先天后天互补,共奏温阳补肾,健脾益精之力。并以温补为主使精宫得暖,可除寒益精,故精子活跃,死精子症获得治愈。

2. 任督汤

药物组成:龟甲(先煎)18g、鹿角粉(冲服)9g、党参 9g、黄芪 15g、怀山药 15g、肉苁蓉 9g、生地黄 12g、熟地黄 12g、枸杞子 12g、阳起石 15g、锁阳 9g、白果 9g、蛇床子 9g、巴戟天 9g、山茱萸 12g、五味子 4.5g。三月为一疗程。

功效：补肾益精，补益任督，补益气血，固涩止遗。

主治：阳痿、早泄、遗精、性功能减退、性功能障碍、少精症、死精症等。方中党参、黄芪、怀山药健脾益气补血；党参、龟甲、鹿角粉、枸杞子是龟鹿二仙胶的组成，补人之精、气、神三宝，和上述之药相配合精血双补；锁阳、蛇床子、阳起石、肉苁蓉、巴戟天补肾壮阳；肉苁蓉又能养润燥配生地黄、熟地黄、枸杞子补肾滋阴；白果补肾纳气、纳精；山茱萸、五味子滋阴固涩止遗。本经验方对于精血、任督损伤较剧的患者，非一般补肾固精的草药所能奏效，需选用血肉有情之品，故方选龟鹿二仙胶以补人之精、气、神三宝，配合补气血之药可精血双补，滋阴壮阳，同时具有阴中有阳，阳中有阴，阴阳互补的功效，上药相配，相得益彰，能收显效。

3. 排精汤

药物组成：生地黄 9g、麦冬 12g、何首乌 12g、丹参 15g、石菖蒲 9g、穿山甲 12g、枸杞子 12g、川牛膝 12g、淫羊藿 12g、肉苁蓉 9g、山茱萸 9g、熟地黄 9g、桔梗 4.5g、路路通 9g。三月为一疗程。

功效：滋肾养阴泻相火，活血祛瘀通精窍。

主治：不射精症、精索静脉曲张症等。方中穿山甲、川牛膝、丹参、路路通活血祛瘀，疏通精窍；桔梗、石菖蒲开精窍；山茱萸、生地黄、熟地黄、麦冬滋肾养阴；配淫羊藿、肉苁蓉等温肾助阳，且温而不燥之品使阴生阳长，阴阳互根。男性射精是一个复杂的生理过程，虚实夹杂，肾气不足、肾精亏虚固然是病因之一，气滞血瘀或有外伤也是造成不射精症的主要原因。临床观察对不射精者药用穿山甲、桔梗、路路通对开精窍极为有效，每每用之，配合石菖蒲、川牛膝能增强效果，诸药应用合理，药能中的，使肾虚得助，精道畅通，病愈神速。

4. 胜湿汤

药物组成：萆薢 12g、石菖蒲 12g、知母 9g、黄芩 9g、黄柏 9g、苍术 9g、薏苡仁 15g、黄连 3g、土茯苓 15g、栀子 9g、白术 9g、怀山药 12g、党参 12g、金银花 9g、生甘草 6g、车前子(包煎)12g、菟丝子 12g、胡芦巴 12g。三月为一疗程。

功效：清热化湿，分清别浊。

主治：弱精症、精液不液化症、前列腺炎、抗精子抗体阳性免疫性不育症等。方中萆薢、车前子利湿分清别浊；黄柏、苍术、薏苡仁清热利湿；石菖蒲芳香化湿浊；知母清热泻火；黄芩、黄柏、黄连清热燥湿，解上中下三焦之毒；栀子清热利湿，泻三焦之火；生甘草、金银花、土茯苓清热解毒；白术、怀山药健脾利湿；生甘草、金银花可治精液不液化；菟丝子、胡芦巴补肾助阳增精；党参补益气血，扶正祛邪。肾气有推动、气化、温煦等作用，故治疗时需要用补肾益气温阳之药味，临床上对于查出抗精子抗体为阳性的患者多增用紫花地丁、忍冬藤、金银花、甘草等清热解毒之品予以治疗有一定的疗效。

五、预防

求嗣当需"男女和悦"，心理平衡，夫妻关系和睦，性生活协调也是重要因素。叶天士的《秘本种子金丹》提到："男女和悦，彼此情动而后行之，则阳施阴受而胚胎成，是以有子。"在传统社会中，男性居于主导地位，属于强势群体，如果检查出来是男方原因导致的不能生育会直接影响男性的心理活动，患者容易发生不良的心理失衡现象，甚至出现性功能障碍，这完全是心理压力巨大造成的。在治疗过程中，患者情感波动较大更会出现如焦虑不安、抑郁、心理负罪感、恐惧性生活等。需要夫妻之间互相理解，了解疾病的本质，建立信心，才能最终解决生育问题。

《胤产全书·男子聚精》认为保证男性生育功能要聚精有道："一曰寡欲，二曰节劳，三曰息怒，四曰戒酒，五曰慎味。"寡欲是保精的必须，纵欲过度势必耗伤肾精而致无子，年轻时手淫过度就极易造成婚后不育。婚后也应当适度行房事，利于益精养精。戒酒和慎味是属于"饮食不节"致病的范畴。饮酒过度会杀伤精子，直接导致不育。慎味是指膏粱厚味，饮食不节，过度油腻，易生湿生痰，使生精受碍，只有清淡之味补益脾肾乃能补精。所谓"节劳"泛指各种因素造成的过度劳累，包括工作、学习、生活及运动。现代医学研究显示，过度劳累会影响精子获能，使精子活力低下。阴器位于肝经之处，怒则伤肝，损伤阴精，所以要保持心情舒畅，情绪平稳，不动肝火，保持健康的生活作息。

（李俊箐）

治疗精子 DNA 损伤性不育经验

近年来因精子 DNA 损伤所致的不育逐渐成为男性不育症的研究热点，已经被认识到是造成男性不育、习惯性自然流产及辅助生殖技术治疗失败的重要原因。评价精子 DNA 损伤的常见指标为 DNA 碎片化指数

（DFI），即使其他不孕指标均正常，DFI 大于 20% 患不育症的风险还是明显增加，如果 DFI 大于 30%~40% 时，其生育力几乎接近零。育龄期夫妇中 40% 不明原因不孕患者可能与男方精子 DFI 异常升高有关。精子 DFI 异常升高的机制包括精子发生异常、氧化应激损伤、精子凋亡异常等。为化学和放射治疗、高龄和生活方式、睾丸温度升高、吸烟与生殖道炎症、环境毒素、精索静脉曲张、激素等多因素共同作用的结果。

李祥云教授认为此疾病西药目前缺乏特效疗法，此时可以充分发挥中西医优势互补的思想，中医治疗可以有所作为，笔者有幸跟诊李教授，聆听传道并有所得，现将李教授治疗该疾病经验与同道分享。

一、经验思想

1. 脾肾为本，补肾健脾助生精之源　李教授认为虽然中医学并无 DNA 损伤的记录，但是依据该病因造成不育的结果，中医辨证离不开脾肾之本。自《黄帝内经》历代医集均多记载，男子生育功能与肾的相关性。《素问·六节藏象论》指出："肾者主蛰，封藏之本，精之处也。"肾藏精，主生殖，肾气的强弱盛衰决定着人体生育功能和生长发育。肾主生殖，补肾填精是男性不育症的基本治则。《傅青主女科》云："脾为后天，肾为先天，脾非先天之气不能生。补肾不补脾，肾精无从而生，补脾即补肾。"脾胃为后天之本，气血生化之源，其功能直接影响着肾精的充足与否。只有脾胃健运，脏腑之精充盛，肾精方得盈满，才能"精气溢泻"繁衍后代。男性不育症的病位在肾，中医辨证离不开脾肾两脏。

惊恐为肾之志，先天肾气不足，处事易于惊恐不安。临床往往诸多肾气不足患者皆由于现代生活节奏加快，不能耐受，身体长期处于紧张不安状态，多思多虑耗伤心脾，脾气亏虚，运化失职，或纳谷不香，或易于腹泻，不能有效地将水谷精微物质转化为生精之源，日积月累影响肾主生殖功能。现代医学认为情绪应激强烈而持久的存在会引起人体神经内分泌系统的紊乱并最终影响生殖系统。李教授在临床上多采用叶天士治疗虚损之法，采用血肉有情之品填精补髓，培补肝肾之精血。常用药物有鹿角胶、龟甲、紫河车、雄蚕蛾补肾精，紫石英、阳起石温肾助阳，补骨脂、淫羊藿补肾固涩。四君子汤补脾助运化，腹泻之时增加山药、白扁豆、肉豆蔻止泻生精。

2. 瘀血为标，活血化瘀通生精之路　精索静脉曲张可引起精子 DNA 损伤和精液质量下降，精索静脉曲张患者睾丸静脉内活性氧（ROS）浓度显著高于自身外周静脉及对照组睾丸静脉，增强的氧化应激可导致精子线粒体功能活性减弱，从而引起精子 DNA 损伤，DFI 指数升高。李教授认为中医古籍从瘀血论治不育记载较少，现代中医通过各种先进的检查设备，扩展中医辨证范围，精索静脉曲张，其病理变化是精索静脉血液淤滞，温度升高和有毒物质积聚，使睾丸缺氧和组织破坏，引起生精障碍、精子活动力低下、少精或无精子症等，根据其病理变化，属于中医"血瘀证"范畴，故治疗原则为活血化瘀，因而在治疗该类疾病的过程中根据是否存在精索静脉曲张及严重程度，增加常用活血化瘀药丹参、牡丹皮、红花、地龙等。

3. **湿浊为标，利湿泻浊畅生精之源**　临床很多患者因缺乏运动，过食肥甘，形体肥胖为痰湿之体；或长期饮酒，恣情纵欲，脾不运化，肾阳不足，水湿停聚，湿为阴邪，其性趋下，停聚会阴部，常常表现为阴囊局部潮湿，湿疹频发；或因男女交媾不洁，感触湿毒等常常容易致泌尿生殖系统感染，出现前列腺炎、精囊炎、附睾炎、睾丸炎及输精管梗阻等，各种慢性泌尿生殖系炎症为 DFI 升高的主要因素。李教授认为湿阻络脉，隧道不畅，阻碍正常生精。针对湿邪引起的临床常用利湿泻浊之药，土茯苓、萆薢、龙胆草、知母、黄柏、薏苡仁、车前子等收效显著。

4. **热毒为邪，清热解毒复生精之常**　现代医学研究 DNA 损伤机制，认为细胞内的 DNA 受到外界的影响，导致其化学结构或者是编码特性出现异常，造成了 DNA 的损伤。细胞能通过周期阻滞修复 DNA 或者细胞凋亡对 DNA 损伤产生反应。精浆内活性氧（ROS）的主要来源氧化应激（OS）时人体内 ROS 大量产生，氧化系统与抗氧化系统失衡，造成组织损伤。活性氧介导的氧化应激能够对精子造成损害，造成精子 DNA 损伤。放射、感染、吸烟、炎症、精索静脉曲张等多种病理因素均可通过活性氧介导的过氧化损伤引起睾丸功能受损，精子 DFI 升高。更重要的是细胞对 DNA 损伤反应的异常将导致肿瘤的发生。

李教授认为当患者已经出现 DFI 升高，表明脾肾亏虚，气化无力，湿邪内阻，经络瘀阻，湿热瘀血久病入络，生精环境中活性氧增加，非感染性炎症长期存在，形成"毒邪"可能导致正常细胞变异的机体环境，导致正常精子产生减少，DNA 损伤增加，中药研究发现清热解毒类中药具有明显的清除活性氧及自由基作用。李教授在常规治疗同时必须增加清热解毒药物如金银花、连翘、板蓝根、蒲公英、紫花地丁等，如果 DFI 指数升高明显同时选用现代研究具有明确肿瘤抑制作用的药物，如重楼、半枝莲等常常可以达到事半功倍的效果。

二、验案举隅

张某,男,30岁。

初诊:2018年6月9日。

主诉:婚后3年不避孕而未育。

现病史:患者长期伏案工作,结婚3年,2015年妻子怀孕后因胚胎发育不良,无胎心行人流清宫术。术后查精液常规检查:A级+B级21%,D级71.0%,支原体阳性,双侧精索静脉曲张。后一直未采取避孕措施,坚持中西医药物治疗,收效不明显,虽然精子活力有所升高,但是至今未育。患者常常发生阴囊湿疹,排尿分叉现象,虽然性功能正常,无阳痿、早泄、遗精等症状,但是房事后疲劳感明显。否认幼年腮腺炎病史。分别于2017年4月29日上海交通大学附属仁济医院检查精子顶体完整性结果DFI>33%(正常<15%)经过补肾生精治疗后复查仍然DFI>28.97%。刻下:容易疲劳,大便正常,胃纳可,夜寐安。

既往史:否认幼年腮腺炎病史。

体格检查:舌质暗苔薄,脉细。

中医诊断:断绪。

西医诊断:弱精症。

证候诊断:肾气亏虚,瘀血阻滞,湿热困扰。

治则:补肾生精,活血化瘀,清热利湿,解毒。

方药:黄芪12g,党参12g,生地黄12g,熟地黄12g,龟甲18g,鹿角胶9g,淫羊藿30g,阳起石15g,丹参12g,牡丹皮12g,萆薢12g,车前子9g(包煎),金银花12g,连翘12g,板蓝根15g,生甘草6g,栀子9g,川楝子9g,重楼15g。

共7剂,水煎服,每日1剂,早晚饭后各一次,每次150ml。

二诊:2018年6月23日。

患者服药后无特殊不适,近日常小腹部发冷,大便不成形,稀软,胃纳可,无腰酸乏力,舌质暗苔薄,脉细。

治则:温阳补肾,止泻生精,活血化瘀,清热解毒。

方药:熟附子9g,桂枝6g,小茴香6g,川椒目6g,艾叶6g,紫石英15g,龟甲18g,鹿角胶9g,淫羊藿30g,阳起石15g,补骨脂12g,肉豆蔻9g,炒白扁豆12g,怀山药12g,红花9g,地龙12g,丹参12g,牡丹皮12g,薏苡仁12g,黄连6g,土茯苓30g,萆薢12g,车前子9g(包煎),板蓝根

30g, 紫花地丁 15g, 栀子 9g, 川楝子 9g, 重楼 15g。

共 7 剂, 水煎服, 每日 1 剂, 早晚饭后各一次, 每次 150ml。

三诊: 2018 年 7 月 21 日。

患者药后大便正常, 无特殊不适。自觉疲劳感改善, 夜寐安。苔薄, 脉细。

治则: 补肾生精, 活血化瘀, 清热利湿, 解毒。

方药: 黄芪 12g, 党参 12g, 白术 12g, 白芍 12g, 怀山药 15g, 淫羊藿 30g, 龟甲 18g, 鹿角胶 9g, 阳起石 15g, 丹参 12g, 牡丹皮 12g, 地龙 12g, 红花 9g, 柴胡 9g, 土茯苓 30g, 萆薢 12g, 蒲公英 15g, 板蓝根 15g, 重楼 15g。

共 7 剂, 水煎服, 每日 1 剂, 早晚饭后各一次, 每次 150ml。

四诊: 2018 年 11 月 20 日。

患者坚持上述补肾活血清热解毒治疗, 服药后无特殊不适, 神疲乏力症状明显改善。2018 年 10 月 17 日上海交通大学附属仁济医院复查精子 DFI 指数 18.51%。继续使用以上原则和治疗药物巩固治疗。妻子当月妊娠, 末次月经 2018 年 10 月 14 日, 给予保胎治疗, 目前超声检查胚胎发育良好, 见心管搏动。

按语: 本案患者精液常规检查达到诊断弱精症标准, 但是 DFI 指数显著升高而且久治疗效不明显为其主要特点, 故针对 DFI 进行治疗成为该患者的主要矛盾。由于工作原因长期缺乏有效运动, 乏力, 畏寒, 大便不实等脾肾不足症状明显, 同时具有精索静脉曲张, 阴囊湿疹反复发作之瘀血湿热交阻之症, 李教授处方给予党参、黄芪、鹿角胶、龟甲、淫羊藿等补脾肾之精气固本; 萆薢、车前子、土茯苓、黄连清热利湿, 丹参、牡丹皮、地龙、红花活血化瘀改善精索静脉曲张症状; 考虑 DFI 升高因素增加金银花、蒲公英、板蓝根、重楼清热解毒, 患者收效显著, 服药四月后精子 DFI 指数明显下降, 当月妻子即妊娠, 再次证明该患者不育主要因素与 DFI 明显相关。

李祥云教授融汇中西, 将中医辨证论治概念进行延伸拓展, 针对目前男性不育中重要指标精子 DFI 指数, 采用中医整体论治, 病位在肾, 离不开脾胃运化功能, 瘀血湿毒分证治之, 取得显著临床疗效。临床遇到该类患者常常已经历各种治疗方案奏效不显, 此时需要帮助患者树立信心, 由于精子生成周期较长, 需要服药治疗完成新的生精周期方可, 一般需要 3 个月以上方可奏效, 切不可过于心急, 草草更换治疗方案。

（贾丽娜）

从冲任论治复发性霉菌性阴道炎经验及常用药对

霉菌性阴道炎即外阴阴道假丝念珠菌病（VVC），是妇科门诊常见病，其主要临床表现为阴道白带多，呈豆腐渣样，伴有外阴瘙痒及灼痛难忍，常常具有较高复发率。复发性霉菌性阴道炎（RVVC）是指曾经患有霉菌性阴道炎的患者，经治疗真菌检查为阴性，临床症状和体征消失；患者再次出现临床症状且真菌检查呈阳性；或者一年内反复发作四次或以上的患者。霉菌性阴道炎的病因多为间接接触传染和性传递、环境和生活过度讲究卫生、梅雨气候与潮湿衣着、抗生素长期应用或滥用、应用大剂量雌激素、长期使用免疫抑制剂等，复发性霉菌性阴道炎的发病机制可能与诱发和易感因素长期存在相关。

1. **病因病机**　中医认为霉菌性阴道炎属于带下病和阴痒范畴。《素问·骨空论》曰："任脉为病……女子带下瘕聚"，《神农本草经》称为"赤白沃"或"漏下赤白"，《脉经》称"五崩"，《金匮要略》又称为"下白物"，这些都属于带下的范畴。

奇经八脉，冲任督三脉皆起于胞中，妇科古称带下医，所囊括的经、带、胎产诸疾，均与奇经关系密切。宋代陈自明在《妇人大全良方·博济方论》指出："妇人病有三十六种，皆由冲任劳损所致。"可见冲任二脉对带下病发表的重要性。针对RVVC缠绵难愈，病情反复，李教授临床治疗以"冲任为病"理论进行辨析，认为各种因素导致冲任虚损为主要病机，同时久病必瘀，在治疗中兼顾虚、瘀的病机。

现代医学认为阴道具有"自净作用"，可以维持弱酸性环境，阴道微生态稳态是阴道菌落与机体的免疫状态之间的平衡，年龄、体内性激素水平变化、月经期使用的卫生品种类、性交频率及性伴侣数目都会对阴道微环境稳态造成影响。这种观点与中医的邪正理论不谋而合，机体免疫功能和阴道正常菌群之间，保持着一种对立统一的关系，是一种动态的微调平衡。李教授认为RVVC的发生是病原微生物的致病力和机体免疫屏障之间平衡被打破的结果。

2. **病在冲任，水血同治**　RVVC的发生虽然与不良卫生习惯和气候环境因素密切相关，但是中医病机始终离不开冲任虚损的根本，同时机体湿邪浸淫，病久入络，缠绵难愈。李教授在治疗上多推崇张锡纯《医学衷中参西录》固冲汤扶正固冲任之本。固冲汤原方由黄芪、山茱萸、炒白术、生白芍、煅龙骨、煅牡蛎、乌贼骨、茜草、陈棕炭和五倍子组成，主要功用为益气健脾，固冲摄血，临床中大多用来治疗气虚、冲脉不固所导致的崩漏症。万全《广嗣纪要》载："女子之血谓之七损，上为乳汁，下为月经，交合浸淫之水与夫漏浊、崩中、带下之物，皆身中之血也。"指出血又可以转化为乳汁、带下。马大正教授也总结"血水同源""水血转化"，和"水血互治"理论，与李教授观点相映生辉，治带之法与调经之法本质相通。止崩之法用于带下病，究其根本为冲任损伤。张锡纯制"清带汤"（生山药、生龙骨、生牡蛎、乌贼骨、茜草）治"妇女赤白带下"。处方用药与固冲汤多有重叠，也正是"水血同治"的体现。

3. 反复发作，责之冲任之虚 隋代巢元方《诸病源候论》首先提出"带下病"的名称，并指出"带下者，由劳倦过度，损动经血，致令体虚受风冷，风冷入胞络，搏其血之所成也"。他认为带下病的病因病机是风冷寒邪入于胞络所致，兼之劳伤体倦，房劳过度，内外相感而致。张锡纯谓"……带下为冲任之症。而名为带者，盖以奇经带脉，原主约束诸脉，冲任有滑脱之疾，责在带脉不能约束，故名为带也。"

李教授在临床中认为，冲任病变一般都是久病所累及；冲任二脉的病变，除直接损伤（如手术）所导致外，大多起于慢性久病之后。冲任之虚损在 RVVC 的患者中临床多见于久病（长期抗生素或者激素应用）、房劳（不洁性生活及多个性伴侣）、多产（多次人流）损伤肾精血脉。"肾主闭藏，亦主翕纳"，其气化收敛之力，能摄纳气、血、津液使之归根，故"肾虚之人，冲气多不能收敛，而有上冲滑脱之弊"。叶天士在《临证指南医案》中提出："奇经八脉，隶于肝肾为多""肝肾内损，渐及奇经诸脉""肝肾下病，必留连及奇经八脉""肝血肾精受伐，致奇经八脉中乏运用之力"，《临证指南医案·崩漏》中指出："产育颇多，冲任脉虚。"《临证指南医案·淋带》载王姓妇人"产后漏淋成带，入暮溺频不爽，惊恐神呆，骨骺尽痛，是肝肾内损，渐及奇经，不司束固，是产后虚在下。"久病损伤冲任导致带下淋浊，尤其以肾不固水为重。李教授治本病机多以补肾气固冲任之本，建中气益冲任之源，助收涩理冲任为标。常用药对举例如下。

（1）黄芪配党参：《临证指南医案·崩漏》曰："夫冲任血海，皆阳明主司。"脾胃同居中焦，为后天之本，气血生化之源。养肝肾，益精血不见效者，必须建中以资气血之源，注养冲脉。黄芪性味甘温，奇经入督脉，具有补中益气、健脾益肺、托毒生肌之功效。黄芪具有抗炎、调节免疫功能。可以增加机体非特异性免疫效应。黄芪多糖可通过影响辅助性 T 细胞

Th1/Th2 与 Th17/Treg 细胞因子而发挥抗炎和免疫调节作用。党参性味甘平，具有补中益气、健脾益肺之功效。党参提取物对环磷酰胺处理的免疫低下小鼠有免疫保护作用。两者配伍是李教授在临床中脾肾气虚证基础药对，可以提高病后修复能力。

（2）山茱萸配山药：山茱萸味酸，能收敛元气，固涩滑脱，收涩之中兼具条达之性，凡人身之阴阳气血将脱者皆能敛之，救脱药当以山茱萸为第一。山茱萸多糖可以使环磷酰胺腹腔注射造成白细胞减少症的小鼠使白细胞的量明显升高作用，表明山茱萸多糖在免疫调节方面的重要作用，同时还具有抗炎止痛作用。山药，奇经入任脉、冲脉、带脉，滋脾益肾，滋润血脉，固摄气化，宁嗽定喘，既能利湿又能收涩。山药以补为主，治在滋真阴固元气。两者配伍补肾气助收敛精气。

（3）白术配白芍：白术味苦、甘、性温，具有燥湿和中，补脾益胃之功。《本草通玄》称："白术，补脾胃之药……土旺则能健运……土旺则能胜湿，故患痰饮者，肿满者，湿痹者，皆赖之也。"白芍，苦、酸、凉，奇经入冲任二脉。功用：养血柔肝，缓中止痛，敛阴收汗。《广利方》用治妇女赤白下，年月深久不差者：白芍药三大两，干姜半大两。细锉，熬令黄，捣下筛，空肚，和饮汁服二钱匕，日再。《奇经药考》认为白芍治带下腹痛。两者配伍健脾养血，济冲任气血之源。

（4）龙骨配牡蛎：龙骨、牡蛎皆入冲脉。张锡纯谓："龙骨，味淡，性平。质最黏涩，具有翕收之力，故能收敛元气，固涩滑脱。牡蛎味咸而涩。二药配伍，敛正而不敛邪，故凡心气耗散，肺气息贲，肝气浮越，肾气滑脱。用之皆有捷效。"又言："龙骨善化瘀血，牡蛎善消坚结。二药并用，能使血之未离经者，永安其宅，血已离经者，尽化其滞。"李时珍认为"'龙骨治带脉为病'，盖带下日久，非固托不能奏效。"龙骨的现代药理研究多选用含龙骨的汤剂及其有效部位或是龙骨水煎液，其药理作用主要有镇静安神、抗抑郁等。牡蛎多糖对小鼠的非特异性免疫和细胞免疫功能有较显著的免疫增强作用，牡蛎的现代药理研究则多集中在抗病毒、抗氧化、抗肿瘤、抗衰老等作用。两者配伍固冲任之滑脱，收敛气血之耗散。

（5）茜草配乌贼骨：茜草配乌贼骨即为《黄帝内经》四乌贼骨—芦茹丸，为冲任虚损要药。李教授常在带下病临证配伍使用。乌贼骨，又名海螵蛸，气味咸温下行，《本草经疏》云："乌贼鱼骨，味咸，气微温无毒，入足厥阴、少阴经。厥阴为藏血之脏，女人以血为主，虚则漏下赤白，或经汁血闭，寒热癥瘕；少阴为藏精之脏，主隐曲之地，虚而有湿，则阴蚀肿痛，虚而寒客之则阴中寒肿。"肾为水火之宅,肾中水火既济,其功能方可正常。乌贼骨可涵养肾水,助肾闭藏,收涩止带;而血肉有情之品亦可补助精血之不足,其微温之性还可振奋元阳,促进精血的化生。茜草,气味甘寒,可柔肝凉血止血、活血化瘀。《本草纲目》李时珍云:"……味酸入肝,而咸走血,专于行血活血。俗方治女子经水不通,以一两煎酒服之,一日即通,甚效……"茜草甘寒之性可入肝养血止血,行血之力又可活血化瘀,从功能上恢复肝之"体阴用阳"。二味合用,一则补养肝肾精血,二则恢复肝肾封藏,固冲止带,三则化瘀调冲。

(6)椿根皮配墓头回:椿皮具有清热燥湿、收涩止带、止泻、止血等功效。椿根皮提取物对15株供试真菌在较低的浓度(5~80μg/ml)表现出抑制其生长的活性,对白色念珠菌和金黄色葡萄球菌均具有较强的抑制作用。墓回头性微寒,味苦、微酸涩,该药奇臭无比,但入煎剂臭味自然消失,容易接触而引起臭味传播,有独特止血收涩疗效,修复冲任损伤,此所谓"味腥气秽,善走奇经"。李教授对于带下病缠绵不愈者经常大剂量投之,疗效颇显。两者配伍针对带下缠绵,可以起到清热收敛止带效果。

4. 病程缠绵,责之冲任之湿 金代刘完素《素问玄机原病式》中云:"带下者,任脉之病也……故下部任脉湿热甚者,津液涌溢,而为带下也。"带下病的主要病因病机为湿热郁结任脉所引起的。《傅青主女科》:"夫带下俱是湿症。而以'带'名者,因带脉不能约束而有此病,故以名之……故妇人有终年累月下流白物,如涕如唾,不能禁止,甚则臭秽者,所谓白带也。夫白带乃湿盛而火衰,肝郁而气弱,则脾土受伤,湿土之气下陷,是以脾精不守,不能化荣血以为经水,反变成白滑之物,由阴门直下,欲自禁而不可得也。治法宜大补脾胃之气,稍佐以舒肝之品,使风木不闭塞於地中,则地气自升腾於天上,脾气健而湿气消,自无白带之患矣。"方用完带汤。李教授临床秉承傅青主学术思想,冲任虚损离不开湿邪为患,祛湿清热之药贯穿治疗过程,常用药对举例如下。

(1)苍术配黄柏:黄柏味苦,性寒。有清热燥湿,泻火解毒之功效。《本草新编》谓:"黄柏,味苦、微辛,气寒,阴中之阴,降也,无毒。乃足少阴妙药,又入足太阳。专能退火解毒,消渴最效,去肠风,止血痢,逐膀胱结热,治赤带,泻肾中相火,亦能平肝明目。"苍术味辛、苦,性温,具有燥湿健脾,祛风散寒的功效。黄柏配苍术即为二妙散,是治疗湿热下注的基本方。两者相配,既能清下焦湿热,又有健脾除湿之功,且黄柏苦寒,苍术辛温,苦温同用,阴阳相济,则能清不伤阳,相辅相成。

（2）藿香配佩兰：藿香辛、微温，具有芳香化湿、温中止呕，发表解暑的功能。佩兰，味甘、性平，有芳香气息，其功效具有芳香醒脾、化浊辟秽作用；生物被膜是念珠菌与胞外基质共同形成的具有三维空间结构的一种复合体。形成生物被膜是临床白色念珠菌对大多数抗真菌药物耐药的重要机制之一。广藿香酮可在白色念珠菌的生长初期迅速将其抑制或杀灭，可显著抑制白色念珠菌成熟生物被膜的生长。

（3）猪苓配土茯苓：猪苓"甘、淡、平"。明代李时珍《本草纲目》曰："猪苓，开腠理，治淋肿脚气，白浊带下，妊娠子淋胎肿，小便不利。"土茯苓性味甘、淡，性平。解毒，除湿，利关节，健脾胃，强筋骨。《滇南本草》谓："治五淋白浊，兼治杨梅疮毒、丹毒。"土茯苓提取物具有较好的抗菌作用。两者配伍对于下焦冲任之湿邪尤为适合。

（4）白芷配鸡冠花：白芷，辛，温。奇经归入冲脉、带脉。祛风，燥湿，消肿，止痛。《神农本草经》已有云："主女人漏下赤白，血闭阴肿，寒热，风头（头风）侵目泪出，长肌肤，润泽。"《中药学讲义》中更认为白芷为治湿热带下的引经药。《滇南本草》记载鸡冠花"味苦、微辛，性寒。花有赤、白。止肠风血热，妇人红崩带下。赤痢下血，用红花效；白痢下血，用白花效。"鸡冠花可有效增强机体特异和非特异性免疫功能，增强巨噬细胞吞噬功能。鸡冠花提取物在对人白色念珠菌和阴道滴虫有快速杀灭作用。两者配伍清热利湿止带。

5. 病久难愈，责之冲任之瘀　带下症究非单纯之冲任滑脱，乃是滑脱中兼有瘀滞。《血证论》卷四："带漏虽是水病，而亦有挟瘀血者，以血阻气滞，因生带浊，小调经汤随寒热加减治之。"张锡纯曰："带下之病……然其病仅非滑脱也。若滞下然，滑脱之中，实兼有瘀滞。"此方用龙骨、牡蛎以固脱，用茜草、海螵蛸以消滞。叶天士在《临证指南医案》中指出："奇经为病，通因一法，为古圣贤之定例""务在气血调和，病必全愈"。李教授在治疗冲任之病时，无论病之虚实，使二脉通畅，贯穿治疗过程，多能取得奇效。常用药对举例如下。

（1）牡丹皮配丹参：牡丹皮、丹参药对出自《施今墨对药》，属于清热活血药对中的相须配伍，两者奇经皆入冲任。丹参活血化瘀、凉血消痈、养血安神，丹参善于去瘀生新，牡丹皮清热凉血、活血散瘀，牡丹皮长于清透阴分伏火。两药伍用，凉血活血，祛瘀生新，清透邪热之力增强。李教授常常配伍处方中防调补冲任而留瘀滞。

（2）地龙配蜂房：《临证指南医案·淋带》指出"草木药铒，总属无情，不能治精血之惫""以草木无情之物为补益,声气必不相应"。血肉有情之物,皆通灵含秀,善入奇经。地龙属于虫类药,通络祛风,善走奇经,驱经络之风邪瘀阻。露蜂房属于动物类药物,同样善入奇经,为温补奇经之阳,祛风攻毒,杀虫散结,益肾温阳之作用,善治久治不愈之清稀带下。蜂房具有抗菌、抗过敏的功效,对多种耐药性细菌具有较强的抑制作用。两者配伍祛冲任之风痰瘀阻。

6. 典型病案

方某,女,34 岁。

初诊:2018 年 1 月 30 日。

主诉:反复霉菌性阴道炎 2 年。现病史:患者有反复外阴瘙痒症状两年,每次发病均伴有白带增加,色黄,似豆腐渣样,白带常规检查均提示:霉菌(+)。发作时均使用克霉唑类药物阴道内置治疗,瘙痒症状可以缓解,仅有短期疗效,很快又会复发。近半年已经持续使用克霉唑阴道片(凯尼汀)阴道纳药治疗,未曾停药。患者就诊时因被病痛长期缠绕,情绪低落,面色无华,乳房胀痛,胃纳一般,大便干结,睡眠尚可。

体格检查:舌质淡,舌苔薄,脉细弦。

月经史:12,7/30,末次月经 2017 年 12 月 3 日,7 天净,量中等,色鲜红,无明显血块,经前乳房胀痛,无痛经,无腰酸。

生育史:1—0—2—1,2011 年行人工流产术;2013 年行剖宫产术;2015 年 10 月因异位妊娠行左侧输卵管切除术。

既往史:2014 年行乳腺纤维瘤切除术。

过敏史:否认药物食物等过敏史。

中医诊断:带下病;阴痒。

西医诊断:复发性霉菌性阴道炎。

病机:冲任损伤,脾虚湿盛,湿聚下焦,瘀热互结。

治则:益气固冲,祛湿清热,活血祛瘀,止带止痒。

方药:党参 12g,黄芪 15g,白芍 12g,白术 12g,山药 15g,煅龙骨 30g,煅牡蛎 30g,乌贼骨 15g,生茜草 6g,椿根皮 30g,鸡冠花 15g,金樱子 15g,土茯苓 30g,猪苓 9g,茯苓 9g,薏苡仁 30g,牡丹皮 12g,丹参 12g,地龙 12g,蜂房 9g,墓头回 15g。

共 7 剂,水煎服,每日 1 剂,早晚饭后各一次,每次 150ml。

外用洗方:藿香 30g,佩兰 30g,蜂房 9g,白鲜皮 15g,苦参 15g,百部 15g。

医嘱：①饮食宜清淡，勿食辛辣、油腻之膏粱厚味；②适当休息，勿熬夜过劳；③适当运动，增强免疫力；④控制情绪，分散注意力；⑤少刺激阴部，包括手抓痒，不用沐浴露洗澡；⑥贴身内衣尽量棉质宽松，保证外阴部透气性。

二诊：2018年2月23日。患者服药后，带下量较前减少，末次月经2018年1月30日，7天净，量中，色暗，夹小血块，经前乳房胀痛，无痛经，无腰酸。现月经周期第24天，本月未出现霉菌性阴道炎症状，未使用克霉唑阴道片治疗，患者心情较初诊明显改善，胃纳佳，夜寐安，大便畅。随守方巩固治疗，随访3月无复发。

按语：本案患者就诊时病程已经持续两年，发病前曾经历宫外孕手术、剖宫产术、人流术，多次手术金石损伤冲任，冲任亏损，瘀血阻滞。患者长期经行乳房胀痛，且伴有乳腺增生，曾因乳腺纤维瘤行手术治疗，我们熟知肝郁与乳腺增生症关系密切，肝之经脉贯隔，乳头属肝，乳房为肝经所主。乳腺增生症多肝郁气滞，结聚成瘀，引起乳腺增生进而变为乳腺纤维瘤。以病测证，患者肝郁长期存在，肝木克脾土，脾不升清，故而脾土之湿下陷，日久为带下顽疾。经间期氤氲之时，阴生阳长，阴阳交替，似自然界湿热季节最易发作。因此处方原则补益固涩为主，清热祛邪为辅助。立法以固冲汤为基础，配伍收敛固冲止带之药椿根皮、鸡冠花、金樱子，土茯苓、猪苓、茯苓、薏苡仁利湿健脾，祛冲任之湿，牡丹皮、丹参、地龙、蜂房活血通经，使冲任之气补而不滞；本患者除内服中药，同时配中药外洗，起到标本兼顾作用。

7. **小结**　李教授在针对RVVC临证不忘冲任亏虚之本，洞悉其病根，灵活应用补肾健脾固冲止带之法，调补冲任之气血，收敛冲任之滑脱；选用利湿、清热、活血药对，直达病本，祛冲任之邪，理冲任之瘀。用药如鼓应桴，直中肯綮。耐心叮嘱患者注意生活方式改变，饮食宜清淡，勿食辛辣、油腻之膏粱厚味；适当休息，勿熬夜过劳；适当运动，增强免疫力；控制情绪，适当分散对阴道瘙痒的注意力；减少刺激阴部，包括手抓痒等。达到调补治病、生活防病标本兼顾，难治性RVVC亦可取得长期缓解。

（贾丽娜　李祥云）

膏方治疗围绝经期子宫肌瘤

子宫肌瘤是妇女生殖器最常见的良性肿瘤，多发年龄为30～50岁，且在该年龄段内随年龄增长发病率增加，其中 40～50 岁妇女发病率为 51.2%～60%，50 岁时其发病率可高达 70%～80%。临床上对于子宫肌瘤的处理已有多种方法，鉴于子宫肌瘤为性激素依赖性肿瘤，不同的年龄段妇女其治疗方法的选择也存在差异。围绝经期妇女是子宫肌瘤的高发人群，处于这个阶段的妇女性激素水平呈现下降的趋势，因此对于围绝经期妇女子宫肌瘤的治疗常陷入"坐以待毙"即消极观望，期待疗法等待绝经和"斩草除根"即子宫切除两个极端。目前激素替代疗法对子宫肌瘤的发病率影响，国内外报道结论不一致。

在保护生育能力与控制子宫肌瘤两者相互矛盾的时候，中医辨证标本兼顾对该疾病的治疗可以体现出中西医优势互补的特色。早在经典《黄帝内经》就已有类似子宫肌瘤的记载，《灵枢·水胀》："石瘕生于胞中，寒气客于子门，子门闭塞，气不得通，恶血当泻不泻，衃以留止，日以益大，状如怀子，月事不以时下，皆生于女子，可导而下。"多因经期或产后胞宫空虚或伤于风冷，寒邪客于胞宫，或情志内伤，脏腑失和，痰湿内聚，寒、痰、气血相互搏结于胞宫，聚而不散所致。症见少腹有块，逐渐增大等。《素问·上古天真论》："七七任脉虚，太冲脉衰少，天癸竭，地道不通，故形坏而无子也。"子宫肌瘤中部分可以随着绝经萎缩，表明子宫肌瘤随着年龄的增长会呈现出"正虚邪亦虚"的状态，冲任气血亏虚，天癸乏源，气血互结衰减。但是往往许多人会出现正虚邪恋、气血亏虚之时，痰饮、水湿、瘀血、余热等病邪仍然留滞体内，出现绝经后非萎缩性子宫肌瘤，甚至肌瘤变性，最终难免手术切除子宫。

一、经验思想

李祥云教授在 20 世纪 80 年代就已经针对子宫肌瘤提出"破其瘀，消其食，豁其痰，散其寒"的治疗方法，灵活运用《金匮要略》桂枝茯苓丸加减取得卓效。桂枝茯苓丸为张仲景所著《金匮要略》中化瘀消癥的名方，由桂枝、茯苓、牡丹皮、芍药、桃仁五味药组成。全方能温通经脉，活血消癥。主治妇女少腹素有癥块，妊娠胎动，漏下不止，以及瘀血阻滞而致之痛经闭经、癥瘕痞块等证。桂枝可以发汗解肌、温通血脉、助阳化气，在活血化瘀类方中(如桃核承气汤)配伍桂枝多取其活血通脉作用。茯苓可以利水渗湿、健脾宁心，眩悸、口渴而小便不利是运用茯苓的指征。芍药可以缓急止痛、活血养阴，不仅能缓解胃肠平滑肌的痉挛，而且能缓解肌肉的痉挛。桃仁可以活血祛瘀，润肠通便，少腹痛、便秘等是运用桃仁的指征。

牡丹皮可以清热凉血、活血化瘀。李祥云教授常加用赤芍清热凉血,活血祛瘀。同时配伍穿山甲、夏枯草,牡蛎软坚散结;并配合妇科检查根据子宫肌瘤质地软硬程度进行中西医结合辨证加减,质地硬者加海藻、海带、黄药子、浙贝母;块大者加重破血逐瘀药,如三棱、莪术、红花、丹参;气滞者加乌药、青皮、木香;偏寒者加用附子、小茴香、艾叶;偏热者加用白花蛇舌草、半枝莲;大便秘结者加用生大黄、全瓜蒌。

李祥云教授擅长运用膏方调理妇科疾病,由于膏方的处方较普通处方药味多,可以兼顾到患者疾病的更多矛盾方面,属于一个较全面的调理。膏方治疗围绝经期子宫肌瘤存在许多普通方剂不能达到的优势:①药味全面,兼顾围绝经期肾气衰退,精血不足,阳气偏亢状态与子宫肌瘤气血瘀滞状态,可以标本同治。②膏方药性和缓,在阿胶等滋补药基础上使用活血化瘀消癥瘕,完全可以做到祛邪而不伤正。③膏方的缓和药性恰巧符合仲景创制桂枝茯苓丸的立意,"活血化瘀,缓消癥块",从而达到对围绝经期子宫肌瘤合理治疗。导师治疗子宫肌瘤针对绝经前后,正如《素问·上古天真论》:女子"六七,三阳脉衰于上,面皆焦,发始白",机体阳气渐弱,气血生化乏源这样的生理状态,常在益气补血,补肾固本的基础上配合活血化瘀,消瘤散结从而可以取得"祛瘀而不伤正,扶正而不助邪"的目的。

二、典型病案

崔某,女,46岁,已婚。

初诊:2003年11月11日。

主诉:子宫肌瘤数年。2003年6月23日上海市第六人民医院查B超,子宫大小62mm×52mm×49mm,多发肌瘤,其中左侧壁较大36mm×35mm×30mm。刻下:月经周期尚准,经行少腹疼痛,经行疲劳感,腰酸,夜寐欠安,夜尿频,胃脘不适,进食后腹胀感,伴有反酸。舌苔薄舌质紫暗,脉细小弦。

现病史:患者多发性子宫肌瘤数年。

月经史:12,6/30,末次月经2003年10月25日。

生育史:1—0—1—1。

中医诊断:绝经前后诸征(脾肾两虚);癥瘕(肾虚血瘀)。

西医诊断:绝经期综合征;多发性子宫肌瘤。

病机:脾肾亏虚,气血不足,痰瘀阻滞。

治则:健脾补肾,益气补血,消瘤散结。

方药：党参 300g，黄芪 300g，当归 120g，川芎 45g，香附 120g，三棱 90g，莪术 90g，丹参 120g，牡丹皮 120g，桂枝 60g，茯苓 120g，赤芍 150g，白芍 150g，皂角刺 120g，地鳖虫 120g，水蛭 120g，苏木 90g，夏枯草 120g，穿山甲 120g，威灵仙 150g，重楼 150g，浙贝母 90g，海藻 90g，海带 90g，川楝子 120g，延胡索 120g，狗脊 120g，杜仲 150g，桑寄生 120g，制首乌 200g，鳖甲 120g，覆盆子 120g，蚕茧壳 120g，五味子 45g，川乌 90g，合欢皮 300g，柏子仁 120g，酸枣仁 120g，远志 90g，陈皮 90g，大腹皮 90g，煅瓦楞子 300g，煅白螺蛳壳 300g，炒麦芽 120g，薏苡仁 120g，红枣 120g，炙甘草 60g。

另入：人参 50g，阿胶 150g，胡桃肉 150g，桂圆肉 150g，冰糖 500g，饴糖 500g，蜂蜜 250g，黑芝麻 250g。

医嘱：全方熬膏，每日 2 次，每次一匙，忌食生冷、辛辣、油腻滑肠之物，忌食萝卜、浓茶、咖啡等，如遇感冒发热等病症，暂停服用。注意经期保暖，避免加重痛经。

二诊~四诊：患者每年冬季就诊膏方门诊，继而分别于 2004 年 11 月 9 日，2005 年 11 月 17 日，2006 年 11 月 20 日就诊服用膏方并且复查 B 超子宫肌瘤较初诊时有所减小。

五诊：2007 年 11 月 19 日，就诊年龄 50 岁。

患者年已七七，月经现三月一行，经量中等，色红，无血块，经行腹痛，腰酸，经行头痛，伴有乳房胀痛，刻下：头晕伴有血压波动，双目酸涩，夜寐欠安，梦绕纷纭，大便畅通，2007 年 11 月 18 日复查 B 超，子宫大小 50mm×44mm×35mm，内膜 3mm，后壁肌瘤 30mm×30mm×29mm，提示多发性肌瘤可能。舌质红，苔薄白，脉细。

治则：益气活血，消瘤散结，补肾平肝，养心安神。

方药：党参 300g，黄芪 300g，当归 120g，川芎 45g，香附 120g，三棱 90g，莪术 90g，桂枝 45g，茯苓 120g，丹参 120g，牡丹皮 120g，皂角刺 120g，地鳖虫 120g，水蛭 120g，浙贝母 90g，延胡索 120g，狗脊 120g，杜仲 150g，续断 150g，枸杞子 120g，桑椹 120g，桑寄生 120g，蚕茧壳 120g，怀山药 120g，天麻 90g，钩藤 90g，菊花 90g，枸杞子 120g，女贞子 120g，旱莲草 120g，罗布麻叶 120g，制首乌 120g，金樱子 120g，夜交藤 300g，煅龙骨 300g，煅牡蛎 300g，淮小麦 300g，珍珠母 300g，合欢皮 300g，陈皮 90g，大腹皮 90g，煅瓦楞子 300g，炒谷芽 150g，天花粉 120g，苦参 150g。

另入：人参 50g，阿胶 150g，胡桃肉 150g，桂圆肉 150g，饴糖 250g，蜂蜜 250g，黑芝麻 250g。

用法如前。

六诊、七诊：患者已近绝经状态，依然每年随访，2008 年 11 月 24 日，2009 年 11 月 23 日，就诊按原处方原则加减用药。症情保持稳定。

八诊：2010 年 11 月 29 日，就诊年龄 53 岁。

现已近绝经 1 年，烘热汗出，心烦，情绪不稳定，容易发怒，神疲乏力，嗜睡，腰酸，乳房胀痛，大便稀软，小便清长，胃纳可，夜寐不安，脱发明显增加。现体检发现空腹血糖升高（6.8mmol/L），舌质红，苔薄黄，脉弦。2010 年 10 月 4 日复查 B 超，子宫大小 50mm×40mm×35mm，内膜 3mm，后壁低回声 24mm×25mm。

治则：益气养阴，消瘤散结，补肾平肝，养心安神。

方药：党参 300g，黄芪 300g，白术 150g，白芍 150g，黄精 120g，当归 120g，香附 120g，三棱 90g，莪术 90g，丹参 120g，牡丹皮 120g，桂枝 60g，桃仁 90g，皂角刺 120g，地鳖虫 120g，水蛭 120g，重楼 150g，夏枯草 120g，穿山甲 120g，路路通 90g，狗脊 120g，杜仲 150g，浙贝母 90g，夜交藤 300g，合欢皮 300g，天麻 90g，钩藤 90g，菊花 9g，枸杞子 120g，淮小麦 300g，煅龙骨 300g，煅牡蛎 300g，远志 90g，五味子 60g，石决明 300g，姜半夏 90g，煅瓦楞子 300g，制首乌 150g，八月札 120g，娑罗子 120g，橘叶 90g，橘核 90g，炒谷芽 150g，炒麦芽 150g，鸡内金 90g，陈皮 90g，大腹皮 90g。

另入：高丽参精 2 瓶，阿胶 250g，鳖甲胶 150g，胡桃肉 150g，桂圆肉 150g，饴糖 250g，蜂蜜 150g，冰糖 150g，黑芝麻 250g。

九诊～十四诊：患者已近绝经，子宫肌瘤缩小，患者服用膏方后精神转好，抵抗力增强，因此依然每年随访治疗分别于 2011 年 11 月 14 日，2012 年 11 月 14 日，2013 年 11 月 12 日，2014 年 11 月 10 日，2015 年 11 月 9 日，2016 年 11 月 21 日就诊，坚持膏方治疗。

十五诊：2017 年 11 月 28 日，就诊年龄 61 岁。

患者已步入老年，服用膏方治疗后腰酸腰疼症状明显改善，尿频急症状改善，2017 年 10 月 18 日复查 B 超，子宫大小 40mm×38mm×26mm，内膜 2mm，肌层数个低回声区，最大 26mm×25mm×23mm。新发现甲状腺结节，乳腺小叶增生。空腹血糖升高 8.95mmol/L，空腹胆固醇升高 6.48mmol/L，视网膜动脉硬化。偶有心前区疼痛症状。脱发症状仍存在。

刻下：口干多饮水，多汗，二便调，夜寐安，舌苔薄，脉细。

治则：健脾益气，补肾固胕，降脂减糖，和胃秀发，疏肝散结。

方药：党参 300g，黄芪 300g，白术 150g，白芍 150g，熟地黄 150g，旱莲草 120g，益智仁 150g，桑螵蛸 150g，乌药 90g，姜黄 120g，石决明 150g，玉米须 300g，葛花 150g，黄连 90g，土茯苓 300g，半枝莲 150g，蛇六谷 120g，丹参 120g，牡丹皮 120g，川楝子 90g，杜仲 150g，菟丝子 150g，八月札 120g，娑罗子 120g，橘叶 90g，橘核 90g，夏枯草 120g，徐长卿 150g，虎杖 120g，炒谷芽 90g，炒麦芽 90g，陈皮 90g，大腹皮 90g，狗脊 120g，制首乌 120g，玉竹 150g，葛根 300g，海风藤 300g。

另入：高丽参精 2 瓶，阿胶 250g，灵芝孢子粉 20g，山楂精 4 袋，饴糖 200g，胡桃肉 150g，桂圆肉 150g，铁皮枫斗 20g。

患者服用膏方后，子宫肌瘤随着年龄增长逐渐缩小，同时各种绝经伴随症状均明显改善。

三、治疗思路

患者初诊年龄 46 岁属于围绝经期，月经尚规则，治疗主要矛盾为控制子宫肌瘤，以攻下为主配合补气养血，使得活血而不伤血，祛瘀而不伤正。当进入绝经前，表现出月经紊乱，肝肾阴虚，阳气偏亢，调整治疗方案，减少活血化瘀，消瘤散结药物比例，增加平肝潜阳，养心安神治法，平肝阳以补肾阴，养心气以安肾气，保护逐渐衰退的肾气，进一步纠正在此阶段的阴阳失衡。绝经初期正气虚，邪气易复，再次加强活血化瘀消瘤散结的力度，保证平稳度过绝经期，进入正虚邪亦虚的状态。进入老年期，子宫肌瘤大小较生育期明显缩小，子宫萎缩，子宫肌瘤造成的影响已经得以控制，而新近出现的老年期问题，例如高血糖和高血脂，以及甲状腺乳腺结节，成为这一阶段的主要矛盾，因此治疗方案着重健脾补肾，疏肝和胃散结。整个治疗过程中时刻不忘顾护脾胃，安定心神。

四、用药分析

1. 以围绝经期"肾气渐衰"的生理体质特点为基础，顾护正气贯穿始终。攻消子宫肌瘤阶段，组方时刻以黄芪、党参统领全方，辅料选药组方以补气养血润燥为思想，人参、阿胶配伍贯穿十余年的治疗过程，鳖甲滋阴潜阳，退热除蒸，软坚散结尤其适合更年期阴虚阳亢，兼有瘀滞的病机，故方滋补药中加用鳖甲胶。补益肾气常选用杜仲、狗脊、桑寄生、续断，覆盆子、菟丝子药对配伍使用。滋养肾阴常选用女贞子、旱莲草，枸杞子、桑椹药对配伍使用。重用补气药与活血药相伍，使气旺血行以治本，祛瘀通络以治标，标本兼顾；且补气而不壅滞，活血又不伤正。合而用之，则气旺、瘀消、络通，补肾药物配合应用治疗围绝经前后症状，因此患者诸症向愈。患者15年随访可见子宫大小和子宫肌瘤大小随着绝经逐渐萎缩，避免手术切除子宫同时患者平稳合时的渡过围绝经期。

2. 消瘤散结在桂枝茯苓丸基础加用活血化瘀药物，增强消瘤散结功效，但选药均和缓。《医学衷中参西录》记载：三棱，气味俱淡，微有辛意。莪术，味微苦，气微香，亦微有辛意。性皆微温，为化瘀血之要药。三棱、莪术，若治陡然腹胁疼痛，由于气血凝滞者，可但用三棱、莪术，不必以补药佐之；若治瘀血积久过坚硬者，原非数剂所能愈，必以补药佐之，方能久服无弊。水蛭味苦咸而腥，性微寒，主入肝、膀胱两经，功能破血瘀，散积聚，通经脉，利水道，而其散瘀活血之力尤强，张锡纯称水蛭"破瘀血而不伤新血，专入血分而不伤气分。"《本草经疏》：苏方木，凡积血与夫产后血胀闷欲死，无非心、肝二经为病，此药咸主入血，辛能走散，败浊瘀积之血行，则二经清宁，而诸证自愈。《日华子诸家本草》《海药本草》所主，悉取其入血行血。辛咸消散，亦兼有软坚润下之功，故能祛一切凝滞留结之血，妇人产后尤为所须耳。地鳖虫入方取《金匮要略》下淤血汤之意，治疗产妇腹痛，腹中有干血着脐下，亦主经水不利。穿山甲始载《名医别录》，原名"鲮鲤甲"。《图经本草》称为"穿山甲"。《医学衷中参西录》："穿山甲，味淡性平，气腥而窜，其走窜之性，无微不至，故能宣通脏腑，贯彻经络，透达关窍，凡血凝血聚为病，皆能开之。"

3. 针对子宫肌瘤清热化痰散结，为活血药辅佐，一方面制约活血辛散，一方面针对部分瘀久化热之痰。夏枯草清肝散结，最合围绝经期病机特点。《本草求真》曰："夏枯草，辛苦微寒。按书所论治功，多言散结解热，能愈一切瘰疬湿痹，目珠夜痛等症，似得以寒清热之义矣。何书又言气禀纯阳，及补肝血，得毋自相矛盾乎？讵知气虽寒而味则辛，凡结得辛则散，其气虽寒犹温，故云能以补血也。是以一切热郁肝经等证，得此治无不效，以其得藉解散之功耳。"《本草正义》曰："象贝母蓄寒泄降，而能散结。"《名医别录》止烦、热、渴、出汗，皆泄降除热也。疝瘕以热结而言，泄热散结，故能治之。《神农本草经》曰海藻："主瘿瘤气，颈下核，破散结气，痈肿，癥瘕坚气，腹中止下鸣，下十二水肿。"

4. 患者疾病病机变化，但腰酸、乳房胀痛、经行腹痛、夜寐不安常为主要症状，表明肾气亏虚的主导病机下，心气不降，肝气不舒，胃气难和，为该患者延伸病机。因此用药益肾活血化瘀配伍疏肝理气、养心安神、和胃消导为佐助药。疏肝理气常用川楝子、延胡索，八月札、娑罗子，橘叶、橘核配伍使用；养心安神多用酸枣仁、柏子仁，煅龙骨、煅牡蛎，合欢皮、夜交藤，远志、五味子药对配伍使用；和胃消导多选用陈皮、大腹皮、炒谷芽、炒麦芽，煅瓦楞子、煅白螺蛳壳，姜半夏、姜竹茹药对配伍使用。

（贾丽娜）

治疗盆腔炎的治疗体会

盆腔炎是指女性内生殖器及其周围结缔组织、盆腔腹膜发生的炎症，可分为急性盆腔炎和慢性盆腔炎，常见症状有发热、下腹疼痛、腰骶疼痛、月经失调、经行腹痛、带下增多、婚后不孕等等。急性盆腔炎继续发展可引起弥漫性腹膜炎、感染性休克，严重者可危及生命。若在急性期未能得到彻底治愈，则可转为慢性盆腔炎，往往日久不愈并可反复发作。盆腔的炎症可局限于一个部位，也可同时累及几个部位，最常见的是输卵管炎及输卵管卵巢炎。盆腔炎是生育期妇女常见病，目前发病率呈上升趋势。

急性盆腔炎多在产后、流产后、刮宫等宫腔内手术后，或经期卫生保健不当，邪毒乘虚侵袭，稽留于冲任及胞宫脉络，与气血相搏，邪正交争，而出现发热疼痛；邪毒炽盛则腐肉酿脓，甚至泛发为急性腹膜炎、感染性休克。李教授认为急性盆腔炎发病急，病情重，病势凶险，病因以热毒为主，兼有湿、瘀，治疗当以清热解毒为主，祛湿化瘀为辅，且应及时彻底治愈，不可迁延。否则病势加重，威胁生命，或转为慢性盆腔炎，严重影响患者的身心健康，导致不孕或异位妊娠。临证治疗或以红藤、败酱草、紫花地丁等清热解毒，或以牡丹皮、生地黄等清热凉血，或以薏苡仁、猪苓等清热利湿，或以皂角刺、冬瓜子清热托脓，或以大黄等清热泻下。

慢性盆腔炎多为部分急性盆腔炎未能彻底治疗，或患者体质虚弱，病程迁延所致，常可无急性发病史，起病缓慢，多因经行产后，胞门未闭，正气未复，风寒湿热，或虫毒之邪乘虚内侵，与冲任气血相搏，蕴积胞宫，反复进退，耗伤气血，虚实错杂，缠绵难愈。李教授认为慢性盆腔炎多因脏腑失调、气血紊乱，使气滞血瘀、脉络瘀阻，致腹痛、包块形成，故治疗时多用理气活血法，扩张毛细血管，改善微循环，降低毛细血管通透性，利于抗炎镇痛，促进组织间隙水分代谢，达到消块的目的。同时配伍应用清热解毒药双管齐下，预防复发。常用药物有赤芍、当归、延胡索、红藤、败酱草、蒲公英、紫花地丁等，活血消肿，清解镇痛。久病气血两虚者则应加用健脾益气之党参、黄芪、白术、茯苓等。

李教授治疗盆腔炎，无论急性慢性，除内服药物外，尚主张灌肠、外敷、针灸等多种疗法，尤其灌肠法多为临床常用。嘱患者晚上睡前排空大便后自己进行肛门灌肠，灌肠器一般插入肛门 10～15cm，灌肠液 150ml，药温 38～40℃，灌肠速度宜慢，并注意不要将空气灌入直肠。灌肠后卧床休息 20～30 分钟，耐受者可直接入睡，保留至第 2 天清晨，通过直肠黏膜吸收药物，以增强疗效。

李教授提倡预防本病宜注意阴部卫生，严禁经期房事。平时保持阴部清洁，可用黄柏、白鲜皮各 30g 煎汤熏洗、坐浴。另外应积极治疗可引起盆腔炎的疾病如阴道炎、宫颈炎、阑尾炎等。慢性盆腔炎者因易复发，故应注意调畅情志，保持心情乐观，注意气候变化，预防风雨寒暑湿的侵袭，房事有节，劳逸结合，锻炼身体，增强体质，有效预防盆腔炎的发生。

（徐莲薇　刘慧聪）

病案治愈心得篇

不孕病案

输卵管不通案一

叶某,女,31岁,已婚。

初诊:2017年12月29日。

主诉:结婚4年,未避孕2年未孕。

现病史:患者婚后两年开始备孕,半年时间仍未成功,因平素月经周期不规则,30~60天,遂赴国际妇婴保健院进行相关检查;性激素六项与甲状腺激素检查未见特殊异常。丈夫精液常规的各项指标都在正常范围。之后又行子宫输卵管造影(HSG)检查示:左侧输卵管通而不畅,右侧输卵管闭塞宫角。并于两个月后(2016年9月26日)行宫腔镜检查与通液治疗,术后提示左侧输卵管通畅,右侧输卵管通而不畅。患者始终坚持外院中医补肾调经治疗一年余,月经尚可规律来潮,但一直未能受孕,经介绍慕名而来李教授门诊求治。即刻HSG读片:右侧输卵管未显影,左侧输卵管造影剂残留,通而欠畅。刻下:月经周期第7天,右侧少腹胀痛,手足不温,腰酸,乳房胀痛,大便正常,胃脘不适,胃纳可。

月经史:13,7/30~60。量少,色红,伴有少量血块,经行腹痛,腰酸,乳房胀痛。末次月经:2017年12月22日,7天净。

生育史:0—0—0—0。

体格检查:外阴已婚式;阴道无异常;宫颈尚光;宫体前位,偏右侧,大小尚可。附件右侧增厚,伴压痛酸胀;左侧(−);舌苔薄白,脉细。

辅助检查:2016年5月16日查:FSH 4.4,LH 11.1,E_2 569,P 26.4,T 1.7,PRL:16.3,TSH 1.780。2017年6月24日B超:子宫大小46mm×36mm×43mm,内膜11mm,左侧卵巢大小25mm×15mm,右侧卵巢大小24mm×18mm。

西医诊断:输卵管性不孕。

中医诊断:不孕症。

病机:冲任虚损,瘀血阻络。病因素体阳虚,气血不足,血流缓慢,经行将息不慎,感受外邪,乘虚入侵冲任以致寒凝瘀血,阻滞胞宫、胞脉。

治则:破血化瘀,理气通络,攻坚散结,和胃益气。

方药:丹参 12g,牡丹皮 12g,路路通 9g,鸡血藤 30g,红藤 30g,败酱草 30g,香附 12g,赤芍 9g,三棱 9g,莪术 9g,紫花地丁 30g,皂角刺 12g,蒲公英 30g,水蛭 12g,地鳖虫 12g,乳香 6g,没药 6g,威灵仙 12g,浙贝母 9g,姜半夏 9g,煅瓦楞子(先煎)30g,黄芪 12g,党参 12g。

共 14 剂,水煎服,每日 1 剂,早晚饭后各一次,每次 150ml。

医嘱:①测量基础体温。②复查性激素,及免疫相关指标。③口服药多煎 150ml,睡前保留灌肠。④穿山甲粉,每天 5g,口服。

二诊:2018 年 1 月 12 日。

患者腹胀腰酸症状仍有,月经第 7 天复查性激素水平:FSH 5.89U/L,LH 5.3U/L,E_2 60pmol/L,P 0.7nmol/L,T 1.09nmol/L,PRL 226.06mIU/L,TSH 2.02mIU/L,抗心磷脂抗体(+),白介素 -2 245.3ng/L↑。

治则:温阳益气,清热消抗,破血化瘀,攻坚散结。

方药:附子 9g,肉桂 6g,淫羊藿 30g,杜仲 15g,肉苁蓉 12g,党参 12g,黄芪 12g,土茯苓 30g,金银花 12g,蒲公英 30g,生甘草 6g,丹参 12g,牡丹皮 12g,路路通 9g,鸡血藤 30g,红藤 30g,败酱草 30g,香附 12g,赤芍 9g,三棱 9g,莪术 9g,水蛭 12g,地鳖虫 12g,蜂房 9g。

共 14 剂,水煎服,每日 1 剂,早晚饭后各一次,每次 150ml。

医嘱:①测量基础体温。②复查妇科 B 超。③口服药多煎 150ml,睡前保留灌肠。④穿山甲粉,每天 5g,口服。

三诊:2018 年 1 月 26 日。

患者测量基础体温双相,今日体温下降,经水将行,右下腹明显疼痛,疼痛刺痛感;乳房胀痛 7 天,腰酸,胃脘不适,胀满疼痛,畏寒四肢不温,夜寐安。舌苔薄白,脉细。

治则:化瘀通络,温阳益肾,行气止痛,和胃。

方药:当归 9g,川芎 6g,熟地黄 12g,红花 9g,桃仁 9g,丹参 12g,牡丹皮 12g,益母草 30g,苏木 9g,川牛膝 12g,凌霄花 9g,鬼箭羽 12g,熟附子 9g,杜仲 15g,小茴香 6g,陈皮 9g,大腹皮 9g,香附 12g,延胡索 12g,川楝子 12g,姜半夏 9g,煅瓦楞子 30g,甘松 9g。

共 14 剂,水煎服,每日 1 剂,早晚饭后各一次,每次 150ml。

四诊:2018年2月9日。

末次月经2018年1月26日,6天净。量中等,色鲜红,夹小血块,经行腹痛,腰酸,乳房胀痛。刻下:畏寒,胃脘不适服药后明显缓解,大便调,夜寐安。经前5天查B超提示:内膜13mm,月经净后复查内膜5mm。

治法:破血化瘀,温肾散寒,通络止痛,和胃益气。

方药:丹参12g,牡丹皮12g,路路通9g,鸡血藤30g,红藤30g,败酱草30g,香附12g,赤芍9g,三棱9g,莪术9g,黄芪12g,淫羊藿30g,肉苁蓉12g,水蛭12g,地鳖虫12g,紫花地丁30g,皂角刺12g,熟附子9g,桂枝6g,姜半夏9g,煅瓦楞子30g,甘松9g。

共14剂,水煎服,每日1剂,早晚饭后各一次,每次150ml。

五诊:2018年3月9日。

患者测量基础体温上升16天,无特殊不适症状,舌苔薄白,脉细滑。急查尿妊娠试验:(+);胃纳可,大便畅,夜寐安。

治则:益气补肾,安胎。

方药:党参9g,黄芪9g,炒白芍9g,炒白术9g,杜仲12g,续断12g,黄芩9g,苎麻根12g,南瓜蒂15g。

共7剂,水煎服,每日1剂,早晚饭后各一次,每次150ml。

医嘱:①继续测量基础体温。②预防感冒。③随访血绒毛膜促性腺激素,孕酮水平。④如有腹痛或者阴道出血及时就诊。

六诊:2018年3月30日。

停经64天,今行B超检查:宫内妊娠,孕囊大小41mm×24mm×39mm,胚芽17mm,测及胎血管搏动。查血HCG 272 600mIU/ml,P 76nmol/L。无特殊不适。

治则:益气补肾,安胎。

方药:党参9g,黄芪9g,炒白芍9g,炒白术9g,杜仲12g,续断12g,黄芩9g,苎麻根12g,南瓜蒂15g。

共7剂,水煎服,每日1剂,早晚饭后各一次,每次150ml。

按语:

一、治疗思路

输卵管梗阻是造成女性不孕的原因之一。据有关报道,因输卵管因素致不孕占不孕症的 20% ~ 50%。引起输卵管不通的原因很多，常见的有病原体感染、盆腔炎、人流术后感染、结核菌感染、子宫内膜异位症、息肉等。目前，西医治疗本病主要是应用抗生素、输卵管通液术、手术复通术、腹腔镜下粘连分解法、人工授精及试管婴儿。

对输卵管阻塞程度较轻、意欲自然受孕者则行宫腔镜下输卵管通液术，一般可维持 3 ~ 6 个月，时间过久容易反复，再次发生粘连、阻塞。随着现代医学的进步，宫腔镜、腹腔镜越来越多地应用于输卵管性手术中，在两者联合应用下治疗输卵管性不孕，可提高受孕概率。但有研究发现输卵管积水具有毒性，可逆行至宫腔，影响子宫内膜环境，减少子宫内膜下血供，降低子宫内膜容受性，影响胚胎着床，故行体外受精—胚胎移植者常易发生流产，此种情况目前建议切除或结扎输卵管，减少输卵管积水对子宫内膜环境的干扰。由此可见，西医治疗输卵管性不孕多以有创手段为主，且医疗费用较高，很多家庭难以承受，故中医药治疗方法的探寻显得尤为重要。

输卵管不通属于中医不孕、经病、痛经、癥瘕的范围，输卵管位居少腹两侧，正值肝经所属。李教授经验认为本病的形成原因诸多，其一，脏腑失调、情志抑郁、肝郁气滞导致气滞血瘀。女子以肝为先天，肝肾同源，肝藏血，女子以肝为用，所以直接或间接原因导致肝经气血瘀滞，经脉瘀阻，为输卵管不通之病机。其二，经行、产后将息不慎，感受外邪，乘虚入侵冲任以致血瘀阻滞。明代张景岳在《景岳全书》中论述了该病的病因病机，其中提到："瘀血留滞作癥，唯妇人有之，其症则或由经期，或有产后。凡内伤生冷，或外受风寒，或恚怒伤肝，气逆而血留，或忧思伤脾，气虚而血滞，或积劳积弱，气弱而不行，总有血动之时，余血未净，而一有所逆，则留滞，日积而渐以成癥矣。然血必有气，气行则血行，故凡欲治血，则或攻或补，皆当以调气为先……"清代著名医家柴得华在《妇科冰鉴》中也说："盖以积为血病，而聚为气病耳……大抵又以瘕为气病，而癥为血病也。夫病皆起于气，必气聚而后血凝……"其三，素体虚弱，气血不足，血流缓慢，瘀血阻滞胞宫、胞脉。其四，房事不节、不洁，损伤肾气，肾虚精少、血流不畅而致瘀血阻滞。其四，人流等妇产科手术的创伤，冲任受损，血不归经，瘀阻脉络伤及冲任而致本病。诸多因素均导致瘀血阻滞冲任胞宫，不能受孕，输卵管梗阻是难治之症，如不予治疗，一般不会自愈。

本案患者在发现输卵管不通，右侧输卵管闭塞宫角，行宫腔镜下输卵管通液术后闭塞处可以达到通而不畅状态。现代医学生殖外科临床研究发现，近端插管可以顺利插通的输卵管近端梗阻患者的盆腔内多无明显的炎性粘连改变，50% 以上存在早期盆腔子宫内膜内异症。研究发现，盆腔内异症存在时，子宫内膜及输卵管内膜碎片可在输卵管近端管腔内形成黏液栓，使输卵管腔压力升高。初诊检查免疫相关指标时发现炎症因子白介素 -2 显著升高，盆腔子宫内膜异位症患者白介素 -2 明显升高，在此也表明患者腹痛，原发性输卵管阻塞可能有盆腔内异症因素参与。《女科经纶》有云："善治癥瘕者，调其气而破其血，消其气而豁其痰。"故李教授提出肾虚血瘀为本病的主要病因病机，兼有湿热、气郁等，治疗时以补肾祛瘀为主。本案患者属于输卵管性不孕，虽然经过输卵管通液治疗，但是时间超过一年以上仍然未孕，经初诊读片再次梗阻的概率非常高，加之长期未孕，求子心切，肝气郁结更加严重，因此治疗上以破血化瘀，理气通络，攻坚散结为主，兼顾肝郁克脾，影响胃的受纳功能，辅以和胃降逆之法。

本案患者血瘀气滞阻塞经脉除了输卵管梗阻、经行腹痛等明显的临床表现，该患者在诊治过程中发现抗心磷脂抗体阳性，为患者瘀血阻滞经脉的中医辨证增加了现代医学的实验室指标。抗磷脂抗体极其容易引起血栓形成、妊娠丢失，研究表明，抗磷脂综合征妊娠妇女其胎盘组织往往有广泛的胎盘梗死、绒毛老化、子宫胎盘血管纤维素坏死等，表现为在绒毛滋养层表面有纤维蛋白或纤维蛋白样物质沉积，且随着孕龄的增加而增多，最终可导致子宫胎盘血管从部分到完全的阻塞。现代医学多采用阿司匹林、低分子肝素抗凝治疗，这里也与李教授破血逐瘀，通调冲任理论不谋而合。

二、用药分析

本案患者以李教授经验方峻竣煎为基础进行辨证加减。用峻竣煎治疗输卵管梗阻总有效率达到 83.16%。就治疗时间而言，一般以 3 个月为 1 个疗程，经过 3 ~ 4 个疗程的治疗能够受孕。治愈者极少发生宫外孕。峻竣煎能破血化瘀，理气通络，攻坚散结，补肾益精，以攻为主，攻补兼施。其药物组成有三棱、莪术、路路通、穿山甲、赤芍、丹参、牡丹皮。其中三棱、莪术、地鳖虫能破血化瘀；穿山甲配路路通能理气通络；丹参配牡丹皮、赤芍能清热活血散结；配合乳香、没药、地鳖虫、水蛭增强活血通络散瘀。威灵仙配伍浙贝母软坚散结；党参配伍黄芪扶正固本；半夏配伍煅瓦楞子和胃降逆。

《医学衷中参西录》记载：三棱，气味俱淡，微有辛意。莪术，味微苦，气微香,亦微有辛意。性皆微温,为化瘀血之要药。以治男子痃癖,女子癥瘕,月闭不通,性非猛烈而建功甚速。其行气之力,又能治心腹疼痛,胁下胀疼,一切血凝气滞之证。若与参、术、诸药并用,大能开胃进食,调血和血。乳香,气香窜,味淡,故善透窍以理气。没药,气则淡薄,味则辛而微酸,故善化瘀以理血。其性皆微温,二药并用为宣通脏腑流通经络之要药。故凡心胃胁腹肢体关节诸疼痛皆能治之。又善治女子行经腹疼,产后瘀血作疼,月事不以时下。其通气活血之力,又善治风寒湿痹,周身麻木,四肢不遂及一切疮疡肿疼,或其疮硬不疼。诚良药也。

牡丹皮、丹参药对出自《施今墨对药》,属于清热活血药对中的相须配伍,丹参活血化瘀、凉血消痈、养血安神。牡丹皮清热凉血、活血散瘀。两者均有既能活血又能凉血的作用。牡丹皮长于凉血散瘀,清透阴分伏火;丹参善于活血化瘀,去瘀生新。两药伍用,凉血活血,祛瘀生新,清透邪热之力增强。

路路通始载于《本草纲目拾遗》,具有祛风除湿、利水通经之功效,用于关节痹痛、麻木拘挛、水肿胀满、乳少经闭。现代药理研究表明,它有保肝、抑制炎症、改善水肿等作用。

李教授治疗输卵管性不孕喜用虫类药穿山甲、水蛭、地鳖虫,以虫类之善行之性为用,通经活络,祛瘀止痛。穿山甲性走散,消癥排脓祛瘀,《本草经疏》载其"性走,能行瘀血,通经络,故又有消痈毒,排脓血,下乳,和伤,发痘等用。"因穿山甲珍贵稀有,故嘱患者以粉剂吞服,充分利用药物功效,以防水煎浪费有效成分。水蛭破血消癥,地鳖虫活血逐瘀,两药配伍,效力更强。穿山甲现代药理研究发现其具有减低血液黏度,延长凝血时间,升高白细胞,消肿排痈等药理作用。

本案患者因长期患侧少腹疼痛伴有全身畏寒症状,辨证考虑患者长期求医无果,求子心切,所欲不达导致肝气不舒,气机郁滞治疗中多采用香附、延胡索、川楝子疏肝理气;同时下焦阳气不足,寒凝经脉,胞宫气血凝滞不通,无以温通经脉,治疗以附子、肉桂、淫羊藿、肉苁蓉、小茴香、杜仲温阳散寒,益肾。针对患者抗心磷脂抗体,李教授经验药对金银花、生甘草配伍在本案患者也发挥作用。

三、亮点经验

1.**灌肠疗法,增强疗效** 中医灌肠疗法应用历史悠久,自汉代张仲景在《伤寒论》中记载"导法"治疗阳明病以来,历代医家都非常重视灌肠疗法的应用。灌肠疗法的作用部位在大肠,其理论基础主要从大肠的功能和手阳明大肠经与手太阴肺经相互络属的关系进行阐述。《素问·灵兰秘典论》中说"大肠者,传道之官,变化出焉。"大肠具有传化糟粕、吸收部分水液的功能。大肠为传导之官,在病理状态下,通过灌肠泻下可消除积滞、排泄热毒、引邪外出,以此起到治疗作用。

现代生理学发现,大肠肠壁是一种具有选择性吸收与排泄的半透膜,具有很强的吸收能力。肠道给药时,药物溶于肠道分泌液中,然后透过黏膜而被吸收。药物在直肠内的吸收大部分可以绕过肝脏而直接进入大循环,避免了肝脏的首过效应,减少了药物在肝脏的代谢,也能防止胃肠消化液对药物的破坏,使药物的生物利用度提高。对于妇科疾病中药灌肠不仅可以通过渗透作用到达相近的盆腔组织发挥药效,还使肠道内的药物经直肠黏膜静脉丛吸收利用后增加盆腔内的药物浓度,进而发挥抗炎、消肿的作用,促进炎症、包块的吸收。因为灌肠疗法的独特优势,有研究者针对中药灌肠疗效进行系统评价,结果发现中药灌肠治疗慢性盆腔炎的疗效优于单纯口服中药。

李教授经验灌肠法为将患者内服中药用水多煎出 150mL,待冷却至38℃左右时用,术前嘱患者睡前排空大小便,然后用 22 号肛管涂抹石蜡油插入肛门 15~18cm,卧床 40~60 分钟,每天 1 次,经期暂停。

2. 附子肉桂,破瘀通血 《神农本草经》称附子"主风寒咳逆邪气,温中、金创,破癥坚积聚、血瘕,寒湿踒躄,拘挛膝痛,不能行走"。《名医别录》称"疗脚疼冷弱,腰脊风寒,心腹冷痛,霍乱转筋,下利赤白,坚肌骨,强阴,又堕胎。"前者"破癥坚积聚、血瘕",后者"堕胎",破瘀通血的作用可谓一目了然古人用附、桂的目的,主在破瘀逐血,开结通痹,非止后人所谓温阳散寒。肉桂,《神农本草经》"主上气咳逆,结气、喉痹,吐吸,利关节,补中益气。"《名医别录》则治"心痛、胁风、胁痛,温筋通脉,止烦出汗",且"能堕胎,坚骨节,通血脉"。古人辨证论治以辨病为前提,治病则每有主药,凡大证而有瘀血者必投以附、桂,体质之辨则在其次。本案患者输卵管不通,血栓形成风险高,大剂量活血化瘀药物配伍附子,肉桂之类温阳散寒之药,乍看似温阳之设计,实乃破瘀通血之根本。对于改善患者抗心磷脂抗体阳性起到扶正活血、标本兼顾的作用。

中医理论认为寒性收引,寒与瘀关系密切,寒侵易致瘀阻,如《素问·调经论》"寒独留则血凝泣,凝则脉不通。"然而当瘀结成为器质性病证后,即上升为主要矛盾,寒邪就易位为从属病机。附子、肉桂在此更多用于活血化瘀，并且可以统领活血、破血、通络之药味组合。

3. 附子半夏，经方止痛 关于附子与半夏的配伍使用，《中华人民共和国药典》中明确指出附子不宜与半夏同用，两者属于配伍禁忌，然而古今医家对此多有异议。有调查表明，附子与半夏的配伍使用几乎占反药同方配伍的一半，而两者临床配伍的使用最早见于被尊为方书之祖《伤寒杂病论》中的附子粳米汤、赤丸及竹叶汤方中。

《伤寒杂病论》"腹中寒气，雷鸣切痛，胸胁逆满，呕吐，附子粳米汤主之。"本条乃中焦虚寒并水饮内停的腹满证治。脾胃阳气虚弱，不能运化水湿，寒饮留滞肠胃，所以雷鸣切痛；寒气上逆则胸胁逆满、呕吐。《素问·举痛论》所云："寒气客于肠胃，厥逆上出，故痛而呕也"，即为此义。总为阳虚寒盛、饮阻气逆之证，故治以附子粳米汤散寒降逆、温中止痛。方中附子温中散寒以止腹痛，半夏化湿降逆以止呕吐，粳米、甘草、大枣以益脾胃。

"寒气厥逆，赤丸主之。"腹痛乃因阳虚阴盛、寒饮上逆所致。该病既有寒又有水气，治当散寒止痛、化饮降逆，方用乌头温散独盛之寒以止痛，半夏降泄逆上之气以止呕，两者相反相激，同用以攻坚沉积之寒，此为妙哉！

古人因半夏味辛辣、麻舌而刺喉将其列为有毒中药。现代药理研究表明，其含有的草酸钙针晶、凝集素蛋白可引起黏膜或组织的刺激性炎症反应，中毒的靶器官主要是肝、肠和肾脏，但一般不会引起各脏器明显的病理形态学改变。附子历来被列为大毒之品，其毒性主要作用于中枢神经系统、心脏和肌肉组织，药效也体现在强心、抗炎、镇痛等方面。故有学者认为，附子本身主要活性成分既是毒理亦是药理的主要成分，体现了"有病病受之，无病人受之"的思想。本案患者腹冷痛、胃脘不适，李教授在处方中应用附子温阳破血通脉，同时配伍半夏和胃降逆，符合经方附子粳米汤与赤丸的立意思想，故而临床效如桴鼓。

（贾丽娜）

输卵管不通案二

林某，女，32岁，已婚未育。

初诊：2016年12月13日。

主诉：未避孕未孕2年。

现病史：患者5年前曾因右侧异位妊娠药物保守治疗，具体不详，4年前当地医院子宫输卵管造影显示右侧输卵管通而极不畅，左侧输卵管通而欠畅，当地医院中药治疗近1年，监测排卵数月后怀孕，自诉查尿妊娠试验阳性，宫腔内见胚囊约直径1cm，未见胚芽胎心，后因阴道流血行中药保胎治疗，于停经6周左右保胎失败而自然流产，并行清宫术。近2年未避孕未孕，2月前当地医院子宫输卵管造影提示右侧输卵管粘连阻塞，基本不通，盆腔伴积水，左侧输卵管通而极不畅。平素时有胸胁胀痛、腰骶疼痛、身倦乏力、心烦不舒、皮肤干燥、易脱发，刻下面色晦暗，舌质紫暗有瘀点、舌下静脉曲张，苔薄，脉细小弦。

月经史：13，7/35～37，经量中等，色暗红，夹血块，经行乳房胀痛、腹痛，末次月经为11月22日。

生育史：0—0—2—0。

妇科检查：外阴已婚式，阴道畅，宫颈轻度糜烂，宫体前位，正常大小，两侧附件区增厚，轻度压痛。

西医诊断：继发性不孕（输卵管性不孕）。

中医诊断：断续（气滞血瘀证）。

病机：瘀血内阻，久而化热，瘀热互夹，阻滞脉络。《针灸甲乙经·妇人杂病》曰：“女子绝子，血衃在内不下，关元主之。”妇女或因饮食失节，日久损伤脾胃，运化失司，气机瘀滞而致血行瘀阻；或因肝肾阳虚不能化气行水，温运血脉，或肝肾阴虚不能滋养血脉，血脉损伤，气机瘀滞而致血行瘀阻；或因情志不舒，肝气瘀滞，气滞血瘀，导致冲任阻滞，或因精血不足导致冲任、胞宫气血运行不畅，引发气滞血瘀、经络瘀滞、脉络不通、冲任受阻，进而瘀阻胞脉、胞宫，阻碍精卵结合，则致不孕。

治则：清解理气，破瘀通络。

方药：三棱9g，莪术9g，红藤30g，败酱草30g，赤芍9g，牡丹皮12g，丹参12g，香附12g，柴胡9g，水蛭12g，地鳖虫12g，夏枯草12g，路路通9g，芫花6g，葶苈子12g，皂角刺12g，威灵仙12g，当归15g，黄芪15g。

共14剂，水煎服，每日1剂，早晚饭后各一次，每次150ml。并嘱患者每剂多煎150mL，保留灌肠。

二诊：2016年12月27日。

经水将行，心烦、乳房胀痛，刻下面色晦暗稍好转，舌质紫暗有瘀点，苔薄，脉细小弦。

治则：疏肝解郁，活血调经。

方药：当归 15g，川芎 6g，黄芪 15g，生熟地黄（各）9g，香附 12g，鸡血藤 15g，泽兰 9g，泽泻 9g，桃仁 9g，红花 9g，益母草 15g，延胡索 12g，白芷 9g，娑罗子 12g，八月札 12g，杜仲 12g，柴胡 9g，郁金 9g，赤芍 9g。

共 7 剂，水煎服，每日 1 剂，早晚饭后各一次，每次 150ml。

之后在一诊方基础上随证加减，并结合月经周期变化用药半年，诸证好转，根据监测排卵情况指导同房，又 4 月后成功受孕，并于 2018 年 8 月足月顺产一女婴，母女平安。

按语：

一、治疗思路

输卵管因素所致不孕的中医辨证分型有气滞血瘀、气虚血瘀、寒凝血瘀、热盛血瘀、肾虚血瘀等多种证型，其中气滞血瘀证约占 50%。"气"是具有很强活力的极精微物质，具有推动、温煦、防御、固摄、气化作用；"血"是指运行于脉中、富有营养和滋润作用的红色液体，具有营养、滋润作用，是神智活动的物质基础。中医认为气血与人体的一切生理活动和病理变化均有密切关系，而妇女经带胎产乳等都易耗气伤血。气为血之帅，血为气之母，两者相互依存，"气行血则行，气滞则血凝"，气病可以影响血，血病亦可影响气，以致气血同病，气机运行阻滞以致血液运行障碍，因而气滞与血瘀往往并存。《灵枢·五音五味》曰："妇人之生，有余于气，不足于血，以其数脱血也。"《医林改错》曰："元气虚，必不能达于血管，血管无力，必然停留成瘀。"气血互相滋生、互相依存，往往气病及血、血病及气，血气不和，气血同病，易致气滞血瘀证。女子以肝为先天，肝主藏血、疏泄，体阴而用阳，主血又主气，肝失条达，气机不畅，疏泄失司，血海蓄溢失常，瘀血内停，冲任不能相资，阻滞胞宫，不能摄精成孕易致不孕症。王清任《医林改错》即充分重视行气、活血、化瘀以治疗不孕。

本例患者中医症候包括胸胁胀痛、腰骶疼痛、经血色暗红夹血块、经行腹痛、乳房胀痛、心烦不舒、面色晦暗、舌质紫暗有瘀点、舌下静脉曲张、脉细小弦等，应属气滞血瘀证。因此治疗原则是疏肝理气、活血化瘀，改善子宫、胞脉及胞络的瘀阻不通，气机条达，血运流畅，适时排卵，自能受孕。中药保留灌肠减少药物在肝脏的代谢以及胃肠消化液对药物的破坏，提高生物利用度，同时其温热效应还可以增加药效。待气滞血瘀症状好转甚至消失之后,再根据月经周期实施中药周期疗法助孕,事半而功倍。

二、用药分析

李教授总结多年临床治疗输卵管阻塞不孕的经验而成"峻竣煎"方,方药为:三棱、莪术、牡丹皮、丹参、路路通、当归、红藤、黄芪、香附等加减。方中,三棱、莪术均具有抗凝活性,破血行气消积,抗血栓形成;牡丹皮和血消瘀、清热凉血;丹参抗凝、改善微循环、促进创口愈合、抑制瘢痕成纤维细胞增殖而调节创伤组织的修复、减轻组织缺血—再灌注损伤、抑制炎症反应及细胞凋亡;路路通活血化瘀、祛风通络;当归抑制血小板聚集、抗血栓形成;红藤活血通络、消痈通经;黄芪补中益气、健脾益肺、调节机体免疫、抗菌、抗疲劳;香附可化瘀血,又可疏肝理气、活血调经。全方活血化瘀、清解益气,可抗菌、消炎、抗凝、提高机体免疫力,减少炎性渗出、促进炎症吸收,同时改善微循环和结缔组织代谢,因而对输卵管炎所致堵塞不通的不孕症患者有良好疗效,临床妊娠率达70%。

本例一诊方即是在峻竣煎方的基础上,另加败酱草、赤芍、柴胡、水蛭、地鳖虫、夏枯草、芫花、葶苈子、皂角刺、威灵仙而成。方中,败酱草能增强白细胞和网状细胞的吞噬能力,提高血清溶菌酶的水平及促进抗体形成,从而祛瘀消痈、解毒消肿;赤芍扩张血管、改善血液循环;柴胡疏肝解郁;水蛭、地鳖虫均有抗凝活性,两者相须而用,破血逐瘀、消癥散结之力明显增强;夏枯草清肝散结;皂角刺消肿托毒排脓;威灵仙破血逐瘀、通经活络;因有输卵管积水,故加芫花、葶苈子以逐水。全方合用,以清解理气、破瘀通络。

二诊时,经水将行,故以疏肝解郁、活血调经为治则。"妇人纯阴,以血为本,以气为用。"方药中,当归活血化瘀、调经止痛、养血柔肝的作用,既善于补血,又长于活血行滞,为妇科补血活血之要药;川芎有活血祛瘀、行气开郁之功效;黄芪为补益脾气之要药,升阳举陷,固表止汗,适用于脾虚气陷、表虚自汗等症;熟地黄补肾益精、补血滋阴、促进造血、提升机体免疫功能、抗氧化,为治疗血虚之要药;生地黄则清热凉血、养阴生津;香附调经止痛、理气解郁;鸡血藤补血活血、舒筋活络,与当归、熟地黄共同养血调经;泽兰可活血祛瘀、调经、利水消肿,泽泻利水渗湿泄热而不伤阴,两药配伍增强利水之效;桃仁与红花相须而用,共奏活血化瘀之功;延胡索活血行气止痛;益母草活血调经;白芷解表散寒、祛风止痛;娑罗子疏肝理气、和胃止痛;杜仲补肝肾、固冲任;八月札疏肝理气散结;郁金行气化瘀、清心解郁；柴胡疏肝解郁，与川芎、当归、香附等合用增强理气活血、温经止痛之效，气血通畅则冲任胞宫血气调和。当归、赤芍、川芎还可以扩张子宫内膜血管，增加动脉血流量，改善血液循环，促进内膜生长，提高子宫内膜容受性，提高受孕机会。待气滞血瘀症状消失后，根据月经不同时期脏腑气血阴阳的变化规律，辨证论治，微调用药以助孕。

三、亮点经验

1. **气滞血瘀证重视疏肝理气**　肝藏血，主疏泄，"女子以肝为先天"，冲任之血海必得藏血之助，协助排经、排卵，对胎产方面尤为重要。《血证论》曰："肝属木，木气冲和条达，不致遏郁，则血脉得畅。"肝失条达，气机不畅，疏泄失司，瘀血内停，则阻滞冲任胞宫而不孕。"气行血则行，气滞则血凝"，气血同病，气滞与血瘀往往并存。因此，气滞血瘀证的治疗原则是疏肝理气、活血化瘀，李教授经验方峻竣煎中，三棱、莪术破血行气，黄芪健脾益气，香附疏肝理气、活血调经；本例一诊方中，柴胡疏肝解郁，夏枯草清肝散结；二诊方中，当归养血柔肝、活血行滞，川芎行气开郁，黄芪补益脾气，延胡索活血行气止痛，娑罗子疏肝理气止痛，八月札疏肝理气散结，郁金行气解郁，柴胡疏肝解郁。如上治疗，气血通畅，则冲任胞宫血气调和。

2. **中药灌肠增活血化瘀之效**　中药灌肠历史悠久，大肠肠壁有很强的吸收能力，是一种具有选择性吸收与排泄的半透膜，经肠道给药时，药物首先溶于肠道分泌液中，之后透过黏膜而被吸收，绝大部分可以绕过肝脏的首过效应，减少药物在肝脏的代谢以及胃肠消化液对药物的破坏，从而提高生物利用度。同时，因为直肠与生殖器官在生理解剖方面的密切关系，中药保留灌肠时的温热效应还可以增加药物的活血化瘀之药效，事半功倍。

（李雪莲）

输卵管不通，两次辅助生殖失败自然受孕

沈某，女，34岁，已婚。

初诊：2016年4月6日。

主诉：结婚8年，未避孕未孕6年，IVF失败2次。

现病史：患者结婚8年，2013年3月曾于复旦大学附属妇产科医院行

腹腔镜下复杂肠粘连分解术＋双侧卵巢囊肿剥除术＋双侧输卵管整形术＋通液术,2014年在复旦大学附属妇产科医院做试管婴儿,取卵7枚,配对4个,分2次移植均未着床,未孕至今,末次月经4月5日至今,月经量少,点滴而出,夹小血块,伴痛经,易腹泻,经行时加重,小便正常,寐安,苔薄白,脉细。

月经史:13,3~4/27,量少,色红,夹血块,伴痛经。

生育史:0—0—0—0。

妇科检查:外阴(－),阴道畅,宫颈轻度糜烂,附件(－)。

辅助检查:复旦大学附属妇产科医院2011年9月查:促黄体生成激素(LH)3.8IU/L、促卵泡成熟激素(FSH)5.5IU/L、雌二醇(E_2)129pmol/L、睾酮(T)1.7nmol/L、孕酮(P)0.3nmol/L、泌乳素(PRL)22.3ng/ml;抗精子抗体IgA(＋),IgM(＋)。

西医诊断:输卵管性不孕。

中医诊断:全不产(肾虚血瘀证)。

病机:素体虚弱,气血不足,外邪乘虚入侵,损伤肾气,冲任虚衰,血不归经,脉络瘀阻不能摄精成孕,肾虚精少,命门火衰,故不能种子助孕。

治则:活血通络,补肾调经。

方药:红藤30g,败酱草30g,路路通9g,三棱9g,莪术9g,赤芍9g,水蛭12g,牡丹皮12g,丹参12g,夏枯草12g,香附12g,紫花地丁30g,炙乳香6g,没药6g,石楠叶12g,黄精12g,胡芦巴12g,地鳖虫12g,浙贝母9g,当归12g。

共14剂,水煎服,每日1剂,早晚饭后各一次,每次150ml。

医嘱:①基础体温(BBT);②血生殖内分泌加抗精子抗体、抗子宫内膜抗体、抗心磷脂抗体、血液流变学、白细胞介素2、白细胞介素6、白细胞介素8;③输卵管造影(HSG)。

二诊:2016年4月20日。

末次月经:4月5日~4月7日,量中色红,伴痛经,有小血块,苔白腻,舌红,脉细。基础体温未升。

2016年4月7日(月经第3天)复旦大学附属妇产科医院:血生殖内分泌:促黄体生成激素(LH)2.9IU/L、促卵泡成熟激素(FSH)8.19IU/L、雌二醇(E_2)38pmol/L、睾酮(T)0.18nmol/L、孕酮(P)0.13nmol/L、泌乳素(PRL)11.42ng/ml;抗精子抗体(－)、抗子宫内膜抗体(－)、抗心磷脂抗体(－)、白介素 2.6、8(－)、血流变（正常）。

2016 年 4 月 14 日复旦大学附属妇产科医院（HSG）：双侧输卵管通而极不畅伴伞端粘连可能。

治则：活血通络，补肾助孕。

方药：红藤 30g，败酱草 30g，路路通 9g，三棱 9g，莪术 9g，赤芍 9g，水蛭 12g，牡丹皮 12g，丹参 12g，夏枯草 12g，香附 12g，地鳖虫 12g，皂角刺 12g，威灵仙 12g，浙贝母 9g，党参 12g，紫花地丁 30g，黄芪 12g，淫羊藿 30g，桑寄生 12g。

共 14 剂，水煎服，每日 1 剂，早晚饭后各一次，每次 150ml。多煎 150ml 每晚临睡前灌肠；穿山甲粉 5g/ 日，冲服。

三诊：2016 年 5 月 25 日。

末次月经：4 月 29 日～5 月 2 日，量中色红，伴痛经，基础体温未上升，无白带拉丝，纳可寐安，二便正常，舌红苔薄，脉细。

治则：活血调经。

方药：当归 12g，川芎 6g，熟地黄 12g，桃仁 9g，红花 9g，益母草 30g，川牛膝 12g，苏木 9g，香附 12g，川楝子 12g，丹参 12g，桂枝 6g，延胡索 12g，鬼箭羽 12g，娑罗子 12g，凌霄花 12g，预知子 12g。

共 14 剂，水煎服，每日 1 剂，早晚饭后各一次，每次 150ml。多煎 150ml 每晚临睡前灌肠；穿山甲粉 5g/ 日，冲服。

四诊：2016 年 6 月 8 日。

末次月经：5 月 30 日～6 月 4 日，量中，色红，夹小血块，有痛经，腰酸，无乳房胀痛，经行第 1 天腹泻，基础体温未升，舌红苔薄白，脉细弦。

治则：清解通络，温肾补阳。

方药：红藤 30g，败酱草 30g，路路通 9g，三棱 9g，莪术 9g，赤芍 9g，水蛭 12g，牡丹皮 12g，丹参 12g，夏枯草 12g，香附 12g，附片 9g，桂枝 6g，党参 12g，地鳖虫 12g，淫羊藿 30g，蒲公英 30g，威灵仙 12g，桔梗 6g，半枝莲 15g，苏木 9g，石见穿 15g，黄芪 15g。

共 14 剂，水煎服，每日 1 剂，早晚饭后各一次，每次 150ml。多煎 150ml 每晚临睡前灌肠；穿山甲粉 5g/ 日，冲服。

五诊：2016 年 11 月 2 日。

末次月经：10 月 30 日～11 月 4 日，前次月经：10 月 5 日，量中，色红，夹小血块,无痛经,基础体温双相,纳可,大便偏溏,一日 1~2 次,寐安,舌红苔薄白,脉细。

治则:健脾通络,补肾助孕。

方药:红藤 30g,败酱草 30g,路路通 9g,三棱 9g,莪术 9g,赤芍 9g,水蛭 12g,牡丹皮 12g,丹参 12g,夏枯草 12g,香附 12g,党参 12g,黄芪 12g,淫羊藿 30g,紫花地丁 30g,肉苁蓉 12g,枳壳 9g,全瓜蒌 12g,皂角刺 12g,地鳖虫 12g,威灵仙 12g,浙贝母 12g,薏苡仁 12g。

共 14 剂,水煎服,每日 1 剂,早晚饭后各一次,每次 150ml。多煎 150ml 每晚临睡前灌肠;穿山甲粉 5g/ 日,冲服。

六诊:2016 年 12 月 14 日。

末次月经:11 月 24 日~11 月 27 日,量中色红,伴轻微痛经,基础体温上升,纳可寐安,二便正常,舌红苔薄白边有齿印,脉细。

治则:活血调经。

方药:当归 12g,川芎 6g,熟地黄 12g,桃仁 9g,红花 9g,益母草 30g,川牛膝 12g,苏木 9g,香附 12g,川楝子 12g,丹参 12g,桂枝 6g,延胡索 12g,鬼箭羽 12g,凌霄花 12g,橘叶核(各)9g,白芷 9g,杜仲 15g。

共 14 剂,水煎服,每日 1 剂,早晚饭后各一次,每次 150ml。

七诊:2017 年 1 月 4 日。

末次月经:12 月 19 日~12 月 22 日,量中,色红,夹小血块,无痛经,基础体温缓慢上升,白带有拉丝,纳可,大便偏溏,一日 1~2 次,寐安,舌红苔薄白,脉细。

2016 年 12 月 28 日复旦大学附属妇产科医院复查(HSG),读片:与 2016 年 4 月对比,右侧较粘连,右侧远端不通,双管极不畅。子宫偏右侧。

治则:健脾通络,补肾助孕。

方药:红藤 30g,败酱草 30g,路路通 9g,三棱 9g,莪术 9g,赤芍 9g,水蛭 12g,牡丹皮 12g,丹参 12g,夏枯草 12g,香附 12g,党参 12g,黄芪 12g,地鳖虫 12g,皂角刺 12g,栀子 9g,姜半夏 9g,石楠叶 12g,黄精 12g,淫羊藿 30g。

共 14 剂,水煎服,每日 1 剂,早晚饭后各一次,每次 150ml。多煎 150ml 每晚临睡前灌肠;穿山甲粉 5g/ 日,冲服。

八诊:2017 年 6 月 14 日。

末次月经:5 月 2 日,停经 44 天,基础体温持续高温相,血 HCG

43 664mIU/ml，P 78.44nmol/l，自然怀孕，头晕乳房胀痛，无阴道出血，无恶心呕吐，舌红苔薄腻，脉细。

治则：补肾养血安胎。

方药：党参 12g，黄芪 12g，白术 12g，白芍 12g，杜仲 12g，桑寄生 12g，菟丝子 12g，黄芩 12g，苏叶 9g，苎麻根 12g，南瓜蒂 12g。

共 7 剂，水煎服，每日 1 剂，早晚饭后各一次，每次 150ml。

医嘱：①地屈孕酮片每日 2 次，每次 1 粒；②基础体温；③复查血 HCG、P。保胎至孕 3 个月，胎心（＋）。

随访 3 个月，孕期一切如常。

按语：

一、治疗思路

输卵管性不孕是女性不孕症中最常见的原因之一，近年来，随着生活节奏、工作压力、大龄结婚及性保护措施缺乏等因素，尤其是性传播疾病、人工流产率的增加导致不孕症的发病率逐年升高。输卵管梗阻主要是由于炎症经子宫内膜向上蔓延，引起输卵管或肌层粘连，影响其通畅度及活动度，继而引起输卵管各部分官腔及输卵管伞端的闭塞，导致精子和卵子无法正常结合而不孕。

中医古籍中无本病记载，其症状见于无子、癥瘕、月经失调、热入血室等病证范畴。李教授认为本病属肾亏血瘀，肾为"先天之本"，肾藏精，主生殖，肾中精气充盛，天癸至，冲任脉盛，是受孕的关键。本病案患者结婚 8 年，未避孕未孕 6 年，曾做过腹腔镜下复杂肠粘连分解术及双侧卵巢囊肿剥除术，邪毒内侵，耗伤肾气，肾气亏虚，气血不调，瘀血阻于胞脉，瘀久化热，精卵运行受阻，两精无法结合而导致不能受孕；又见患者痛经，腹泻，这是由于后天失养，脾气不足，命门火衰，寒凝客于胞中，冲任不能相资则不能成孕，故 2 次试管婴儿移植未能着床。治疗原则为活血通络，补肾调经。

二、用药分析

本案治疗主要以补肾祛瘀为主，李教授根据多年经验设创了治疗本病的良方峻竣煎，破血化瘀，理气通络，攻坚散结，补肾益精，以攻为主，攻补兼施。方中三棱、莪术破血消肿，散瘀止痛，三棱长于破血中之气，莪术善于破气中之血，两药相须而用攻逐力更雄，现代药理研究也证实，三棱、莪术都具有抗血栓形成、增加动脉血流量、降低血黏度作用；牡丹皮、赤芍清热凉血、活血化瘀；实验证明：穿山甲、路路通破瘀散结通络，为疏通输卵管之要药；水蛭、地鳖虫活血破血散结，李教授善用虫类药物治疗输卵管梗阻，现代动物实验证明，水蛭内含有水蛭素，具有抗凝、扩血管、降低血黏度的作用，是迄今为止世界上发现最强的凝血酶抑制剂。地鳖虫同样具有抑制血小板聚集性、粘附性，在妇科治疗范围内功效与水蛭相似；黄芪益气扶正以防祛瘀之药力过甚，并能增加祛瘀作用，实验证明：黄芪能增强 ConA 诱导 T 淋巴细胞的增殖反应，增强 T 细胞和 B 细胞的免疫功能，并使白介素 -2（IL-2）产生；香附疏肝理气活血调经；夏枯草清热散结；皂角刺、威灵仙、浙贝母软坚散结；红藤、败酱草、紫花地丁、蒲公英、石见穿、半枝莲、薏苡仁、栀子清热解毒消肿利湿，有研究报道：清热解毒药物具有公认的抗炎、抑菌活性，对机体免疫系统也有很好的调节作用，能双向调节巨噬细胞功能，协同淋巴细胞转化和促进 B 淋巴细胞分化产生抗体，抑制核转录因子 -κB（NF-κB）表达和减轻促炎介质过度活化，抗氧化和清除自由基，调节细胞因子如白介素和干扰素的分泌和活性；附子、桂枝、淫羊藿、胡芦巴、石楠叶、杜仲、肉苁蓉温补肾阳；党参、黄精益气健脾，调冲助孕，增强免疫和提高巨噬细胞的吞噬功能；熟地黄养阴补血；当归、丹参、桃仁、红花、川芎、益母草、苏木、鸡血藤、鬼箭羽、凌霄花活血化瘀，古人有"丹参一味，功同四物"之说，丹参有"补冲脉之血""补任脉之血"之功，也是一味益冲任之活血药，文献报道丹参可调节机体体液免疫和细胞免疫的功能，清除血液中过剩抗原以防止免疫复合物产生，且可抗炎、抑菌，改善生殖系统循环，防止粘连和调节女性激素比例等；橘叶核、预知子、川楝子、枳壳、瓜蒌疏肝理气；姜半夏健脾和胃；桔梗提升中气；患者自然受孕后，继予补肾安胎，菟丝子、桑寄生、杜仲补肾安胎；黄芪、党参益气健脾；白芍养血；苏叶健脾理气；苎麻根、南瓜蒂清热安胎；白术、黄芩健脾安胎。

三、亮点经验

1. 巧用虫药，攻补兼施　输卵管性不孕属于不孕病中难治之病，由于瘀血内积日久，非一般植物类活血化瘀之药能见奇效。吴鞠通在《温病条辨·补燥胜气论》曰："以食血之虫，飞者走络中气分，走者走络中血分，可谓无微不入，无坚不破。"李教授巧用虫类药物，承先人理论，结合现代药理研究表明虫类药物含有抗凝及纤溶活性成分，故活血化瘀力更强，使血脉通畅，脏腑功能恢复，每遇奇效，李教授同时考虑"邪之所凑，其气必虚"，因虫类药药性峻猛易伤正气，大多有毒，服后易伤肠胃，故加入党参、黄芪等扶益正气，姜半夏健脾和胃，李教授治疗本病胆大心细，攻补兼施，用药独具匠心。

2. 肾主生殖，益冲填髓 我们根据精亏血瘀，肾主生殖的理论，认为本病病机是"肾虚血瘀"。肾主生殖，五脏六腑之精皆藏于肾，精又化血，精血同源，肾精充足，冲任胞脉得以濡养，血海充盈，经血通畅，故能受孕有子，方中补肾益精之淫羊藿、杜仲、胡芦巴等药物能调节卵巢—垂体—性腺轴作用，从而提高卵巢功能，促使排卵、提高受孕率，活血祛瘀药物又能改善子宫内膜容受性，故而曾经 2 次试管婴儿移植也未能成功的患者，在通过中药调节生殖功能和内分泌水平后自然受孕。

3. 中药运用，各有重点

（1）活血化瘀类：活血化瘀是中医的一个重要理论和治疗原则，《内经》曰："疏其血气，令其调达。"现代医学根据活血化瘀药物的药理作用，将其应用于临床各科，在妇科治疗方面，活血化瘀药具有改善血流动力、抑制炎症、镇痛、兴奋子宫平滑肌、调节免疫功能等，本案用药有：三棱、莪术、水蛭、地鳖虫、穿山甲、路路通、当归、丹参、桃仁、红花、鬼箭羽、凌霄花等，可根据月经病情轻重，病情变化而选择应用。

（2）清热解毒类：清热解毒药具有公认的抑菌、消炎、调节免疫作用，中华中医药学会于 2012 年发布《中医妇科常见病诊疗指南》中对于盆腔炎性疾病明确辨证要点为"下腹疼痛、带下异常、发热"，辨证分为热毒炽盛和湿热瘀结，治则以清热解毒为主，本案用药有：红藤、败酱草、蒲公英、紫花地丁、石见穿、半枝莲、夏枯草等，多与患者盆腔炎炎症粘连腹部疼痛有关，依疼痛性质而选用。

（3）软坚散结类：软坚散结法是临床上治疗癥瘕结聚类疾病的重要治法之一，《素问·举痛论》曰："血气稽留不得行，故宿昔而积成矣。"本案药有：皂角刺、威灵仙、浙贝母等，病见痰凝瘀结者常常用之。

（4）补肾益精类：补肾中药在不孕症的治疗中非常中药，张仲景认为："肾为五脏之本""治火治水，皆从肾气，此正重在命门，而阳以阴为基也。"又云"虚邪之至，害必归阴；五脏之伤，穷极必肾。"说明五脏之病，归结于肾，所以虚证的治疗，通过补肾来实现，本案药味有：淫羊藿、胡芦巴、石楠叶、杜仲、肉苁蓉等，肾虚、月经不调、黄体不健者每多用之。

（周 琦）

双侧输卵管不通合并宫腔粘连

翁某,女,32岁,已婚。

初诊:2017年5月9日。

主诉:结婚5年,未避孕3年未孕。

现病史:结婚5年,未避孕3年而未孕。既往月经基本正常。HSG(子宫输卵管造影术):双侧输卵管通而欠畅,宫腔密度不均,可疑宫腔粘连。末次月经2017年4月15日,6天净。量中,痛经。腰酸,无乳房胀痛。男方检查无异常。刻下无特殊不适。二便调,夜寐安。苔薄,脉细。

月经史:13,5~6/30,量中,痛经。

生育史:0—0—0—0。

西医诊断:原发性不孕(输卵管性不孕)。

中医诊断:全不产(肾虚血瘀证)。

病机:输卵管不通是造成女性不孕的重要原因之一。中医学无此病名,根据临床表现可归于月经不调、不孕、痛经范畴。本案患者并无妇科手术或生育史,可能与素质虚弱,气血不足,加上情志抑郁,肝郁气滞,导致瘀阻胞宫胞脉。瘀血内阻久易生热,且久瘀伤肾,肾亏瘀阻热盛是主要的病机。治当清热补肾祛瘀。

治则:补肾祛瘀,清热解毒。

方药:黄芪12g,路路通9g,香附12g,牡丹皮12g,丹参12g,赤芍9g,莪术9g,三棱9g,败酱草30g,红藤30g,紫花地丁30g,皂角刺12g,蒲公英30g,茯苓9g,桔梗6g,海藻带(各)9g,浙贝母9g,地鳖虫12g,水蛭12g,半枝莲15g,淫羊藿30g,党参12g。

共14剂,水煎服,每日1剂,早晚饭后各一次,每次150ml。多煎150ml每晚临睡前灌肠;经期暂停灌肠;穿山甲粉5g/日,冲服。

医嘱:①测基础体温;②暂避孕3个月;③调节情志,保持心情舒畅。

二诊:2017年6月3日。

末次月经5月14日,6天净。量中,色暗,夹小血块,痛经。苔薄,脉细小弦。

治则:补肾温阳,祛瘀通络。

方药:黄芪15g,党参12,淫羊藿30g,三棱9g,莪术9g,地鳖虫12g,香附12g,赤芍12g,丹参12g,牡丹皮12g,当归9g,路路通9g,红藤30g,

败酱草 30g，紫花地丁 30g，水蛭 12g，威灵仙 12g，浙贝母 9g，石见穿 15g，半枝莲 15g，蒲公英 30g。

共 14 剂，水煎服，每日 1 剂，早晚饭后各一次，每次 150ml。多煎 150ml 每晚临睡前灌肠；经期暂停灌肠；穿山甲粉 5g/ 日，冲服。

三诊：2017 年 6 月 17 日。

末次月经 6 月 13 日，至今将净。量多 2 天，色红，夹少量血块，无痛经，第 1 天腰酸。上月基础体温高相起伏。苔薄，脉细。

治则：清热活血，补肾祛瘀。

方药：红藤 30g，败酱草 30g，紫花地丁 30g，三棱 9g，莪术 9g，地鳖虫 12g，香附 12g，赤芍 12g，丹参 12g，牡丹皮 12g，当归 9g，路路通 9g，水蛭 12g，党参 12g，皂角刺 12g，浙贝母 9g，威灵仙 12g，石见穿 15g，薏苡仁 12，淫羊藿 30g，肉苁蓉 12g。

共 14 剂，水煎服，每日 1 剂，早晚饭后各一次，每次 150ml。多煎 150ml 每晚临睡前灌肠；经期暂停灌肠；穿山甲粉 5g/ 日，冲服。

四诊：2017 年 7 月 1 日。

基础体温双相，上升良好，期中带下不多，余无不适。苔薄，脉细。

治则：补肾温阳，活血通络。

方药：淫羊藿 30g，胡芦巴 12g，香附 12g，赤芍 12g，丹参 12g，牡丹皮 12g，三棱 9g，莪术 9g，地鳖虫 12g，当归 9g，路路通 9g，红藤 30g，败酱草 30g，水蛭 12g，桂枝 6g，紫花地丁 30g，炙乳香 6g，没药 6g，蒲公英 30g，半枝莲 15g，浙贝母 9g。

共 14 剂，水煎服，每日 1 剂，早晚饭后各一次，每次 150ml。多煎 150ml 每晚临睡前灌肠；经期暂停灌肠；穿山甲粉 5g/ 日，冲服。

坚持治疗 6 个月。

五诊：2018 年 3 月 10 日。

末次月经 2 月 6 日，经水逾期未行。今日自查尿 HCG 阳性。基础体温高相，苔薄，脉细滑。

治则：益气养血，补肾安胎。

方药：党参 12g，黄芪 12g，白术 12g，白芍 12g，菟丝子 12g，枸杞子 12g，杜仲 12g，黄芩 9g，续断 12g，苎麻根 12g，南瓜蒂 12g，苏叶 12g。

共 7 剂，水煎服，每日 1 剂，早晚饭后各一次，每次 150ml。

六诊：2018年3月31日。

孕7周4天。基础体温高相维持正常。3月28日B超：孕48天左右，宫内妊娠。宫腔内见胚囊，大小约27mm×29mm×20mm。胚芽长9mm。见心搏。血HCG 10 268.50mIU/ml。P 27.53ng/ml。苔薄，边有齿印，脉细微滑。

治则：补肾安胎，健脾和胃。

方药：党参12g，黄芪12g，白术12g，白芍12g，黄芩9g，续断12g，杜仲12g，桑寄生12g，狗脊12g，姜半夏9g，姜竹茹9g，陈皮9g，苎麻根15g。

共7剂，水煎服，每日1剂，早晚饭后各一次，每次150ml。

随访3个月，孕期一切正常。

按语：

一、治疗思路

患者结婚5年而不孕，HSG诊断为双侧输卵管阻塞，此类患者易发生宫外孕，故嘱患者先避孕3个月。整个治疗过程中以经验方"峻竣煎"为主方加减变化，清解祛瘀，益气通络。因病情需要，配合虫类药加强祛瘀之力。月经期或临近月经时配伍当归、川芎、鸡血藤等活血调经。化痰软坚散结药可协助破瘀散结药起疏通输卵管的作用。因本案患者原发性不孕，肾气不足，故在全程中也注意补肾益精。对于输卵管性不孕患者，李教授常采用口服与灌肠相结合的方法，使药物直达病所，另予穿山甲粉吞服，增强药效。治疗患者未复查HSG就已怀孕，故予以健脾益肾安胎，同时监测血HCG，最终B超确认宫内妊娠。

二、用药分析

李教授经验方"峻竣煎"针对输卵管性不孕患者，本案患者以此方为主加减治疗。红藤、败酱草、紫花地丁清热解毒、活血化瘀；牡丹皮、丹参、赤芍凉血化瘀；三棱、莪术破血行气，消肿止痛；地鳖虫、水蛭等虫类药，专可破血逐瘀、通络散结；党参、黄芪补中益气，扶正祛邪，既可防破血药损伤正气，又可补气行血；皂角刺消肿托毒排脓，石见穿活血化瘀、清热消肿，威灵仙通行十二经络，又可消痰水。桔梗、海藻、海带、浙贝母则功专化痰散结。穿山甲配路路通，祛瘀通络散结，是疏通输卵管阻塞的要药。淫羊藿、肉苁蓉等补肾益精。治疗近10个月，确认怀孕后以黄芪、白术、白芍、党参益气健脾养血，菟丝子、枸杞子、杜仲、续断补肾安胎，黄芩、苎麻根清热止血安胎，苏叶、陈皮、姜竹茹和胃止呕。

三、亮点经验

1. 祛瘀通络，软坚散结 输卵管梗阻，是造成女性不孕的原因之一。引起输卵管不通的原因很多，常见的有病原体感染、盆腔炎波及、人流术后感染、结核菌感染、子宫内膜异位症、息肉等。目前，西医治疗本病主要是应用抗生素、输卵管通液术、手术复通术、腹腔镜下粘连分解法、人工授精及试管婴儿。输卵管梗阻是难治之症，如不予治疗，一般不会自愈。李教授根据多年的临床经验，设创了治疗本病的良方峻竣煎，用于治疗输卵管梗阻有较好的疗效。就治疗时间而言一般以3个月为1个疗程，经过3~4个疗程的治疗能够受孕。治愈者极少发生宫外孕。输卵管梗阻者多有瘀热，以通为大法，清解祛瘀，益气通络。常用三棱、莪术破血消瘀；牡丹皮、赤芍清热凉血化瘀；穿山甲、路路通破瘀散结通络，为疏通输卵管阻塞要药；黄芪益气扶正，并增强祛瘀之力。本案患者坚持以峻竣煎为主破血化瘀，理气通络，软坚散结，补肾益精，以攻为主，攻补兼施。口服配合灌肠治疗10个月，最终如愿怀孕。

2. 兼顾周期，灵活用药 治疗本病还应结合性周期的变化而灵活用药。月经是脏腑、气血、阴阳作用于胞宫生理反应，其周期变化反映着脏腑、气血胞宫的生理和病理变化，标志着卵巢功能的正常与否。本案虽以疏通输卵管为主，但参照月经周期调整用药。针对基础体温爬行上升，提示黄体功能不健，在月经中期，加用补肾壮阳之剂，如菟丝子、巴戟天、锁阳、胡芦巴等，这样，有利于提高黄体水平。而在行经期，则适当减少破血化瘀之品的应用，以免伤及正气。经后期则注意益气养血、补肾益精。综合考虑，灵活用药取得了较好的疗效。

（袁　颖）

输卵管性不孕

吴某，女，28岁，已婚。

初诊：2016年8月1日。

主诉：输卵管通而不畅半年余。

现病史：患者结婚2年，未避孕未孕，2011年12月27日HSG：双侧输卵管通而不畅。平素带下量中,胃纳可,夜寐安,二便调,苔薄,脉细小弦。

月经史:14,6/25～28,量中,色红,夹小血块,乳房胀痛,腰酸,末次月经7月24日。

生育史:0—0—0—0。

妇科检查:外阴已婚式,阴道无异常,宫颈光,宫体前位,正常大小,附件阴性。

辅助检查:2015年12月27日HSG:双侧输卵管通而不畅。视片:双管残端碘油残留。2016年7月4日B超:子宫大小48mm×47mm×44mm,内膜4.2mm,双卵巢小卵泡;7月6日B超:子宫大小51mm×35mm×48mm,内膜6mm,双卵巢小卵泡;7月11日B超:子宫大小48mm×47mm×44mm,内膜10.2mm,双卵巢小卵泡。

西医诊断:输卵管性不孕。

中医诊断:不孕病。

病机:脏腑功能失调,肾气虚弱,气血不足,血流缓慢,湿热外邪趁虚而入,瘀结于内,瘀阻胞宫胞脉而致输卵管不通,阻碍两精相搏而发为不孕。

治则:补肾祛瘀,清热解毒。

方药:红藤30g,败酱草30g,三棱9g,莪术9g,赤芍9g,牡丹皮12g,丹参12g,水蛭12g,香附12g,路路通9g,黄芪12g,皂角刺12g,紫花地丁30g,党参12g,威灵仙12g,淫羊藿30g,浙贝母9g,地鳖虫12g,杜仲12g。

共14剂,水煎服,每日1剂,早晚饭后各一次,每次150ml。多煎150ml每晚临睡前灌肠;经期暂停灌肠;穿山甲粉5g/日,冲服。

医嘱:暂时避孕,禁房事,少食辛辣刺激之物。

二诊:2016年8月15日。

末次月经7月24日,基础体温上升5天,上升良好,腰酸,略有乳房胀痛,苔薄,脉细弦。

治则:补肾祛瘀,清热解毒。

方药:半枝莲12g,紫花地丁30g,红藤30g,败酱草30g,三棱9g,莪术9g,赤芍9g,牡丹皮12g,丹参12g,水蛭12g,香附12g,路路通9g,黄芪12g,石见穿15g,苏木9g,地鳖虫12g,威灵仙9g,党参12g。

共14剂,水煎服,每日1剂,早晚饭后各一次,每次150ml。多煎150ml每晚临睡前灌肠;经期暂停灌肠;穿山甲粉5g/日,冲服。

三诊：2016年8月29日。

末次月经8月21日~8月27日，量中，无腹痛，腰微酸，苔薄，脉细。

治则：补肾祛瘀，清热解毒。

方药：红藤30g，败酱草30g，三棱9g，莪术9g，赤芍9g，牡丹皮12g，丹参12g，水蛭12g，香附12g，路路通9g，黄芪12g，紫花地丁30g，皂角刺12g，党参12g，地鳖虫12g，石见穿15g，半枝莲15g，威灵仙12g。

共14剂，水煎服，每日1剂，早晚饭后各一次，每次150ml。多煎150ml每晚临睡前灌肠；经期暂停灌肠；穿山甲粉5g/日，冲服。

四诊：2016年9月12日。

基础体温上升6天，月经将行，无特殊不适，经行有小腹下坠感，苔薄，脉细弦。

治则：补肾祛瘀，清热解毒。

方药：地鳖虫12g，石见穿12g，紫花地丁30g，蒲公英30g，淫羊藿15g，升麻9g，柴胡9g，红藤30g，败酱草30g，三棱9g，莪术9g，赤芍9g，牡丹皮12g，丹参12g，水蛭12g，香附12g，路路通9g，黄芪12g。

共14剂，水煎服，每日1剂，早晚饭后各一次，每次150ml。多煎150ml每晚临睡前灌肠；经期暂停灌肠；穿山甲粉5g/日，冲服。

五诊：2016年12月12日。

末次月经12月10日至今未净，量中，血块减少，腰酸，小腹冷感，乳房胀痛，苔薄，脉细小弦。

治则：补肾祛瘀，清热解毒。

方药：皂角刺12g，党参12g，地鳖虫12g，浙贝母9g，半枝莲15g，蒲公英30g，淫羊藿30g，杜仲12g，红藤30g，败酱草30g，三棱9g，莪术9g，赤芍9g，牡丹皮12g，丹参12g，水蛭12g，香附12g，路路通9g，黄芪12g。

共14剂，水煎服，每日1剂，早晚饭后各一次，每次150ml。多煎150ml每晚临睡前灌肠；经期暂停灌肠；穿山甲粉5g/日，冲服。

六诊：2016年12月26日

12月19日昆山当地医院通液：双侧输卵管通畅。术后低热，末次月经12月10日~12月16日，量中，稍有乳房胀痛，舌苔薄尖红，脉细。

治则：补肾温阳，佐以祛瘀清热。

方药：淫羊藿30g，菟丝子12g，肉苁蓉12g，熟地黄12g，枸杞子12g，鸡血藤 15g, 肉桂 3g, 当归 9g, 香附 12g, 蒲公英 30g, 皂角刺 12g, 红藤 30g, 紫花地丁 30g。

共 14 剂, 水煎服, 每日 1 剂, 早晚饭后各一次, 每次 150ml。多煎 150ml 每晚临睡前灌肠; 经期暂停灌肠; 穿山甲粉 5g/ 日, 冲服。

按语:

一、治疗思路

不孕症是妇科中的常见病与多发病, 原因复杂, 输卵管性不孕是不孕症中的主要原因。盆腔炎症、病原体感染、宫腔手术操作史等均可导致输卵管炎进而不孕。输卵管性不孕在中医学属于癥瘕、热入血室及腹痛等范畴。本病多样, 与湿热、寒湿、痰湿、情志、肾亏、气血凝滞等均可有关。外感湿热之邪侵犯胞宫胞脉, 与血胶结, 阻滞气血; 或经行产后受寒, 血遇寒凝滞; 或脾肾不足, 痰湿内生, 阻滞胞脉气血; 或情志抑郁, 气机不畅, 气血阻滞; 或房事不节, 肾气受损, 冲任气血运行乏力; 或脏腑虚损, 气血阻遏; 或手术创伤, 冲任受损, 血不归经, 离经之血成为瘀阻, 以上种种均能够导致输卵管炎症, 出现或管腔阻塞, 或蠕动不利, 输卵管运送精、卵功能失常。李教授认为本案患者脏腑功能失调, 肾气虚弱, 气血不足, 血流缓慢, 湿热外邪趁虚而入, 瘀结于内, 瘀阻胞宫胞脉而致输卵管不通, 阻碍两精相搏而发为不孕, 辨证为肾虚血瘀, 兼有湿热内侵, 故治疗以补肾祛瘀为主, 辅以清热解毒。

李教授治疗本案分两步走: 患者不孕以输卵管不通为主, 故先以疏通管道为主; 经治半年后输卵管通畅, 李教授又转而以调经种子为主, 以助受孕。

二、用药分析

对于输卵管性不孕, 李教授多用峻竣煎加减治疗肾虚血瘀兼夹湿热未清的病症。临证中李教授常选用红藤、败酱草、半枝莲、蒲公英等清热消肿, 活血祛瘀; 赤芍、牡丹皮清热凉血祛瘀; 丹参活血调经, 凉血消肿; 三棱、莪术破血行气消积; 水蛭、地鳖虫破血逐瘀消癥; 路路通主入肝经, 活络通络; 香附疏肝理气; 威灵仙疏经通络; 皂角刺、浙贝母祛痰排脓, 以祛湿热瘀阻; 并在破瘀药中加入淫羊藿、杜仲补肾温阳, 黄芪、党参补中益气, 以补肾健脾, 填精益髓, 扶正祛瘀。

三、亮点经验

1. 标本兼治，分而治之 本案患者未避孕 2 年未孕，究其病因主要为输卵管通而不畅，故临证用药补肾祛瘀，清热利湿，疏通管道以治标；待输卵管通畅后，再行调经助孕以治其本，以助黄汤等经验方补肾活血，疏肝健脾，调理冲任，使血海充盈，经水调和，以促进受孕。

2. 输卵管性不孕 李教授认为输卵管性不孕以肾虚血瘀为本，故治疗以经验方峻竣煎补肾祛瘀，兼以清热解毒以通经活络，尤善用穿山甲、水蛭、地鳖虫等虫类药走窜之性搜风剔络，增强疏通之力。此类患者治疗以破瘀、祛瘀、攻下、疏通之法贯穿始终，故应用大量活血通络、消瘀散结之药，并加用清热解毒之品，抗炎消肿，其疏通散结祛瘀之力强烈，易伤正气，因而李教授常常加入黄芪、党参等顾护脾胃，不忘扶正祛邪。输卵管性不孕的患者因输卵管不通畅，故受孕时亦发生异位妊娠可能，李教授常嘱患者在治疗期间应暂时避孕，且治疗时间较长，嘱患者耐心医治。另外，李教授建议患者自行煎药，可多煎出 150ml 睡前保留灌肠，通过直肠黏膜吸收直达病所，增强药效。若患者输卵管炎症合并输卵管积水，喜加用有毒的芫花、葶苈子泻水逐饮，以便快速消除输卵管肿胀、积水。但因药力较强，患者初用此药灌肠后不久即排出，且易腹泻，故李教授鼓励患者在耐受的情况下坚持用药，从小剂量开始，逐渐加量，因该药有一定毒性，在应用之时需慎重并密切观察。

（刘慧聪　徐莲薇）

多次试管婴儿失败，卵巢过度刺激综合征后妊娠

路某，女，36 岁，已婚。

初诊：2015 年 8 月 24 日。

主诉：结婚 5 年余未避孕未孕，试管婴儿失败 2 次。

现病史：患者自工作时起月经周期常延后，经量正常，2011 年结婚后未避孕未孕，2013 年检查 HSG：双侧输卵管不通，峡部粘连。2013 年 1 月外院首次取卵失败，第二次取卵周期内发生卵巢过度刺激综合征（OHSS）入院抢救治疗。后 2014 年底、2015 年初于上海交通大学医学院附属第九人民医院行试管婴儿 2 次，亦均失败，目前无剩余冻胚。2015 年曾卵泡监

测有自然发育的卵泡最大到 10mm,发育欠佳。自试管婴儿后经量略减少,色偏暗。近 3 天见带下增多,色白偏透明。刻下体形偏瘦,面容忧愁,胃纳欠佳,二便调,夜寐尚安。苔薄白脉细。

月经史:15,6~7/30~45,量中,色暗,夹血块,痛经,经行乳房胀痛。

生育史:0—0—0—0。

妇科检查:外阴正常,阴道畅,宫颈轻度糜烂,宫体中后位,正常大小,附件(－)。

辅助检查:2015 年 7 月 30 日月经第 3 天测血:LH 7.5IU/L,FSH 14.5IU/L↑,E_2 210pg/ml,T 0.8nmol/L,P 1.3nmol/L,PRL 14.4mIU/L,TSH 1.265mIU/L。

2015 年 8 月 20 日 B 超:子宫大小 56mm×46mm×40mm,内膜 9mm,左卵巢大小 28mm×27mm×19mm,右卵巢大小 30mm×27mm×21mm。

西医诊断:不孕(多次 IVF 失败又 OHSS 后)。

中医诊断:不孕症。

病机:肾虚精亏血少,冲任亏虚。

治则:补肾疏肝,活血调经。

方药:当归 9g,香附 12g,泽兰 9g,泽泻 9g,鸡血藤 15g,熟地黄 12g,枸杞子 12g,肉桂 3g,红花 9g,淫羊藿 30g,菟丝子 12g,肉苁蓉 12g,黄精 12g,八月札 12g,娑罗子 12g,柴胡 9g,紫石英 12g,石楠叶 12g,桔梗 6g。

共 14 剂,水煎服,每日 1 剂,早晚饭后各一次,每次 150ml。

医嘱:①适当锻炼,增强体质;②均衡饮食,荤素搭配,忌食生冷;③劳逸结合,起居有规律,保持心情愉快。④监测基础体温,观察自然排卵情况及黄体功能,评估卵巢功能恢复情况。

二诊:2015 年 9 月 25 日。

末次月经 9 月 9 日至 15 日,量略增多,色红,无痛经,胃脘不舒,苔薄,脉细。

治则:补肾养血,调理冲任。

方药:当归 9g,香附 12g,黄精 9g,淫羊藿 30g,菟丝子 12g,肉苁蓉 12g,熟地黄 12g,枸杞子 12g,鸡血藤 15g,肉桂 3g,石楠叶 12g,黄连 3g,杜仲 15g,龟甲 18g,鹿角胶 9g,紫河车粉 9g,煅瓦楞子 30g,陈皮 9g。

共 14 剂,水煎服,每日 1 剂,早晚饭后各一次,每次 150ml。

三诊：2015 年 10 月 26 日。

2015 年 9 月 16 日月经第 2 天血液检查：LH 5.83IU/L，FSH 9.55IU/L，P 0.2nmol/L，E_2 18pmol/L。

末次月经 10 月 17 日，时有腰酸，小腹不适，口苦减轻，拟本周 29 日行 IVF 取卵。苔薄白，脉细弦。

治则：补肾温阳，活血调经。

方药：当归 9g，香附 12g，山茱萸 9g，鸡血藤 15g，枸杞子 12g，肉桂 3g，红花 9g，淫羊藿 30g，菟丝子 12g，肉苁蓉 12g，熟地黄 12g，胡芦巴 12g，鸡血藤 12g，橘叶 9g，橘核 9g，龟甲 18g，鹿角胶 9g，紫河车粉 9g，益母草 15g。

共 14 剂，水煎服，每日 1 剂，早晚饭后各一次，每次 150ml。

四诊：2015 年 12 月 23 日。

末次月经 11 月 18 日，12 月 7 日植入胚胎，12 月 14 日测血 HCG：25mIU/ml 诊断为妊娠，自诉无腹痛，无阴道出血，二便调，夜寐欠安，夜尿 1 次，苔薄腻，脉细弦滑。

治则：补肾养血，安胎固冲。

方药：藿香 9g，佩兰 9g，党参 9g，黄芪 9g，白术 9g，白芍 9g，菟丝子 12g，续断 12g，黄芩 9g，桑寄生 12g，苎麻根 12g，南瓜蒂 9g。

共 7 剂，水煎服，每日 1 剂，早晚饭后各一次，每次 150ml。

之后予以保胎，随证加减，于 2016 年 6 月剖宫产生一女孩，母女健康。

按语：

一、治疗思路

正常的受孕需要精子与卵子在输卵管内相遇受精，并逐步发育且移行至宫内着床生长，而本患者试孕 3 年未成功，经输卵管检查证实输卵管不通，故采取试管婴儿试孕。试管婴儿即体外受精联合胚胎移植技术（IVF-ET），是分别取出卵子与精子，置于试管内使其受精，再将胚胎前体（受精卵）移植回母体子宫内发育而诞生婴儿。现代技术的发展使原本输卵管阻塞的不孕患者获得了妊娠可能。在女性取卵过程中需要使用药物促排卵，一般正常妇女每一自然周期仅有一个卵泡成熟，试管婴儿技术为了获得多个卵子，往往采用控制超排卵方法以获取较多卵子供使用，药物使用经验和患者对药物的反应均会影响促排结局。本患者在 2013 年取卵中 1 次失败，1 次超促排发生了卵泡过度刺激症状（OHSS）出现严重的胸腹水，造成失败。2014 年底、2015 年初的 2 次试管婴儿均因受精卵移植入母体后未正常发育而失败。多次试管婴儿失败后来院就诊，检查血卵巢基础性腺水平有卵巢储备功能降低的表现，自然周期中卵泡成熟度不足。月经失调出现量少、色暗，而以往又素有经期延后的情况。《妇人大全良方》记载"过于阴则后时而至"，认为阴盛血寒可致月经后期。《丹溪心法》则提出血虚、血热、痰多可发生月经后期。薛已、万全、张景岳等医家还提出"脾经血虚""肝经血少""气血虚弱""气血虚少""气逆血少""脾胃虚损""痰湿壅滞及水亏血少，燥涩而然""阳虚内寒，生化失期"等月经后期的发病机制，治以补脾养血、滋水涵木、气血双补、疏肝理气、导痰行气、清热滋阴、温经活血、温养气血等。后世医家综合前人所论，认为月经病发病机制有虚有实，虚者多因肾虚、血虚导致精血不足，冲任不固，血海不能按时满溢而经迟；实者多因血瘀、痰凝等导致血行不畅，冲任受阻，血海不能如期满盈，致使月经后期而来。中医认为肾主生殖，本案患者肾虚精亏血少，冲任亏虚，血海不能按时满溢，故经行落后；多次促排，妄动肾精，肾中精血益发不足，更见经行量少、色暗；肾虚者其天癸—肾—冲任—胞宫轴失调，冲任失养，胞脉不通，不能受孕有子，故而不孕。肾阳虚血失温运，血滞成瘀，经行见有血块，瘀血阻滞冲任，故胞脉不畅；精血同源，肾虚可致肝血不藏，肝失所养；久盼不孕，情绪忧愁，肝失疏泄，气机不畅。四诊合参，李祥云教授认为该案患者病机为肾虚血瘀，冲任失养，治疗以补肾疏肝，活血调经。

二、用药分析

方中当归甘、辛、温，补气活血调经，为妇科良药，治血虚诸症、月经不调。《本草正》中言："当归，其味甘而重，故专能补血，其气轻而辛，故又能行血，补中有动，行中有补，诚血中之气药，亦血中之圣药也。"熟地黄补血养阴，填精益髓。黄精健脾益肾，益气养阴。枸杞子平补肝血肾精。菟丝子补肾益精，既能补肾阳，又能益精血。淫羊藿、肉苁蓉、石楠叶温肾助阳，使血得温运，瘀自然除。鸡血藤苦而不燥，温而不烈，行血散瘀，补血调经。红花活血化瘀。泽兰、泽泻利水除瘀。肉桂补火助阳，散寒止痛。紫石英甘温，入心、肝经，有镇心定惊，温肺暖宫之效。《药性论》曰："紫石英，女人服之有子。"《本草再新》曰："紫石英安心定神。"香附、八月札、娑罗子、柴胡疏肝解郁,理气宽胸。其中娑罗子入肝、肾经,疏肝理气、宽中和胃;八月札入肝、胃经,疏肝理气散结,《本草拾遗》中云:"利大小便,宣通,去烦热,食之令人心宽,止渴,下气。"娑罗子、八月札均有行气止痛之功,两者配伍,相辅为用,增强疏肝理气之力。桔梗开宣肺气,寓提壶揭盖之功。全方配伍应用,共奏补肾养血调经之效。后随访,二诊中李祥云教授加入龟甲滋阴潜阳,益肾养血,《本草通玄》中谓:"龟甲咸平,肾经药也,大有补水制火之功,故能强筋骨,益心智,止咳嗽,截久疟,去瘀血,止新血。";鹿角片补肾壮阳,强筋健骨;紫河车粉补肾益精,养血益气。而龟甲配鹿角为龟鹿二仙胶的主要组成,一阴一阳,阴阳两补,补前胸之任脉,补后背之督脉,共补肾阴肾阳。《历代名医良方注释》云:"鹿角得龟甲,则不虑其浮越之过升,龟甲得鹿角,则不患其沉沦之不返。"三味药均为血肉有情之品,李祥云教授常用以促进内膜生长及卵泡发育、改善卵巢功能。综上法治疗,患者经调治,促排卵成功,选择胚胎移植后,故李祥云教授即刻予中药保胎治疗。党参、黄芪、白术健脾益气,气旺生血以养胎;白芍柔肝敛阴养血;菟丝子、续断、桑寄生补肾安胎;黄芩、苎麻根清热安胎;藿佩化湿止呕,预防早孕反应;南瓜蒂祛痰安胎。方中保胎用白术与黄芩这一药对,白术苦、甘、温,入脾、胃经,有补气健脾、燥湿利水、止汗安胎之功;黄芩苦、寒,入肺、胆、胃、大肠经,有清热燥湿、泻火解毒、止血、安胎之功。两药共用,白术配黄芩,一寒一温,一补一泄,相须为用,补而不热,清而不寒,共为健脾止血安胎、清热燥湿之用。黄芩安胎多用炒制品,清热生用,止血用炭,黄芩常用量3~10g,过量易伤胃气。全方共奏健脾补肾养血,平补安胎固元之效,使胎元得固,孕育得子。

三、亮点经验

1. **多次试管失败,补肾养血成功** 本例患者多次试管失败,补肾养血治疗成功。求诊过程中,出现取卵失败、卵巢过度刺激综合征(OHSS)、种植后失败等多种试管婴儿不良结局,此时采取中医药介入治疗,就不再着眼于输卵管不孕因素,而是参与到帮助卵泡发育、促进有效排卵、帮助孕囊种植等辅助生育技术过程中,故最后能获得有效妊娠产子。治疗中始终强调"肾主生殖",调经种子,治肾为本;"久病必瘀",补肾活血,标本兼治。

2. **疏肝理气条达,肝肾调补助孕** "女子以肝为先天"。肝藏血,肾藏精,精血同源,肝肾同居下焦,相火寄于肝肾,前人谓之"肝肾乃冲任之本"。肾虚亦可致肝血不藏,肝失所养;肝主疏泄,气血运行,有赖肝气条达通畅。患者久盼不孕,情绪忧愁,致肝失疏泄,气机不畅。故对久病者应重视肝气条达,舒畅情志,肝肾同治,"治肝必及肾,益肾须疏肝",达到疏肝理气条达,肝肾同补助孕的目的。

3. 一旦种植成功,积极保胎重要 治疗过程中,一旦种植成功,积极保胎尤为重要。胎元所固,全赖肾气充盈维系以系胎脉,气血充盈滋养以养胎元。若肾气不足胞失所系,气血不足胎失所养,则易发生胎元不固,胎元殒落。即使是通过试管婴儿受孕,也将该病列为不易成功范畴,所以对于本病者一旦种植成功,积极保胎极为重要,及时给予补肾养血,健脾生血,安固胎元,也是孕育成功的关键。该类疾病治疗周期较长,让患者持之以恒,树立战胜疾病的信心,也是非常必要的手段。

(刘 敏)

输卵管性不孕合并抗精子抗体、抗子宫内膜抗体阳性

管某,女,36岁,已婚。

初诊:2017年6月13日。

主诉:婚后1年半,不避孕半年而未孕。

现病史:患者既往月经规则,结婚1年半,近半年未采取避孕措施,一直未孕。备孕时完善各项孕前检查,丈夫精液分析正常。2016年12月25日外院输卵管造影检查示:左侧输卵管通畅,右侧通而不畅。2017年1月17日检查B超,结果提示子宫大小:49mm×37mm×49mm,内膜厚4mm;左侧卵巢大小35mm×23mm,内见17mm×10mm囊性回声团,囊壁厚约2mm,透声差;右侧卵巢大小34mm×20mm;抗精子抗体IgM(+),抗子宫内膜抗体IgG(+);未行西医免疫治疗,至今半年未孕,遂就诊期待中医治疗助孕。刻下:胃纳可,夜寐安,二便调。

月经史:14,6~7/28~35,量中,无痛经,无乳房胀痛;末次月经2017年5月15日~2017年5月20日。

生育史:0—0—0—0。

体格检查:舌质紫暗,舌边有齿痕,舌苔薄白,脉细。

西医诊断:免疫性不孕;输卵管性不孕。

中医诊断:不孕症。

病机:冲任之本在于肾,胞脉系于肾。皇甫谧《针灸甲乙经》记载:"女

子绝子,衃血在内不下,关元主之。"认为女子腹内血块凝聚不下可导致不孕,故采用益气扶正,活血化瘀,清热通络治之。

治则:肾亏血瘀,肝经湿热。

方药:黄芪 12g,党参 12g,丹参 12g,牡丹皮 12g,赤芍 9g,鸡血藤 30g,三棱 9g,莪术 9g,水蛭 12g,路路通 9g,香附 12g,败酱草 30g,紫花地丁 30g,皂角刺 12g,蒲公英 30,威灵仙 9g,姜半夏 9g。

共 14 剂,水煎服,每日 1 剂,早晚饭后各一次,每次 150ml。多煎 150ml 每晚临睡前灌肠;经期暂停灌肠;穿山甲粉 5g/ 日,冲服。

医嘱:①测量基础体温;②月经第 3 天生殖内分泌激素检查;③严格屏障避孕。

二诊:2017 年 6 月 28 日。

末次月经 2017 年 6 月 22 日～2017 年 6 月 28 日,自测基础体温呈现双相,2017 年 6 月 25 日在台州当地医院检查 FSH 10.5IU/L,LH 5.1IU/L,E_2 63pg/ml,T<0.69nmol/L,PRL 12.2IU/L,P 0.82nmol/L。舌苔薄,脉细。

治则:补肾活血,清热通络

方药:三棱 9g,莪术 9g,水蛭 12g,地鳖虫 12g,路路通 9g,黄芪 12g,丹参 12g,牡丹皮 12g,赤芍 9g,鸡血藤 30g,香附 12g,败酱草 30g,紫花地丁 30g,威灵仙 12g,浙贝母 9g,石见穿 15g,蒲公英 30g,金银花 12g,生甘草 6g。

共 14 剂,水煎服,每日 1 剂,早晚饭后各一次,每次 150ml。多煎 150ml 每晚临睡前灌肠;经期暂停灌肠;穿山甲粉 5g/ 日,冲服。

三诊:2017 年 12 月 6 日。

患者依照二诊方药持续治疗四月余,末次月经 2017 年 11 月 13 日,6 天净,量中,色红,伴有血块,无痛经,无腰酸,无乳房胀痛。月经第 5 天台州当地医院复查 FSH 5.2IU/L,LH 5.6IU/L,E_2 45pg/ml,T<0.69nmol/L,PRL 11.5IU/L,P 0.97nmol/L。患者于复旦大学附属妇产科医院复查抗精子抗体转阴。B 超检查结果提示:子宫大小 35mm×38mm×48mm,内膜厚 17mm。刻下:舌苔薄,脉细。

治则:补肾活血,清热通络。

方药:熟地黄 12g,丹参 12g,牡丹皮 12g,当归 9g,川芎 6g,香附 12g,延胡索 12g,川楝子 12g,红花 9g,桃仁 9g,益母草 30g,乳香 6g,没药 6g,八月札 12g,白芷 9g,桂枝 9g,小茴香 6g,合欢皮 30g,夜交藤 15g,

五味子 6g。

共 14 剂，水煎服，每日 1 剂，早晚饭后各一次，每次 150ml。多煎 150ml 每晚临睡前灌肠；经期暂停灌肠；穿山甲粉 5g/ 日，冲服。

医嘱：停止避孕，试孕。

四诊：2018 年 1 月 9 日。

患者依照前方加减继续治疗一月余，末次月经 2017 年 12 月 12 日，今检查尿 HCG（+），患者 2018 年 1 月 1 日曾有感冒发热症状，体温最高 38.5℃，现体温正常，少许咳嗽，胃纳可，无呕吐，夜寐欠安。苔薄，脉细滑。

治则：补肾安胎。

方药：党参 9g，黄芪 9g，白术 9g，白芍 9g，菟丝子 12g，续断 12g，桑寄生 12g，苎麻根 12g，南瓜蒂 12g，黄芩 9g。

共 7 剂，水煎服，每日 1 剂，早晚饭后各一次，每次 150ml。

按语：

一、治疗思路

该患者就诊时存在可能致不孕多因素。其一，输卵管通而不畅；其二，自身免疫抗体阳性；其三，卵巢储备功能低下；其四，子宫内膜增厚。四个致病因素看似无关，实则互相联系，共同导致不能受孕的状况。

输卵管属于现代医学的解剖名词，古代中医学文献未对此进行详细阐述。追寻历史文献，相当于《黄帝内经·素问》中提到的"胞络"及朱震亨《格致余论》中的"两歧"。张寿颐在著作《沈氏女科辑要笺正》中曾阐述"子宫之底，左右各出子管一支，与小孔通，长二寸半，垂于子核之侧，不即不离""男精入子宫，透子管，子管罩子核，子核感动，精珠迸裂，阴阳交会"，对照现代医学各生殖器官的解剖结构和功能，"子管""子核"分别代指输卵管、卵巢。

输卵管性不孕由慢性输卵管炎所造成的输卵管阻塞占 50% ~ 80%，炎性病变在输卵管不孕中占有主导地位。李教授认为输卵管性不孕的发生主要与下列因素相关：月经期外邪乘入，损伤冲任，瘀滞脉道；素体气血亏虚，推动无力，瘀滞胞宫；房事不节，肾虚精少，血行不畅，瘀阻胞络；因此瘀血是输卵管不通畅的致病共性要素。

免疫学因素是导致不孕不育的关键之一，而在众多免疫因素中抗精子抗体（AsAb）和抗子宫内膜抗体（EMAb）又是研究的一个重点，它们可通过多种机制影响正常生育的多个环节，从而导致不孕不育。

AsAb是一种极为复杂的病理性产物，男士与女士都可以产生，但其详细产生的原因不是很明确。精子存在抗原性，精子抗原可能在子宫被一些酶降解，防止了女性对精子产生同种免疫反应，因此女性体内一般不会产生AsAb。在女性在经期、女性的生殖道感染以及损伤时，或者女性因人工流产等情况使得生理屏障受到外界的破坏，增加了精子或其抗原与免疫活性细胞接触的机会，女性身体内的独特性抗体可导致AsAb的产生。当AsAb在女性宫颈黏液中存在时，在与精子接触后会改变其运动特征，并对精子质膜颗粒的流动性造成影响，使其获能受到阻碍，对精子穿过透明带和卵子结合起到阻止作用，导致受精失败，最终引发不孕不育。

EMAb与子宫内膜异位症患者受到异位内膜刺激或经血逆流等因素有关，是子宫内膜异位症（EMT）的标记性抗体。EMAb对子宫内膜细胞产生细胞毒作用。EMAb与抗原结合以后，其复合物沉积于子宫内膜或者异位病灶，经过激活补体因子，从而破坏子宫内膜结构。当机体发生子宫内膜炎时，子宫内膜组织可转化成抗原或半抗原，可刺激机体产生EMAb抗体复合物因积聚于内膜中，子宫内膜的功能受到影响，从而导致营养胚胎的糖原等分泌减少，干扰胚胎、胎儿的生长发育，引起流产的发生。

对于免疫功能的内在含义，在《黄帝内经》中就有类似记载。如《黄帝内经素问遗篇·刺法论》有"正气存内，邪不可干"，《素问·评热病论》又有"邪之所凑，其气必虚"等，都明确指出"正气"是人体抵御外邪的重要因素。这种认识与西医学免疫功能是相互吻合的。因此免疫功能失常往往离不开正虚的基本病机。AsAb相关性不孕，李教授认为是气虚不能摄精，肾虚胞脉失于濡养，肾阴虚热扰血海，湿热蕴结下焦胞宫。EMAb相关性不孕多与瘀血有关。

卵巢储备功能是指卵巢内存留卵泡的数量和质量，反映女性的生育潜能和生殖内分泌功能。卵巢储备功能下降（DOR）导致女性生育能力减弱及性激素缺乏，表现为月经稀发、闭经、不孕等，进一步可发展为卵巢早衰（POF）。作为评估卵巢储备功能的指标是指在月经周期第2～3日所测得的血清FSH值，即b FSH。目前国内外均有大量的相关研究，把检测卵巢储备功能低下的b FSH临界值设定在10～15IU/L，而我国则是倾向于把b FSH大于10IU/L作为检测卵巢储备功能低下的标准之一。国内多采用

早卵泡期 $E_2>60pg/mL$ 作为提示卵巢储备功能下降的标准值。该患者不仅 FSH 大于 10IU/L,且早卵泡期 $E_2>60pg/mL$,明确有卵巢储备下降。

卵泡的生长发育依赖于局部血管的形成,输卵管和卵巢局部炎症因素也可以引发卵巢组织损伤,瘀血阻滞,影响卵巢储备。某些卵巢储备功能下降常因自身免疫引起。致病性自身反应性细胞被激活,自身抗体对卵巢组织产生损伤。卵巢储备功能下降,性激素缺乏,会引起女性生殖系统免疫力下降,对抗致病因素的能力下降,炎症滋生,免疫抗体产生。

因此总结该患者病机特点,肾气不足(卵巢储备下降),热扰冲任(免疫抗体阳性),瘀血阻滞胞络(输卵管不畅,子宫内膜增厚),终难摄精成孕,属于难治性不孕症。治疗以益气活血化瘀,清热通络为主要原则,配合采用灌肠疗法。

二、用药分析

李教授治疗输卵管性不孕,自拟经验方峻竣煎取得显著临床疗效。峻竣煎治疗本病以逐瘀为主,大量使用三棱、莪术、穿山甲、路路通等活血化瘀;红藤、牡丹皮清热解毒凉血,同时考虑到本病病程一般比较长,难以速效,遂配伍黄芪、当归等攻补兼施,从缓和中求消化,临床及实验证明疗效显著。

本患者处方以峻竣煎处方立意,黄芪、党参为益气扶正药对;丹参、牡丹皮、赤芍、鸡血藤、三棱、莪术、水蛭、地鳖虫、路路通配伍加强活血化瘀功效。败酱草、紫花地丁、蒲公英清热解毒,化瘀通络消抗体。穿山甲活血化瘀通络治疗输卵管不通畅,是李教授必用药味。党参可以对不同的免疫状态进行调整,提高巨噬细胞的数量及其吞噬能力;黄芪对免疫有双向调节作用,促进巨噬细胞的吞噬功能,既可以是恢复免疫低下,又可以抑制免疫亢进。

现代药理研究发现峻竣煎中的三棱、莪术能抗体外血栓形成;穿山甲伍路路通,可增强祛风通络、祛瘀血、除积聚之功;当归既能抗血栓形成,又能促进淋巴细胞转化;牡丹皮、丹参均有抗菌抗炎作用;红藤也有良好的抗菌作用;黄芪有抑菌、强壮、利尿的作用,可提高机体的免疫功能,有抗感染和较强的解毒作用,且具有扩血管作用。全方配伍起到了活血化瘀改善微循环,调整结缔组织代谢,调整机体免疫和内分泌功能。

针对 AsAb 阳性患者,李教授常用金银花配伍甘草,或者忍冬藤配伍甘草,对免疫性抗体具有消除作用。金银花多糖可提高免疫低下小鼠的胸腺、脾脏指数,促进溶血素抗体生成。金银花多糖可增强环磷酰胺所致免疫功能低下小鼠的免疫功能。甘草具有抗炎、抗过敏、抗免疫、抗变态反应的作用。甘草具有皮质醇激素样作用,这可能是其具有抗炎作用的机制,其黄酮成分对多种免疫反应都有抑制作用,既可以提高巨噬细胞的吞噬功能,又能抑制淋巴细胞介导的特异性免疫;而甘草酸氨能抑制致敏大鼠的免疫复合物产生,明显降低淋巴细胞生成淋巴因子的功能。配合败酱草、蒲公英、紫花地丁共同起到清热解毒,通络消抗体功效。败酱草多糖具有免疫调节和抗氧化作用。紫花地丁水煎剂通过抑制小鼠由脂多糖(LPS)诱导的B淋巴细胞的增殖,下调抗体的生成。患者持续用药6个月,复查AsAb,EMAb转阴。

三、亮点经验

1.异病同治,体现辨证论治精髓 本患者主要存在四项引起不孕的因素,仅仅一项致病因素就可以导致不孕,何况患者多项不孕因素共存,则大大增加了治疗的难度。

按照西医治疗方法,针对输卵管不通畅,需要针对阻塞程度进行输卵管通气、通液、甚至宫腹腔镜联合治疗。针对AsAb与EMAb常用①隔绝疗法:使用避孕套,使精子与女方脱离接触,不会产生新的抗精子抗体,原有抗体逐渐消失。②免疫抑制疗法:常用方法有低剂量持续疗法、高剂量间歇疗法及阴道局部用药等三种。常用药物有泼尼松、地塞米松和甲泼尼龙。③宫腔内人工授精。④体外授精及胚胎移植(试管婴儿):针对卵巢储备低下患者有生育要求者,多采用激素替代疗法(HRT)和诱导排卵。

因胞脉阻塞导致不孕早在金元时期的朱丹溪《格致余论》所载:"妇不可为母,得阴道之塞者也。""阴道"当指女子胞脉,已经认识到胞脉阻塞与妇人不孕的关系。中医辨证采用益气扶正、活血化瘀、清热通络,同时兼顾各项致病因素,共助患者完成受孕。

2.补肾祛瘀,提升卵巢储备功能 《素问·上古天真论》云:"女子七岁,肾气盛……二七而天癸至,任脉通,太冲脉盛,月事时下,故有子……七七任脉虚,太冲脉衰少,天癸竭,地道不通,形坏而无子也。"说明虽然肾气在月经的产生中起到主导作用,但是冲任经脉气血充盛和通畅对天癸的至与竭起到重要作用。补益肾精对卵巢储备下降是重要的治疗手段,但是本案患者采用活血化瘀主方同样改善了内分泌激素水平,提示活血化瘀在卵巢储备低下治疗中的明显作用。活血法改善卵巢组织的局部血液循环情况,改善衰退卵巢的血供情况和提高衰减卵巢的反应性,调节储备功能下降的卵巢。活血化瘀可以通过增强 FSH、LH 对卵巢的反应性,促进卵巢颗粒细胞发育生长以及调整女性内分泌功能协调。本案患者月经尚规则,血清学检测提示卵巢功能下降,故而应处于可"未病先防"的状态,积极治疗可以达到事半功倍的效果,这也是活血化瘀起到改善激素水平作用的关键。

(贾丽娜)

输卵管欠畅合并黄体功能不全

张某,女,34岁,已婚。

初诊:2015 年 7 月 10 日。

主诉:自然流产后 1 年未孕。

现病史:结婚 2 年,患者于 2014 年 1 月生化妊娠 1 次。2014 年 6 月孕 2 月自然流产,未行清宫术,流产后未避孕至今未孕。末次月经:6 月 27 日,量多,7 天净。平时白带较多,色黄,味臭。基础体温监测高温期 10 ~ 11 天,爬坡式上升。刻下就诊时大便干结,胃纳差,夜眠可。舌淡红,苔薄黄腻,脉滑。

既往史:2014 年 1 月生化妊娠 1 次。2014 年 6 月孕 2 月自然流产,未行清宫术。

月经史:12,7/28 ~ 35,量中等,色红,偶有痛经。

生育史:0—0—2—0。

辅助检查:2015 年 7 月 1 日:促黄体生成素(LH)3.08mIU/ml、促卵泡生成素(FSH)6.07mIU/m、雌二醇(E_2)37pmol/L、睾酮(T)1.1nmol/L、泌乳素(PRL)368.54uIU/ml、孕酮(P)0.7nmol/L。CA125:88.2U/ml↑。7 月 7 日阴道 B 超:子宫大小 52mm × 41mm × 50mm,内膜 8mm,右卵巢大小 19mm × 20mm,左卵巢大小 26mm × 25mm。

西医诊断:不孕;黄体功能不全。

中医诊断:不孕症。

病机:患者先天不足,肾气不充,后天失养,生化无源,气血亏虚;脾虚失运,水湿停留,湿郁而化热,热扰胞宫,冲任不固;气虚血行不畅,瘀阻胞脉,胞宫失养,故胎元不固而致反复流产。日久气血失和,冲任失调,影响胎孕形成而致不孕。湿热下注带脉,故带下多,色黄味臭,热结肠道,故大便干结。

109

治法:清热化湿,补肾养血。

方药:藿香 9g,薏苡仁 12g,苍白术(各)9g,陈腹皮(各)9g,土茯苓 30g,金银花 9g,甘草 6g,生大黄 3g(后下),炒荆芥 9g,川楝子 12g,当归 9g,川芎 6g,鸡血藤 15g,淫羊藿 30g,菟丝子 12g,桂枝 6g,桔梗 6g。

共 14 剂,水煎服,每日 1 剂,早晚饭后各一次,每次 150ml。

医嘱:①多吃红薯、山药、肉类、黑豆、黑米等,忌食辛辣刺激食物。②避免精神刺激和情绪波动。③注意外生殖器卫生清洁,月经期禁性生活。

二诊:2015 年 7 月 21 日。

末次月经 6 月 27 日,量多,7 天净。服上药后大便干结好转,带下色黄,味臭,胃纳可,二便正常,夜寐可。基础体温上升 2 天。苔薄黄,脉细。

治则:清热利湿,补肾止带。

方药:藿香 9g,佩兰 9g,苍白术(各)9g,车前子 9g,厚朴 6g,金银花 9g,甘草 6g,生大黄(后下)6g,土茯苓 30g,蒲公英 30g,半枝莲 15g,椿根皮 15g,煅龙骨 30g,煅牡蛎 30g,金樱子 12g,炒荆芥 9g,炒防风 9g,淫羊藿 30g,胡芦巴 12g,枸杞子 12g。

共 14 剂,水煎服,每日 1 剂,早晚饭后各一次,每次 150ml。

三诊:2015 年 8 月 19 日。

末次月经:7 月 29 日,量多,7 天净。今基础体温上升第 1 天,幅度偏低。上月基础体温上升 10 天,上升幅度偏低。带下稍有减少,仍色黄,大便质黏。苔薄黄脉细。

治则:清热利湿,补肾活血。

方药:藿香 9g,佩兰 9g,苍白术(各)9g,车前子 9g,金银花 9g,甘草 6g,生大黄(后下)6g,土茯苓 30g,蒲公英 30g,薏苡仁 30g,黄芩柏(各)9g,椿根皮 15g,牡丹皮 12g,丹参 12g,淫羊藿 30g,鸡血藤 15g,香附 12g,炒扁豆 12g。

共 14 剂,水煎服,每日 1 剂,早晚饭后各一次,每次 150ml。

四诊:2015 年 9 月 15 日。

末次月经:8 月 30 日,6 天净,量中等。目前基础体温上升第 1 天,上升幅度好(上升 0.3 度),一周前胃镜检查示 HP(+),活检结果:重度慢性非萎缩性炎伴活动性。刻下:乳房胀痛,大便正常,口干。舌红苔薄黄脉细。

治则:补肾活血,健脾化湿。

方药:藿香 9g,佩兰 9g,苍白术(各)9g,黄连 6g,土茯苓 30g,牡丹皮 12g,丹参 12g,天花粉 12g,姜半夏 9g,煅瓦楞子 30g,桔梗 6g,党参 12g,黄芪 12g,肉桂 3g,淫羊藿 30g,胡芦巴 12g,鸡血藤 15g,乌贼骨 15g,茜草 6g。

之后按减轻清热化湿药物,以补肾活血、调经助黄方药调理 7 个月,基础体温上升良好,高温相持续 14 天左右。

共 14 剂,水煎服,每日 1 剂,早晚饭后各一次,每次 150ml。

五诊:2016 年 4 月 6 日。

患者经上述方药积极调理后基础体温上升幅度好,持续时间正常,但仍未受孕,故于 4 月 5 日行 HSG 示;右侧输卵管通而欠畅,左侧输卵管峡部阻塞。李教授视片:左侧输卵管显示至峡部,右侧输卵管内碘油至远端,但碘油残留明显,盆腔内碘油极少。故而更弦改辙,末次月经:3 月 24 日,6 天净,量中等。舌红苔薄黄腻脉细。

治则:祛瘀通络,清解补肾。

方药:三棱 9g,莪术 9g,丹参 12g,牡丹皮 12g,路路通 9g,香附 12g,败酱草 30g,红藤 30g,黄芪 12g,苍白术(各)9g,浙贝母 9g,姜半夏 9g,生大黄(后下)6g,水蛭 12g,刘寄奴 12g,石见穿 15g,紫花地丁 30g,土茯苓 30g,蒲公英 30g。

共 14 剂,水煎服,每日 1 剂,早晚饭后各一次,每次 150ml。

六诊:2016 年 8 月 23 日。

患者经上述方药调理 4 个月,末次月经:7 月 19 日,6 天净,量中等。昨自测尿 HCG(+),诊断为早孕。目前患者无腹痛及阴道出血。苔薄黄腻脉细。

治则:健脾化湿,补肾安胎。

方药:藿香 9g,佩兰 9g,黄芩 9g,紫苏叶 9g,党参 9g,黄芪 9g,菟丝子 12g,续断 12g,桑寄生 12g,陈皮 6g,砂仁 6g,苎麻根 12g,南瓜蒂 9g。

共 7 剂,水煎服,每日 1 剂,早晚饭后各一次,每次 150ml。

因患者有 2 次不良妊娠史,故经上述治疗保胎至孕 5 月,孕期如常,于 2017 年 4 月剖宫产一女,母女平安。

按语:

一、治疗思路

黄体功能不全指排卵后卵泡形成的黄体功能不良或过早退化使孕酮

分泌不足或子宫内膜对孕酮反应性降低而引起的分泌期子宫内膜发育迟缓或停滞，不利于受精卵种植和早期发育而引起的不孕、流产或月经失调等。而女性不孕症另一个重要原因为输卵管性不孕，以输卵管炎引起的输卵管不通为最常见原因。本案患者通过基础体温监测及临床检查，其早期流产的原因与黄体功能不全有关，之后形成的不孕，与黄体功能不全和输卵管不通两者相关。

中医对黄体功能不全无病名专门记载，可归于月经先期、不孕、胎动不安、滑胎等范畴。肝、脾、肾与该病关系最为密切，《素问·上古天真论》云："二七而天癸至，任脉通，太冲脉盛，月事以时下，故有子"，《傅青主女科》："其郁而不能成胎者，以肝木不舒，必下克土而致塞……带脉之气既塞，则胞胎之门必闭"，病机是肾虚为主，肾主生殖，肾虚真阳不足，命门火衰，不能温煦冲任，胞宫因之不能摄精成孕；肝郁、脾虚、血瘀也是常见原因。治疗相应有补肾、健脾益气、疏肝解郁、活血化瘀等为主。

本案患者脾肾两虚，兼有内湿血瘀之证，湿郁而化热，故治疗以补肾活血为主，健脾益气、清热化湿兼顾。

二、用药分析

本案治疗分三个阶段进行。第一阶段为黄体功能不全，拟健脾益气，清热化湿，补肾活血以改善黄体功能不全，以苍术、白术、薏苡仁、陈皮、大腹皮健脾化湿，行气利水；黄芩、黄连、黄柏清热燥湿；车前子清热利湿、解毒止带，配大黄、金银花、土茯苓加强清热渗湿解毒功效；党参、黄芪健脾益气养血；当归、川芎活血养血，配用鸡血藤，增强补血行血，又能舒筋活络；乌贼骨、茜草补肾益精，行血活血；菟丝子、淫羊藿、胡芦巴均能补肾助阳，配伍肉桂火热之剂，温补命门之火，提高肾阳温煦之功。第二阶段为输卵管梗阻，拟祛瘀通络，清解补肾以疏通输卵管，三棱、莪术破血消癥散瘀；路路通通络散结；牡丹皮、赤芍、丹参清热凉血，活血化瘀；浙贝母、姜半夏软坚散结化痰；水蛭搜剔经络，逐瘀破血；石见穿活血化瘀，清热解毒消肿，配红藤、败酱草、蒲公英、半枝莲可加强清热解毒功效。第三阶段为孕后安胎，拟健脾化湿，补肾安胎以积极保胎至稳定，菟丝子、续断、桑寄生为寿胎丸重要组成药物，以补肾益精，补冲任，固胎元；党参、黄芪健脾益气养血，藿香、佩兰、陈皮化湿和中、砂仁理气和中，又有安胎之效；黄芩清热燥湿安胎，苎麻根、南瓜蒂专门安胎之用。

三、亮点经验

1. 巧用药对,事半功倍 纵观李教授治疗本案用药,与辨证紧密相扣,又合理使用临床药对,使治疗疾病有事半功倍的效果,如药用白术配苍术,两者皆入脾、胃经,均有健脾燥湿利水,两药合用有相须之效,为健脾燥湿要药,《本草崇原》云:"凡欲补脾,则用白术,凡欲运脾,则用苍术,欲补运相兼,则相兼而用……"陈皮配大腹皮,两者皆入脾经,陈皮行气以畅脾胃之气,又可燥湿,大腹皮下气以理胃肠气滞,且可利水,两药合用,理中焦、下焦之气,又能利水、渗湿。牡丹皮配丹参凉血活血,祛瘀生新,清透邪热之力增强,使血热得清,血行得畅。黄柏配黄芩,黄柏清下焦之热,黄芩清上焦湿热,两药配伍清热之力增强。藿香配佩兰,两者皆入脾胃肺经,两药合用化湿和中之功加强,用于湿滞中焦之证。金银花配甘草,两者合用增清热解毒之力。党参配黄芪,两者皆入脾肺经,两者相须为用起补气升提,扶正固摄作用。乌贼骨配茜草,能通能止,能补肾益精,又能活血止血。

2. 中西合参,更弦改辙 不孕症原因复杂又多变,患者虽有 2 次妊娠史,但均未行清宫术,结合基础体温监测,李教授认为患者为黄体功能不全引起的流产及不孕。积极改善黄体功能后,患者仍未受孕,故李教授建议患者行子宫输卵管造影检查(HSG),检查结果如李教授所料,故及时更弦改辙,以逐瘀破血、清热通络为主,兼补肾助阳,最后患者成功妊娠,故足以体现李教授治疗疾病的灵活性、对疾病了解的广泛性。

3. 一旦受孕,积极保胎 患者有不良妊娠史 2 次,虽未行清宫术,但积极中药调理 1 年余,后喜得有孕,其中道路之艰辛,更需积极保胎至稳定,故李教授结合患者体质,予以健脾益气化湿,补肾养血为根本大法,保胎至孕 5 个月,最后剖宫产一女,母女健康。

(周 梅)

子宫黏膜下肌瘤切除术后输卵管不通

嵇某,女,34 岁,已婚。

初诊:2016 年 5 月 27 日。

主诉:结婚 2 年未避孕未孕。

现病史:患者结婚 2 年,有规律性生活,未避孕未孕,平素月经规则。末次月经 5 月 19 日~5 月 22 日,经行量少,约 2 张卫生巾/日,色暗,夹血块,伴痛经。2016 年 4 月 28 日于外院(某民营医院)行 HSG,提示右侧输卵管不通,左侧通而不畅,建议 SSG。患者拒绝,要求中医药治疗来我院就诊,追问病史,患者 2014 年因黏膜下肌瘤行宫腔镜下子宫肌瘤切除术。刻下腰酸,乳房胀痛时作,舌暗尖红苔薄,脉细弦。

月经史:12,6/25 ~ 28,量少,色暗,夹血块,痛经略有。

生育史:0—0—0—0。

妇科检查:外阴已婚式,阴道畅,宫颈轻度糜烂,宫体前位,正常大小,双附件轻度增厚,伴压痛。

辅助检查:2016 年 5 月 10 日性激素六项:促黄体生成激素(LH)4.88IU/L、促卵泡成熟激素(FSH)7.98IU/L、雌二醇(E_2)119.3pmol/L、睾酮(T)1.38nmol/L、孕酮(P)3.05nmol/L、泌乳素(PRL)471.20mIU/L。

B 超:子宫大小 50mm × 28mm × 43mm,子宫内膜 6mm,宫底外突低回声 38mm × 32mm,提示子宫肌瘤。

西医诊断:输卵管性不孕;子宫平滑肌瘤。

中医诊断:不孕症;癥瘕。

病机:《景岳全书·妇人规》曰:"淤血留滞作,唯人有之,其证或由经期,或由产后,凡内伤生冷,或外受风寒,或愤怒伤肝,气逆而血留……总有血动之时,余血未净,而一有所逆,则留滞日积,而渐以成。"本病患者素有癥瘕,瘀血阻滞胞宫,加之宫腔镜术后将息失宜,外邪乘虚入侵,阻滞冲任胞脉,不能摄精成孕。肾主生殖,肾气旺盛,精血充沛,冲任调畅而能受孕,患者证属于肾虚血瘀,兼湿热郁滞,因此在本患者的治疗中,应当先予化瘀通络为主,辅以补肾,并针对兼症加减用药。

治则:化瘀通络,清热除湿。

方药:牡丹皮 12g,路路通 9g,败酱草 30g,大血藤 30g,香附 12g,赤芍 9g,三棱 9g,莪术 12g,黄芪 12g,丹参 12g,橘叶 9g,橘核 9g,枸杞子 12g,小茴香 6g,桂枝 6g。

共 14 剂,水煎服,每日 1 剂,早晚饭后各一次,每次 150ml。

医嘱:①测量基础体温;②工作减压,勿熬夜,适当休息,有充足睡眠;③调整心情,情绪勿急躁、勿紧张;④嘱带输卵管造影检查胶片;⑤目前暂避孕。

二诊:2016 年 6 月 10 日。

月经后期尚未行,本周期避孕,刻下先调经,腰酸,心烦,苔薄尖红,脉细小弦。

治则:养血活血,理气化瘀。

方药:丹参 12g,川芎 6g,熟地黄 12g,香附 12g,延胡索 12g,红花 9g,当归身 9g,牡丹皮 12g,川楝子 12g,桃仁 9g,泽兰 9g,益母草 30g,川牛膝 12g,赤芍 9g,凌霄花 9g,鬼箭羽 12g,莪术 9g,柴胡 9g,广郁金 9g,杜仲 15g。

共 14 剂,水煎服,每日 1 剂,早晚饭后各一次,每次 150ml。

医嘱:嘱带输卵管造影检查胶片。

三诊:2016 年 6 月 1 日。

末次月经 6 月 14 日~6 月 19 日,量多,无血块,无痛经腰酸,略乳房胀痛,经前心烦,心悸。HSG 读片:右侧输卵管未显影,左侧输卵管盘曲,基本不通,盆腔内无明显碘油可见。舌暗,苔薄黄,脉细弦。

治则:活血通络,清热化瘀。

方药:蒲公英 30g,紫花地丁 30g,败酱草 30g,大血藤 30g,香附 12g,赤芍 9g,三棱 9g,莪术 9g,黄芪 12g,丹参 12g,牡丹皮 12g,路路通 9g,皂角刺 12g,威灵仙 9g,水蛭 12g,地鳖虫 12g,浙贝母 9g,半枝莲 15g,橘叶 9g,橘核 9g,党参 12g,石见穿 15g。

共 14 剂,水煎服,每日 1 剂,早晚饭后各一次,每次 150ml。多煎 150ml 每晚临睡前灌肠;经期暂停灌肠。

四诊:2016 年 7 月 22 日。

末次月经 7 月 10 日~7 月 15 日,量中,伴腰酸,色正常,无痛经,伴乳房胀痛,舌淡苔薄黄,尖红,脉细弦。

治则:活血通络,清热化瘀。

方药:牡丹皮 12g,路路通 9g,败酱草 30g,大血藤 30g,香附 12g,赤芍 9g,三棱 9g,莪术 9g,黄芪 12g,丹参 12g,橘叶 9g,橘核 9g,八月札 12g,荔枝核 12g,水蛭 12g,紫花地丁 30g,蒲公英 30g,淫羊藿 30g,地鳖虫 12g,杜仲 12g。

共 14 剂,水煎服,每日 1 剂,早晚饭后各一次,每次 150ml。多煎 150ml 每晚临睡前灌肠;经期暂停灌肠。

五诊:2016 年 8 月 5 日。

末次月经 7 月 10 日,基础体温升高,带下少,有拉丝,腰酸,乳房胀痛,面部痤疮,本周期避孕,舌淡暗,苔薄黄脉细弦。

治则:活血通络,补肾化瘀。

方药:丹参 12g,川芎 6g,熟地黄 12g,香附 12g,延胡索 12g,红花 9g,当归身 9g,牡丹皮 12g,川楝子 12g,桃仁 9g,益母草 30g,川牛膝 12g,三棱 9g,莪术 12g,橘叶 9g,橘核 9g,八月札 12g,娑罗子 12g,鹿角片 9g,苏木 9g,鬼箭羽 12g。

共 14 剂,水煎服,每日 1 剂,早晚饭后各一次,每次 150ml。多煎 150ml 每晚临睡前灌肠;经期暂停灌肠;

如是加减调治 3 月后,嘱患者可试孕。

六诊:2016 年 11 月 4 日。

末次月经 10 月 26 日～10 月 31 日,量少,色暗,无血块,右侧小腹隐痛,腰酸,无乳房胀痛,苔薄质红,脉细弦。

治则:活血通络,补肾化瘀。

方药:牡丹皮 12g,路路通 9g,败酱草 30g,大血藤 30g,香附 12g,赤芍 9g,三棱 9g,莪术 9g,黄芪 12g,丹参 12g,皂角刺 12g,紫花地丁 30g,水蛭 12g,地鳖虫 12g,威灵仙 9g,浙贝母 9g,淫羊藿 30g,杜仲 9g,党参 12g。

共 14 剂,水煎服,每日 1 剂,早晚饭后各一次,每次 150ml。多煎 150ml 每晚临睡前灌肠;经期暂停灌肠;

七诊:2016 年 12 月 8 日。

末次月经 10 月 26 日,无腹痛无阴道出血,患者 12 月 2 日因月经逾期未转,至上海市中西医结合院就诊。血液检查示:HCG 29803.68IU/l,P 19.57ng/ml。B 超:见孕囊尚未见心管搏动,提示早孕。刻下稍有恶心无呕吐,苔薄,脉细微滑。

治则:健脾益肾安胎。

方药:党参 9g,黄芪 12g,白术 12g,白芍 12g,菟丝子 12g,杜仲 12g,狗脊 12g,黄芩 9g,苎麻根 12g,南瓜蒂 15g。

共 7 剂,水煎服,每日 1 剂,早晚饭后各一次,每次 150ml。

随访血 HCG、P、B 超。后患者于一妇婴产科就诊 2017 年 1 月 9 日查 B 超提示胎儿头臀长 54mm,见胎心。

按语：

一、治疗思路

慢性输卵管炎是妇科常见病，据报道，输卵管因素引起的不孕占女性不孕症的 30%～50%，而盆腔感染是输卵管性不孕的最直接发病原因。约占 11.2%，致病菌作用于输卵管，并使其发生不同程度的炎性渗出、增粗、肥大、管腔狭窄、粘连，从而导致受精卵不能正常运送至宫腔。有报道指出，宫腔操作次数与输卵管受损呈明显正相关，宫腔内操作次数越多，感染的概率越大。

中医学对不孕症很早就有认识，《周易》记载有"妇三岁不孕"，首次提出了不孕症病名，并对不孕症诊断提供了依据。现代医学的输卵管性不孕症在中国古代医籍中并无专门记载，但有古代医家指出："若子宫受病，子管闭塞……"《黄帝内经》中云："任主胞胎，任脉通……故有子。"故可以认为冲任脉络的条畅与否与妊娠密切相关。同时，古代医家认识到了生殖系统的某些结构如胞宫、胞络的瘀滞等气机不畅与不孕症有着密切的关系。中医学认为输卵管性不孕主要归属为中医学中的不孕症、绪断、妇人腹痛、癥瘕、带下、月经不调等疾病。而其病因病机多属气滞血瘀、寒湿瘀滞、痰湿瘀滞、热盛瘀阻、气虚血瘀等型，但均不离"瘀滞"。李祥云教授也认为在输卵管性不孕的治疗上当以化瘀通络为主，但此类患者往往合并兼证，如肾气不足，湿热阻滞，肝气郁滞等，因此在治疗过程中，往往早期以祛邪为主，待邪去正复后再施以调补。

二、用药分析

本案患者首诊时未携带 HSG 的胶片，李教授多次叮嘱带胶片来诊，三诊时读片发现输卵管阻塞的情况较 HSG 报告上描述得更为严重，因此在用药时进行了调整。在前两诊时主要以化瘀通络为主，选药中，败酱草、大血藤清热解毒除湿，三棱、莪术化瘀行气，时值经后期，故辅以少量益气温阳类药物帮助经后期重阴转阳。三诊时读片见盆腔内无明显碘油，输卵管阻塞情况较重，故加重了化瘀类药物，选用水蛭、地鳖虫破血消癥，浙贝母化痰软坚，加用了紫花地丁及半枝莲清热解毒，并嘱药物灌肠，内外合治。如是调治后，患者症状及舌脉有所改善，故至 10 月方嘱患者试孕。11月 4 日复诊时，时值经后期，仍采用活血化瘀的药物，加用了补肾益气的淫羊藿、杜仲、黄芪、党参，仍嘱灌肠，待排卵期过后本应继续调理，用药时当去水蛭、地鳖虫、三棱、莪术等药物,但患者未再来复诊用药。至12月8日复诊已传喜讯,故予健脾益肾安胎。

三、亮点经验

1. 参照造影,重用破瘀药物 初诊时李教授就反复叮嘱患者携带HSG胶片,虽有纸质报告,但亲自读片并结合妇科检查能对患者的病情有更细致的了解。因此在阅片后,针对患者病情加强了破瘀散结通管类药物,如水蛭、地鳖虫、石见穿等。并嘱患者进行灌肠治疗,内外合治加强疗效。

2. 治病求本,补肾清解祛瘀 不孕症患者求嗣的心情往往比较急切,但对于输卵管性不孕的患者不能操之过急,如若胞络未通,肾气不足而急于受孕,孕卵无法运送至胞宫,停于脉络,导致异位妊娠反而会对患者的身心造成更大的影响。因此在本案患者早期瘀血症状较为明显时,李教授采用药物补肾清解祛瘀,其中蒲公英、紫花地丁、败酱草、大血藤、牡丹皮、路路通等为李教授常用的清解通管类药物。先培其本原并疏通输卵管,待时机成熟后再择期试孕。

（赵　莉）

宫外孕单侧输卵管切除术后合并黄体不健

汤某,女,30岁,已婚。

初诊:2017年12月19日。

主诉:结婚5年,多次人流史,体质虚弱,经常头昏,腰膝酸软,月经延后,带下清稀。2015年12月外院输卵管碘油造影,提示右侧输卵管通而极不畅,左侧通而欠畅。2016年4月右侧宫外孕,手术切除右侧输卵管。舌苔薄,脉细。

月经史:14,4~7/30~40,经行量少,色暗,夹小血块。痛经,腰酸。末次月经12月12日~12月16日。

生育史:0—0—5—0。

妇科检查:外阴已婚式,阴道无异常,宫颈轻度糜烂,子宫后位,正常大小,活动,附件右侧增厚,压痛(－)。

西医诊断:继发不孕(宫外孕术后、黄体不健)。

中医诊断:不孕症;癥瘕。

病机：多次流产，耗气伤血，胞脉失养，瘀血阻络，胎孕不受，证属脾肾两虚，气血不畅。

治则：健脾益肾，补气养血。

方药：党参 12g，黄芪 12g，白术 9g，紫石英 15g，菟丝子 12g，香附 12g，鸡血藤 15g，生熟地黄（各）12g，石楠叶 12g，黄精 12g，补骨脂 12g，肉苁蓉 12g，锁阳 9g，怀山药 12g。

共 14 剂，水煎服，每日 1 剂，早晚饭后各一次，每次 150ml。

医嘱：测基础体温。

二诊：2018 年 1 月 23 日。

诊后头昏腰酸减轻，基础体温坡状起伏，双相不明显。月经 1 月 15 日，5 天净，量少褐色，无痛经，稍有腰酸。1 月 19 日 B 超：子宫大小 37mm×38mm×33mm，内膜（月经第 5 天）5mm，左卵巢大小 20mm×30mm×30mm，右卵巢大小 21mm×29mm×30mm。

治则：健脾益肾，清解通络。

方药：原方加三棱 9g，莪术 9g，红藤 30g，败酱草 30g。

共 14 剂，水煎服，每日 1 剂，早晚饭后各一次，每次 150ml。多煎 150ml 每晚临睡前灌肠；经期暂停灌肠；穿山甲粉 5g/ 日，冲服。

三诊：2018 年 3 月 28 日。

体力明显增强，脸色也由原来的枯涩变得红润光滑，夜间睡眠正常，除稍有腰酸外无其他不适。月经 3 月 24 日来潮，经行四天，色红，稍有血块，略感痛经，测基础体温双相，期中基础体温上升良好。

治则：补肾祛瘀，调摄冲任。

方药：白术 9g，石英 15g，菟丝子 12g，香附 12g，鸡血藤 15g，生熟地黄（各）12g，石楠叶 12g，黄精 12g，补骨脂 12g，肉苁蓉 12g，锁阳 9g，三棱 9g，莪术 9g，龟甲 18g，鹿角膏 9g。

共 14 剂，水煎服，每日 1 剂，早晚饭后各一次，每次 150ml。多煎 150ml 每晚临睡前灌肠；经期暂停灌肠；穿山甲粉 5g/ 日，冲服。

四诊：2018 年 7 月 10 日。

末次月经 6 月 8 日，6 天净，眩晕泛恶，神疲乏力。基础体温上升 18 天，测血 HCG 81.1mlU/ml，P 25.2nmol/L，E_2 471.0Pg/ml。

治则：益气和胃，温肾安胎。

方药：党参 12g，黄芪 12g，白术 12g，白芍 12g，升麻 9g，覆盆子 12g，益智仁 9g，茯苓 9g，淡竹叶 9g，藿香 9g，佩兰 9g，苏叶 9g，菟丝子 12g，狗脊 9g，苎麻根 12g，杜仲 12g。

共 7 剂，水煎服，每日 1 剂，早晚饭后各一次，每次 150ml。

五诊：2018 年 7 月 17 日。

孕 39 天，恶心呕吐，嗜睡，血 HCG 1 940mlU/ml，P 21.7nmol/L，E$_2$ 716Pg/ml。7 月 15 日 B 超：宫内早早孕，偏于左宫角，基础体温高相稳定。

治则：同前。

方药：党参 12g，黄芪 12g，白术 12g，白芍 12g，黄芩 9g，覆盆子 12g，益智仁 9g，桑寄生 12g，藿香 9g，佩兰 9g，苏叶 9g，菟丝子 12g，狗脊 9g，苎麻根 12g，杜仲 12g。

共 7 剂，水煎服，每日 1 剂，早晚饭后各一次，每次 150ml。

六诊：2018 年 8 月 2 日。

孕 74 天，B 超示：宫内胚囊 34mm × 34mm × 31mm，见胚芽，见卵黄囊及心管搏动，泛恶较剧，且有食欲不振、厌恶油腻、头昏倦怠、全身乏力等生理反应，基础体温持续高相，继续保胎治疗。随访 90 天后体征逐渐稳定，胎孕发育良好。

按语：

一、治疗思路

对女性月经周期的认识，始于周易。《周易·系辞上》："一阴一阳之谓道。"月经的阴阳消长转化，犹如循环的圆运动规律，也如潮水之涨落、月相之盈亏，呈现太阴月节律。《周易·系辞上》："天地氤氲，万物化醇，男女媾精，万物化生。"生殖调节，需要阴阳和谐，水火既济。肾主水、心主火，从卦象而言，水为坎卦，阴中有阳，火为离卦，阳中有阴。

《证治准绳·女科》："天地万物，必有氤氲之时，凡妇人一月经行一度，必有一日氤氲之候，此的候也，乃生化之真机，顺而施之则成胎。"经间期排卵虽是气血活动的外在表现，内涵还是阴阳的转化变动。

本案患者身处而立之年，先天禀赋不足，素体虚弱，又多次流产，伐肝伤肾，以致头昏脑胀，腰膝酸软，经行延后，月经量少，带下清稀，呈现一派脾肾虚象。脾虚生化乏源，肾虚癸水不足，冲任匮乏，胞脉失养；加上肾气不足,血流缓慢,瘀血乃成,致有癥瘕积聚、囊肿梗阻、卵管不通。总体设计是调经与通络并举,治疗上既要健脾补肾,荣络养血,使阴阳消长,冲任通盛,胞宫藏泻有度,出现氤氲"的候";同时也要清解活血、通络消癥,蓄势求妊,摄精成孕。

二、用药分析

本案治疗从两方面进行。其一是脾肾两虚,气血不足,冲任失调、黄体不健。以助黄汤、调经汤、毓麟珠、龟鹿二仙胶等方药,使癸水丰盈、阳气生发,阴阳气血周期性消长,冲任气血旺盛,胞宫藏泻有序。其二瘀血积滞,癥瘕阻络,用峻竣煎补肾祛瘀、清解通络,攻补兼施,疏通气机,达到病除孕妊的治疗目的。

方药中所用生熟地黄、当归、川芎、鸡血藤补血行血,调理冲任,充养血海;黄芪、党参、白术、山药、黄精益气健脾,化精生血;肉苁蓉、菟丝子、补骨脂、锁阳、石楠叶温肾助阳,治下焦虚寒,温营血冲任;诸药配互能起到峻补气血,滋养冲任的作用,对屡受药物手术创伐的机体有恢复体力,促进健康,调节生殖内分泌的良好作用。其后加入明代吴昆《医方考》龟鹿二仙膏,龟鹿为血肉纯厚之品,通补任督二脉,益肾填精,补益人体精气神。如此治疗三月余,患者日常生活起居正常,食欲增进,二便通畅,月经每月来潮,无腹痛腰酸症状,基础体温显示双相,情绪也由初诊时低落沮丧恢复到年轻初婚时的乐观开朗。最终喜获妊孕,坚持中药保胎,确保胎元健康发育。

三、亮点经验

1. **标本并举,攻补兼施** 患者禀赋不足,体质虚弱,叠经人流,手术戕伐,阳弱阴虚,氤氲失常。盖肾虚无以温养血脉,血行瘀滞,术后瘀血阻络,冲任郁滞逆乱,不能摄精成孕。故在治疗当调理治本,补肾益气,充盈血海,固本求源,同时活血祛瘀以治其标,调理冲任,攻补兼施以达到治疗目的。

2. **补益冲任,调和阴阳** 月经由阴阳消长转化,体现循环的圆运动节律特征,《景岳全书·新方八略》:"善补阳者,必于阴中求阳,则阳得阴助而生化无穷;善补阴者,必于阳中求阴,则阴得阳升,而泉源不竭。"肾主静,静则藏,静能生水,天癸的产生源于先天;心主动,有动才能调摄节律性运动,以心肾平衡阴阳为主轴,通过任督循环、肝脾协调,促进血海满盈,调控月经周期，使卵泡卵子发育成熟。经间期适当用活血通络药，促进形成氤氲状排卵。

（马毓俊）

右侧输卵管异位妊娠保守治疗后，左侧输卵管通而极不畅欠畅

姜某，女，28岁，已婚。

初诊：2015年8月14日

主诉：不避孕1年未孕。

现病史：患者结婚3年，2014年6月因"右侧异位妊娠"行保守治疗。今年3月HSG示：右侧输卵管通而不畅，左侧输卵管通而极不畅。末次月经8月6日~8月13日。刻下：患者白带较多，色黄，味臭，小腹隐痛，胃纳正常，二便正常。舌薄，脉细。

既往史：2014年6月因"右侧异位妊娠"行保守治疗。

月经史：14，7/30，量中等，色红，夹血块，时有痛经。

生育史：0—0—1—0。

妇科检查：外阴已婚式，阴道无异常，宫颈重度糜烂，2点、3点、5点见子宫颈腺囊肿，宫体后位，大小正常，左附件增厚压痛，右附件轻度增厚。

辅助检查：2015年3月。HSG示：右侧输卵管通而不畅，左侧输卵管通而极不畅。

中医诊断：不孕症。

西医诊断：不孕；输卵管不通。

病机：患者宫外孕后，肾气不足，痰湿内生，冲任失调，气机不利，而致瘀血内停，痰瘀互结，胞胎痹阻，两精相隔，故无子；痹阻不通则痛，故可见小腹疼痛；肾虚易为湿热毒邪侵袭，下注带脉，可见白带量多色黄，味臭。

治法：清热解毒，行气活血，益气扶正。

方药：蒲公英30g，紫花地丁30g，石见穿15g，红藤30g，败酱草30g，香附12g，皂角刺12g，路路通9g，牡丹皮12g，丹参12g，赤芍9g，莪术9g，三棱9g，乳香6g，没药6g，地鳖虫12g，黄芪12g。

共14剂，水煎服，每日1剂，早晚饭后各一次，每次150ml。多煎

150ml 每晚临睡前灌肠；经期暂停灌肠；穿山甲粉 5g/ 日，冲服。

医嘱：①营养摄入均衡，多吃营养丰富的蔬菜、粗粮和新鲜水果，多补充钙质和蛋白质以增强机体抵抗力和免疫力。②坚持适当户外运动，心态调整，保持积极、乐观的生活态度。

二诊：2015 年 9 月 11 日。

末次月经：9 月 4 日，7 天净，量中等，第 1 天痛经。刻下白带量中等，腰酸。苔薄，脉细。

治则：软坚散结，清热解毒，活血化瘀，健脾益气。

方药：蒲公英 30g，紫花地丁 30g，半枝莲 15g，红藤 30g，败酱草 30g，香附 12g，路路通 9g，牡丹皮 12g，丹参 12g，赤芍 9g，莪术 9g，三棱 9g，乳香 6g，没药 6g，地鳖虫 12g，海藻带（各)9g，黄芪 12g，党参 12g。

共 14 剂，水煎服，每日 1 剂，早晚饭后各一次，每次 150ml。多煎 150ml 每晚临睡前灌肠；经期暂停灌肠；穿山甲粉 5g/ 日，冲服。

三诊：2015 年 9 月 25 日。

末次月经：9 月 4 日，7 天净，量中等，第 1 天痛经。今基础体温上升第 9 天，幅度良好。刻下小腹隐痛，白带量多，色白，苔薄，脉细。

治则：清热解毒，活血散结，行气通络。

方药：蒲公英 30g，红藤 30g，败酱草 30g，香附 12g，路路通 9g，橘叶核（各)9g，八月札 12g，刘寄奴 12g，浙贝母 9g，牡丹皮 12g，丹参 12g，赤芍 9g，莪术 9g，三棱 9g，乳香 6g，没药 6g，地鳖虫 12g，黄芪 12g，党参 12g。

共 14 剂，水煎服，每日 1 剂，早晚饭后各一次，每次 150ml。多煎 150ml 每晚临睡前灌肠；经期暂停灌肠；穿山甲粉 5g/ 日，冲服。

四诊：2015 年 10 月 16 日。

末次月经：10 月 4 日，7 天净，量中等。刻下小腹疼痛已好转，白带不多，苔薄，脉细。

治则：健脾补肾，清热解毒，行气活血。

方药：蒲公英 30g，紫花地丁 30g，红藤 30g，败酱草 30g，土茯苓 30g，金银花 9g，香附 12g，路路通 9g，皂角刺 12g，牡丹皮 12g，丹参 12g，赤芍 9g，莪术 9g，三棱 9g，乳香 6g，没药 6g，地鳖虫 12g，黄芪 12g，党参 12g，胡芦巴 12g，淫羊藿 30g。

共 14 剂，水煎服，每日 1 剂，早晚饭后各一次，每次 150ml。多煎

150ml 每晚临睡前灌肠；经期暂停灌肠；穿山甲粉 5g/ 日，冲服。

之后按上述方药调理，末次月经 2016 年 7 月 17 日，于 8 月 25 日查血 HCG 25 188mIU/ml，确诊为妊娠，以后予以保胎治疗。

按语：

一、治疗思路

造成输卵管通而不畅或功能障碍的原因主要是急、慢性输卵管炎症，输卵管炎严重者可引起管腔完全堵塞而致不孕，轻者尽管管腔未全堵塞，但黏膜皱褶发生粘连使管腔变窄或纤毛缺损影响受精卵正常运行，中途受阻而在该处着床，从而引起宫外孕的发生。

中医古籍根据其临床特点，可散见于热入血室、带下病、妇人腹痛、不孕等病症中。《傅青主女科》谓："带下而色黄者，其气腥秽，乃任脉之湿。"《证治要诀·妇人门》："经事来而腹痛，不来亦腹痛，皆血不调之故也。"《景岳全书·妇人规》说："淤血留滞作，唯人有之，其论或由经期或由产后，凡内伤生冷，或外受风寒……总有血动之时，余血未净，而一有所逆，则留滞日积，而渐以成。"故中医认为输卵管性不孕多属气滞血瘀、寒湿瘀滞、热盛瘀阻、气虚血瘀等，但均不离"瘀滞"。《医宗金鉴·妇科心法要诀》提到治疗方案："因宿血积于胞中，新血不能成孕，或因胞寒胞热，不能摄精成孕，或因体盛痰多，脂膜壅塞胞中而不孕，皆当细审其因，按证调治，自能有子也。"故治疗可采用活血化瘀、疏肝理气、清热解毒等。

本案患者宫外孕在先，损伤肾气，气化不足，痰湿内生，脾失升清，气机痹阻，血行不畅，瘀血内停，痰瘀互结，而致本病，故该证为本虚标实相兼，治疗当以扶正祛邪为主。

二、用药分析

纵观本案用药可从 3 方面分析，一为祛瘀消肿，行气通络，以皂角刺配香附行气理气，消肿；海藻、海带、浙贝母软坚散结，消痰利水；路路通、威灵仙通络止痛；三棱、莪术活血化瘀；乳香、没药行气散血；地鳖虫、穿山甲破血逐瘀止痛。二为清热解毒，活血镇痛，以牡丹皮、丹参清热透邪，祛瘀生新；红藤、败酱草相须为用并入下焦，清热解毒，祛瘀止痛；金银花、紫花地丁、蒲公英清热解毒，消痈散结；半边莲清热解毒，利水消肿。三为健脾补肾，以党参、黄芪健脾益气，胡芦巴、淫羊藿补肾温阳。

三、亮点经验

1. 一清二补，扶正祛邪　清以祛邪，补以扶正。本案"清"法可从清热解毒、清除痰瘀两方面着手。其中蒲公英、红藤、败酱草、紫花地丁、半枝莲发挥清热解毒之功；浙贝母、海藻、海带化痰消肿散结，三棱、莪术、丹参、刘寄奴、乳香、没药活血化瘀，配伍虫类药物地鳖虫、穿山甲搜络破血逐瘀。上述药物性苦寒凉，而苦寒败胃，寒凉伤阳，故以党参、黄芪使脾气健旺，胡芦巴、淫羊藿使肾阳充盛，既能补其虚，又能防止药物的苦寒凉太过。

2. 气血同调，行气活血　气为血之帅，血为气之母，气行则血行，气止则血止。李教授巧用药对，使气血同调，既能行气又兼活血，如三棱配莪术，两者相须为用，莪术偏于破气，三棱偏于破血。乳香配没药，《本草纲目》说："乳香活血，没药散血，皆能止痛消肿生肌，故二药每相兼而用。"乳香偏于行气，没药偏于散血化瘀，二药既行气又活血。《医学衷中参西录》："乳香、没药，二药并用，为宣通脏腑，流通经络之要药……又善治女子行经腹疼，产后瘀血作痛，月事不能时下。"皂角刺配香附，香附辛苦甘平，辛散肝郁，调血止痛，《本草纲目》曰："乃气病之总司，妇科之主帅也。"皂角刺辛散温通，锐利开结，活血逐瘀，《本草汇言》："论其为开导前锋也。"两者相须相使，一专理气，一主活血，使气血畅利，瘀血得散。本案治疗理气又活血，配伍合理恰当。

3. 内服外治，双管齐下　中药口服是中医治疗疾病的主要方式，针对其病因辨证论治，消除或缓解患者症状，而输卵管不孕的病变部位与直肠相邻，直肠黏膜血管丰富，中药保留灌肠的药物通过直肠黏膜吸收，药力直达病灶，能有效辅助增强口服中药活血化瘀，清热利湿的疗效，最终患者成功妊娠。

（周　梅　张　琼）

双侧卵巢囊肿伴痛经

齐某，女，28岁，已婚。

初诊：2017年2月22日。

主诉：发现巧克力囊肿半年，伴痛经3个月。

现病史：半年前新婚检查发现卵巢巧克力囊肿。近3个月时有少腹疼痛反复。末次月经2月7日，7日净，量中，色红，有血块，痛经。苔薄，脉细。

月经史：5～7/30，量中，痛经。

生育史：0—0—0—0。

妇科检查：外阴，已婚式，阴毛密集，连及肛周。阴道畅。宫颈：轻度糜烂，宫颈外口距阴道外4cm。宫体，前位，饱满感。后壁触及数粒结节，触痛明显。附件，右侧包块约5cm，轻度压痛。左侧包块约3cm。

辅助检查：2017年1月20日，B超：子宫大小42mm×48mm×46mm，子宫内膜11mm，左卵巢大小33mm×18mm×25mm，内见25mm×19mm×29mm弱回声。右卵巢大小58mm×43mm×55mm，内见52mm×37mm×38mm无回声。提示双卵巢内囊肿。CA125：76.55U/mL↑。

西医诊断：卵巢囊肿，痛经。

中医诊断：痛经。

病机：卵巢巧克力囊肿是子宫内膜异位症的一种病变。根据临床表现属于中医癥瘕、痛经范畴。本例因肾气不足，气血运行不畅，瘀滞胞宫胞脉，阻滞冲任，日久而成癥瘕；瘀血阻滞，气机不畅，不通则痛。

治则：破血散结，补肾养血。

方药：三棱9g，莪术9g，地鳖虫12g，水蛭12g，夏枯草12g，肉苁蓉12g，菟丝子12g，淫羊藿15g，炙乳没各6g，血竭6g，牡丹皮12g，丹参12g，紫花地丁30g，桂枝6g，蒲公英30g，威灵仙12g，煅瓦楞子30g，姜半夏9g，党参12g，黄芪12g，穿山甲粉（冲服）5g。另煎150mL汤剂每晚保留灌肠。

共14剂，水煎服，每日1剂，早晚饭后各一次，每次150ml。

医嘱：①经期勿食生冷；②早晚起居注意保暖；③睡眠充足，勿熬夜。

二诊：2017年4月5日。

末次月经3月9日～3月13日，量中，痛经减轻，夹血块。现月经将至，目前稍有乳胀，腹胀，无腰酸。二便正常，夜寐安。苔薄，脉细弦。

治则：活血调经，疏肝止痛。

方药：桃仁9g，红花9g，当归9g，川芎6g，附子9g，桂枝6g，川楝子12g，熟地黄12g，益母草30g，川牛膝12g，桃红（各）9g，苏木9g，鬼箭羽12g，凌霄花9g，橘叶核（各）9g，八月札12g。

共14剂，水煎服，每日1剂，早晚饭后各一次，每次150ml。

三诊：2017年5月10日。

末次月经 5 月 1 日,5 天净。量中,无痛经。刻下双下肢水肿。苔薄腻,舌质淡,脉细。

治则:祛瘀消癥,益气补肾。

方药:三棱 9g,莪术 9g,地鳖虫 12g,水蛭 12g,夏枯草 12g,肉苁蓉 12g,菟丝子 12g,淫羊藿 15g,党参 12g,黄芪 12g,炙乳香 6g,没药 6g,煅瓦楞子 30g,姜半夏 9g,重楼 15g,杜仲 12g,椿根皮 12g,陈葫芦 9g。

共 14 剂,水煎服,每日 1 剂,早晚饭后各一次,每次 150ml。

四诊:2017 年 6 月 7 日。

月经 5 月 27 日～5 月 31 日。量中,无痛经。无腰酸,无乳胀,左脚稍肿,苔薄,脉细。

治则:益肾养血,祛瘀消癥,行气利水。

方药:党参 12g,黄芪 12g,白术 12g,白芍 12g,杜仲 12g,三棱 9g,莪术 9g,地鳖虫 12g,水蛭 12g,夏枯草 12g,肉苁蓉 12g,菟丝子 12g,淫羊藿 15g,桑寄生 12,枳壳 6g,炒扁豆 12g,怀山药 15g,陈葫芦 30g。

共 14 剂,水煎服,每日 1 剂,早晚饭后各一次,每次 150ml。多煎 150ml 每晚临睡前灌肠;经期暂停灌肠;穿山甲粉 5g/ 日,冲服。

五诊:2017 年 8 月 16 日。

月经 7 月 22 日～7 月 26 日。量中,右下腹隐痛。基础体温双相,下肢肿,乳房胀痛,腰酸,苔薄,脉细。

治则:活血调经,疏肝止痛。

方药:桃仁 9g,红花 9g,当归 9g,川芎 6g,附子 9g,桂枝 6g,川楝子 12g,熟地黄 12g,益母草 30g,川牛膝 12g,苏木 9g,橘叶核(各)9g,八月札 12g,娑罗子 12g。

共 14 剂,水煎服,每日 1 剂,早晚饭后各一次,每次 150ml。

六诊:2017 年 11 月 1 日。

月经 10 月 15 日～10 月 18 日。量偏少。2017 年 10 月 16 日(d11)B 超:子宫大小 41mm×43mm×42mm,内膜 10mm,左卵巢大小 25mm×44mm×31mm,内无回声 12mm×24mm×22mm,另见弱回声 15mm×18mm×18mm,右卵巢大小 51mm×39mm×43mm,弱回声 36mm×47mm×41mm。基础体温双相。卵巢囊肿均有减小。舌质淡,苔薄白。

治则：消癥散结，益肾化痰。

方药：三棱 9g，莪术 9g，地鳖虫 12g，水蛭 12g，夏枯草 12g，肉苁蓉 12g，菟丝子 12g，淫羊藿 15g，紫花地丁 30g，炙乳香 6g，没药 6g，皂角刺 12g，茯苓 12g，桂枝 6g，桃仁 9g，党参 12g，黄芪 15g，浙贝母 9g，威灵仙 12g，陈胡芦 30g。

共 14 剂，水煎服，每日 1 剂，早晚饭后各一次，每次 150ml。多煎 150ml 每晚临睡前灌肠；经期暂停灌肠；穿山甲粉 5g/ 日，冲服。

七诊：2018 年 1 月 10 日。

末次月经 12 月 9 日，经水逾期，基础体温高相。自测尿 HCG（＋）。12 月 29 日起发热 5 天，自服蒲地蓝、黄氏响声丸、止咳糖浆等。刻下小腹坠痛，无阴道出血。苔薄，脉细。

治则：疏风解表，清肺化痰，行气安胎。

方药：炒荆芥 9g，炒防风 9g，黄芩 9g，牛蒡子 9g，鱼腥草 15g，茯苓 9g，苏叶 9g，藿香 9g，佩兰 9g，炙紫菀 9g，炙款冬花 9g，桑白皮 9g，胡颓叶 12g，蒲公英 15g，姜竹茹 9g，苎麻根 12g，金银花 9g，生甘草 6g。

共 7 剂，水煎服，每日 1 剂，早晚饭后各一次，每次 150ml。

八诊：2018 年 3 月 10 日。

孕 12 周 6 天。基础体温高相维持。感冒已愈。3 月 8 日 B 超：宫内见一个胎儿，有胎心搏动。右卵巢内见无回声，大小 34mm×26mm×30mm。提示胎儿 13 周 +1 天。右卵巢囊肿。苔薄，脉细滑数。

治则：益气养血，补肾安胎。

方药：党参 12g，黄芪 12g，白术 12g，白芍 12g，苏叶 9g，菟丝子 12g，杜仲 12g，桑寄生 12g，枸杞子 9g，南瓜蒂 12g，苎麻根 15g。

共 7 剂，水煎服，每日 1 剂，早晚饭后各一次，每次 150ml。

按语：

一、治疗思路

卵巢巧克力囊肿又名卵巢子宫内膜异位囊肿，是子宫内膜异位症的一种病变。虽然是良性疾病，却有增生、浸润、转移及复发等恶性的可能。卵巢囊肿是一种常见的妇科疾病，常发于育龄期妇女，在发病初期并无明显症状，但是随着囊肿的增大，将会引起痛经、经期不规律，如果延误治疗，还会引发不孕不育，给患者的身体和精神带来伤害。卵巢囊肿在中医学上属肠覃、癥瘕等范畴。《妇人大全良方》中指出："夫妇人癥瘕之病者，由饮食不节，寒温不调，气血劳伤，脏腑虚弱，受于风冷，冷入腹内，于血相结所生。"本案患者平素痛经，在新婚体检时发现双卵巢巧克力囊肿，CA125 升高，近期又有生育要求。证属本虚标实，因肾气不足，气血运行不畅，瘀滞胞宫胞脉，阻滞冲任，日久而成癥瘕。针对癥瘕形成，在治疗时因积极给予化瘀消癥、软坚化痰，同时补肾调经、行气止痛。以经验方内异消为主根据月经周期加减治疗，应用穿山甲粉可加强破血消癥散结之力。为加强局部治疗作用，配合中药灌肠。如此治疗，以期较快起效。

二、用药分析

李教授经验方内异消中三棱、莪术理气又活血散瘀，两药合用增强攻逐力；淫羊藿补肾壮阳，菟丝子益肾增精，养肝健脾；穿山甲、路路通破瘀散结通络；地鳖虫、水蛭活血破血散结；苏木活血通络；夏枯草清热散结；全方组合补肾活血，祛瘀消癥。李教授常用党参、黄芪益气养血以顾护正气。经前期和行经期改用桃红四物汤加温经散寒之附子、桂枝，川楝子、八月札以行气止痛，又常用炙乳香、炙没药加强止痛作用。患者常有水肿，中医认为"血不利则为水"，故益母草、川牛膝以活血利水通经，陈皮和大腹皮行气利水，则血利水消。患者怀孕初感冒后发热，急则治标，用荆防、黄芩、牛蒡子、鱼腥草等疏风清热，炙紫菀、炙款冬花、桑白皮等以清肺化痰。待感冒咳嗽愈后，以党参、黄芪、白术、白芍益气养血，菟丝子、杜仲、桑寄生补肾安胎为主。

三、亮点经验

1. 虫类药物，攻逐瘀血　李祥云教授对"女子以血为用"有自己独特的看法，认为无论是月经病、产后病，还是癥瘕积聚，都或多或少有血瘀之象。治疗时主张根据瘀阻轻重而适当加用活血药。如果瘀血内积日久严重者，仅用桃仁、红花、三棱、莪术等一般的活血祛瘀之品往往难以速建奇功。李教授大胆巧妙地运用虫类药，因为此类药常含有草本药所不具备的抗凝及纤溶活性成分，故活血化瘀力强，可单独使用，也可复方使用，从而使血脉通畅，恢复脏腑正常功能，每每达到事半功倍的效果。子宫内膜异位症属顽症，非一般活血化瘀药所能奏效，故方中选用搜剔通络，破瘀散结之虫类药如地鳖虫、水蛭、穿山甲。如水蛭，《神农本草经》曰："治恶血、瘀血、月闭、破血癥积聚,通利水道。"李教授善将其与地鳖虫配伍,作为子宫内膜异位症、卵巢囊肿、子宫肌瘤、输卵管阻塞治疗的常用药。

2. 中药保留灌肠,内外结合治疗 中药保留灌肠,起源于《伤寒论》中的"导法",如"蜜煎导法"。中药灌肠,直接作用于盆腔病源,以此改善机体局部血液循环。主要因直肠周围静脉较多,且静脉壁较薄,而直肠阴道与子宫静脉丛吻合,并且又邻近卵巢、胞宫,对药物有较好的吸收效果,有效成分被靶器官吸收后起到治疗作用。与口服药相结合,可提高疗效。每每于此,李教授总是耐心分析疾病的特点,保留灌肠疗法的作用,并详细讲解灌肠的操作。使大多数患者都能积极配合。本案患者治疗近 10 个月,痛经减轻,复查 B 超卵巢囊肿缩小,并如愿怀孕。保胎 3 个月,胚胎发育良好。

（袁 颖）

多囊卵巢综合征合并输卵管炎, 8 次试管婴儿失败

王某,女,32 岁,已婚。

初诊日期:2018 年 10 月 20 日。

主诉:结婚 6 年未孕。

现病史:患者结婚 6 年,夫妻同居未避孕而未孕。平时月经周期尚准,经行无特殊不适。2013 年在上海市第一妇婴保健院做 B 超检查提示"多囊卵巢"。2014 年在上海市第一妇婴保健院做子宫输卵管碘油造影术（HSG）提示"一侧输卵管通而不畅,一侧通畅"。2014 年在上海市某医院做体外受精和胚胎移植术（IVF-ET）未成功。2015 年在同一医院又做了二次 IVF 未成功。2016 年又在同一医院再做二次 IVF 未成功。2017 年仍在同一医院又取卵三次,每次取卵 20 个,共配对成功 7 个,配对 5 天后胚胎即停止发育而无法移植。至此患者前后共行 8 次 IVF 均未成功后,经人介绍,来李教授处准备用中医药调养后再去做 IVF。刻下经水将临,少腹隐隐不适。苔薄白,脉细。

月经史:13,5/30～35。末次月经 2018 年 9 月 20～24 日,经量中等,色暗,无血块,无痛经,无乳房胀痛。

生育史:0—0—0—0。

西医诊断:多囊卵巢综合征;输卵管炎。

中医诊断：不孕症。

病机：肾气亏虚，推动无力，血流缓慢，久则成瘀，瘀血阻滞脉络。肾虚精亏不能孕育胚胎。

治则：（经期）理气活血，温通经脉。（经后）补肾益气，活血化瘀。

方药（经期服用）：桃仁9g，红花9g，当归9g，川芎4.5g，附子（先煎）9g，桂枝4.5g，川楝子12g，苏木9g，益母草30g，三棱9g，莪术9g，鬼箭羽12g，凌霄花12g，橘叶9g，橘核9g，娑罗子12g，八月札12g。

共7剂，水煎服，每日1剂，早晚饭后各一次，每次150ml。

方药（经净后服用）：生地黄9g，熟地黄9g，当归9g，川芎4.5g，香附12g，菟丝子12g，淫羊藿15g，怀山药15g，鸡血藤12g，柴胡9g，龙胆草6g，车前子（包煎）9g，石楠叶12g，黄精12g，水蛭12g，地鳖虫12g。

共7剂，水煎服，每日1剂，早晚饭后各一次，每次150ml。

医嘱：①每天测量基础体温。②检测血生殖内分泌激素。

二诊：2018年11月17日。

末次月经10月26日~10月30日，量不多，色暗，无血块，无少腹疼痛。基础体温未见上升。苔薄，脉细。

2018年10月27日查血生殖内分泌结果如下：促黄体生成激素（LH）6.28IU/L，促卵泡生成激素（FSH）8.53IU/L，雌二醇（E_2）166.90pmol/L，孕酮（P）0.68nmol/L，睾酮（T）0.22nmol/L，催乳素（PRL）185.4miu/L。

病机：肾气亏虚，瘀血阻滞。

治则：益气补肾，活血化瘀。

方药：生地黄12g，熟地黄12g，当归12g，红花9g，枸杞子12g，肉苁蓉12g，菟丝子12g，淫羊藿30g，鸡血藤12g，肉桂3g，丹参12g，牡丹皮12g，仙茅9g，石楠叶12g，黄精12g，水蛭12g，地鳖虫12g。

共14剂，水煎服，每日1剂，早晚饭后各一次，每次150ml。

医嘱：排卵期试孕。

按上述方法治疗2个月不到，患者尚未去取卵就自然怀孕。

三诊：2018年12月17日。

经水逾期未至，已停经50天，2018年12月7日检查尿绒毛膜促性腺激素（尿HCG）提示阳性。2018年12月11日血液检查：人绒毛膜促性腺激素（HCG）18 922mIU/ml，孕酮（P）78.6ng/ml，提示怀孕。刻下：纳谷不香，晨起稍有恶心，自觉神疲乏力，夜间尿频，一夜3次。苔薄，脉细。

病机：肾气亏虚，胃气上逆。

治则：补肾益气安胎，和胃降逆止呕。

方药：党参 12g，黄芪 12g，白芍 12g，白术 12g，菟丝子 12g，桑寄生 12g，杜仲 12g，狗脊 12g，续断 12g，黄芩 9g，苎麻根 12g，桑螵蛸 12g，益智仁 12g，南瓜蒂 15g，淡竹茹 9g，姜半夏 9g。

共 7 剂，水煎服，每日 1 剂，早晚饭后各一次，每次 150ml。

四诊：2018 年 12 月 22 日。

孕 58 天，基础体温高相维持，夜尿次数正常，时有疲劳感，无恶心呕吐。苔薄，脉细。

2018 年 12 月 19 日上海市中国福利会国际和平妇幼保健院 B 超检查：子宫大小 58mm×60mm×53mm，宫内见一胚胎，胚芽长 5mm，见原始搏动，胎心每分钟 126 次。

病机：肾气亏虚，气血不足。

治则：补肾益气，养血安胎。

方药：党参 12g，黄芪 12g，白芍 12g，白术 12g，黄芩 9g，菟丝子 12g，杜仲 12g，桑寄生 12g，苎麻根 12g，苏叶 9g，枸杞子 12g，南瓜蒂 15g，熟地黄 12g。

共 7 剂，水煎服，每日 1 剂，早晚饭后各一次，每次 150ml。

按语：

一、治疗思路

患者 8 次 IVF 却均未成功，说明精子和卵子的质量以及精卵结合的囊胚质量都不好。再结合患者的月经周期延后、多囊卵巢、输卵管炎等病史，中医认为是由于患者肾亏精虚，气血不足，推动无力，久而成瘀。考虑到患者今后还要继续 IVF，所以治疗时不以疏通输卵管为主，而以提高卵巢功能和子宫容受性为主。治疗时当以补肾益精，补益气血为总则，以活血化瘀补肾调经为辅助。再结合女性月经周期的变化，采取不同的治疗方法，月经期以活血理气温经散寒为主，卵泡期以滋补肾阴养血为主，排卵期以补肾精活血促排卵为主，黄体期以温补肾阳促黄体为主。怀孕后治疗则以养血补肾安胎为主，再结合患者怀孕后的临床反应或和胃降逆，或安神而保胎。

二、用药分析

本案用于活血化瘀消癥瘕的药物有水蛭、地鳖虫、三棱、莪术、桃仁、红花、川芎、鸡血藤、鬼箭羽、丹参、凌霄花、益母草。

用于疏肝理气的有川楝子、苏木、橘叶、橘核、娑罗子、柴胡、八月札。

用于补肾益精的有生地黄、熟地黄、香附、菟丝子、淫羊藿、石楠叶、黄精、仙茅、枸杞子、肉苁蓉。

用于补益气血的有党参、黄芪、白芍、白术。

用于安胎的有黄芩、苎麻根、南瓜蒂、桑寄生、杜仲、狗脊、续断。

用于降逆止呕的有姜半夏、淡竹茹。

用于利尿的有桑螵蛸、益智仁、苎麻根。

用于温经散寒的有附子、桂枝。

三、亮点经验

1. 不迷信"试管"，中医药依然效好 本案患者婚后六年没有怀孕，其中还进行过 8 次 IVF 也均未成功。而通过中医药的治疗却能够自然怀孕成功，说明中医药对多囊卵巢综合征和输卵管炎等疾病有独到的疗效。

2. 病情虽复杂，抓住要领能成功 本案患者因为多囊卵巢影响了其排卵功能，即使能够排出卵子其质量也会下降，而影响怀孕。另患者还有输卵管炎造成的输卵管阻塞导致精子和卵子不能相遇，因而也就无法怀孕，所以患者婚后六年未孕。本想通过现代医学用 IVF 的方法而怀孕生子，却未曾预料四年里做了 8 次 IVF 均未成功，有时虽能通过大量的促排卵药物能取得大量的卵子，而在体外配对成功，最终也因精子和卵子的质量不够理想而停止发育，无法移植于子宫。这不但给患者的身心带来了很大的负面影响，也增加了患者的经济负担，无奈之下患者来李教授处求诊，希望通过中医药的调理后再去做 IVF。多囊卵巢和输卵管炎在中医文献中无此病名，属于癥瘕积聚和月经不调的范畴，根据中医理论肾主生殖，认为是由肾亏不足，天癸虚弱，不能孕育胎儿；肾亏不足，推动无力，血流缓慢，久而成瘀。考虑到患者今后仍然想去做 IVF，所以本案在治疗时以补肾益精，补益气血，调理冲任为主。以提高患者的卵巢排卵功能，使其能够排出优质卵子，以及改善子宫的内环境，提高子宫容受性。同时还要考虑到患者的输卵管炎导致的一侧输卵管阻塞，因此治疗时还要应用活血化瘀，清热解毒等疏通之品。用如此方法治疗患者的卵巢功能得以恢复，卵子质量得到提高,输卵管阻塞也得到疏通,子宫的内环境得到改善,治疗过程中根据患者的具体情况而指导患者在排卵期同房试孕,抓住机遇从而能够自然怀孕,使患者婚后六年曾经 8 次 IVF 失败的身心痛苦被治愈。李祥云教授治疗此类患者的一般步骤是根据患者要求而定,是继续 IVF 还是放弃 IVF 意愿而采取不同的治疗手段。如果继续 IVF 则治疗时以补肾益精提高卵巢和子宫的功能为主;如果放弃 IVF 治疗时则首先以活血化瘀,清热解毒以疏通输卵管为主,等到输卵管疏通后再以补肾益精为主。

(冯锡明)

多囊卵巢综合征

李某,女,23 岁,已婚。

初诊:2016 年 11 月 9 日。

主诉:结婚 2 年,未避孕未孕 2 年。

现病史:自幼体胖,月经不调,每每落后,2014 年结婚,自诉排卵功能差,2016 年 9 月曾服用氯米芬(50mg)促排卵,监测无排卵。身高 149cm,体重 55kg,体胖。末次月经 10 月 19 日,5 天净,量中,色红,有痛经,夹小血块,10 月 23 日(月经第 5 天)服用氯米芬(75mg),B 超监测卵泡 18mm×10mm,经期腹冷,腰酸,经前乳房胀痛,纳可寐安,二便正常。舌红苔薄白腻,脉细。

月经史:13,5/45~50,量中,色红夹小血块,伴痛经。

生育史:0—0—0—0。

妇科检查:外阴(−),阴道无异常,宫颈光,宫体前位正常,附件阴性。

辅助检查:2016 年 4 月 30 日(月经第 3 天)血生殖内分泌及甲状腺激素测定:

促黄体生成激素(LH)5.11IU/L、促卵泡成熟激素(FSH)4.28IU/L、雌二醇(E_2)67.66pmol/L、睾酮(T)2.23nmol/L(升高)、孕酮(P)1.4nmol/L、泌乳素(PRL)458mIU/L、促甲状腺激素(TSH)1.4mU/L。

男方精液(2015 年 2 月):A+B 级 53.36%、pH 7.4。

西医诊断:不孕;多囊卵巢综合征。

中医诊断:不孕症。

病机:肥人多痰湿,或过食肥甘之物,令脾胃失于健运,不能正常化生水谷精气,反聚湿生痰,痰湿阻滞,气机不畅,冲任失调不能摄精而不孕。

治则:补肾活血,化痰调经。

方药:当归 12g,川芎 6g,白术 12g,白芍 12g,香附 12g,枸杞子 12g,淫羊藿 30g,菟丝子 12g,肉苁蓉 12g,鸡血藤 15g,茯苓 15g,山药 15g,石菖蒲 12g,青礞石 12g,青皮 9g,石楠叶 12g,黄精 12g。

共 14 剂,水煎服,每日 1 剂,早晚饭后各一次,每次 150ml。

医嘱:①测量基础体温。②忌生冷油腻、膏粱厚味。

二诊:2016 年 11 月 25 日。

月经 11 月 23 日至今未净,量多,色暗红,无血块,痛经小腹胀痛,腰酸,乳房胀痛。苔薄,舌红,脉细。

治则:温肾活血,化痰调经。

方药:当归 12g,川芎 6g,鸡血藤 12g,生熟地黄(各)12g,淫羊藿 30g,香附 12g,党参 18g,黄芪 12g,石楠叶 12g,黄精 12g,茯苓 15g,石菖蒲 12g,青礞石 12g,山茱萸 9g,桔梗 6g,牡丹皮 12g,丹参 12g,锁阳 9g,枸杞子 12g。

共 14 剂,水煎服,每日 1 剂,早晚饭后各一次,每次 150ml。

三诊:2017 年 1 月 10 日。

末次月经:12 月 26 日,量中,色暗,5 天净,经行第 1 天稍有痛经。苔薄,舌红,脉细。

2017 年 1 月 5 日(月经周期第 11 天)B 超监测卵泡:右侧卵泡 7mm×8mm,左侧卵泡 7mm×6mm,内膜 6mm。

2017 年 1 月 10 日(月经周期第 16 天)B 超监测卵泡:右侧卵泡 8mm×7mm,左侧卵泡 7mm×7mm,内膜 8mm。提示卵泡小且未继续生长。

治则:补肾调冲,填精补髓。

方药:当归 9g,川芎 6g,白术 12g,白芍 12g,香附 12g,枸杞子 12g,菟丝子 12g,肉苁蓉 12g,鸡血藤 15g,茯苓 12g,山药 15g,紫石英 30g,艾叶 6g,淫羊藿 30g,仙茅 9g,胡芦巴 12g,石楠叶 12g,巴戟天 12g,桑寄生 12g,龟甲 18g,鹿角胶 9g。

共 14 剂,水煎服,每日 1 剂,早晚饭后各一次,每次 150ml。

四诊:2017 年 1 月 25 日。

月经:月经延后未行,现无不适,尿 HCG(−),烦躁,乳房胀痛,情绪欠佳。苔薄，舌红，脉细。

治则：疏肝理气，活血通经。

熟地黄 12g，延胡索 12g，牡丹皮 12g，丹参 12g，川楝子 12g，桃红（各）9g，香附 12g，川芎 6g，当归 9g，泽兰泻（各）9g，益母草 30g，川牛膝 12g，苏木 9g，凌霄花 9g，鬼箭羽 12g，橘叶核（各）9g，杜仲 9g，菟丝子 12g，淫羊藿 30g，石菖蒲 12g。

共 14 剂，水煎服，每日 1 剂，早晚饭后各一次，每次 150ml。

患者心急曾服用西药激素等治疗催其月经，停药后又不行经，且体重又增加，故停药西药，要求中药治疗。

五诊：2017 年 6 月 7 日。

月经 5 月 28 日～6 月 2 日，量中，无痛经，带下中，苔薄，脉细。本月已停服西药。

治则：温阳补肾，调经通络。

方药：当归 9g，川芎 6g，白术 12g，白芍 12g，香附 12g，枸杞子 12g，菟丝子 12g，肉苁蓉 12g，鸡血藤 15g，茯苓 12g，党参 12g，黄芪 12g，石楠叶 12g，黄精 12g，龟甲 18g，鹿角胶 9g，附子 9g，桂枝 6g，桔梗 6g，枳壳 6g，淫羊藿 30g。

共 14 剂，水煎服，每日 1 剂，早晚饭后各一次，每次 150ml。

六诊：2017 年 6 月 28 日。

末次月经 5 月 28 日，基础体温单相，乳房胀痛，苔薄，脉细。

治则：调肝补肾，填精益冲。

方药：当归 9g，川芎 6g，白术 12g，白芍 12g，香附 12g，枸杞子 12g，淫羊藿 30g，菟丝子 12g，肉苁蓉 12g，鸡血藤 15g，石楠叶 12g，黄精 12g，制首乌 12g，龟甲 18g，鹿角胶 9g，柴胡 9g。

共 14 剂，水煎服，每日 1 剂，早晚饭后各一次，每次 150ml。

七诊：2017 年 7 月 12 日。

末次月经 7 月 9 日，量偏少，色暗，无痛经，无腹胀腰酸，无经前乳房胀痛，烦躁，纳可，寐安，二便正常，苔薄，脉细。

治则：补肾健脾，化痰调经。

方药：当归 12g，川芎 6g，鸡血藤 12g，生熟地黄（各）12g，淫羊藿 30g，香附 12g，党参 12g，黄芪 12g，石楠叶 15g，黄精 9g，茯苓 9g，石菖蒲 12g，青礞石 12g,桔梗 6g,枳壳 6g,龟甲 18g,鹿角胶 9g。

共 14 剂,水煎服,每日 1 剂,早晚饭后各一次,每次 150ml。

八诊:2017 年 7 月 26 日。

月经 7 月 9 日~7 月 14 日,量偏少,色暗,无痛经,无腹胀腰酸,无经前乳房胀痛,烦躁,口干,纳可,寐安,仍大便溏,一日 2~3 行,苔薄,脉细。既往基础体温均为单相,现基础体温已升 3 天。

7 月 25 日(第 18 天)B 超监测卵泡:右侧卵巢见卵泡:19mm×18mm。

治则:温阳补肾,健脾益气。

方药:当归 9g,川芎 6g,白术 12g,白芍 12g,香附 12g,枸杞子 12g,淫羊藿 30g,菟丝子 12g,肉苁蓉 12g,鸡血藤 15g,茯苓 12g,山药 15g、党参 12g,黄芪 15g,胡芦巴 12g,锁阳 9g,巴戟天 12g,石菖蒲 12g,青礞石 12g,桂枝 6g。

共 14 剂,水煎服,每日 1 剂,早晚饭后各一次,每次 150ml。

九诊:2017 年 9 月 27 日。

末次月经:2017 年 8 月 6 日,经水过期 11 天,尿 HCG(+),基础体温双相高温,诊断为早孕,刻下时有小腹隐痛,腰酸,乳房胀痛,带下稍增多,纳可寐安,烦躁,二便正常,舌红苔薄白腻,脉细。

治则:补肾健脾,固元安胎。

方药:党参 9g,黄芪 9g,白术 12g,白芍 9g,菟丝子 12g,续断 12g,桑寄生 12g,黄芩 9g,苎麻根 12g,藿佩(各)9g,砂仁 6g,南瓜蒂 15g。

共 7 剂,水煎服,每日 1 剂,早晚饭后各一次,每次 150ml。

医嘱:①测量基础体温;②如有腹痛加剧或阴道出血及时就诊,以防流产。

2017 年 9 月 30 日孕 54 天上海市第六人民医院 B 超:子宫大小 67mm×46mm×55mm,宫腔内见一个无回声区,呈现:"双环征",大小 16mm×19mm×9mm,内探及一胚芽,长 2mm,探及原始心管搏动。之后随访 3 个月,一切正常。

按语:

一、治疗思路

中医对不孕的认识已有两千多年历史,《素问·骨空论》所载"督脉者……此生病……其女子不孕",这是中医古籍中最早对于不孕病因病机的记载。排卵障碍性不孕症是指女性因排卵功能障碍导致的不孕,包括无排卵和黄体功能不全,据统计,约30%不孕患者因排卵障碍引起。排卵是指卵母细胞及其周边卵丘颗粒一起排出的过程,无排卵主要原因是由于下丘脑—垂体—卵巢轴功能性或器质性异常,任何环节的异常均会引发卵巢功能障碍,影响正常排卵,常见于先天性卵巢发育不良,席汉综合征,无排卵型异常子宫出血,多囊卵巢综合征,高泌乳素血症,未破裂卵泡黄素化综合征,卵巢早衰及甲状腺、肾上腺皮质功能失调等所致的无排卵。临床研究表明,排卵障碍不仅引发不孕,还会导致月经失调,多毛及肥胖等症状,加重患者心理负担,据统计,10%~15%的育龄夫妇受到该疾病困扰。今不孕患者身高149cm,体重55kg,月经失调,高雄激素,多毛,多囊卵巢形态,符合多囊卵巢综合征的诊断标准,该型排卵障碍是女性不孕的常见原因,不但不利于患者身心健康,同时影响其生活质量和家庭和谐,患者结婚2年未孕,心急烦躁,急于求成曾就诊于西医,西医促排方案失败后更是想尽快求寻中医调理助孕,故李教授对该患者的具体情况分析后,总体设计考虑:①患者体胖经水不行,应先调经减肥促经水行;②补肾调冲,填精补髓治根本;③健脾益气促排卵。患者两次自然行经后卵泡监测到有优势卵泡(19mm×18mm),结合基础体温排卵后加用补肾健黄体中药,顺利受孕。

二、用药分析

本案排卵障碍性不孕是肾—天癸—冲任—胞宫轴的功能紊乱所导致的疾病,基本病因是肾虚,兼有病理产物痰湿和血瘀,肾虚为本,痰瘀交阻为标,肾精亏虚是卵泡难以发育和成熟的基本原因,痰瘀互结是卵子难以排除的重要因素,故用药分为两类,一是活血调经,化痰通经,以桃红四物汤为基础方,并随证加减,其作用养血调冲,活血通经;青礞石、石菖蒲、桔梗、枳壳、柴胡、青皮,化痰通络,疏肝理气。二是治本求源,补肾健脾,调和阴阳,方用龟鹿二仙胶、八珍汤、当归补血汤、左归丸、右归丸以及经验方助黄汤等诸方,治疗中在排卵期加用附子、桂枝治元阳不足,以温肾阳来助卵泡生长,古人云:"附子为百药长",张元素曰:"温暖脾胃,除脾湿肾寒,补下焦之阳虚。"明代虞抟说:"附子能引补气药行十二经以追复散之元阳。"附子、桂枝温阳有利于气血的正常生机,气血不离阳气,肾主藏精,肾阳主生长发育生殖,肾气健旺,冲任脉盛,月事正常而能摄精成孕,肾中精气旺盛,也利于受孕,受孕后补肾健脾,固元安胎,延至孕3月后,胎元稳固停药,以免发生孕早期流产,功亏一篑。

三、亮点经验

1. **调经种子,衷中参西** 《女科要旨》曰:"妇人无子皆因经水不调。经水所以不调者,皆由内有七情内伤,外有六淫之感。或气血偏盛,阴阳相乘所致。"李教授认为求子必先调经:①患者体胖经水不行,先调经减肥促经水行。月经期以桃红四物汤为主活血通经,根据经行伴随症状随证加减用药,痛经者加延胡索、小茴香,乳房胀痛加橘叶、橘核、川楝子,经行不畅加丹参、益母草,便溏者加炒荆芥、炒防风等。②补肾调冲,填精补髓治根本。药用熟地黄、枸杞子、何首乌、山茱萸、淫羊藿、巴戟天、肉苁蓉、黄精、锁阳等补肾填精;附子、肉桂温阳通络,经间期有促排卵作用;龟甲、鹿角胶为血肉有情之品,填精补髓,阴阳同补,经后期有助于卵泡生长,经前期有助于健黄体。③健脾益气促排卵。药用党参、黄芪、白术芍、山药益气健脾,青礞石、石菖蒲化痰通络。结合月经周期治疗后机体阴阳平衡,冲任调和,患者自然行经,基础体温双相提示正常排卵,监测发现优势卵泡后成功受孕。

2. **填精补髓,调冲治本** 《圣济总录》云:"妇人所以无子,由于冲任不足,肾气虚寒也。"肾虚致胞宫虚寒,不能受孕,肾为先天之本,藏精系胞,为天癸之源,冲任之本,肾气的盛衰是决定月经的产生和卵巢功能的基础。《素问·阴阳应象大论》:"形不足者温之以气,精不足者补之以味。"明代虞抟《医学正传》曰:"温,养也,温存以养,使气自充,气充则形完矣;味阴也,补精以阴,求其本也。"本案主要以左归丸、右归丸、八珍汤以及经验方助黄汤为主方加减变化,治疗初始卵泡始终不长,三诊后加入龟鹿二仙膏:龟甲通任脉、补冲脉而补阴,鹿角通督脉而补阳,两者为血肉有情之品,填精补髓,阴阳同补,鹿角成胶有益阴作用,能更好地鼓动龟甲生阴;配以党参补气血、枸杞子滋阴助阳,其补气血阴阳,补人之精、气、神三宝,现代药理学研究表明龟甲具有促进发育、增强机体免疫、补血、解热、镇痛等作用,其滋阴机制与降低阴虚动物体内甲状腺素水平有密切关系;鹿角能促进生长发育,提高机体的细胞免疫和体液免疫,并提高人体的脑力、体力,减轻疲劳,改善睡眠,增进食欲,促进核酸和蛋白质合成,调节新陈代谢,调节内分泌,且具有促性激素样作用(主要为磷脂类物质),可增加肾脏利尿功能,亦能促进造血功能,尤能促进红细胞新生,有明显抗脂质过氧化作用。七诊后患者自然行经,基础体温双相提示正常排卵,监测发现优势卵泡。左归丸组成为熟地黄、怀山药、牛膝、山茱萸、枸杞子、龟甲、鹿角等,共奏滋养肝肾、益精填髓的作用。右归丸组成为:熟地黄、山药、山茱萸,枸杞子、鹿角胶、菟丝子、杜仲、当归、桂枝、附子,旨在补阳,治元阳不足。张景岳曰:"其有气因精而虚者,自当补精以化气;精因气而虚者,自当补气以生精。又有阳失阴而离者,不补阴何以救散亡之气;水失火而败者,不补火何以甦垂寂之阴。此又阴阳相济之妙用也。"八珍汤为四物汤合四君子汤,益气补血,健脾化痰,调理冲任。经验方助黄汤组成:菟丝子、淫羊藿、巴戟天、肉苁蓉、山茱萸、怀山药,另加石楠叶、黄精,更增加滋补肝肾,调理冲任之功。

3. 肾肝脾经,三经同治 肾肝脾三经之间关系密切:肾为先天之本,经水出诸于肾,肾主生殖。肾能藏精气,只有肾气充盛时才能精血充足,使冲任脉旺盛,滋养胞宫,摄精受孕。肝主藏液与调节血量。肝主疏泄,令气机调畅,气血、经络、脏腑之功能正常,若人之情志变化,如精神抑郁,烦躁易怒等影响,则使气机失调而气滞,因肝藏血不足致血虚,或又因肝郁气滞,疏泄失常影响了脏腑与经络的正常功能,均可致不孕。肝藏血,肾藏精,肝肾互相资生,故有"肝肾同源"一说,若肾精不足,肝血不充,冲任失常,冲脉为血海,任脉主胞胎,血少胞脉失养而致不孕。脾为先天之本,气血生化之源,将食物中之精微物质吸收化生为气血输布全身,濡养脏腑,脾主统血,使血循行于脉中,不至于外溢,脾虚则消化、吸收、输送、统血的功能失常,气血化生不足而月经不调,不能摄精受孕。肾与脾是先、后天之本,肾藏精,脾生血统血,"精血同源",精血旺盛维持女性的正常生理功能。故本案排卵障碍性不孕其病机主要与肾、肝、脾有关,三者失调,脏腑功能失司,冲任气血紊乱,胞宫不能摄精成孕。三经均为阴经,女为阴体,阴主导血、经、孕、育,三经互补协同作用,本文主要为三经同治而取得显效。

(周 琦)

卵巢储备功能下降合并盆腔子宫内膜异位症

周某,女,28岁,已婚。

初诊:2016年3月1日。

主诉:结婚2年,未避孕未孕。

现病史：患者结婚2年，未避孕未孕，平素月经周期延后，偶有胃脘不适，纳可，寐安，二便调，苔薄，脉细。

月经史：16，7/35～66，量多，色暗，夹小血块，无痛经，无腰酸，乳房胀痛，末次月经2月23日至今未净，上次月经1月13日。

生育史：0—0—0—0。

妇科检查：经期未检。

辅助检查：2016年1月17日（月经第5天）促黄体生成激素（LH）16.4IU/L、促卵泡成熟激素（FSH）13.2IU/L、雌二醇（E_2）239pmol/L、睾酮（T）1.0nmol/L、孕酮（P）0.9nmol/L、泌乳素（PRL）20.2ug/L。抗缪勒管激素（AMH）0.6ng/ml。

西医诊断：原发性不孕；卵巢储备功能下降。

中医诊断：不孕症。

病机：肾虚天癸迟至，冲任不盛，血海不盈，经水不能按时而下，以致月经稀发而难以受孕。

治则：补肾调经助孕。

方药：当归9g，川芎6g，熟地黄12g，生地黄12g，鸡血藤12g，香附12g，淫羊藿15g，菟丝子12g，怀山药12g，川楝子12g，紫石英12g，白芍9g，党参12g，黄芪12g，锁阳9g，山茱萸12g，附子9g，橘叶9g，橘核9g，甘松9g。

共14剂，水煎服，每日1剂，早晚饭后各一次，每次150ml。

医嘱：①工作减压，勿熬夜，适当休息，有充足睡眠；②饮食勿辛辣伤阴，适当补充高蛋白富含营养食品；③调整心情，情绪勿急躁、勿紧张；④测基础体温。

二诊：2016年3月15日。

末次月经2月23日～3月1日，量多，色暗，夹小血块，无痛经，无腰酸，乳房胀痛。苔薄，脉细。

治则：补肾调经助孕。

方药：淫羊藿30g，菟丝子12g，肉苁蓉12g，熟地黄12g，枸杞子12g，鸡血藤15g，肉桂3g，当归9g，香附12g，附子9g，桂枝6g，乌贼骨15g，茜草6g，柴胡9g，胡芦巴12g，何首乌9g，桔梗6g。

共14剂，水煎服，每日1剂，早晚饭后各一次，每次150ml。

三诊：2016年3月29日。

月经延后未至，刻下无行经意，无特殊不适，基础体温单相，苔薄腻，脉细。

治则：补肾活血调经。

方药：当归9g，川芎6g，香附12g，附子(先煎)9g，桂枝6g，桃仁9g，红花9g，川楝子12g，牡丹皮9g，丹参12g，延胡索12g，熟地黄12g，泽兰9g，泽泻9g，益母草30g，苏木9g，川牛膝12g，八月札12g，石菖蒲12g。

共14剂，水煎服，每日1剂，早晚饭后各一次，每次150ml。

四诊：2016年4月14日。

月经延后未至，4月9日体温37.1℃，当天腰酸，胃脘不适，4天来腹脐下隐痛，大便质软，日2次，泄后痛减，基础体温上升，峰值偏低，苔薄，脉细。

妇科检查：外阴已婚式，阴道无异常，宫颈中度糜烂，11、12位置点纳氏囊肿，宫体前位，正常大小，活动，后壁触及小结节，触痛(＋)，附件阴性。

治则：补肾调经助孕。

方药：淫羊藿30g，菟丝子12g，肉苁蓉12g，熟地黄12g，枸杞子12g，鸡血藤15g，肉桂3g，当归9g，香附12g，红花9g，附子9g，紫花地丁30g，皂角刺12g，仙茅9g，石菖蒲12g，椿根皮12g。

共14剂，水煎服，每日1剂，早晚饭后各一次，每次150ml。

五诊：2016年4月24日。

末次月经4月16日～4月21日，量中，色红，无血块，无痛经，无腰酸，无乳房胀痛，苔薄，脉细。

妇科检查：于子宫后壁触及小结节，触痛(＋)。

治则：补肾祛瘀，调经助孕。

方药：三棱9g，莪术9g，苏木9g，水蛭12g，地鳖虫12g，夏枯草12g，菟丝子12g，淫羊藿12g，肉苁蓉12g，巴戟天12g，制乳香6g，没药6g，党参9g，浙贝母9g，皂角刺12g，威灵仙12g。

共14剂，水煎服，每日1剂，早晚饭后各一次，每次150ml。

六诊：2016年5月10日。

基础体温上升2天，带下多，色白，无腰酸，无乳房胀痛，苔薄，脉细。

治则：补肾祛瘀，调经助孕。

方药：淫羊藿 30g，附子 9g，椿根皮 12g，鸡冠花 9g，金樱子 9g，煅瓦楞子（先煎）30g，三棱 9g，莪术 9g，苏木 9g，水蛭 12g，地鳖虫 12g，夏枯草 12g，菟丝子 12g，肉苁蓉 12g，巴戟天 12g。

共 14 剂，水煎服，每日 1 剂，早晚饭后各一次，每次 150ml。

七诊：2016 年 5 月 24 日。

基础体温上升 16 天，刻下尚无明显行经意，无其他不适，苔薄，脉细。今于上海中医药大学附属龙华医院测尿 HCG（＋）。

治则：补肾益气安胎。

方药：党参 12g，黄芪 12g，白术 9g，白芍 9g，菟丝子 12g，杜仲 12g，狗脊 12g，黄芩 9g，桑寄生 9g，苎麻根 15g。

共 7 剂，水煎服，每日 1 剂，早晚饭后各一次，每次 150ml。

现随访，生一男孩，健康活泼。

按语：

一、治疗思路

卵巢储备功能下降（DOR）是指卵巢产生卵子的能力减弱，卵母细胞的质量下降，导致女性生育能力下降及性激素缺乏的疾病。其诊断标准为：①年龄<40 岁；②基础促卵泡激素（bFSH）12～20IU/L；③ bFSH/ 基础促黄体激素（bLH）≥2～3.6IU/L；④基础雌二醇（bE_2）≤20pg/mL；⑤基础状态卵巢的卵泡数目（bAFC）<5 个；⑥抗缪勒管激素（AMH）<1.1ng/mL。具备①和②～⑥条中的任何 1 条，即可以诊断。

本案患者 28 岁，性激素示促黄体生成激素（LH）16.4IU/L、促卵泡成熟激素（FSH）13.2IU/L，抗缪勒管激素（AMH）0.6ng/ml，故诊断为 DOR。随着当今社会节奏加快、精神压力和环境污染的增加，卵巢储备功能下降的发病率逐渐升高，并趋于年轻化，严重影响女性的生殖健康。现代医学认为，年龄、遗传、免疫、环境、感染等因素均与卵巢储备功能下降的发病有关。

卵巢储备功能下降常表现为月经量少、月经稀发、闭经、不孕等，或伴随潮热、盗汗、烦躁等围绝经期相关症状，中医学并没有"卵巢储备功能下降"的病名，根据其临床症状表现，当属月经后期、月经先后无定期、不孕等妇科疾病范畴。《黄帝内经》云："二七而天癸至，任脉通，太冲脉盛，月事以时下,故有子。"《灵枢·邪气脏腑病形》曰:"肾脉微涩,为不月。""不月"即现在所言的闭经,肾为气血之根,涩则气血不行,故为女子不月。《傅青主女科》记载"夫经水出诸肾",强调肾在月经产生的过程中起着尤为重要的作用。卵巢储备功能下降以肾虚为基本病机,故中医治疗以补肾调经助孕为主。

二、用药分析

本案治疗重在补肾调助孕。初诊时患者经水将净,故以经验方促排方以利排卵。其中四物汤填精养血益髓,促进卵泡发育;党参、黄芪健脾益气;熟地黄、生地黄、山茱萸、怀山药健脾养阴;淫羊藿、菟丝子、紫石英、锁阳、附子温肾助阳,生发阳气,促进卵泡发育,以利卵泡排出;鸡血藤、当归、川芎活血通络,香附、川楝子、橘叶、橘核疏肝行气通络,共同促进排卵;患者平素胃脘不适,故予甘松行气散寒,缓急止痛。二诊时患者正值黄体期,李教授以经验方助黄汤健全黄体功能。乌贼骨制酸止痛,与茜草同用,亦可收敛止血,以治痛吐酸;桔梗开宣肺气,此处用之,具有提壶揭盖之意,以助升举阳气。经期则以补肾活血通经为主,以当归、川芎、桃仁、红花、牡丹皮、丹参、泽兰、泽泻、益母草、苏木等活血行气,祛瘀通经,川牛膝因势利导,引血下行以利经水来潮。

患者妇科检查示子宫后壁触及小结节,伴有触痛,考虑子宫内膜异位症可能,中医认为以血瘀为主要病机,李教授治疗以经验方内异方加减活血祛瘀,方中三棱、莪术、苏木、水蛭、地鳖虫、制乳香、没药活血行气,祛瘀通络;菟丝子、淫羊藿、肉苁蓉、巴戟天、党参益肾健脾;浙贝母、皂角刺、威灵仙、夏枯草消痈排脓,以助卵泡排出。如此治疗两月余,喜得麒麟。

三、亮点经验

1. **补肾调经种子** 肾为先天之本,藏先天之精气,阴精化血,血之源头在于肾,肾气既盛,则天癸至;肾为冲任之本,肾经与冲任二脉相交会,冲任通盛皆以肾气盛为前提;肾有阴阳二气,与胞宫相系,司开合,与子宫的藏泻功能密切相关。因此肾精肾气充盛是产生月经的基本条件,也是摄精成孕的基础。卵巢储备功能下降以肾虚为基本病机,各种非生理性原因导致肾气虚衰,天癸随肾精肾气虚衰而过早竭止,出现精亏血少,冲任失养,血海空虚,封藏失职,经水不下,年未老而经水先断,终不能正常受孕。

李教授用药治疗本案以补肾调经贯穿始终,肾气旺盛,天癸充足,经水才能按时而下,经调方能种子受孕。

2. 经验方内异消 患者在妇科检查时于子宫后壁扪及触痛性小结节,考虑子宫内膜异位症可能,李教授经验方内异方常用治子宫内膜异位症导致的不孕症。方中理气活血散瘀,两药合用增强逐瘀之力;淫羊藿、菟丝子补肾壮阳,养肝健脾;穿山甲、路路通破瘀散结通络;地鳖虫、水蛭破血散结;苏木活血通络夏枯草清热散结。全方共奏补肾活血、祛瘀消癥之效,尤以穿山甲、地鳖虫、水蛭之虫类药搜剔通络、破瘀散结为著。

(徐莲薇 刘慧聪)

未破裂卵泡黄素化综合征

张某,女,30岁,已婚。

初诊:2016年9月20日。

主诉:未避孕1年未孕。

现病史:结婚1年,有规律性生活,未避孕未孕。患者平素月经规则,于2016年7月～9月连续B超监测卵泡有优势卵泡,但卵泡未排出,考虑未破裂卵泡黄素化综合征,自诉不孕相关检查均正常。刻下神疲乏力,畏寒肢冷,腰膝酸软,胃纳可,二便调。舌淡红,苔厚腻,脉细。

月经史:14,5～6/30～37,量中,色红,夹少量血块,第1天痛经,经前乳房胀痛,末次月经8月18日～8月23日,量中如常。

生育史:0—0—2—0。

妇科检查:外阴已婚式,阴道:畅,宫颈轻度糜烂,宫体中位正常大小,附件(－)。

辅助检查:男方精液检测正常,女方生殖相关抗体及 Torch 检测结果均为阴性。

中医诊断:不孕症。

西医诊断:不孕;未破裂卵泡黄素化综合征。

病机:《圣济总录》云:"妇人所以无子,由冲任不足,肾气虚寒故也。"患者就诊时经期将至,故先予以调经。

治则:温养冲任,理气调经。

方药:丹参12g,川芎6g,熟地黄12g,香附12g,延胡索12g,红花9g,当归身9g,牡丹皮12g,川楝子12g,桃仁9g,益母草30g,川牛膝12g,苏木 9g、橘叶 9g、橘核 9g、八月札 12g、娑罗子 12g、白芷 9g、柴胡 9g、陈皮 9g、大腹皮 9g、艾叶 6g、小茴香 6g。

共 14 剂，水煎服，每日 1 剂，早晚饭后各一次，每次 150ml。

医嘱：①下次经行 2 ~ 4 天查性激素六项；②测基础体温；③适当休息，勿熬夜过劳；④调节情绪，勿过于紧张。

二诊：2016 年 10 月 11 日。

末次月经 9 月 22 日 ~ 9 月 27 日，量中如常，血块较前减少，无痛经。经行小腹略感酸胀，仍感四肢不温，腰酸不适。9 月 24 日血生殖内分泌测定：促黄体生成激素（LH）2.98IU/L、促卵泡成熟激素（FSH）3.35IU/L、雌二醇（E_2）34pmol/L、睾酮（T）1.78nmol/L、孕酮（P）1.2nmol/L、泌乳素（PRL）286.14mIU/L；查舌淡苔厚腻，脉细。

治则：补肾活血，调经助孕。

方药：菟丝子 12g、肉苁蓉 12g、肉桂 3g、鸡血藤 15g、红花 9g、香附 12g、枸杞子 12g、熟地黄 12g、当归 9g、桔梗 6g、胡芦巴 12g、锁阳 9g、淫羊藿 30g、石楠叶 12g、黄精 9g、金银花 12g、生甘草 6g。

共 14 剂，水煎服，每日 1 剂，早晚饭后各一次，每次 150ml。

三诊：2016 年 10 月 25 日。

末次月经 9 月 22 日，量中如常，现停经 33 天，10 月 25 日测尿 HCG 弱阳性。刻下：无恶心呕吐，无腹痛，无阴道流血，纳可，寐欠佳，大便溏薄，1 ~ 2 次 / 日，查舌淡苔薄腻，脉细。

治则：益肾安胎。

方药：党参 9g、黄芪 9g、白术 9g、白芍 9g、菟丝子 9g、续断 9g、狗脊 12g、黄芩 9g、炒扁豆 12g、苎麻根 12g、南瓜蒂 9g。

共 7 剂，水煎服，每日 1 剂，早晚饭后各一次，每次 150ml。

电话随访患者 2017 年 6 月 25 日剖宫产一女，母女平安。

按语：

一、治疗思路

排卵障碍性不孕占不孕症患者的 20% ~ 40%，是下丘脑—垂体—卵巢轴功能失调引起卵泡不发育或发育停滞，卵泡闭锁、卵泡未破裂黄素化或不排卵。引起本病的常见原因为多囊卵巢综合征、卵巢早衰、未破裂卵泡黄素化综合征、高泌乳素血症等。未破裂卵泡黄素化综合征是指卵泡成熟但不破裂,卵细胞未排出而原位黄素化,形成黄体并分泌孕激素,引起效应器官发生一系列类似排卵周期的改变。临床以月经周期长,有类似排卵表现但持续不孕为主要特征。是无排卵性月经的一种特殊类型,也是引起的不孕的重要原因之一。

西医对排卵障碍性不孕的治疗主要靠药物促排卵,部分药物无效的患者往往求助于辅助生殖。且促排卵药物的使用容易发生多胎妊娠及卵巢过度刺激综合征等并发症。故不少患者会寻求中医药治疗。

古代文献中无针对排卵障碍性不孕的专门论述,但古代医家早就提出了肾虚、血瘀可导致不孕。《素问·骨空论》中提出肾阳虚实不孕的病因:"女子不孕,督脉生病,治督脉,督脉主一身之阳,阳虚不能温煦子宫,子宫虚冷,不能摄精成孕。"《傅青主女科》强调从肝肾论治不孕,并创制了养精种玉汤、开郁种玉汤等经方。《备急千金要方》则提出"瘀血内停,恶血内漏,能使妇人无子。"这些都与李祥云教授补肾活血化瘀治疗排卵障碍性不孕的理念相同。

二、用药分析

根据本患者的症状,初步判定患者属于肾气虚弱,寒凝胞宫为主。经相关辅助检查筛查后可考虑为排卵障碍引起不孕。因此治疗当以温养冲任,益肾助孕为主。初次就诊时癸水将至,经水当以通为要,故李教授并未予大补之药,首诊方中以四物汤为基础,活血调经,加以艾叶、小茴香暖宫散寒,疏肝解郁的柴胡、陈皮推动气血之运行。值得一提的是,橘叶橘核是李教授常用的一组药对,橘核入肝肾经,有理气的作用,橘叶味苦,性平,功能疏肝行气化痰,李教授认为两者合用能疏肝行气化痰,多用于排卵障碍的患者。

二诊时患者正值氤氲之期,故全方以温补肾阳,活血化瘀为主,使用淫羊藿、锁阳、胡芦巴、肉苁蓉、菟丝子等药温补肾阳,加以熟地黄、枸杞子滋养肾阴,黄精滋肾填精,桔梗化痰通络,石楠叶补益肝肾通络。方中加鸡血藤、红花、香附、当归活血化瘀通络,气血行则冲任条畅,以助卵泡排出。

三、亮点经验

1. 活血温阳帮助排卵 本案患者 B 超检查有优势卵泡,但不能排出,这是诊治的关键。李教授认为肾气盛衰是决定月经的产生与卵巢功能是否良好的基础,肾气盛,是生殖发育的物质基础。故在氤氲期应以补肾温阳疏肝活血为要。肝藏血,冲任调则气血通畅,两精相搏而能受孕,因此在用药中往往兼顾肝肾及气血。多使用自拟的助黄汤加减,助黄汤的组成为菟丝子、肉苁蓉、淫羊藿、红花、香附、当归、熟地黄、枸杞子、鸡血藤。方中肉苁蓉、菟丝子、淫羊藿补肾阳,枸杞子、熟地黄补肾阴,香附疏肝理气,红花、当归、鸡血藤活血祛瘀,诸药合用,共奏补肾疏肝,活血祛瘀之功。

2. **温经理气顺经而行** 李教授经常教导我们,治病求本,不能急功近利。患者虽因不孕来就诊,求嗣心切,但就诊时正值经期将至。经水以通为要,当顺其生理规律加以疏导,冲任调,胞脉通也能为后期治疗打下良好基础。故在经期予以桃红四物汤加减活血通经。

(赵　莉)

排　卵　障　碍

吴某,女,36岁。

初诊:2016年5月25日。

主诉:结婚1年,未避孕未孕。

现病史:结婚1年,有规律性生活,未避孕未孕。患者平素月经后期,1~6月一行,末次月经5月19日,量中如常,未净,色暗,夹小血块,伴痛经,小腹冷感,无腰酸乳房胀痛等不适。前次月经2月25日~3月2日,量中如常。自诉已行B超、性激素、Torch、生殖相关抗体等检查均正常,多次检测排卵未见优势卵泡,输卵管未检,男方精检正常。近半年间断服中药调理,效不显,刻下神疲乏力,畏寒肢冷,腰膝酸软,胃纳可,二便调。舌淡红,苔薄腻,脉细。

月经史:13,6~8/1月~6月,量中,色暗,夹少量血块,第1天痛经,末次月经:5月19日,量中如常,未净,前次月经2月25日~3月2日。

生育史:0—0—0—0。

妇科检查:外阴已婚式,阴道畅,宫颈肥大,轻度糜烂,宫体中位,略小,附件(-)。

辅助检查:男方精液检测:正常,女方生殖相关抗体及Torch检测结果均为阴性。

2016年5月21日：促黄体生成激素（LH）5.32IU/L、促卵泡成熟激素（FSH）4.31IU/L、雌二醇（E$_2$）20pmol/L、睾酮（T）1.15nmol/L、孕酮（P）1.1nmol/L、泌乳素（PRL）478.05mIU/L；促甲状腺素（TSH）2.55uIU/ml、空腹胰岛素（INS）：37.11nmol/l。

西医诊断：排卵障碍性不孕。

中医诊断：不孕症。

病机：《傅青主女科》提出"盖胞胎居于心肾之间，上系于心，而下系于肾，胞胎之寒凉，乃心肾二火之衰微也。"《冯氏锦囊秘录》说："气之根，肾中之真阳也；血之根，肾中之真阴也。"其阐明了肾有阴阳二气，为气血之根，肾为五脏阴阳之本，肾阳乃命门之火，肾阳虚，命门火衰，冲任失于温煦，下不能暖宫，胞宫虚寒，可致不孕。本患者年逾五七，阳明脉渐衰，肾阳不足，胞宫虚寒，而见小腹冷感，阳虚寒凝，气血运化失司，瘀血阻滞，而见经行血块，经行腹痛。

治则：补肾填精，益气调经。

方药：熟地黄12g，川芎6g，生地黄12g，白术9g，山药12g，香附12g，菟丝子12g，川楝子12g，鸡血藤15g，紫石英15g，党参12g，黄芪12g，石楠叶12g，黄柏9g，山茱萸9g，制首乌12g，淫羊藿30g，龟甲18g，鹿角胶9g。

共14剂，水煎服，每日1剂，早晚饭后各一次，每次150ml。

医嘱：①凝血功能检查；②基础体温；③调整心情，情绪勿急躁、勿紧张。

二诊：2016年6月7日。

末次月经：5月19日～5月25日，量中如常。精神增，小腹仍觉冷感，舌淡红苔薄白，脉细。

辅助检查回报告：5月25日凝血功能（含D-二聚体）：正常。6月7日B超提示：子宫大小49mm×40mm×49mm，子宫内膜12mm，右卵巢大小25mm×27mm，测及卵泡16mm×24mm，左卵巢大小26mm×24mm。

治则：补肾填精，暖宫调经。

方药：菟丝子12g，肉苁蓉12g，肉桂3g，鸡血藤15g，红花9g，香附12g，枸杞子12g，熟地黄12g，当归9g，附子9g，肉桂6g，石楠叶12g，黄精9g，龟甲18g，鹿角片9g，紫河车粉9g，桔梗6g，党参12g，黄芪12g。

共14剂，水煎服，每日1剂，早晚饭后各一次，每次150ml。

三诊：2016年6月22日。

末次月经 5 月 19 日~5 月 25 日，量中如常，6 月 18 日于自测尿 HCG（+），6 月 20 日至我院门诊测血 HCG 92.2IU/l，P 57.1nmol/L，小腹偶有抽痛感，嗜睡，无阴道出血。基础体温高温相已 13 天。舌淡，苔薄白，边有齿印，脉细滑。

治则：健脾益肾安胎。

方药：党参 12g，黄芪 12g，白术 12g，白芍 12g，杜仲 12g，狗脊 12g，菟丝子 12g，桑寄生 12g，苏叶 9g，陈皮 9g，苎麻根 12g。

共 7 剂，水煎服，每日 1 剂，早晚饭后各一次，每次 150ml。

四诊：2016 年 6 月 28 日。

无腹痛无阴道出血，略感尿频，口干，无恶心呕吐，舌淡红苔薄，脉细滑。

治则：健脾益肾安胎。

方药：上方加黄芩 9g，枸杞子 9g，南瓜蒂 15g。

共 7 剂，水煎服，每日 1 剂，早晚饭后各一次，每次 150ml。

医嘱：①B 超检查。②腹痛剧，阴道出血量多随时就诊。

后电话随访患者为宫内妊娠，于 2017 年 3 月顺产一子，母子平安。

按语：

一、治疗思路

排卵障碍性不孕是指女性不能排出正常的卵子从而导致的不孕，占不孕症的 20%~30%。女性不排卵的原因有很多，如下丘脑—垂体—卵巢轴的紊乱，卵巢的病变，以及一些全身性的疾病都有可能引起不排卵的发生。下丘脑—垂体—卵巢轴系统是卵泡发育成熟及其排卵的关键调节机制，任何一个环节的功能失调或者器质性病变，均有可能造成排卵障碍，且卵巢内微环境局部自分泌和旁分泌调节因子能直接或间接调节卵泡、卵细胞发育及排卵的功能。因此，现代医学认为引起排卵障碍的原因有以下 3 个方面：即下丘脑—垂体—卵巢轴功能失调，反馈机制异常及卵巢局部因素。

中医古籍中无"排卵障碍"的病名，但根据其临床表现，可在不孕症、月经后期、闭经中见到相关记载。中医学认为，排卵障碍主要责之于"肾—天癸—冲任—生殖"轴的功能失常，肾藏精，为生殖之本，肾生理功能的正常与否与天癸、冲任、胞宫间的功能调节有重要关系。《黄帝内经》云"肾气盛,天癸至,任脉通,太冲脉盛,月事以时下,故能有子",可见,肾气不足是影响月经的主要因素。月经恢复正常,生殖轴的功能得到调整后,方能达到调整卵巢功能,正常排卵的目的。本案患者有明显的肾阳虚症状,因此,本病患者的治疗思路主要在于调经助孕,调经则重在温补肾阳,益精填髓。

二、用药分析

本案患者治疗周期较短,调治一月便传已妊娠,颇为可喜。观本案患者,肾阳不足,胞宫虚寒,经水不调,首诊时正值经期,李教授在补肾活血调经的同时,加入龟甲、鹿角,大补肾之阴阳二气。二诊时值经间期,B超提示有优势卵泡,当顺应月经周期用药以助卵泡排出。但患者胞宫虚寒非2周药物可愈,小腹冷感仍有,故除了龟鹿之外,又加入河车粉益气养血,补肾填精、党参、黄芪补中益气,可谓不吝惜贵重药物,大补肾精肾气,鸡血藤、红花、香附调畅冲任气血,又选用附子、肉桂补火助阳,以助氤氲之期。三诊时便传喜讯,但患者虽已受孕,但先天肾气仍属不足,故不能掉以轻心,以药物健脾益肾安胎,此时补肾药物当以平和为主,故未加用血肉有情或峻补之药。纵观全局,本案整体用药体现以适时填精补髓,调经助孕之大法。

三、亮点经验

1. 抓主症,找病因 李教授初次接诊不孕症患者的时候都会比较细致地询问其病史及相关实验室检测结果,而不仅仅拘泥于中医药治疗。尽管本患者已行不孕相关实验室检查,月经后期当属排卵障碍,但尚有不足:①输卵管是否通畅未检测;②凝血功能未检测。李教授认真考虑,分析患者无生育流产史,因此输卵管因素不孕可能性较小,依据目前情况,患者月经不调,且是排卵障碍的问题,故先予中药口服,温阳补肾,调经助孕,并进行了凝血功能检查,以免患者因为血液高凝状态或微血栓形成造成不孕或流产,为下一步治疗奠定基础。

2. 已有孕,重保胎 李教授非常重视孕后保胎,主张用益气养血补肾固胎的经验方"保胎方"(即三诊中的主要药味)。本患者不主张先做B超的原因有二:①就诊时停经天数较短,血HCG偏低,当时若予B超检查亦难以确认是否宫内外妊娠,反而增加患者的精神压力。②结合患者症状体

151

征,虽略腹痛,但腹痛呈抽痛,且偶尔发作,无阴道出血,无宫腔操作史,故输卵管不通畅导致宫外孕的可能性较小。前期患者血 HCG 为 92.2IU/L,孕酮为 57.1nmol/L,孕酮指标较高,因此李教授考虑宫内可能性较大,先予中药保胎治疗,但也不能完全排除宫外孕可能,因此嘱患者 B 超随访,并若有腹痛加剧,阴道出血量多随时就诊。如无特殊情况,B 超检查多在孕后 50 天左右进行,借以了解孕卵及胎心等情况,并能提供与治疗有关的信息。

(赵　莉)

排卵障碍合并抗子宫内膜抗体阳性、抗卵巢抗体阳性

吴某,女,29 岁,已婚。

初诊:2015 年 12 月 16 日。

主诉:结婚 1 年余未避孕未孕。

现病史:患者结婚 1 年余未避孕未孕。体型肥胖,月经逾期未行。苔薄,脉细。

月经史:13,5/40,末次月经 11 月 6 日,量多,色红,夹血块,无腹痛。

生育史:0—0—0—0。

妇科检查:外阴经产式,阴道无异常,宫颈光,外口针尖状,宫体中位,略小,附件阴性。

辅助检查:11 月 8 日上海交通大学附属仁济医院:促黄体生成激素(LH)3.15IU/L、促卵泡成熟激素(FSH)6.6IU/L、雌二醇(E_2)126pmol/L、睾酮(T)2.63nmol/L、孕酮(P)4.98nmol/L、泌乳素(PRL)11.85ug/L、抗子宫内膜抗体(EmAb)(＋)、抗卵巢抗体(AOAb)(＋)。11 月 11 日 B 超:子宫大小 43mm×36mm×43mm,内膜 7mm,右卵巢大小 31mm×18mm,左卵巢大小 31mm×19mm。

西医诊断:免疫性不孕合并排卵障碍性不孕。

中医诊断:不孕症。

病机:患者素体肥胖,痰湿壅盛,肾气亏虚,冲任失调,加之脂膜壅塞,经水下行困难;痰阻胞宫胞脉,瘀血与痰浊互结,郁久化热,湿热瘀搏结,阻碍两精相搏而不孕。

治则:补肾祛瘀,清利湿热,活血通经。

方药:当归 9g,川芎 6g,香附 12g,附子(先煎)9g,桂枝 6g,桃仁 9g,红花 9g,川楝子 12g,牡丹皮 9g,丹参 12g,延胡索 12g,熟地黄 12g,泽兰泻(各)9g,党参 12g,黄芪 12g,石菖蒲 12g,艾叶 6g,胡芦巴 12g。

共 14 剂,水煎服,每日 1 剂,早晚饭后各一次,每次 150ml。

医嘱:①测基础体温(基础体温);②月经第 2~4 天测血内分泌;③B超(经净后);④控制体重,加强运动,节制饮食,忌食油腻、辛辣刺激之物,调畅情志,减轻压力。

二诊:2016 年 1 月 7 日。

末次月经 12 月 21 日,经行量多,色红,夹血块,乳房胀痛,无腰酸,心烦,苔薄,脉细。

治则:补肾祛瘀,清利湿热。

方药:淫羊藿 30g,菟丝子 12g,肉苁蓉 12g,熟地黄 12g,枸杞子 12g,鸡血藤 15g,肉桂 3g,当归 9g,香附 12g,红花 9g,金银花 9g,生甘草 6g,炒荆芥 9g,炒防风 9g,桔梗 6g。

共 14 剂,水煎服,每日 1 剂,早晚饭后各一次,每次 150ml。

三诊:2016 年 2 月 25 日。

末次月经 2 月 11 日至 14 日,量多,色红,夹血块,乳房胀痛,无腹痛,无腰酸,苔薄,脉细。

治则:补肾祛瘀,清利湿热。

方药:金银花 9g,生甘草 6g,茯苓 12g,紫石英 15g,黄精 12g,石菖蒲 12g,石楠叶 12g,淫羊藿 30g,菟丝子 12g,肉苁蓉 12g,熟地黄 12g,枸杞子 12g,鸡血藤 15g,肉桂 3g,当归 9g,香附 12g,红花 9g。

共 14 剂,水煎服,每日 1 剂,早晚饭后各一次,每次 150ml。

四诊:2016 年 3 月 24 日。

末次月经 3 月 12 日至 16 日,量多,色红,夹血块,无腹痛,苔薄,脉细。

3 月 16 日:LH 1.72IU/L、FSH 5.04IU/L、E_2 54pmol/L、T 2.19nmol/L、P 3.75nmol/L、PRL 18.78ug/L、EmAb(−)、AoAb(−)。

治则:补肾祛瘀,清利湿热。

方药:淫羊藿 30g,菟丝子 12g,肉苁蓉 12g,熟地黄 12g,枸杞子 12g,鸡血藤 15g,肉桂 3g,当归 9g,香附 12g,红花 9g,紫石英 15g,黄精 12g,

石楠叶 12g,金银花 9g,茯苓 12g,胡芦巴 12g。

共 14 剂,水煎服,每日 1 剂,早晚饭后各一次,每次 150ml。

五诊:2016 年 4 月 14 日。

末次月经 3 月 12 日至 16 日,基础体温高相偏低 16 天,今日自测尿 HCG(+),刻下无不适,苔薄,脉细微滑。

治则:补肾健脾,益气安胎。

方药:党参 12g,黄芪 12g,白术 9g,白芍 9g,桑寄生 12g,杜仲 12g,菟丝子 12g,续断 12g,狗脊 12g,黄芩 9g,苎麻根 12g。

共 7 剂,水煎服,每日 1 剂,早晚饭后各一次,每次 150ml。

六诊:2016 年 5 月 20 日。

孕 66 天,晨起泛恶,食欲缺乏,无腹痛,苔薄,脉细滑数。

治则:补肾健脾,益气安胎,降逆止呕。

方药:党参 9g,黄芪 9g,白术 9g,白芍 9g,桑寄生 12g,杜仲 15g,菟丝子 12g,狗脊 12g,黄芩 9g,苎麻根 12g,姜竹茹 9g,苏叶 9g。

共 7 剂,水煎服,每日 1 剂,早晚饭后各一次,每次 150ml。

七诊:2016 年 8 月 4 日。

患者诉孕 89 天时因胎停育行清宫术,继续于李教授处中药调理。

按语:

一、治疗思路

不孕症发病原因复杂多样,女性不孕主要有排卵障碍、输卵管阻塞、子宫因素、染色体异常、免疫因素等,尚有部分不明原因不孕。本案患者不孕原因有二:一为免疫因素,抗子宫内膜抗体(EmAb)(+)、抗卵巢抗体(AoAb)(+)。EmAb 阳性,可损伤子宫内膜结构与功能,不利于受孕及维持妊娠;AoAb 阳性可导致卵巢的过度损伤及凋亡,造成卵巢过度闭锁,排卵障碍,进而不孕。二为多囊卵巢综合征倾向,排卵障碍。患者素体肥胖,月经周期延长,雄激素偏高(睾酮 2.63nmol/L),卵母细胞质量下降,颗粒细胞功能紊乱,卵泡微环境失衡,稀发排卵。李教授认为,不孕症以肾虚血瘀为本,免疫性不孕兼有湿热,排卵障碍性不孕又兼痰湿,故治疗以补肾固本,扶正为主,辅以清利湿热。

二、用药分析

本案治疗兼顾免疫因素与排卵障碍两方面。方中金银花宣散风热，清解血毒；生甘草补脾益气，清热解毒；两药相合，加强清热解毒之功，李教授善用金银花、生甘草治疗免疫抗体阳性导致的不孕症。排卵障碍者多归因于肾气亏虚，天癸不充，故李教授以经验方助黄汤补肾温阳，填精益髓，生发阳气，促进卵泡发育与排卵，健全黄体功能以助受孕。其中淫羊藿、菟丝子、肉苁蓉、肉桂温肾助阳促进黄体功能；熟地黄、枸杞子养血填精；鸡血藤、当归补血活血；红花活血化瘀；香附疏肝理气。临证加紫石英、石楠叶、胡芦巴等增温养肾阳之效，添黄精以助滋养肾阴之功，入石菖蒲、茯苓祛湿排脓以达促排之意。经治，患者 EmAb、AoAb 均已转阴，雄激素亦较前降低，后成功受孕，但最终胎停育清宫，继续在李教授处行周期调理促孕。

三、亮点经验

1. 补肾益精固本，清热除瘀治标　本案患者不孕原因有二：生殖免疫抗体阳性及排卵障碍。本病病属本虚标实，李教授辨证用药标本兼顾，以经验方助黄汤及经方右归丸等温肾壮阳，填精益髓，调理冲任以固本；又以红花、鸡血藤、当归、香附等药活血化瘀、行气舒络，再以金银花、生甘草清热解毒，祛瘀血、清湿热而治标。

2. 药对——金银花/忍冬藤、生甘草　金银花为忍冬科忍冬属植物忍冬及同属植物干燥花蕾或带初开的花，甘寒清热而不伤胃，芳香透达又可祛邪，既能宣散风热，又能清解血毒，用于各种热性病，如身热、发疹、发斑、热毒疮痈、咽喉肿痛等症，均效果显著，被誉为清热解毒的良药。《神农本草经》载："金银花性寒味甘，具有清热解毒、凉血化瘀之功效，主治外感风热、瘟病初起、疮疡疔毒、红肿热痛、便脓血"等。忍冬藤为忍冬科植物忍冬的干燥茎枝，性味甘寒，归肺、胃经，清热解毒，疏风通络，用于温病发热，热毒血痢，痈肿疮疡，风湿热痹，关节红肿热痛。《本草纲目》云：忍冬藤"治一切风湿气及诸肿痛，痈疽疥癣，杨梅恶疮，散热解毒。"现代药理研究表明，金银花和忍冬藤均可抗菌、消炎，抑制病原微生物。生甘草性平味甘，归心、肺、脾、胃经，补脾益气，清热解毒，祛痰止咳，缓急止痛，调和诸药，用于脾胃虚弱，倦怠乏力，心悸气短，咳嗽痰多，脘腹、四肢挛急疼痛，痈肿疮毒，缓解药物毒性、烈性。李教授临证用药常以金银花或忍冬藤、配伍生甘草清热解毒治疗免疫性不孕。待免疫抗体转阴后再按月经周期调理,使经水调和,以助两精相搏而成孕。

(刘慧聪　徐莲薇)

排卵障碍合并输卵管不通

吴某,女,28岁,已婚。

初诊:2016年3月16日。

主诉:结婚3年,不避孕1年未孕。

现病史:患者平素月经稀发伴有经期延长,周期30天至60天,经期7天至30天,备孕1年未孕。2015年4月起开始备孕,就诊检查和治疗。曾在外院检查雄激素偏高,口服达英-35,3个周期,纠正月经周期。后为纠正经期延长,采用孕激素疗法,月经周期第16天起口服地屈孕酮片10天,共3个周期,服药期间月经经期7天。2015年11月检查输卵管造影(HSG):左侧输卵管张力稍高,稍通盆腔可能;右侧输卵管通而不畅。并于次月行输卵管介入手术(SSG),术后提示双管基本通畅。2016年2月,行氯米芬促排卵治疗,中期监测卵泡大小30mm×26mm×23mm,23mm×18mm×20mm,内膜:8.5mm;未受孕,末次月经2016年3月8日至3月13日,7天净。无痛经,无腰酸,无乳房胀痛。为备孕患者经过一年的各种检查和治疗均未怀孕,慕名来李教授处就诊。平时神疲乏力,精神不佳,带下量多,色黄,无异味,无明显瘙痒症状。舌质红苔薄白,脉细

月经史:14,7～30/30～60,量中,无痛经,无乳房胀痛、腰酸;末次月经2016年3月8日至2016年3月13日。

生育史:0—0—0—0。

妇科检查:外阴已婚式;阴道无异常;宫颈轻度糜烂,6点处见一囊肿,米粒大小;宫体前位,略小。附件(-)伴轻度压痛。

辅助检查:2016年1月10日(月经第3天):促黄体生成激素(LH)9.74U/L、促卵泡成熟激素(FSH)5.38IU/L、雌二醇(E_2)52pmol/L、睾酮(T)1.92nmol/L、孕酮(P)0.4nmol/L、泌乳素(PRL)209.25mIU/L。

西医诊断:输卵管性不孕;排卵障碍性不孕。

中医诊断:不孕症。

病机:素体肾气亏虚,冲任气血不足,血海不能按时满溢;同时气血固摄无力,经期延长,加之经行将息不慎,感受外邪,乘虚入侵冲任以致邪气

凝结,阻滞胞宫、胞脉。

治则:补肾益气,破血化瘀,理气通络,固摄止带。

方药:淫羊藿 30g,肉苁蓉 12g,胡芦巴 12g,锁阳 9g,黄芪 12g,丹参 12g,牡丹皮 12g,鸡血藤 30g,路路通 9g,红藤 30g,败酱草 30g,三棱 9g,莪术 9g,香附 12g,乳香 6g,没药 6g,赤芍 9g,地鳖虫 12g,椿根皮 15g,鸡冠花 12g,煅龙骨 30g,煅牡蛎 30g,墓头回 15g。

共 14 剂,水煎服,每日 1 剂,早晚饭后各一次,每次 150ml。多煎 150ml 每晚临睡前灌肠;经期暂停灌肠。

医嘱:①测量基础体温。②下次就诊带来 HSG 和 SSG 片。

二诊:2016 年 3 月 30 日。

患者现处在月经周期第 22 天,自测基础体温未见上升双相,自觉左侧下腹部牵拉感。视片:HSG 如报告;SSG:左侧输卵管有粘连。舌苔薄,脉细弦。

治则:补肾益气,破血化瘀,疏肝理气,通经活络。

方药:黄芪 12g,肉苁蓉 12g,淫羊藿 30g,水蛭 12g,丹参 12g,牡丹皮 12g,路路通 9g,鸡血藤 30g,红藤 30g,败酱草 30g,香附 12g,赤芍 9g,三棱 9g,莪术 9g,益母草 30g,苏木 9g,栀子 9g,柴胡 9g,蒲公英 30g,桂枝 6g,半枝莲 15g。

共 14 剂,水煎服,每日 1 剂,早晚饭后各一次,每次 150ml。

三诊:2016 年 4 月 13 日。

患者经期延长再现,末次月经 4 月 1 日,量少,色暗,至今 13 天未净。基础体温未见双相型。

治则:益气固冲,清热止血。

方药:党参 12g,黄芪 15g,白芍 12g,白术 12g,大蓟草 15g,小蓟草 15g,煅龙骨 30g,煅牡蛎 30g,红藤 30g,败酱草 30g,地榆炭 15g,炒槐花 15g,炒荆芥 9g,炒防风 9g,浙贝母 9g,杜仲 15g,陈棕炭 15g。

共 14 剂,水煎服,每日 1 剂,早晚饭后各一次,每次 150ml。多煎 150ml 每晚临睡前灌肠;经期暂停灌肠。

四诊:2016 年 4 月 22 日。

患者服药后两天月经净,无明显不适症状。带下明显增多,色黄,无异味。

治则：补肾益气，活血化瘀，疏肝理气。

方药：黄芪 12g，党参 12g，杜仲 15g，水蛭 12g，丹参 12g，牡丹皮 12g，路路通 9g，鸡血藤 30g，红藤 30g，败酱草 30g，皂角刺 12g，赤芍 9g，三棱 9g，莪术 9g，橘叶 9g，橘核 9g，香附 12g，乌贼骨 15g，生茜草 6g，椿根皮 30g。

共 14 剂，水煎服，每日 1 剂，早晚饭后各一次，每次 150ml。多煎 150ml 每晚临睡前灌肠；经期暂停灌肠。

随访患者 2016 年 5 月 5 日月经未来潮，赴复旦大学附属金山医院检查确诊怀孕，2017 年 1 月顺产，母子健康。

按语：

一、治疗思路

本案患者就诊时已经历经一年不间断的不孕症检查和治疗，分别从纠正月经周期，纠正经期延长，输卵管检查和介入治疗，促排卵等等各个方面进行了治疗仍然未孕。患者存在的问题主要包括两个方面，一方面是输卵管粘连不通，另一方面是下丘脑—垂体—卵巢轴功能紊乱，排卵障碍。

输卵管梗阻是造成女性不孕的原因之一。据有关报道因输卵管因素致不孕占不孕症的 20%～50%。引起输卵管不通的原因很多，常见的有病原体感染、盆腔炎波及、人流术后感染、结核菌感染、子宫内膜异位症、息肉等。目前西医治疗本病主要是应用抗生素、输卵管通液术、手术复通术、腹腔镜下粘连分解法、人工授精及试管婴儿。

本案患者输卵管张力较高，稍通盆腔。近端插管可以顺利插通输卵管近端梗阻患者的盆腔内较少严重的炎性粘连改变。子宫内膜及输卵管内膜碎片可在输卵管近端管腔内形成黏液栓，输卵管腔压力升高。本案患者原发不孕，初次 SSG 可以顺利通畅，成为极为有意义的阳性特质，平时白带量多色黄，极有可能因长期经期延长，而导致的子宫内膜慢性炎症修复不佳，输卵管性黏液栓塞。

另一方面患者存在高雄激素及伴随的月经稀发，月经后期，经期延长等症状，虽然经过达英 -35、孕激素周期疗法，促排卵治疗，可以改善月经周期和经期，但是受孕依然无果。因此本案患者肾气不足的基础体质特点也是不能忽略的重要病机。在治疗中需要同时考虑补肾益气，固护根本。

本案患者就诊时已经西药调整周期，促排卵治疗，故而初诊定位主要矛盾为输卵管不通畅引起不孕为主。因此治疗原则以峻竣煎为主,配合加强补肾益气,以达到改善输卵管不通和纠正卵巢功能的双重作用。患者治疗中再次出现经期延长情况,此时以固冲止血为主要治疗原则,塞流为复旧之前法,后方可继续调经,恢复输卵管正常功能。

二、用药分析

李教授针对输卵管不通的发病原因,提出肾虚血瘀为本病的主要病因病机,兼有湿热、气郁等,治疗时以补肾祛瘀为主,自拟经验方峻竣煎(红藤、败酱草、三棱、莪术、赤芍、牡丹皮、香附、路路通、黄芪等)补益肾气,活血化瘀,随症加入理气化瘀、行气散结或清热解毒之品,有效改善输卵管通畅程度,提高患者的受孕率。用峻竣煎治疗输卵管梗阻总有效率达到83.16%。就治疗时间而言一般以3个月为1个疗程,经过3~4个疗程的治疗能够受孕。治愈者极少发生宫外孕。

同时配伍补肾温阳之品,肉苁蓉、锁阳、淫羊藿,一方面提高卵巢功能,有助于排卵;另一方面温阳有助于提高盆腔脏器的抗病免疫功能,加速炎症修复。肉苁蓉和锁阳均属全寄生种子植物,天然生长于半荒漠和荒漠地区,在历代中医补肾壮阳类处方中,肉苁蓉和锁阳的使用频度极高,且因其功效显著、长于沙漠被美誉为"沙漠人参"。具有滋补强壮、抗衰老、抗应激、清除自由基、抑制血小板聚集和增强免疫功能等作用。在抗疲劳实验中,肉苁蓉与锁阳混合药物的高、低剂量均可以提高小鼠的抗疲劳性,低剂量抗疲劳性更加明显。肉苁蓉可以提高小鼠血清雌激素水平,增高的小鼠血清雌激素水平可能反馈性抑制LH的分泌,使LH的分泌水平最终下降。

患者因长期湿热瘀阻下焦出血带下量多,故而增加椿根皮、鸡冠花、煅龙骨和煅牡蛎清热燥湿,收敛固摄止带。

三、亮点经验

峻竣煎是李教授治疗输卵管不通的经验方。已经有多项研究证实该组方的疗效。该组方具有补肾活血药对,针对输卵管不畅的各种致病环节。

1. 牡丹皮丹参,凉血活血,改善机体炎症状态 丹参活血化瘀、凉血消痈、养血安神。牡丹皮清热凉血、活血散瘀。两者均有既能活血又能凉血的作用。牡丹皮长于凉血散瘀,清透阴分伏火;丹参善于活血化瘀,去瘀生新。两药伍用,凉血活血,祛瘀生新,清透邪热之力增强。

炎症可以增加血液黏稠度。血液流变指标表明,牡丹皮丹参合煎组在三个切变率下都能明显抑制全血黏度下降,作用优于牡丹皮或丹参单煎组。牡丹皮丹参合煎组能显著降低血浆黏度,抑制血浆黏度的升高。说明牡丹皮丹参合煎组在改善血黏度方面作用比单煎组作用好。

血液的黏度与血液中的有形成分,主要是红细胞的数量,即与血细胞比容有密切关系。因此血细胞比容也是反应血液流变性的重要指标。造模后血细胞比容减小,而牡丹皮丹参合煎能明显抑制血细胞比容的改变,说明合煎在改善血细胞比容方面优于单味药的应用。

血沉的变化可以反映红细胞之间的相互作用,热瘀证模型家兔血沉加快变化明显。丹参单煎与牡丹皮丹参合煎均能抑制病变时血沉的变化。

2. **三棱莪术,活血消癥,减少纤维组织生成** 三棱、莪术相须配伍,具有破血逐瘀消癥、行气消积止痛的作用,用于治疗血滞经闭腹痛、癥瘕积聚、痞块。正如《医学衷中参西录》所云:"三棱气味俱淡,微有辛意;莪术味微苦,气微香,亦微有辛意,性皆微温,为化瘀血之要药。以治女子癥瘕……性非猛烈而建功甚速。若细核二药之区别,化血之力三棱优于莪术,理气之力莪术优于三棱。"二药配伍,则相须为用,破血祛瘀、行气消积、止痛之力更强,不仅血瘀实证,血痹虚劳、气虚诸疼、虚中夹实之证也可用之。二药伍用首见于《经验良方》三棱丸。冯兆张《冯氏锦囊秘录》谈到三棱与莪术性能之异同:"蓬术破气中之血,三棱破血中之气,主治颇同,气血稍别。"张锡纯善用二药配伍治疗虚劳、癥瘕、胁下痛、瘰疬、诸疼等;三棱、莪术配伍具有抗血栓、改善血液流变学、抗肿瘤、抗纤维化等药理作用。三棱、莪术能减少纤维化发展,促进纤维组织降解作用。

3. **红藤败酱,解毒活血,减少致病因素侵袭** 红藤味苦、性平,入肝、大肠经,能活血通络、清热解毒。《本草图经》记载其有"行血、治气块"之功,为治疗肠痈腹痛、妇女经痛要药。败酱草始载于《神农本草经》,味辛、苦,性微寒,具有清热解毒、消痈排脓、祛瘀止痛之功,可用于治疗肠痈、肺痈、妇科腹痛、燥热便秘、痢疾、产后瘀血和疔疮肿毒等症。二药配伍可以对各种致病菌(需氧菌和厌氧菌)起到明显抑制作用。败酱草复方用于治疗慢性盆腔炎,内服和综合治疗均获得显著疗效。妇科临床上赤芍主要用于血热引起的经期延长、带下量多、色黄,急慢性盆腔炎、宫颈糜烂等。

4. 鸡血路通,祛瘀通窍,修复输卵管通畅性 鸡血藤,味苦微甘、性温,归肝、心、肾经,具有活血舒筋,养血调经的功效,功能补血、活血、通络,主治月经不调、血虚萎黄、麻木瘫痪、风湿痹痛。古代本草论著中记载鸡血藤具有"去瘀血,生新血"的功效,称之为"血分之圣药"。《饮片新参》言其"去瘀血,生新血,流利经脉"。鸡血藤色赤入血,可补血活血通络,补血功效较之为次,其活血之力强于补血之功。路路通,苦、平,归肝、肾经,功能祛风活络,利水通经,用于关节痹痛,麻木拘挛,水肿胀满,乳少经闭。《本草纲目拾遗》曰:"枫果去外刺皮,内圆如蜂窝,即路路通。其性大能通行十二经穴。"路路通果体多孔,取其以孔通窍和活血通络,具有通管利窍走而不守的作用,因此选用此药驱外邪、畅络脉,邪祛通络。

5. 肉苁蓉黄芪,温肾益气,提高机体自愈能力 中医药学中"免疫"一词,最早出现于18世纪《免疫类方》一书,意为免除"疫病"的危害。中医认为疾病的发生是由于人体正气与致病因素的正邪斗争中正不敌邪而引起的,进而导致阴阳失调,气血逆乱。正气起到了护卫人体免受邪气侵害的功能,这与西医学中机体的免疫功能学说类似。

黄芪配伍肉苁蓉可以显著提高小鼠的胸腺指数、脾脏指数,增强巨噬细胞的吞噬作用,从而改善机体的免疫功能。

在输卵管不通畅的因素中,免疫力低下、自我修复抗病力下降是长期慢性炎症迁延不愈的重要因素,故而配伍黄芪,肉苁蓉可起到协同修复输卵管正常功能作用。

（贾丽娜）

继发不孕（黄体不健）

沐某,女,39岁,已婚。

初诊:2016年12月9日。

主诉:不避孕1年余未孕。

现病史:患者2009年初剖宫产一女,现欲生第二胎,未避孕1年余未孕。平素畏寒肢冷,耳鸣,苔薄,脉细。

月经史:15,7~8/26~30,末次月经11月28日,量中,色红,夹小血块,无腹痛,乳房胀痛,腰酸。

生育史：1—0—0—1。

西医诊断：继发性不孕。

中医诊断：不孕症。

病机：肾阳不足，命门火衰，阳气虚弱，肾失温煦，不能触发氤氲乐育之气以摄精成孕，故而不孕；肾阳亏虚，四肢失于温养，故见畏寒肢冷；肾开窍于耳，肾虚则见耳鸣；腰为肾之府，肾虚腰府失养，故有腰酸之症。

治则：温补肾阳。

方药：淫羊藿 30g，菟丝子 12g，熟地黄 12g，枸杞子 12g，鸡血藤 15g，肉桂 3g，当归 9g，香附 12g，肉苁蓉 9g，紫石英 15g，附子 9g，桂枝 6g，小茴香 6g。

共 14 剂，水煎服，每日 1 剂，早晚饭后各一次，每次 150ml。

医嘱：①测基础体温（BBT）；②查血内分泌激素（月经 2～4 天）；③查子宫附件 B 超（经净后）；④注意避寒保暖。

二诊：2016 年 12 月 23 日。

末次月经 11 月 28 日，经水将行，经行量中，色红，夹小血块，苔薄，脉细。

治则：温肾活血通经。

方药：当归 9g，川芎 6g，熟地黄 12g，生地黄 12g，鸡血藤 12g，香附 12g，淫羊藿 15g，菟丝子 12g，怀山药 12g，川楝子 12g，紫石英 12g，白芍 9g，泽兰泻（各）9g，益母草 30g，川牛膝 12g，八月札 12g，柴胡 9g。

共 14 剂，水煎服，每日 1 剂，早晚饭后各一次，每次 150ml。

三诊：2017 年 1 月 4 日。

末次月经 12 月 23 日～12 月 30 日，量中，色红，夹小血块，乳房胀痛，苔薄，脉细。

12 月 24 日：促黄体生成激素（LH）4.2IU/L、促卵泡成熟激素（FSH）7.8IU/L、雌二醇（E_2）99.6pmol/L、睾酮（T）0.69nmol/L、孕酮（P）2.3nmol/L、泌乳素（PRL）145.2mIU/L、抗心磷脂抗体（－）、抗子宫内膜抗体（－）、抗精子抗体（－）。B 超：子宫大小 46mm×31mm×44mm，内膜 6mm，右卵巢大小 26mm×15mm，左卵巢大小 27mm×16mm。

妇科检查：外阴经产式，阴道无异常，宫颈肥大，轻度糜烂，宫体后位，正常大小，附件阴性。

治则:温肾健脾,活血通络。

方药:淫羊藿 30g,菟丝子 12g,肉苁蓉 12g,熟地黄 12g,枸杞子 12g,鸡血藤 15g,肉桂 3g,当归 9g,香附 12g,红花 9g,紫石英 15g,石楠叶 12g,茯苓 12g,桂枝 6g。

共 14 剂,水煎服,每日 1 剂,早晚饭后各一次,每次 150ml。

四诊:2017 年 10 月 19 日。

2016 年 12 月至 2017 年 1 月经治疗患者于 2017 年 4 月妊娠,未保胎,至 6 月孕 12 周因过劳自然流产,未清宫。末次月经 10 月 16 日至今未净,意欲再孕,苔薄,脉细。

治则:补肾活血,健脾益气。

方药:当归 9g,川芎 6g,熟地黄 12g,生地黄 12g,鸡血藤 12g,香附 12g,淫羊藿 15g,菟丝子 12g,怀山药 12g,川楝子 12g,紫石英 12g,白芍 9g,党参 12g,黄芪 12g,杜仲 12g,柴胡 9g,枸杞子 9g。

共 14 剂,水煎服,每日 1 剂,早晚饭后各一次,每次 150ml。

五诊:2017 年 11 月 2 日。

末次月经 10 月 16 日至 22 日,量中,色暗,夹小血块,无痛经,无乳房胀痛,腰酸,基础体温坡形上升,舌红苔薄,脉细。

治则:温肾助阳。

方药:淫羊藿 30g,菟丝子 12g,肉苁蓉 12g,熟地黄 12g,枸杞子 12g,鸡血藤 15g,肉桂 3g,当归 9g,香附 12g,地骨皮 12g,知母 9g,黄芩黄柏(各)9g,杜仲 15g。

共 14 剂,水煎服,每日 1 剂,早晚饭后各一次,每次 150ml。

六诊:2018 年 1 月 30 日。

末次月经 1 月 3 日,刻下月经将行,腰酸,乳房胀痛,苔薄,脉细。

治则:活血通经。

方药:当归 9g,川芎 6g,香附 12g,附子(先煎)9g,桂枝 6g,桃仁 9g,红花 9g,川楝子 12g,牡丹皮 9g,丹参 12g,延胡索 12g,熟地黄 12g,泽兰 9g,泽泻 9g,益母草 15g,紫石英 15g,橘叶 9g,橘核 9g,柴胡 9g,小茴香 6g,杜仲 12g。

共 14 剂,水煎服,每日 1 剂,早晚饭后各一次,每次 150ml。

七诊:2018 年 6 月 21 日。

末次月经 5 月 15 日至 21 日，月经逾期未至，6 月 14 日查尿妊娠试验（＋），血 HCG 1607mIU/ml。基础体温高相，口苦，时有恶心，带下较多，无其他不适，苔薄，脉细数。

治则：补肾安胎。

方药：党参 9g，黄芪 9g，白术 9g，白芍 9g，桑寄生 12g，杜仲 12g，狗脊 12g，姜竹茹 9g，苎麻根 12g，南瓜蒂 9g。

共 7 剂，水煎服，每日 1 剂，早晚饭后各一次，每次 150ml。6 月 27 日查孕酮 78.12nmol/L，血 HCG 7276mIU/ml。续以补肾安胎。

按语：

一、治疗思路

不孕症分为继发不孕和原发不孕，是指婚后有正常性生活，不避孕 2 年不孕者，前者古称"断续"，后者古称"全不产"。究其发病原因，女性不孕主要有排卵障碍因素、输卵管因素、子宫因素、染色体异常、免疫因素等，育龄期女性又常因工作压力而焦虑、紧张，生活作息不规律等亦可致不孕。《素问·上古天真论》云"五七阳明脉衰，面始焦，发始堕；六七三阳脉衰于上，面皆焦，发始白；七七任脉虚，太冲脉衰少，天癸竭，地道不通，故形坏而无子也。"本案患者 39 岁，欲养二胎，属继发不孕。患者年近六七，三阳渐衰，天癸渐竭，肾阳渐亏，阳虚有碍两精相搏而难以受孕。故治疗以温补肾阳为主，兼以疏肝健脾，活血通经，以调经种子。患者经治曾有受孕，但未保胎治疗而导致自然流产，是为肾虚冲任不固，胞胎失养而流产。后再次受孕，积极补肾固冲保胎治疗方得顺利分娩。

二、用药分析

本案治疗重在调经种子，又以温补肾阳为主。初诊时患者临近排卵期，以经验方促排方以利排卵。熟地黄、枸杞子填精益髓，促进卵泡发育；淫羊藿、菟丝子、紫石英、肉桂、附子、肉苁蓉温肾助阳，生发阳气，促进卵泡发育，以利卵泡排出；鸡血藤、当归活血通络，香附疏肝行气通络，桂枝、小茴香温经通络，共同促进排卵。二诊时经水将行，治以活血通络以助行经，又不忘温肾以治本。当归、川芎、熟地黄、生地黄、鸡血藤补血行血，泽兰、泽泻利水逐瘀，益母草活血化瘀，川牛膝引血下行，共同促进月经来潮；香附、川楝子、白芍、柴胡疏肝柔肝以行气止痛；怀山药补益脾肾；淫羊藿、菟丝子、紫石英、八月札温补肾阳以安本。五诊时，患者正值黄体期，基础体温爬坡上升，提示黄体功能欠佳，故以经验方助黄汤健全黄体功能。淫羊藿、菟丝子、肉苁蓉、肉桂、杜仲温肾助阳促进黄体功能；熟地黄、枸杞子养血填精；鸡血藤、当归补血活血；香附疏肝理气；患者舌红脉细，兼见稍许阴虚之象，故以地骨皮、知母、黄芩、黄柏以清虚热。综上法治疗一年半余，患者终得受孕。

三、亮点经验

1. 种子之道，助黄为先　《女科经纶·调经门》引李东垣语：“妇人月水循环，纤疹不作而有子。”故而尊崇古人调经种子论。《陈素庵妇科补解》亦引《景岳全书》云：“妇人诸病，多由经水不调。调经，然后可以种子，然后可以却疾，故以调经为首。”李教授治疗女性不孕患者，顺应月经周期阴阳消长盛衰的规律，补肾温阳，填精益髓，调经以种子。经期血海满溢，李教授顺应经血下行之势，活血以通经；排卵期又以经验方温肾健脾，疏肝通络，促进卵泡发育及排卵；黄体期则以经验方助黄汤温肾助阳，健全黄体功能以促进受孕。患者在治疗过程中曾有过受孕，但未行保胎而导致自然流产，是为黄体功能不健，因肾虚冲任不固，胞胎失养而致流产。故患者继续治疗，李教授予助黄汤温肾助阳，以健全黄体功能，利于受孕。其中淫羊藿、菟丝子、肉苁蓉、肉桂温肾助阳促进黄体功能；熟地黄、枸杞子养血填精；鸡血藤、当归补血活血；红花活血化瘀；香附疏肝理气。经治，患者而后再次受孕，于李教授处积极保胎，补肾固冲，使胎儿得养，方得顺利分娩。

2. 肾虚为本，温肾补阳　肾气的盛衰、天癸的衰竭与女性月经及孕育有着密切的联系。肾藏精，精化气，肾精是生殖发育的物质基础。肾阳充足，天癸充盛，冲任二脉调和，胞宫胞脉得以温养，方能触发氤氲乐育之气而摄精成孕。本案患者年近六七，天癸逐渐衰竭，肾阳逐渐亏虚，阳虚阻碍两精相搏故而不孕。因此肾阳亏虚为本病之本。李教授在治疗时以温补肾阳贯穿于整个治疗过程中，经期温经通络，排卵期温肾以促发阳气，利于排卵，黄体期温肾益阳促进黄体功能，均注重肾阳亏虚之根本，予以补肾壮阳之药味，以二仙汤、右归丸为主方，调理冲任，并以经验方助黄汤加强温补肝肾之功，辅以疏肝健脾，活血通经，以达调经种子之意。

3. **孕后保胎，重之又重**　患者本为肾虚，黄体不健，故妊娠后需积极保胎治疗，才能保证胎儿健康生长直至分娩。该患者治疗过程中第一次受孕，因黄体不健，孕酮分泌不足，未行保胎治疗而自然流产，酿成恶果。故第二次受孕后患者吸取教训，积极行保胎治疗，补肾安胎。因此，李教授建议此类患者妊娠后一定要积极保胎，实为重中之重。

（徐莲薇　刘慧聪）

黄 体 不 健

尚某，女，30岁，已婚。

初诊：2015年6月26日。

主诉：继发性不孕2年。

现病史：人流术后2年未孕。患者结婚5年，2001年10月孕3月因胚胎发育不良行人工流产术，2002年12月孕14周胚胎停育止发育行人流术，术后未避孕至今未孕。在某生殖中心检查夫妻染色体正常，男方精液检查正常，测基础体温有双相，但低温相至高温相的上升天数迟缓，往往超过3天，高相时间也短于9天，测血内分泌提示孕酮水平偏低。患者素来体质较弱，平素容易腰酸神疲乏力，带下量多，质稀，其他无明显不适。舌苔薄腻，脉细。

月经史：11，5～6/28～35，量中，色淡红，伴小腹隐痛。末次月经6月10日。

生育史：0—0—2—0。

妇科检查：外阴已婚式；阴道畅，无异常；宫颈光；宫体前位，正常大小，活动；附件（－）。

西医诊断：黄体功能不健；继发性不孕。

中医诊断：不孕症。

病机：肾虚脾弱，精血亏损，不能摄精受孕。

治则：补肾健脾，益气活血。

方药：当归15g、鸡血藤15g、熟地黄12g、红花9g、石楠叶12g、淫羊藿30g、枸杞子15g、菟丝子15g、制香附12g、党参9g、黄芪12g、怀山药15g、炒扁豆15g、石菖蒲9g。

共14剂，水煎服，每日1剂，早晚饭后各一次，每次150ml。

二诊：2015 年 7 月 8 日。

经水昨日来潮，量中，色淡，以往经行头昏，无乳房胀痛。苔薄，舌尖红，脉细。

治则：益气养血，活血调经。

方药：桃仁 9g、红花 9g、当归 9g、川芎 4.5g、赤芍 9g、延胡索 12g、白芷 9g、怀山药 15g、炒白术 12g、党参 15g、黄芪 15g、鸡内金 12g、谷麦芽（各）15g。

共 14 剂，水煎服，每日 1 剂，早晚饭后各一次，每次 150ml。

三诊：2015 年 7 月 23 日。

基础体温已升，自觉精神状态较前明显好转，工作效率提高。舌苔薄，脉细。

治则：补肾健脾，活血调经。

方药：当归 15g、鸡血藤 15g、熟地黄 12g、红花 9g、肉苁蓉 12g、淫羊藿 30g、枸杞子 15g、菟丝子 15g、杜仲 15g、胡芦巴 12g、石菖蒲 12g、茯苓 12g、党参 15g、黄芪 12g、紫石英 15g、鸡内金 9g、怀山药 15g、炒白术 12g、何首乌 9g。

共 14 剂，水煎服，每日 1 剂，早晚饭后各一次，每次 150ml。

四诊：2015 年 11 月 29 日。

基础体温双相，上升良好，近两月的基础体温高相能维持 12 天左右。无腰酸，两乳作胀，带下有拉丝状。舌苔薄，脉细。

治则：疏肝理气，补肾健脾。

方药：党参 15g、黄芪 12g、白术 12g，白芍 9g、怀山药 15g、杜仲 15g、何首乌 9g、胡芦巴 12g、巴戟天 12g、淫羊藿 30g、仙茅 9g、紫石英 15g、鸡内金 9g、八月札 9g、娑罗子 12g、红花 9g。

共 14 剂，水煎服，每日 1 剂，早晚饭后各一次，每次 150ml。

如此坚持治疗，2016 年 3 月妊娠，经中药保胎治疗，年底剖宫产，母子健康。

按语：

一、治疗思路

中医认为黄体功能异常形成的原因主要有肝郁肾亏、肾虚宫寒、脾肾不足。本案患者表现有体质虚弱、腰酸、带下清稀，月经色淡，为脾肾不足之象。脾为气血生化之源，后天之本；肾主藏精，先天之本，精血同源而又相互转化并濡养冲任脉。如果脾肾不足，精血减少，冲任脉失濡养而功能失调致本病。宜补肾健脾、益乏养血活血法，采用李氏自拟助黄汤加减治疗。用药重点在于经期活血调经，平时补肾健脾，益气活血，调养冲任。

二、用药分析

本案中当归、熟地黄、鸡血藤养血活血补血，补血不滞血，和血不伤血；肉苁蓉、淫羊藿、菟丝子、枸杞子补肾滋肾，补阳不忘阴，阴阳协调，促进黄体生成，卵子发育；红花、香附疏肝理气活血，促使发育成熟的卵泡排出；党参、黄芪、山药、白术健脾益气，使气血旺盛，冲任充沛。其中熟地黄为补肾养血之要药，《本草汇言》中谓："熟地黄入少阴肾经，为阴分之药，宜熟而不宜生。是以阴虚不足，血气有亏，情欲斫丧，精髓耗竭，肾水干涸，或血虚劳热，或产后血分亏损，或大病之后足膝乏力，诸证当以补血滋阴、益肾填精之剂，熟地黄足以补之。"全方组合，补肾健脾，益气活血，疗效显著。

三、亮点经验

1. 脾肾双补，改善性轴　黄体功能不健属中医肾虚证，与性腺轴功能失调有关。患者血内分泌激素中孕酮值水平明显低于正常值，测基础体温虽然有双相，但低温相至高温相的上升天数迟缓，高相时间也短于 9 天，治疗后则能恢复正常，基础体温双相，上升良好，两天升 0.4℃，高相维持12 天左右，期中带下有拉丝状。说明健脾补肾药能具有调节性腺轴功能的作用。

2. 适当活血，利于排卵　活血药有改善卵巢血微循环的作用。促进成熟卵泡的排出。此外，配用其他药味亦利于黄体健全，因为补宜的药物较多，酌加石菖蒲、鸡内金等调护脾胃，消食化湿，使补益之剂不宜过于滋腻碍胃，又可燥湿益于健脾，脾健能运化水湿，不止带而带下自止。本案以李氏助黄汤为主方加减，临床观察，助黄汤在治疗黄体功能不全方面疗效肯定。

（李俊箐）

人工流产术后宫腔粘连

强某,女,32岁,已婚。

初诊:2018年11月10日。

主诉:结婚3年未孕。

现病史:患者结婚3年未避孕1年,曾在今年四月受孕一胎,孕50多天后因胎停育而人工流产,术后出现子宫宫腔内膜粘连,患者平时月经周期尚准,经行夹少量血块,经行腰酸,余无特殊不适。苔薄,质红,脉细小数。

月经史:14,5/26,量中,色红,夹少量血块,无痛经,经行腰酸。末次月经11月6日~11月10日。

生育史:0—0—1—0。

辅助检查:8月18日在上海市某妇幼医院行子宫宫腔镜下粘连内膜分离术,8月20日做B超显示子宫大小约52mm×46mm×42mm,内膜厚2.6mm,右卵巢大小约25mm×18mm×21mm,左卵巢大小约26mm×19mm×12mm,超声诊断子宫卵巢正常。

男方精液检查:PR 31.7%,NP 3.42%。男方幼年曾患有腮腺炎史。

西医诊断:继发性不孕;宫腔粘连。

中医诊断:不孕症。

病机:肾气亏虚,肾阴不足。

治则:补肾益气,滋阴清热。

方药:生地黄9g,熟地黄9g,当归9g,川芎4.5g,香附12g,菟丝子12g,鸡血藤12g,淫羊藿15g,怀山药15g,党参12g,黄芪12g,丹参12g,牡丹皮12g,胡芦巴12g,黄精12g,石楠叶12g,桑椹12g,枸杞子12g,制首乌12g,紫花地丁30g,椿根皮12g。

共14剂,水煎服,每日1剂,早晚饭后各一次,每次150ml。

医嘱:①每天测量基础体温。②男方同时配合治疗效果更佳。③月经第2~4天检查血生殖内分泌。

二诊:2018年12月22日。

末次月经12月4日~12月9日,量中,色暗,少量血块,无痛经,经前腰酸,下肢酸胀,BBT已上升,上升良好,期中带下不多。苔薄,舌红有裂纹,脉细小数。

月经第4天检查血生殖内分泌结果如下：

促黄体生成素（LH）3.41IU/L，促卵泡刺激素（FSH）5.28IU/L，雌二醇（E_2）180.05pmol/L，孕酮（P）13.63nmol/L↑（正常值5.09～10.63nmol/L），雄激素（T）5.12nmol/L，泌乳素（PRL）663.68miu/L↑（正常值80.56～650.84miu/L）。

治则：补肾益精，清热解毒。

方药：生地黄12g，熟地黄12g，当归12g，红花9g，枸杞子12g，肉苁蓉12g，菟丝子12g，鸡血藤12g，淫羊藿30g，党参12g，黄芪12g，黄精12g，紫河车粉9g，制首乌12g，桑椹12g，龟甲18g，鹿角片9g，生麦芽30g，胡芦巴12g，紫花地丁30g，败酱草30g，红藤30g。

共14剂，水煎服，每日1剂，早晚饭后各一次，每次150ml。

三诊：2019年3月2日。

末次月经1月26日，5天净，量不多，色暗，少量血块，无痛经。刻经水按自己周期过期7天，昨日自测尿HCG提示阳性，去市某妇幼医院查血：人绒毛膜促性腺激素（HCG）5 588.4mIU/ml，孕酮（P）46.1nmol/L，提示怀孕。

患者近日偶有阴道少量出血，无腹痛，腰酸，BBT高相维持。苔薄，脉细。

病机：肾气不足，固摄失司，血不归经，胎失所养。

治则：补肾益气，养血安胎。

方药：党参12g，黄芪12g，白芍12g，白术12g，苎麻根15g，黄芩9g，菟丝子12g，杜仲12g，仙鹤草15g，艾叶6g，阿胶9g，苏叶9g，南瓜蒂12g，小蓟9g，大蓟9g。

共7剂，水煎服，每日1剂，早晚饭后各一次，每次150ml。

医嘱：①禁止房事。②防止腹泻，防止感冒。③阴道见红卧床休息。如果出血量多或者出现腹痛明显及时去有关医院急诊。

三个月后随访，阴道无出血，B超诊断胎儿发育良好。

按语：

一、治疗思路

患者怀孕后，胎死腹中，经行腰酸，而腰为肾之府，说明患者肾气不足,肾精亏虚,不能滋养胚胎,治疗拟补肾益精,滋阴养血是主线。患者人流手术后又造成子宫内膜炎性粘连,虽已在宫腔镜下行子宫内膜分离,但内膜的炎性粘连仍会有再次发生的可能性,所以此类患者应在手术半年后再考虑受孕,以免引起再次人流或者宫外孕,治疗时也要予以清热解毒之品来预防炎症的再次发生。另外根据患者检查的泌乳素超过正常值的结果还要考虑患者脑垂体是否存在异常。患者怀孕后又出现阴道出血的现象,除了考虑肾亏以外还要针对出血的情况予以止血治疗。当然如果出血量多要及时去有关医院治疗。整个治疗过程同时还要根据月经周期的不同变化而采取不同的治疗方案。

二、用药分析

1. 平时治疗 用生地黄、熟地黄、淫羊藿、黄精、胡芦巴、菟丝子、石楠叶、肉苁蓉、紫河车补肾益精,调理月经。用当归、川芎、丹参、牡丹皮、红花、鸡血藤、香附理气活血化瘀,改善生殖系统血循环。用怀山药、党参、黄芪健脾补益气。用桑椹、枸杞子、制首乌、龟甲、鹿角片滋养肾阴通任脉。用紫花地丁、椿根皮、败酱草、红藤清热解毒。用生麦芽健脾消导抑制泌乳素。

2. 怀孕后治疗 用党参、黄芪、白芍、白术补益气血滋养胚胎。用苎麻根、黄芩、南瓜蒂、苏叶清热安胎。用菟丝子、杜仲补肾益气安胎用仙鹤草、艾叶、阿胶、小蓟、大蓟补血安胎。

三、亮点经验

1. 夫妻同治,效果良好 生殖器官的任何手术都可能对生殖器官造成损伤。治疗不孕不育,夫妻同时治疗效果更佳。

2. 补肾益精,助孕有子 本案患者孕后不久即胎死腹中,说明该胚胎的质量存在问题,抑或是患者子宫内环境并不理想,另外男方虽然精液检查正常,但是男方幼年曾经有过腮腺炎的病史,根据经验,此类患者的精子质量和数量往往会不尽如人意,可能也是造成患者胚胎死于腹中的原因,而这一切中医认为都是因为肾气不足,肾精亏虚,不能濡养胚胎所致,所以治疗此类疾病时均以补肾益精,补益气血。尤其是夫妻双方一起治疗可以提高精子和卵子的质量,所形成的胚胎质量也会提高,因此治疗效果就更佳。

3. 清解活血,预防粘连 由于胎死患者腹中,最后只能用手术方法来终止妊娠，而人流手术过程中因为不可避免的是人为因素可致使子宫内膜受到损伤，从而使子宫内膜发生炎性粘连，再次的宫腔镜手术虽然能够暂时使子宫内膜分离，但是再次的手术又可以使内膜再次出现粘连，所以在以后的治疗中必须始终予以清热解毒的药物来预防炎症的再次发生。

（冯锡明）

宫腔粘连（血瘀证）

孙某，女，30岁，已婚。

初诊：2015年10月3日。

主诉：结婚3年，不避孕而未孕。

现病史：患者曾于2010年行人流清宫术。平时月经周期延长，往往37～45天1行；因丈夫与前妻曾生育1孩，故考虑女方进行不孕相关检查；2014年输卵管造影（HSG）检查示：双输卵管通而不畅；2015年5月行宫腔镜检查：宫腔粘连；输卵管通液提示输卵管通畅；经多方治疗宫腔粘连，仍不能怀孕，故来就诊。刻下神疲乏力，四肢不温，夜寐尚安，大便通畅。舌质红苔薄白；脉细。

月经史：14，3～7/37～45，量中等，无痛经；无乳房胀痛，无腰酸，末次月经：2015年10月14日至2015年10月20日。

生育史：0—0—1—0；2010年人流清宫术。

西医诊断：继发性不孕；宫腔粘连。

中医诊断：不孕症。

病机：人流术后，属金刃损伤致气虚而使瘀血阻滞，实者由瘀血阻滞胞宫胞脉而致，虚者因气虚无以行血生血、精血乏源而致病，故本病辨证为本虚标实证。

治则：补肾益气，活血化瘀，通络助孕。

方药：水蛭12g，地鳖虫12g，三棱12g，莪术12g，皂角刺12g，牡丹皮12g，丹参12g，赤芍9g，桂枝6g，红藤30g，败酱草30g，黄芪15g，党参12g，肉苁蓉12g。

共14剂，水煎服，每日1剂，早晚饭后各一次，每次150ml。多煎150ml每晚临睡前灌肠；经期暂停灌肠；穿山甲粉5g/日，冲服。

医嘱：测量基础体温，了解排卵情况。

二诊:2016年1月6日。

患者遵医嘱连续服用中药治疗并配合灌肠;末次月经2015年11月19日至2015年11月29日,经量中等,无痛经,无乳房胀痛,无腰酸;患者平时月经后期,本月至今基础体温仍然没有上升排卵,但四肢转温,神疲乏力明显改善。舌质红苔薄白;脉细。

治则:活血化瘀,调经促排。

方药:黄芪12g,莪术9g,三棱9g,路路通12g,香附12g,丹参12g 牡丹皮12g,赤芍9g,红藤30g,败酱草30g,益母草30g,红花9g,苏木9g,夏枯草12g,石菖蒲12g,月月红6g,马鞭草12g。

共14剂,水煎服,每日1剂,早晚饭后各一次,每次150ml。多煎150ml每晚临睡前灌肠;经期暂停灌肠;穿山甲粉5g/日,冲服。

三诊:2016年1月27日。

患者服用中药后自测基础体温已上升10天,伴有乳房胀痛;患者自觉有行经之意,舌质红苔薄白,脉细。

治则:活血化瘀,通经。

方药:熟地黄12g,当归9g,川芎6g,桃仁12g,红花9g,牡丹皮12g,丹参12g,延胡索12g,川楝子12g,三棱9g,莪术9g,益母草30g,苏木9g,鬼箭羽12g,凌霄花9g,泽兰9g,橘叶9g,桔梗9g,娑罗子12g,马鞭草12g。

共14剂,水煎服,每日1剂,早晚饭后各一次,每次150ml。

四诊:2016年2月4日。

患者末次月经2015年11月9日,至今停经2月余,1周前自测尿HCG(阳性)刻下:无阴道出血,神疲乏力,腰酸;感冒,流涕2月,无发热。

自测基础体温高温已经持续38天;舌苔薄白,脉细。

治则:疏风清热,补肾固胎。

方药:炒荆芥9g,炒防风9g,蒲公英12g,黄芩9g,鱼腥草12g,菟丝子12g,杜仲12g,桑寄生12g,川续断12g,苎麻根12g,南瓜蒂12g,紫苏叶9g。

共7剂,水煎服,每日1剂,早晚饭后各一次,每次150ml。

五诊:2016年3月2日。

患者现怀孕近 3 月，昨日 B 超提示：子宫内孕囊大小 51mm × 31mm × 29mm，内见胚芽及心管搏动，患者现腰酸乏力，小腹胀痛，舌质红苔薄，脉细滑数。

治则：补肾益气，安胎。

方药：党参 12g，黄芪 12g，菟丝子 12g，杜仲 12g，狗脊 12g，桑寄生 12g，南瓜蒂 9g，芦麻根 12g，紫苏叶 9g，白术 12g，白芍 12g。

共 7 剂，水煎服，每日 1 剂，早晚饭后各一次，每次 150ml。

随诊：患者顺产 1 子，母子平安。

按语：

一、治疗思路

宫腔粘连（IUA）又称 Asherman 综合征，其发病率占 2% ~ 22%。IUA 是各种原因引起的子宫内膜基底层受到损伤，子宫内膜发生粘连或者纤维化而导致的宫腔部分或全部闭塞。近年来，由于无痛人工流产、过期流产刮宫术等宫内操作的增加，造成 IUA 发病率呈上升趋势。宫腔粘连尤其是重度 IUA，往往表现为月经量减少、闭经，可造成继发性不孕，严重危害女性的身心健康。

中医学尚无宫腔粘连的病名，但根据临床表现与特征，属于中医闭经、月经过少、痛经、不孕等范畴。李教授非常重视"肾虚血瘀"病机在不孕中发挥的作用，认为宫腔粘连病机为金刃损伤致气虚而使瘀血阻滞。探求病因分虚实两端，实者由瘀血阻滞胞宫胞脉而致，虚者因气虚无以行血生血、精血乏源而致病，因此 IUA 为虚实夹杂之证，其中医病因病机多为气虚血瘀而致胞宫脉络瘀滞不通而发病。

本案患者既往有人流清宫术病史，检查发现宫腔粘连，同时伴有输卵管不通情况，虽然宫腔镜检查输卵管尚通畅，故治疗以宫腔粘连为重点，基本病机是瘀血阻滞胞脉为主，兼气血不足、虚实夹杂的妇科疑难病症，同时患者存在排卵稀少，排卵不佳的内分泌异常情况，临证应以"虚则补之，实则泻之"为理论指导，治疗以扶正祛邪为基本治则。正如《金匮要略》中所说："虚虚实实，补不足，损有余，是其义也。"因此，治疗上以化瘀通络、益气养血为主要治法，以活血化瘀通络为主要用药，同时配合益气养血、补肾健脾。

二、用药分析

宫腔粘连者常表现为子宫腔内大量的纤维瘢痕组织形成,属于中医"癥瘕"范畴,在此阶段李教授常以破血消癥、活血逐瘀为主要治则,本案治疗上抵挡汤、理冲汤、桂枝茯苓丸处方加减用药。针对妇科血瘀重症,李教授善用下瘀血汤或者抵挡汤加减治疗。抵挡汤是《伤寒论》《金匮要略》所载方剂,主要功效为破血逐瘀、软坚散结。方中水蛭、虻虫(因卫生工作完善,虻虫基本消失,目前已无入药)具有破血逐瘀的功效是运用峻破瘀血法疗血瘀重证如闭经、癥瘕等的经典方剂之一。针对妇科癥瘕病机特点,李教授采用张锡纯《医学衷中参西录》理中汤扶正化瘀,黄芪、党参、肉苁蓉益气补肾,三棱、莪术破血逐瘀。《金匮要略》桂枝茯苓丸增强活血化瘀之力。针对宫腔粘连形成的前体炎症诱导纤维组织形成,增加红藤败酱草清热解毒,活血改善内膜炎症环境。

三、亮点经验

1. 活血化瘀,改善粘连 宫腔粘连等病理性瘢痕形成的主要原因是过渡愈合或愈合紊乱、成纤维细胞大量增殖、胶原蛋白过度合成、血液循环障碍、细胞因子调节异常等。而中医学认为瘢痕是气血壅滞,邪毒与体内浊气、瘀血搏结所致,因此治疗宜活血祛瘀,疏通气血。水蛭素是目前已知的高效,特异的,活性最强的凝血酶抑制剂,其抗凝作用优于传统抗凝药肝素;水蛭素可以明显抑制增生性瘢痕成纤维细胞的增殖及活性,能够抑制、型前胶原的表达。本案赤芍、红藤、败酱草等清热解毒中药局部外用有杀菌、抗炎作用,内服又能清除血液中有害物质,配以丹参、牡丹皮活血化瘀药物清热活血,有利于清除全身和局部的感染,又可通络化瘀,修复血管内膜,改善血流状态,使供血增加,促进创面愈合。现代药理研究表明丹参具有改善微循环、促进组织修复和再生、抑菌、调节细胞因子、抑制瘢痕增生等作用。

2. 补肾益气,调冲固本,修复内膜 《傅青主女科》中指出:"经水出诸肾。"《医学正传·妇人科》云:"月水全赖肾水施化。"而子宫内膜的修复与月经恢复正常息息相关,只有内膜生长逐步恢复,月经方能恢复如初。现代研究证明,补肾活血中药可促进卵巢颗粒细胞分泌雌激素,增加颗粒细胞表面 FSH 受体的表达量,并提高子宫内膜雌孕激素受体含量,从而促进内膜增长。本案患者党参、黄芪、肉苁蓉补肾益气,一方面促进卵巢功能修复,改善患者排卵状况;另一方面,通过增加卵巢功能协助子宫内膜自我修复。

3. **红藤败酱,清热解毒,消炎抗粘** 红藤败酱草功能清热解毒、消痈排脓,祛瘀止痛,用于热毒痈肿、血滞疼痛,为常用的清热解毒药。配伍赤芍等用于热毒痈肿。据现代药理研究表明,红藤水溶性提取物对血小板聚集有抑制作用,与牡丹皮合用可预防实验动物的腹腔内粘连。肿瘤坏死因子 -a(TNF-a)和白介素 -10(IL-10)等细胞因子参与炎症引起宫腔粘连过程,红藤败酱草复方治疗后,大鼠血清 TNF-a 水平显著降低,血清 IL-10 水平显著升高提示红藤败酱草复方可能通过下调慢性盆腔炎大鼠血清 TNF-a 水平,预防粘连发生,同时上调血清 IL-1 水平,控制过度炎症反应,恢复机体促炎 / 抗炎细胞因子平衡,改善炎症结局、减少炎症的损害。

(贾丽娜　张　琼)

宫腔粘连(肾虚血瘀证)

杨某,女,35 岁,已婚。

初诊:2017 年 9 月 27 日。

主诉:宫腔镜粘连分解术后 2 个月,备孕中。

现病史:患者 5 年前曾人工流产 2 次,婚后 3 年不孕,去基层医院检查,发现子宫肌瘤,故患者 2016 年 1 月腹腔镜下子宫肌瘤剥除术,术后一年仍未受孕,检查为宫腔粘连,故 2017 年 7 月宫腔镜下行粘连分解术。刻下:末次月经 9 月 11 日,8 天,目前月经周期第 17 天,纳可,夜寐欠佳,多梦易醒,二便正常,偶有便干,舌苔薄,脉细。

月经史:12,7 ~ 8/30,末次月经 9 月 11 日,8 天,量多,无血块,色深红,无痛经,无腰酸。

生育史:0—0—2—0,末次人工流产为 2014 年。

妇科检查:外阴已婚式,阴道无异常,宫颈轻度糜烂,宫体前位,略大,附件阴性。

辅助检查:2017 年 9 月 27 日 B 超:子宫大小 65mm × 60mm × 47mm,子宫内膜 8.2mm,呈三线征,边缘欠光整,连续性欠佳。右卵巢大小 36mm × 23mm × 25mm,内见 6 ~ 7 个卵泡回声,最大 15 × 14 × 13,左卵巢大小 39 × 29 × 27mm,内见 8 ~ 9 个卵泡回声,最大 19 × 14 × 13mm。

2017年8月22日生殖内分泌测定：E$_2$ 84.29pmol/L，FSH 3.54mIU/L，LH 3.39mIU/ml，P 0.35ng/ml，PRL 13.87ng/ml，T 0.05ng/ml，DHEA 148.10ug/dl，性激素结合球蛋白58.99nmol/L，TSH 1.54uIU/ml。

西医诊断：不孕；子宫肌瘤术后并宫腔粘连。

中医诊断：不孕症。

病机：患者因子宫肌瘤在腹腔镜下行剥除术而致金石损伤胞络，耗伤肾气，经血不充，经脉失养，阻碍气机，血必滞涩而致瘀阻，属本虚标实之症。

治则：补肾健脾，活血通络。

方药：菟丝子12g，肉苁蓉12g，肉桂3g，鸡血藤15g，红花9g，香附12g，枸杞子12g，熟地黄12g，当归9g，桔梗6g，党参12g，黄芪15g，石楠叶12g，黄精9g，巴戟天12g，龟甲18g，鹿角胶9g。

共14剂，水煎服，每日1剂，早晚饭后各一次，每次150ml。

二诊：2017年10月18日。

末次月经10月13日，第1~3天量少褐色，护垫量，第4天量中，色鲜红，无血块，无痛经，无腰酸，伴有乳房胀痛。刻下：月经未净，量中，纳可，夜寐梦多，二便正常。舌苔薄尖红，脉细小弦。

治则：补肾温阳，祛瘀止血。

方药：熟地黄12g，川芎6g，生地黄12g，白术9g，山药12g，香附12g，菟丝子12g，川楝子12g，鸡血藤15g，紫石英15g，党参12g，黄芪15g，龟甲18g，鹿角胶9g，石楠叶12g，黄精9g，仙鹤草15g，乌贼骨15g，生茜草6g，茯苓12g，怀山药12g。

共14剂，水煎服，每日1剂，早晚饭后各一次，每次150ml。

三诊：2017年11月1日。

末次月经10月13日，8天，量中，色咖啡色，较深红，无血块，无痛经，无腰酸，无乳房胀痛。刻下：月经周期第19天，纳可，夜寐多梦，易醒，大便一日一行，偶有便秘，舌苔薄，脉细。

治则：补肾活血，健脾养心。

方药：菟丝子12g，肉苁蓉12g，肉桂3g，鸡血藤15g，红花9g，香附12g，枸杞子12g，熟地黄12g，当归9g，党参12g，黄芪15g，茯苓9g，桂枝6g，龟甲18g，鹿角胶9g，石楠叶12g，黄精9g，桔梗6g。

共14剂，水煎服，每日1剂，早晚饭后各一次，每次150ml。

四诊：2017 年 11 月 15 日。

停经 33 天，阴道见红 4 天，末次月经 10 月 13 日。刻下：阴道褐色分泌物，无腹痛，无腰酸，纳可，夜寐欠佳，易醒，醒后难以入睡，大便 2 日偏干。舌苔薄白尖红，脉细。

2017 年 11 月 9 日血 HCG 42.17mIU/ml，P 16.96ng/ml。

2017 年 11 月 13 日血 HCG 383.10mIU/ml，P 21.36ng/ml。

治则：补肾健脾，止血安胎。

方药：党参 12g，丹参 12g，黄芪 12g，白术芍（各）12g，菟丝子 12g，续断 12g，苏叶 9g，艾叶 6g，阿胶 9g，仙鹤草 12g，小蓟 12g，杜仲 15g，南瓜蒂 12g，苎麻根 15g。

共 7 剂，水煎服，每日 1 剂，早晚饭后各一次，每次 150ml。

后续继续安胎治疗 5 个月，随访至 2018 年 8 月，患者剖宫产一女，体健。

按语：

一、治疗思路

子宫具有主月经、种子孕育的功能，在肾—天癸—冲任调节下具有藏泻功能。该患者因手术而致金石损伤胞络，耗伤肾气，精血不充，血海不盈，冲任虚损，经脉失养，肾阴阳俱虚。邪气容易乘虚而入，与血搏结，阻碍气机，气机不利，导致血瘀阻络，肾虚与血瘀互为因果，旧血不去，新血不升，可导致不孕。在本病的治疗中，当先以补肾，调气血，化瘀，使月经恢复正常，可受孕。患者受孕后，仍要时时注意随证安胎。

二、用药分析

治疗时采用标本同治，补肾为基本大法，兼有活血，辅助以健脾，以经验方"易黄汤"为基础方，本案处方中菟丝子、肉苁蓉、黄精、石楠叶、龟甲、鹿角胶皆滋养肾精，党参、黄芪、白术芍健脾养血，孕后用当归、丹参、鸡血藤、桃仁、红花活血化瘀，祛瘀生新，乌贼骨、茜草凉血，南瓜蒂、苎麻根、仙鹤草凉血止血安胎。通过补肾，活血，健脾调节胞宫气血，使患者受孕得子。

三、亮点经验

1. 补肾健脾调冲任　患者术后冲任经脉损伤，故应调整肾—天癸—冲任—胞宫轴,还需改善盆腔内环境。通过益肾健脾,调冲任,养精血,可改善子宫、卵巢组织的血供和微循环,促进子宫内膜生长,改善盆腔内环境。方用助黄汤为基础方,再加龟鹿血肉有情之品,补肾填精。

2.理气活血促排卵 患者虽然已经行宫腔粘连分解术,但瘀阻仍在,导致瘀阻的原因也仍然存在,故治疗时需理气活血祛瘀同用。故在补肾活血的基础上,时时顾护脾胃,使后天气血生化之源得充,气血旺盛,精血充沛,对子宫内膜生长和修复,促进排卵,顺利恢复月经,可使胚胎顺利着床,孕育得子。

3.孕后保胎需及时 患者因手术,冲任损伤,尽管已经怀孕,此时应及时固肾安胎,使胎元发育,同时还加强孕期的随访,以增加安全感。

(赵　巍)

子宫内膜容受性下降

张某,女,32岁,已婚未育。

初诊:2016年3月29日。

主诉:月经量少、未避孕未孕2年。

现病史:患者5年前曾人工流产2次,2年前于孕2月时自然流产清宫1次,之后有规律性生活,未避孕但一直未孕。近2年月经量减少到以往月经量的一半,经色暗淡,月经期延长至10天左右,月经周期规律。1年前于月经第3天到当地市级医院检查生殖内分泌激素,自诉均在正常范围,超声检查提示月经第5天子宫内膜4mm,月经前子宫内膜5mm,曾口服戊酸雌二醇片(补佳乐)治疗,初始剂量每天2mg,后逐渐增加至每天6mg,随访月经量仍少,月经前子宫内膜6~7mm。平日时有腰膝酸软、耳鸣头晕、畏寒肢冷、带下少、无乳房胀痛、性欲淡漠,大小便如常。刻下舌质淡暗,苔薄,脉细。

月经史:14,7/30,月经量中等,色暗红,夹血块,无痛经,末次月经2016年3月8日。

生育史:0—0—3—0。

妇科检查:外阴已婚式,阴道无异常,宫颈轻度糜烂,宫体前位,略小,两侧附件阴性。

辅助检查:2016年1月17日当地市级医院子宫输卵管造影检查提示双侧输卵管通畅,丈夫精液检查正常范围。2016年3月12日(月经第

5 天）于当地市级医院检查生殖内分泌：促卵泡成熟激素（FSH）5.29mIU/mL，促黄体生成激素（LH）7.50mIU/ml，雌二醇（E$_2$）65.38pg/ml，孕酮（P）0.98ng/ml，泌乳素（PRL）20.02ng/ml，睾酮（T）0.38ng/ml，B 超检查：子宫大小 42mm×40mm×38mm，子宫内膜 4mm，左卵巢大小 25mm×20mm，右卵巢大小 22mm×21mm。提示子宫双侧卵巢未见异常。

西医诊断：继发性不孕；月经稀少。

中医诊断：不孕症；月经过少。

病机：冲任损伤、脾肾亏虚、精亏血少、胞脉失养。肾为气血之根，若肾亏精少，肾气不足，推动乏力，气血运行不畅，可致瘀滞内生；冲脉为血海、阴脉之海，任脉主胞胎，本例患者多次宫腔手术导致冲任二脉损伤，影响肾脾肝诸脏，肾气耗损、精血不充、血海空虚、经脉失养，冲任气血不足，运行不畅，邪气乘虚而入、阻碍气机，瘀滞冲任胞宫致冲任失调、胞宫受损。同时，瘀血阻滞冲任、胞脉日久，又损耗脏气，使脏腑功能失司，加重肾虚，如此反复，导致月经量减少和不孕。

治则：补肾健脾、养血活血。

方药：党参 12g，黄芪 12g，淫羊藿 30g，怀山药 12g，生熟地黄（各）12g，枸杞子 12g，鸡血藤 15g，肉桂 3g，当归 12g，香附 12g，红花 9g，川芎 6g，茯苓 12g，牡丹皮 12g，丹参 12g。

共 14 剂，水煎服，每日 1 剂，早晚饭后各一次，每次 150ml。

医嘱：月经来潮后停服戊酸雌二醇片，监测基础体温。

二诊：2016 年 4 月 12 日。

服药后无不适，今日行经，量少，色暗红，无血块，乳房胀痛，腰酸。刻下苔薄，脉细。

治则：疏肝养血，活血调经。

方药：上方去淫羊藿、熟地黄、生地黄、枸杞子、肉桂、茯苓、牡丹皮、丹参，加桃仁 9g，泽兰 9g，泽泻 9g，益母草 30g，苏木 9g，鬼箭羽 12g，柴胡 9g，橘叶 9g，橘核 9g。

共 14 剂，水煎服，每日 1 剂，早晚饭后各一次，每次 150ml。

三诊：2016 年 4 月 26 日。

末次月经：2016 年 4 月 12 日，行经 8 日，量少，色暗红，夹小血块，腰酸。现带下量中，腰部下坠，大小便如常。基础体温尚未上升。刻下苔薄，脉细。

治则：补肾益精、健脾养血、活血调冲、促排卵。

方药：一诊方去生地黄，加菟丝子 12g，肉苁蓉 12g。

在前述方药的基础上，随证加减，并嘱监测基础体温、卵泡及子宫内膜厚度。2016 年 7 月 23 日于当地市级医院超声检查提示子宫内膜 8mm，左侧卵泡 18mm×17mm×17mm，7 月 27 日基础体温上升，复查超声示左侧大卵泡消失，指导房事但未受孕，2016 年 8 月 15 日月经来潮，后自测基础体温，并于基础体温上升日及次日同房，基础体温维持高温相，2016 年 9 月 29 日自测尿妊娠试验阳性，当地市级医院超声检查提示宫内妊娠，遂予补肾健脾、养血安胎至妊娠 3 月，2017 年 7 月 4 日足月顺产一女婴，母女平安。

按语：

一、治疗思路

子宫内膜容受性是指母体子宫内膜对胚胎的接受能力，也是决定胚胎能否顺利着床的关键因素，西医常以子宫内膜厚度、血供、孕激素受体、白血病抑制因子、整合素、同源框基因 A10 表达水平等评价子宫内膜容受性，而中医古代文献中并无"子宫内膜容受性"的直接论述，但是《证治准绳》曰："凡妇人一月经行一度，必有一日氤氲之候……此的候也……顺而施之则成胎矣。"在氤氲之候过后，阴精与阳气充盛于子宫、胞脉，气血满盈，胞宫表现出容纳能力，为孕育做好准备，这与现代医学"子宫内膜容受性"的表述有异曲同工之妙。

李教授认为"肾虚瘀阻"是子宫内膜容受性下降之根本，属肾气虚为主、兼有血瘀症状，治疗时应以"补肾祛瘀"为基本原则选方用药。因具体病例在寒热虚实以及气血阴阳失衡等方面各有侧重，又需要辨证论治，根据"肾虚"和"瘀阻"的侧重而调整用药。对于以肾虚为主、瘀阻为辅的病例，李教授在经验方淫羊藿、菟丝子、肉苁蓉、熟地黄、枸杞子、鸡血藤、肉桂、当归、香附、红花的基础上加减，以收补肾益精、健脾养血、疏肝理气、活血化瘀、通经助孕之功效；而对于以瘀阻为主、肾虚为辅的患者，通常根据瘀阻程度适当加用活血药物，首选经验方水蛭、地鳖虫、三棱、莪术、苏木、夏枯草、菟丝子、淫羊藿、肉苁蓉、巴戟天加减，以活血破瘀散结、温补肾阳。此外，李教授还兼顾月经周期以微调用药，与改善子宫内膜容受性相配合，如此标本兼治，进一步提高妊娠率。

二、用药分析

本例为本虚标实之证，以肾虚为本、瘀阻为标，李教授在上述经验方的基础上加减，其中，淫羊藿温补肾阳、强筋骨、祛寒湿；菟丝子、肉苁蓉温补肾阳；熟地黄、枸杞子补益肝肾；肉桂补火助阳、引火归原；鸡血藤补血活血、舒筋活络，与当归、熟地黄共同养血调经；香附疏肝理气、调经止痛；红花活血通经、散瘀调经。

三、亮点经验

抓住"肾虚瘀阻"之根本，以"补肾祛瘀"为治则

李教授认为"肾虚瘀阻"是子宫内膜容受性下降之根本，以肾气虚为主、兼有血瘀症状，肾气不足则气血运行不畅，瘀滞内生，日久则脏腑功能失司又加重肾虚，因此，子宫内膜容受性下降应以"补肾祛瘀"为基本原则选方用药，活血、祛瘀、生新、增加血供，有助于卵泡发育及子宫内膜生长，提高卵泡质量，促进排卵与子宫内膜同步化反应，同时改善子宫内膜容受性，促进胚泡着床，提高妊娠率。主要经验包括补肾增精，温阳以振奋脏腑功能；肉桂引火归原、补益冲任；精血互补，选用补肾补血之熟地黄、枸杞子、当归等。

（李雪莲）

多发性子宫肌瘤且稽留流产后

戴某，女，38岁，已婚。

初诊：2015年7月22日。

主诉：稽留流产后近1月，仍欲生育二胎。

现病史：患者已生育1孩，现年龄14岁，平时有多发子宫肌瘤病史，没有特别重视和诊疗，积极备孕二胎1年，丈夫曾经行精液常规检查显示精子活力正常，但是2015年6月25日于孕12周，胎停育无奈行人流术，术后至今月经仍未恢复来潮。患者仍想生育二胎，但稽留流产是否与子宫肌瘤有关一直有所担心，惧怕西医建议的子宫肌瘤剥除手术，也担心再次怀孕重蹈覆辙，故来求诊，行中药治疗。刻下畏寒，无月经将行之意，带下量少，大便正常，夜寐安，胃纳可。舌质暗淡边有齿痕、苔薄白，脉沉弦细。

月经史:13,7/28,量中等,轻微痛经,伴有乳房胀痛、腰酸、四肢不温;末次月经:2015年6月25日人流术后月经未来潮。

生育史:1—0—2—1。曾于1999年药物流产1次。2015年6月25日人流术。

辅助检查:2015年7月15日彩超:子宫大小67mm×56mm×60mm,子宫内膜厚3mm,子宫前壁,子宫底部,子宫后壁多发肌瘤,大小10mm~30mm。

西医诊断:不孕;多发性子宫肌瘤。

中医诊断:断绪。

病机:《素问·骨空论》中云:"任脉为病……女子带下瘕聚",郁怒伤肝、肝郁气滞、瘀血内阻,或经期、产时、产后摄生不慎,风寒湿诸邪乘虚而入,或脾肾阳虚、运化无力、痰湿内生导致湿、痰、瘀等聚结胞宫所致。

证候诊断:肝郁气滞,寒凝经脉,瘀血阻滞。

治则:补肾益精,调补冲任,疏肝活血,消瘤散结。

方药:生地黄12g,熟地黄12g,山药12g,牡丹皮12g,鹿角片9g,菟丝子12g,川芎6g,紫石英15g,白术9g,香附12g,川楝子12g,鸡血藤15g,紫花地丁30g,皂角刺12g,夏枯草12g,桂枝6g,桃仁9g,赤芍9g,丹参12g,泽兰9g,八月札12g,橘叶9g,橘核9g。

共14剂,水煎服,每日1剂,早晚饭后各一次,每次150ml。

医嘱:①目前流产后子宫内膜的修复需要一定的时间。如果过早再次怀孕,这个时候子宫内膜尚未彻底恢复,难以维持受精卵着床和发育,因而容易流产。②中医药治疗子宫肌瘤不是一蹴而就的,需要持续性治疗方可水滴石穿。③建议持续治疗一年后再怀孕为好。

二诊:2015年8月5日。

患者服药后月经2015年8月1日行经,经量中等,色暗红,伴有血块,经行腹痛,本次经前无乳房胀痛出现,大便成形,舌苔薄白,脉细。

治则:活血化瘀,消瘤散结,补肾固本。

方药:地鳖虫12g,乳香6g,没药6g,三棱9g,莪术9g,赤芍9g,夏枯草12g,苏木9g,威灵仙12g,浙贝母9g,皂角刺12g,紫花地丁30g,石楠叶12g,黄精9g,巴戟天12g,菟丝子12g,肉苁蓉12g,鳖甲12g,鹿角片9g。

共 14 剂, 水煎服, 每日 1 剂, 早晚饭后各一次, 每次 150ml。

三诊: 2015 年 9 月 30 日。

患者服药后末次月经 8 月 29 日至 9 月 3 日, 量中等, 无乳房胀痛, 无腰酸。舌苔薄, 脉细。目前自测基础体温上升, 有月经将行之意。

治则: (行经期) 活血化瘀, 通经调冲。(经后期) 活血化瘀, 消瘤散结, 补肾固本。

方药 (行经期): 丹参 12g, 牡丹皮 12g, 当归 9g, 川芎 6g, 熟地黄 12g, 香附 12g, 延胡索 12g, 川楝子 12g, 红花 9g, 桃仁 9g, 益母草 30g, 泽兰 9g, 苏木 9g, 川牛膝 12g, 柴胡 9g, 凌霄花 9g, 八月札 12g, 橘叶 9g, 橘核 9g。

共 14 剂, 水煎服, 每日 1 剂, 早晚饭后各一次, 每次 150ml。

方药 (经后期): 黄芪 12g, 党参 12g, 三棱 9g, 莪术 9g, 肉苁蓉 12g, 巴戟天 12g, 菟丝子 12g, 夏枯草 12g, 苏木 9g, 威灵仙 12g, 浙贝母 9g, 皂角刺 12g, 紫花地丁 30g, 地鳖虫 12g, 乳香 6g, 没药 6g, 血竭 6g。

共 14 剂, 水煎服, 每日 1 剂, 早晚饭后各一次, 每次 150ml。多煎 150ml 每晚临睡前灌肠; 经期暂停灌肠; 穿山甲粉 5g/ 日, 冲服。

医嘱: 坚持测量基础体温, 了解排卵状况。

四诊: 2016 年 4 月 16 日。

患者坚持治疗, 经期以活血调冲之法, 非经期以活血化瘀, 消瘤散结之法, 同时配合中药保留灌肠治疗。经过末次月经 2016 年 3 月 6 日, 今日月经过期 10 天, 自测尿妊娠试验阳性。双侧小腹隐痛, 腰酸, 神疲乏力, 舌苔薄, 脉细。

治则: 补肾益气, 固摄安胎。

方药: 党参 10g, 黄芪 10g, 白术 10g, 白芍 10g, 黄芩 9g, 苎麻根 10g, 菟丝子 12g, 续断 10g, 桑寄生 10g, 狗脊 10g。

共 17 剂, 水煎服, 每日 1 剂, 早晚饭后各一次, 每次 150ml。

患者坚持服用中药保胎治疗至孕 23 周, 上海市第六人民医院中孕期胎儿筛查彩超检查: 胎儿各项指标数据正常, 子宫肌层多个低回声区, 大者位于前壁, 大小 45mm × 50mm × 21mm, 分娩后随访母子平安。

按语：

一、治疗思路

子宫肌瘤是最常见的女性生殖器官良性肿瘤，其发生率为 20%~40%，多发于 20~50 岁的育龄妇女。存在生育需求的子宫肌瘤患者往往面临着手术与保守治疗的选择。妊娠和子宫肌瘤可以互相影响，妊娠期，孕妇体内激素变化，子宫肌瘤会受到刺激，体积增大，肌瘤易变性，影响妊娠，导致孕妇流产、早产、分娩时剖宫产、产后出血量过多等危险情况，影响母婴安全。子宫肌瘤患者存在 30% 的流产风险，是无瘤妊娠的 2~3 倍。随着相关生育政策的调整，女性生育年龄逐年增高，并落在子宫肌瘤发病率高峰的年龄区间内，使得子宫肌瘤相关性不孕的患者增多。在临床上，对于有生育需求的子宫肌瘤患者行肌瘤剔除术还是带瘤妊娠，目前尚无明确的指南给出。且研究发现，年龄≥35 岁患者肌瘤剔除术后妊娠概率明显低于<35 岁者，随着年龄的增长，患者行子宫肌瘤剔除术后的妊娠概率就越低。如果合并前期孕产史患者子宫内膜受损有关，同时分娩、流产等也可导致宫腔粘连而使妊娠率降低。

子宫肌瘤属于中医学癥瘕、石瘕，或月经过多、崩漏等范畴，针对该证治疗原则《素问·至真要大论》云："坚者削之……客者除之……结者散之……留者攻之"，为后世圭臬。《景岳全书·妇人规》云："凡今人之病虚者最多，而用补者最少"，重视调补正气。"前证若形气虚弱，须先调补脾胃为主""大积大聚，衰其大半而止"，主张渐而消之。"妇人久癥宿痞，脾肾必亏。"中医药治疗子宫肌瘤优势明显，较小瘤体可消失，较大瘤体可缩小，同时避免了手术并发症等西医治疗的副作用，且疗效显著，值得肯定。《妇人良方》云："妇人癥瘕由饮食不节，寒温不调，气血劳伤，脏腑虚弱，风冷入腹与血相结而生。"阐明了本病的发生内因脏虚，外因受寒，故病本为虚，因虚致滞，因滞致瘀，且病变过程中由于出血较多，迁延日久，致气血大衰，临床常见虚寒与气滞血瘀或痰湿等虚实夹杂的表现。

本案患者初诊年龄 38 岁，刚刚经历人工流产术，月经尚未恢复正常周期，考虑人工流产术会伴随宫腔粘连与感染、不规则阴道出血、月经紊乱等等子宫内膜恢复不良因素，造成再次不良妊娠隐患；同时基础疾病多发性子宫肌瘤存在，即使进行子宫肌瘤剔除术术后再次妊娠的概率也很低。所以本案治疗分两步进行，首先补肾固精，恢复冲任正常疏泄。其次在补肾调冲基础上重点活血化瘀消瘤散结,针对子宫肌瘤进行治疗。

二、用药分析

本案用药分两步进行,第一步患者流产后,肾气亏虚,精血不足,子宫内膜尚未恢复,月经无法正常来潮,故先以《景岳全书》归肾丸加减补肾益精,有利于卵巢功能及时恢复。配合清热解毒、凉血消肿,清热利湿之紫花地丁、皂角刺,改善人流术后恢复期子宫内膜炎症环境。配伍桂枝茯苓丸之法,活血化瘀,一箭双雕,一方面改善子宫血供,有助于产后恢复;另一方面配伍清热软坚之夏枯草针对基础子宫肌瘤起到消瘤散结之功。考虑到产后多气滞,增加八月札、橘叶、橘核疏肝理气调和气血。

第二步患者月经及排卵恢复正常后,重点针对患者多发性子宫肌瘤进行攻坚治疗;处方分行经期和非行经期用药不同。行经期以桃红四物汤和金铃子散加减疏肝活血,引血下行,顺行径之意;非经期坚持扶正祛瘀治疗子宫肌瘤的重要原则。处方应用清代名医张锡纯《医学衷中参西录》"理冲汤",该方以"扶正祛邪"为治则、以扶正祛瘀立法治疗子宫肌瘤的代表方,用之治"妇女经闭不行或产后恶露不尽,结为癥瘕积聚,以致阴虚作热,阳虚作冷,食少劳嗽,虚证沓来",为扶助正气、化瘀消癥之良方。李教授认为子宫肌瘤的病机以"血瘀"为主,脏腑虚弱、正气不足是肌瘤形成的重要内在因素,治疗常从扶正祛瘀论治,"补消结合"。理冲汤加减具有益气活血、扶正祛瘀之功效,正体现了扶正祛邪兼顾,消癥瘕而不伤正,益气血而不碍癥瘕消除的宗旨。同时配伍虫类药物地鳖虫、穿山甲;乳香、没药、血竭化瘀通络,共同起到消瘤之功。

三、亮点经验

本案多发性子宫肌瘤,经历持续一年的中医保守治疗得以成功妊娠,给我们治疗该类疾病提供宝贵的经验,分析如下。

1. 分期用药,调节补泄,恢复子宫收缩与蠕动 子宫收缩不仅在分娩中十分重要,而且在精子、卵子运输和受精卵着床中发挥重要作用;子宫收缩不足可能导致宫外孕、经血逆流、子宫内膜异位症和不孕等。子宫蠕动与子宫收缩有类似的作用,在排卵前和月经期明显增强,但蠕动方向相反:在排卵前从宫颈口向宫底方向蠕动;在月经期正好相反。子宫肌瘤对子宫蠕动的影响可涵盖整个月经周期,其中以在排卵期和黄体期中的影响最为重要,主要与这两个时期的子宫蠕动与受精、胚胎着床等生命活动关系密切有关。《灵枢·水胀》云:"石瘕生于胞中,寒气客于子门,子门闭塞,气不得通,恶血当泻不泻,衃以留止,日以益大,状如怀子,月事不以时下。皆生于女子,可导而下。"李教授在治疗本案过程中行经期采用引血下行之法,促进子宫从宫底向宫颈口方向蠕动收缩,使瘀血得泻,瘤体缩小。非行经期补肾活血,软坚散结,固冲汤加减有助于恢复子宫正常蠕动。

2. 补肾固本,活血化瘀,改善子宫内膜容受性 子宫内膜容受性是指子宫内膜在雌、孕激素的作用下,允许胚胎黏附、侵入并诱导内膜间质发生一系列变化,最终植入内膜的一种状态;这段时间被称为种植窗期,大约在分泌中期持续5天,即月经周期的第20~24天,其最显著的特征就是子宫内膜的生长发育与囊胚种植同步。这是一个复杂而重要的生理过程,在成功受孕中扮演重要角色;子宫肌瘤一方面可通过机械占位效应、血管生成、炎症因子等影响胚胎着床和生长,另一方面也通过改变子宫蠕动影响内膜容受性。李教授认为,肾虚瘀阻是子宫内膜容受性下降之根本。血瘀证子宫内膜在蛋白组学方面有明显差异,涉及凝血、血小板聚集、炎症、血管形成等,造成血管紧张收缩形成高凝状态,影响子宫内膜的血液循环,导致腺体发育不良、胞饮突表达不丰富,造成子宫内膜容受性下降甚至反复流产。本案瘀阻胞宫采用活血化瘀药三棱、莪术,灵活使用虫类药地鳖虫、穿山甲使血脉通畅;软坚散结药夏枯草、浙贝母、威灵仙;清热化瘀药紫花地丁、皂角刺;疏肝活血药当归、川芎、桂枝、香附、延胡索、川楝子等。地鳖虫抗凝组分多肽具有良好的体内抗凝疗效,其抗凝机制可能与直接抑制凝血酶原催化纤维蛋白原凝固的作用有关;三棱中环二肽类成分均具有抗凝活性,可显著延长大鼠血浆凝血酶原时间、活化部分凝血活酶时间及凝血酶时间;莪术油降低急性血瘀证大鼠模型全血黏度,改善红细胞聚集能力及变形能力,改善凝血功能且呈剂量相关性。组方配伍改善子宫内膜容受性相。

3. 中药灌肠,直达病所,增强活血消瘤散结力 直肠为子宫的邻近器官,根据直肠静脉丛壁薄,缺乏外鞘,中小静脉没有瓣膜和静脉丛多等特点,使盆腔脏器的静脉系统像一个水网相连的沼泽,而且子宫和直肠阴道静脉丛相吻合,直肠给药可以很快在盆腔弥散,直达病变部位子宫。直肠给药不仅可以增加新的给药途径,避免药物对胃肠的刺激,且温通活血的中药注入直肠后可对邻近的器官起温通活血作用,因而不失为治疗子宫肌瘤的又一方法。李教授立法处方党参、黄芪扶正增强机体的自我修复能力;三棱、莪术破血行气消积;地鳖虫、穿山甲破血逐瘀、消癥散结之力明显增强;苏木活血祛瘀、消肿定痛;夏枯草清肝散结;菟丝子补肾阳又益阴精;局部灌肠有效增强消瘤散结之力。

(贾丽娜 张 琼)

继发性不孕症伴过敏性紫癜

张某,女,28岁。

初诊:2017年5月9日。

主诉:求嗣1年余。

现病史:患者已婚2年,意欲求嗣。因反复出现瘙痒、皮疹等症状,于2015年做过敏原检测,结果显示对鸡蛋、大豆、小麦、玉米、牛奶等过敏,且皮肤划痕征阳性,尚无过敏性皮疹出现。患者曾有支原体阳性史,未接受治疗。后于2016年11月孕8周后因孕囊无胎心而行清宫术。患者平素怕冷,手足冰凉,纳寐可,二便调。苔白腻质暗,脉细。

月经史:13,5~6/30~37,月经量中,色红夹血块,伴痛经,痛经剧时乳房胀甚,腰酸,末次月经为5月2日。

生育史:0—0—1—0。

西医诊断:继发性不孕。

中医诊断:不孕症。

病机:《女科经纶》:"女之肾脉系于胎,是母之真气,子之所赖也,若肾气亏损,使之不能固摄胎元。"素体本虚,故孕后因肾气不足而胎元不固,胎停育清宫流产。此举损伤冲任,气血不畅,更致肾阳受损。

治则:补肾温阳,活血祛瘀。

方药:红花9g,香附12g,当归9g,肉桂3g,鸡血藤15g,枸杞子12g,熟地黄12g,肉苁蓉12g,菟丝子12g,胡芦巴12g,锁阳9g,石楠叶12g,黄精9g,补骨脂12g,橘叶核(各)9g,附子12g,肉桂6g,紫河车粉(冲服)9g

共14剂,水煎服,每日1剂,早晚饭后各一次,每次150ml。

医嘱:①测量基础体温,于预测排卵期行性生活;②适当休息,睡眠充足;③调整心态,放松心情;④饮食清淡,忌生冷油腻。

二诊：2017年5月16日。

患者于5月4日查血内分泌激素示：FSH 3.19mIU/ml，LH 1.86mIU/ml，E₂ 27.0 pmol/L，PRL 480.81uIU/ml，T 1.68nmol/L，TSH 3.08mIU/L，并于5月15日开始监测卵泡：右卵巢大小20mm×20mm×17mm，左卵巢大小25mm×19mm×21mm，双侧内见无数小无回声区。患者脸部痤疮明显，其余无明显不适，苔薄腻，脉细弦。

治则：补肾调经，活血清解。

方药：红花9g，香附12g，当归9g，肉桂3g，鸡血藤15g，枸杞子12g，熟地黄12g，肉苁蓉12g，菟丝子12g，胡芦巴12g，金银花12g，生甘草6g，石楠叶12g，黄精9g，淫羊藿30g，党参12g，黄芪12g，山茱萸9g，土茯苓30g。

共14剂，水煎服，每日1剂，早晚饭后各一次，每次150ml。

三诊：2017年6月27日。

末次月经为6月4日，经期6天，月经量中，色红夹少量血块，痛经缓解，经前乳房胀痛，无腰酸。患者经间期乳头胀痛，带下偏少，偶有白带拉丝。刻下患有皮肤过敏性紫癜，皮损表现为针头大小暗红色丘疹，突出表面，压制不褪色，对称分布于双下肢，伴轻微瘙痒，无发热、无关节疼痛、无蛋白尿等症状，目前外用药治疗中，苔薄黄微腻，脉细。6月20日B超示：子宫43mm×37mm×48mm，内膜10mm，右卵巢32mm×22mm×34mm，内见数个无回声区，大者22mm×16mm。

治则：补肾活血，疏风清解。

方药：红花9g，香附12g，当归9g，肉桂3g，鸡血藤15g，枸杞子12g，熟地黄12g，肉苁蓉12g，菟丝子12g，金银花12g，生甘草6g，紫花地丁30g，炒荆芥9g，炒防风9g，牛蒡子9g，败酱草30g，淫羊藿30g，党参12g，黄芪15g。

共14剂，水煎服，每日1剂，早晚饭后各一次，每次150ml。

四诊：2017年7月7日。

患者于7月3日测尿妊娠试验弱阳性，7月6日测血HCG 476.60mIU/ml，P 112.45nmol/L。刻下少腹坠胀，无腰酸，无阴道出血，无早孕反应，乳头胀痛，寐差易醒，便质稀，苔薄腻，脉细。

治则：益气健脾，补肾安胎。

方药：党参12g，黄芪12g，白术12g，白芍9g，菟丝子12g，杜仲12g，黄芩 9g, 桑寄生 12g, 苎麻根 12g, 南瓜蒂 15g, 五味子 3g, 炒扁豆 12g, 怀山药 12g。

共 14 剂, 水煎服, 每日 1 剂, 早晚饭后各一次, 每次 150ml。

五诊: 2017 年 7 月 21 日。

孕 47 天, 今日复查血 HCG 65 046mIU/Ml, P 123.15nmol/L。孕后下肢紫癜增多, 暗红色瘀点成批出现, 集中于双下肢, 口舌干燥, 带下偏黄, 睡眠不佳, 大便不稀。苔厚腻, 脉细滑。

治则: 健脾化湿, 清热活血。

方药: 藿佩(各)9g, 苍白术(各)9g, 赤芍 9g, 陈皮 9g, 砂仁 6g, 紫苏叶 6g, 菟丝子 12g, 茯苓 9g, 当归 9g, 川芎 6g, 麦冬 9g, 苎麻根 12g, 黄芩连(各)6g, 姜竹茹 15g。

共 14 剂, 水煎服, 每日 1 剂, 早晚饭后各一次, 每次 150ml。

六诊: 2017 年 7 月 28 日。

孕 54 天, 7 月 26 日复查血 HCG 113 075mIU/ML, P 88.2nmol/L。今日 B 超示: 子宫宫内孕囊, 内见卵黄囊, 孕囊 38mm×35mm×22mm, 胚芽 8.4mm, 见胎心搏动, 胎心 131 次 / 分。右子宫动脉 PI 2.18, RI 0.87, 左子宫动脉 PI 2.83, RI 0.93。胚芽相当于 6 周 6 天, 双侧子宫动脉见早期舒张切迹。刻下食后腹胀, 下肢紫癜未愈, 症如上述, 苔白腻, 脉细。

治则: 健脾化湿, 补肾活血。

方药: 藿佩(各)9g, 白术 9g, 陈皮 9g, 砂仁 6g, 茯苓 12g, 红花 9g, 川芎 9g, 当归 9g, 赤芍 9g, 杜仲 12g, 狗脊 12g, 苎麻根 12g。

共 7 剂, 水煎服, 每日 1 剂, 早晚饭后各一次, 每次 150ml。

七诊: 2017 年 8 月 11 日。

孕 68 天, 8 月 9 日血液检查: HCG 188 572mIU/ml, P 94.1nmol/L, B 超示: 子宫 67mm×57mm×67mm, 内见孕囊 53mm×51mm, 胚芽 22mm, 血管搏动。刻下腹胀便秘, 无腹痛, 紫癜时隐时现, 丘疹消退, 稍有色素沉着, 其余无明显不适, 苔厚腻, 脉细。

治则: 健脾化湿, 活血安胎。

方药: 藿佩(各)9g, 紫苏叶 9g, 黄芩 9g, 白术 12g, 白芍 9g, 当归 9g, 川芎 6g, 蒲公英 12g, 赤芍 9g, 熟地黄 12g, 菟丝子 12g, 续断 12g, 苎麻根 12g。

共 7 剂，水煎服，每日 1 剂，早晚饭后各一次，每次 150ml。

八诊：2017 年 8 月 25 日。

孕 82 天，无阴道出血，无腹痛，紫癜完全消退，未曾发作。苔薄腻，脉细微滑。

治则：健脾益气，补肾安胎。

方药：党参 12g，黄芪 12g，怀山药 12g，陈皮 6g，藿香 9g，砂仁 6g，黄芩连（各）6g，杜仲 12g，菟丝子 12g，枸杞子 12g，白术 12g，白芍 9g，苎麻根 12g。

共 7 剂，水煎服，每日 1 剂，早晚饭后各一次，每次 150ml。

之后紫癜痊愈，皮疹未曾发作，故定期按上述方药继续加减用药。现患者孕 5 个月，随访无特殊，孕期检查一切正常。

按语：

一、治疗思路

继发性不孕是指曾有过妊娠，而后未避孕未再受孕者，古称"断绪"。继发性不孕的病因甚多，现代医学认为此病可因输卵管病变、排卵障碍、多囊卵巢综合征、卵巢早衰、子宫环境异常等引起。除女方因素，据统计男方因素占 30%，男女双方因素占 10%，其发病率为 10%～15%，因此是妇科较为难治的慢性疑难疾病，少部分可造成终身不孕。中医多从肾虚、肝郁、血瘀、痰湿等角度辨证论治。《黄帝内经》云："肾主蛰，封藏之本，精之处也。"肾主生殖，藏精系胞，为先天之本，不孕主要责之肾、肝、脾三脏，其中以治肾为本。若肾精充足，冲任协调，血海充盈，经水如期而来，则生殖功能正常，故临床上常综合分析，并以调经为先。本案患者本为过敏体质，中医认为此为素体虚弱，故孕后因肾气不足而胎元不固，胎停育清宫流产。此举损伤冲任，气血不畅，更致肾阳受损。因患者素禀赋不足，妊后肾虚甚血瘀阻，免疫力下降以致患过敏性紫癜。过敏性紫癜是由 IgA 抗体介导的超敏反应性毛细血管及小血管炎性的非血小板减少性的皮肤紫癜。本案患者为单纯型过敏性紫癜，虽不伴有其他症状，但容易复发，影响生活质量。中医无此病名，根据典籍中所记载的葡萄疫、肌衄与本病相似，认为此病为气血瘀滞，因余致风而致。故于不同治疗阶段用药皆不相同，总以补肾温阳为主，孕前根据月经周期补肾疏肝调经、孕后以补肾安胎为大法,兼活血疏风以消紫癜。

二、用药分析

本案在用药上可分为三个阶段,初期患者意欲求嗣,故根据临床辨证为本虚标实,肾虚血瘀,症见腰酸、怕冷、痛经、舌质暗苔白腻等,故初诊治疗以补肾温阳,活血调经为主,方以熟地黄、枸杞子补益精血,附子、肉桂温补肾阳,红花、当归、鸡血藤、香附、橘叶核活血理气,胡芦巴、锁阳、石楠叶、黄精等补肾益精,佐以血肉有情之品紫河车粉加强疗效,全方补中有通,走守兼顾。随后随症加减,见患者脸部痤疮明显,又为过敏体质,常发过敏性皮疹,故加金银花、生甘草、土茯苓等以清解肺热,清利化湿;黄体期则以白术、生地黄、黄芪、党参等益气健脾,紫石英、菟丝子等温肾助阳以促进卵泡发育成熟,配合香附、川楝子、鸡血藤以疏肝理气活血,促使卵泡排出;随后过敏性紫癜初起则在补肾疏肝,活血调经的基础上加炒荆芥、炒防风、牛蒡子以疏风解毒,宣肺透疹,加紫花地丁、败酱草等以清热解毒。

中期患者以中药调理成功受孕得子,故以党参、黄芪、白术益气健脾,补益生化之源,苎麻根、黄芩清热安胎,菟丝子、杜仲、桑寄生补肾安胎,南瓜蒂祛痰安胎,因患者便质稀,故加炒扁豆、怀山药以健脾化湿,全方补而不滞,共奏安胎之功。

后期因患者双下肢紫癜反复发作,日益增多,因离经之血即为瘀,而气血瘀滞有所偏而生风,故李教授在补肾安胎的基础上加当归、川芎、赤芍、红花等以活血凉血祛瘀,加麦冬、黄连以滋阴清热,加蒲公英以清热解毒,期使瘀血得化,热清血宁,寓有治风先治血,血行风自灭之意。

三、亮点经验

1. 综合分析,分段治之　继发性不孕的原因甚多,因此除辨证论治外,临床需与辨病相结合,同时结合相应辅助检查综合分析。本案患者病情复杂,且女性以月经周期性变化的生理特点突出,虽辨证为肾虚血瘀,但一昧地补肾活血亦无法解决问题,为此应分段治疗。初期进行中药人工周期治疗,经行调经,活血清解,期中温阳活血,促进排卵,经后治疗根本,补肾祛瘀;中期孕后益气健脾,补肾安胎为主;后期因紫癜反复发作,以补益脾肾安胎为主,兼清热活血。

2. 用药灵活,胆大心细　经、孕、产、乳皆与气血息息相关,因行气活血方药多伤气动血,可使冲任不固而引起胎动不安或胎漏,甚者堕胎,因此妊娠期间一般忌用或慎用祛瘀、破血、耗气等中药,若需用之则需三思慎重。《血证论》曰:"凡系离经之血,与荣养周身之血,已睽绝而不合,此血在身,不能加于好血,而反阻新血化机。"紫癜之血为离经之血,若不祛瘀,可能造成胎儿的血供不利,反影响胎儿安危。是证则用是药,在安胎过程中斟酌加入赤芍、当归、川芎、红花等药以活血行气祛瘀,改善皮下微血管循环,取得奇效,体现"有故无殒,亦无殒也"。

3. **种子之道,治肾为本** 正常的受孕在于肾气充盛,天癸成熟,冲任充盈,男女精适时相结合方能胎孕,正如《素问·上古天真论》云:"女子七岁肾气盛,齿更发长,二七而天癸至,任脉通,太冲脉盛,月事以时下,故有子。"补肾应注意阴阳,如果阴虚重,即在平补阴阳的基础上加重补阴药,反之阳亏时加重补阳之品。肾气旺盛亦需后天之本,生化之源滋养。临床应综合分析,补肾健脾贯穿于治疗中。

（**吴诗玮**）

月 经 病 案

子宫腺肌症（肾虚血瘀证）

许某,女,35岁,已婚未育。

初诊:2017年2月17日。

主诉:经行小腹坠胀5年,进行性加重3年。

现病史:患者近5年来经行时小腹坠胀,近3年进行性加重,且常伴有恶心呕吐,每月需服用数粒止痛药,且止痛效果越来越差。平素时有腰膝酸软、肛门坠胀、神疲体倦、头晕耳鸣、大便干结甚至便秘,胃纳可,夜寐安,时有性交痛。刻下舌淡质紫暗,边有瘀点,苔薄白,脉沉细。

月经史:15,7/30,经量中等,色暗红,夹血块,经行小腹坠胀如前述,末次月经为2月3日。

生育史:0—0—2—0,2次早孕期人工流产史。

妇科检查:外阴已婚式;阴道畅,未见异常;宫颈光滑;宫体中后位,饱满,活动度差;两侧附件阴性。

辅助检查:2016年12月9日,当地市级医院超声检查:子宫大小69mm×59mm×64mm,形态饱满,回声不均,后壁明显,内膜7mm,左卵巢大小30mm×26mm,右卵巢大小29mm×22mm,提示子宫腺肌病可能,双侧卵巢未见异常。抽血查CA125为81.2IU/ml。

西医诊断:子宫腺肌病。

中医诊断:癥瘕;痛经。

病机:瘀血内阻经络,日久及肾,肾阳不足,气血冲任不畅,瘀滞加重。《妇人大全良方·妇人腹中瘀血方论》曰:"妇人腹中瘀血者,由月经闭积,或产后余血未尽,或风寒滞瘀,久而不消,则为积聚癥瘕矣""血动之时,余血未净,而一有所逆,则留滞日积而日久成癥矣"。因劳伤气血、房事不节或手术创伤等因素导致冲任损伤及胞宫的藏泻功能异常,经血不能循常道而行,部分经血逆行而成离经之血,阻滞胞宫、胞脉等处,进而形成瘀血,瘀血停蓄体内,阻滞冲任、胞脉,气血运行受阻,不通则痛,故见痛经;瘀

194

血停聚,新血不得归经而致月经不调;瘀血留滞,日久渐成癥,经脉闭涩,冲任瘀滞导致不孕;又因为病时长,久病伤肾,进一步损伤冲任、胞宫,形成恶性循环。

治则:活血化瘀,补肾温阳。

方药:三棱 9g,莪术 9g,地鳖虫 12g,路路通 12g,菟丝子 12g,巴戟天 12g,肉苁蓉 12g,淫羊藿 15g,夏枯草 12g,苏木 12g,皂角刺 12g,威灵仙 12g,杜仲 12g,续断 12g,川楝子 12g,生大黄 6g 后下。

共 14 剂,水煎服,每日 1 剂,早晚饭后各一次,每次 150ml。

二诊:2017 年 3 月 3 日。

服药后腰膝酸软、肛门坠胀稍好转,大便每日一行,仍时有神疲体倦,月经尚未来潮,刻下自觉下腹不适,似有行经意,舌淡微紫,苔薄,脉沉细。

治则:活血调经、固肾治本。

一诊方去三棱、莪术、地鳖虫、生大黄,加当归 15g,川芎 6g,香附 12g,桃仁 9g,红花 6g,枸杞子 12g,锁阳 9g,胡芦巴 12g,山茱萸 12g、八月札 12g。

共 14 剂,水煎服,每日 1 剂,早晚饭后各一次,每次 150ml。

如此根据月经周期随症加减,再服药 4 月,自觉经期腹痛基本消失,偶有肛门坠胀感,无其他不适。嘱其定期复查,不适随诊。

按语:

一、治疗思路

子宫腺肌病是指子宫内膜腺体及间质侵入子宫肌层而形成的一种以经期延长、经量过多和痛经进行性加重为主要症状的疾病,发病率呈逐年上升趋势。中医古代文献中并无"子宫腺肌病"的相关记载,但从其症状、体征等方面可归为癥瘕、痛经、月经过多、不孕等范畴。异位到肌层的子宫内膜在卵巢激素的周期性作用下,发生与月经周期相似的周期性局部出血,属"离经之血",血不能正常排出而蓄积于病灶内形成瘀血,又属"血瘀"的范畴。中医治疗以活血化瘀为主,多选用消瘀散结、通畅血脉、调经止痛之品,又根据中医辨证论治法,按不同证型酌加减其他药物。本例患者就诊时舌质紫暗,边有瘀点,苔薄白,乃一派肾虚血瘀之象,肾虚为本,血瘀为标,为本虚标实之证,因此在活血化瘀止痛的同时注重补肾治本。

二、用药分析

一诊方中,地鳖虫、三棱、莪术等均为攻削逐瘀之峻品。三棱、莪术均具有抗凝活性,破血行气消积,抗血栓形成,活血化瘀治"女子癥瘕","性非猛烈而建功甚速";路路通活血化瘀、祛风通络;地鳖虫为虫类药,可引药入血分,加强破血逐瘀、消癥散结的作用;夏枯草清肝散结;威灵仙破血逐瘀、通经活络;皂角刺消肿托毒排脓,穿透力强,散结直达病灶;生大黄清热理气、软坚散结止痛,对便秘也有良效。疾病进展易耗伤正气,如果单用化瘀攻伐之品则进一步耗伤气血,不利于病灶消散、吸收,因此在化瘀消癥的同时,不忘扶助正气,加用杜仲、续断补肝肾、固冲任;菟丝子、巴戟天、肉苁蓉、淫羊藿补肾助阳、益精填髓。另加川楝子以温经活血、行气止痛。

二诊时血瘀症状好转,停用攻削逐瘀之峻品,又近行经期,故酌情加用川芎、当归、桃仁、红花、香附等以温经活血、行气止痛。方中,当归、川芎是痛经关联药对中使用频率最高的药对。当归抑制多种致炎剂引起的急性毛细血管通透性增高、组织水肿及慢性炎性损伤以及炎症后期肉芽组织增生,有活血化瘀、调经止痛、养血柔肝的作用,既善于补血,又长于活血行滞,为妇科补血活血之要药;气为血之帅,血为气之母,气滞血瘀往往相互搏结,故化瘀方中多须行气,川芎具有活血行气、散瘀止痛、祛风燥湿的功能,属"血中之气药";两者配伍兼具补血活血行气之功,存在于多种证型痛经治疗的方剂之中。桃仁、红花配伍是活血化瘀经典的常用药对之一。传统中医药理论认为桃仁有破血行瘀、疏通血脉、润燥滑肠的功效,用于治经闭、癥瘕痞块、热病蓄血、风痹、疟疾、跌打损伤、淤血肿痛、血燥便秘等症;红花主要功效是散瘀止痛、活血通经;两者相须配对后活血祛瘀能力增强,作用范围扩大,适用于全身各处血脉瘀滞之证。八月札疏肝理气散结;香附调节前列腺素的合成与释放、抑制子宫平滑肌的收缩,从而调经止痛、理气解郁;枸杞子、锁阳、胡芦巴、山茱萸加强固肾治本。

三、亮点经验

1. 攻补兼施,攻邪不伤正 子宫腺肌病的中医治疗以活血化瘀为主,但本病为慢性进展性疾病,疾病进展易耗伤正气,久病伤肾,进一步损伤冲任、胞宫,本例患者呈现肾虚血瘀之象,血瘀为标,肾虚为本,为本虚标实之证。如果单用化瘀攻伐之品则进一步耗伤气血,不利于病灶消散、吸收,因此在化瘀消癥的同时,不忘扶助正气,注重补肾固本,酌加补肾助阳、益精填髓之品,驱邪而不伤正,瘀血祛而经络通,因而诸证好转。

2. 善用虫药,破癥且攻坚 清代吴鞠通曰:"以食血之虫,飞者走络中气分,走者走络中血分,可谓无微不入,无坚不破。"李教授在治疗子宫腺肌病时也常妙用虫类药破癥攻坚,例如本例用药中地鳖虫下瘀血、消癥瘕、散瘀止痛,正如《药性论》曰:"治月水不调,破留血积聚。"另有虫类药如水蛭破血逐瘀,如《神农本草经》曰:"主逐恶血、瘀血、月闭,破血积聚,无子,利水道",峻猛而不伤阴,对血瘀经闭、癥瘕积聚、瘀血作痛等具有疗效,也是李教授治疗子宫腺肌病的常用药物。

(李雪莲)

子宫腺肌症(三阶段用药)

陈某,女,31岁,已婚。

初诊:2016年12月21日。

主诉:痛经加重8月余。

现病史:自2016年4月份起,痛经明显,较前加重,刻下下腹坠胀,乳房胀痛,腹痛一周,苔薄,脉细。

月经史:14,5~7/28~32,末次月经11月18日,经量中,色暗红夹血块,痛经明显。

生育史:0—0—2—0。末次人流2015年12月。

妇科检查:外阴经产式,阴道无异常,宫颈轻度糜烂,宫体前位,略大,附件阴性。

辅助检查:2016年11月B超:子宫大小55mm×45mm×53mm,内膜线稍前移,子宫后壁基层回声增粗欠均匀,右卵巢大小21mm×22mm,左卵巢大小24mm×23mm,提示:子宫后壁肌腺症。

中医诊断:癥瘕;痛经。

西医诊断:子宫腺肌症。

病机:癥瘕的发生主要是肾亏不足,正气虚弱,脏腑功能失调,以致气滞、血瘀、湿阻、痰结。

治则:软坚散结,滋阴补肾。

方药(1):肉苁蓉12g,煅龙骨30g,煅牡蛎30g,何首乌12g,知母9g,麦冬12g,黄芩9g,生熟地黄(各)12g,炙乳没(各)6g,血竭6g,紫花地丁

30g,茯苓 15g,皂角刺 12g,浙贝母 9g,威灵仙 12g,升麻 9g,重楼 15g,半枝莲 15g,党参 15g,黄芪 15g,三棱 9g,莪术 9g。

共 7 剂,水煎服,每日 1 剂,早晚饭后各一次,每次 150ml。

经水将行,量多质稠,故治以活血化瘀,软坚利水。

方药(2):丹参 12g,川芎 6g,熟地黄 12g,香附 12g,延胡索 12g,红花 9g,当归身 9g,牡丹皮 12g,川楝子 12g,桃仁 9g,益母草 15g,橘叶核(各)9g,车前子 12g,艾叶 6g,阿胶 9g,失笑散 9g,白芷 9g。经净后服用。

共 7 剂,水煎服,每日 1 剂,早晚饭后各一次,每次 150ml。

二诊:2017 年 1 月 11 日。

末次月经 12 月 22 日~12 月 25 日,量中,痛经仍明显,色暗红,量中,血块多,伴有肛门坠胀感,乳房胀痛,腰骶部酸痛。胃纳可,寐欠佳,二便可,舌暗红,苔薄白,脉细。

治则:益气破瘀,软坚散结。

方药:三棱 9g,莪术 9g,巴戟天 12g,苏木 9g,肉苁蓉 12g,菟丝子 12g,夏枯草 12g,地鳖虫 12g,制乳香 6g,没药 6g,紫花地丁 30g,茯苓 9g,桂枝 6g,党参 12g,黄芪 12g,升麻 9g,水蛭 12g,地鳖虫 12g,威灵仙 9g。

共 14 剂,水煎服,每日 1 剂,早晚饭后各一次,每次 150ml。多煎 150ml 每晚临睡前灌肠;经期暂停灌肠;穿山甲粉 5g/ 日,冲服。

三诊:2017 年 2 月 8 日。

末次月经 1 月 20 日~1 月 27 日,量中,色暗红,血块多,经血性质黏稠,痛经仍明显,腰酸,乳房胀痛,经后腹痛 5 天,服用止痛药,舌暗红,苔薄,脉细。

治则:软坚散结,益气补肾。

方药:三棱 9g,莪术 9g,巴戟天 12g,苏木 9g,肉苁蓉 12g,菟丝子 12g,夏枯草 12g,地鳖虫 12g,紫花地丁 30g,皂角刺 12g,茯苓 9g,桂枝 6g,小茴香 6g,血竭 6g,炙乳没(各)6g,黄精 12g,党参 12g,威灵仙 12g,杜仲 15g。

共 14 剂,水煎服,每日 1 剂,早晚饭后各一次,每次 150ml。多煎 150ml 每晚临睡前灌肠;经期暂停灌肠;穿山甲粉 5g/ 日,冲服。

四诊:2017 年 4 月 5 日。

末次月经 3 月 16 日~3 月 23 日,量中,痛经较前稍有缓解,腰酸乳房胀痛,舌暗红,苔薄,脉细。

治则:活血化瘀,散结止痛。

方药：三棱 9g，莪术 9g，巴戟天 12g，苏木 9g，肉苁蓉 12g，菟丝子 12g，夏枯草 12g，地鳖虫 12g，血竭 6g，炙乳没（各）6g，皂角刺 12g，茯苓 12g，威灵仙 12g，浙贝母 9g，杜仲 12g，桑寄生 12g，煅瓦楞子 30g，姜半夏 9g，橘叶核（各）9g，八月札 12g。

共 14 剂，水煎服，每日 1 剂，早晚饭后各一次，每次 150ml。多煎 150ml 每晚临睡前灌肠；经期暂停灌肠；穿山甲粉 5g/ 日，冲服。

之后按上述方药随月经周期调理之，随访 6 个月，痛经较前明显缓解，无需经行使用止痛药物。

按语：

一、治疗思路

癥瘕指的是妇女下腹胞中结块，伴有或胀、或痛、或满、或异常出血者。西医之子宫肌瘤、子宫内膜异位症、子宫腺肌症、卵巢良性肿瘤、盆腔炎性包块等，可参照癥瘕治疗。

李教授治疗癥瘕时分阶段运用破瘀散结、软坚散结、活血利水三种方法治疗。对于身体虚弱者，可先健脾补肾以为后面治疗打下基础，并在之后破瘀软坚过程中时时顾护脾胃和肾气。如患者肿块较大，可考虑破瘀散结法以动根本，再配合软坚散结和活血利水，有时须要灵活使用，总原则不变前提下，不拘泥于顺序。在临床中，也要根据患者月经等情况调整相应治疗原则的顺序，如经水将行之时，须势活血利水，如使用泽兰、泽泻、车前子、茯苓、益母草等，待经净后或破瘀、或软坚散结。对于子宫腺肌症中，应活血利水与软坚散结并举治疗中，可适度加用虫类药物破瘀通络。总之，破瘀、软坚、活血、利水、散结、通络之法在癥瘕治疗中，需根据患者月经周期和患者脾胃肾气等情况具体分析与运用。

二、用药分析

本病的成因为脏腑失调、肾虚气滞，气滞则血瘀，血流不畅而致瘀血阻滞。该患者腰骶部酸胀疼痛，时有肛门坠胀感，舌暗红、苔薄白，脉细数，证属血瘀脉络不通之证。治疗以破瘀软坚散结祛瘀为主要大法，配以活血利水，瘀久伤肾，故时时顾护肾气。李教授方中主药为三棱、莪术、巴戟天、苏木、肉苁蓉、菟丝子、夏枯草、地鳖虫等，瘀阻重加用血竭、地鳖虫、穿山甲粉。其中三棱、莪术、地鳖虫、血竭、水蛭能破血化瘀。穿山甲，性咸寒，归肝、胃经。功能活血、通经、消肿、排脓、下乳。主治经闭、乳汁不通、癥瘕积聚、痈疽疮肿、风寒湿痹症。性善走窜、行散，通经络直达病所，既能活血祛瘀，又能消癥通经。威灵仙、浙贝母、夏枯草等软坚散结；桃仁、红花活血，茯苓、车前子利水，加强了破瘀软坚散结止痛的功效，达到消癥通络止痛目的。

三、亮点经验

李教授认为女性疾病中癥瘕一类疾病，如子宫内膜异位囊肿、子宫腺肌症、子宫肌瘤、输卵管性疾病等，除患者身体极度虚弱外，治疗总体分为三阶段进行。

1. 破血化瘀，动摇根基 先以大量破瘀散结类中药，必要时施以搜剔通络药，比如三棱、莪术、地鳖虫、水蛭、血竭等，动摇癥瘕根基。

2. 软坚散结，消散积聚 软坚散结，投之以威灵仙、浙贝母、夏枯草等，使得本已经根基不固的癥瘕痞块再受重创。

3. 活血利水，通调冲任 活血利水，如施以茯苓、车前子、桃仁、红花等，虽显得力度柔弱，但以柔克癥，能够使癥瘕更加彻底的消除。

以上三步在临床中的应用中，不拘泥于顺序，尚需根据患者具体情况来遣方用药，对于改善癥瘕的症状、缩小肿块，均有一定的疗效。所谓"不破不立"是治疗癥瘕的根本。

（赵　巍）

子宫腺肌症，排卵期剧烈腹痛

李某，女，41岁，未婚。

初诊：2015年9月2日。

主诉：排卵期腹部剧痛并进行性加重10年。

现病史：患者自2004年每遇排卵期出现剧烈疼痛，伴恶心呕吐，持续3～7天，自诉服用止痛药稍能缓解，近年来药量增大，疼痛剧烈时有欲撞墙之念，曾1999年孕2月余行人工流产，有子宫内膜异位症史。月经：8月25日～8月28日，量中，色红，有痛经，夹血块，腰酸，无乳房胀痛，平素工作压力较大，烦躁易怒，纳可寐安，二便正常。苔薄白，质淡，脉细。

月经史：13，4/30，量中，色红，夹血块，伴痛经，腰酸，稍有乳房胀痛，排卵期腹痛剧烈。

生育史：0—0—1—0，人流 1 次。

妇科检查：外阴正常，阴道畅，宫颈轻度糜烂，宫体前位，增大，附件阴性。

辅助检查：2015 年 3 月 2 日 B 超（月经第 23 天）：子宫前位，子宫大小：62mm×57mm×52mm，内膜：9.5mm，宫底肌层见数低回声大者17mm×18mm×22mm。

西医诊断：子宫腺肌症；排卵期腹痛。

中医诊断：痛经。

病机：术后肾气耗伤，气血不足，经净后冲任脉衰少，血海空虚，氤氲期渐渐至冲任旺盛，血海渐充盛，元阴充实，阳气内动，气血运行不畅而致腹痛。

治则：补肾活血，理气止痛。

方药：巴戟天 12g，肉苁蓉 12g，菟丝子 12g，莪术 9g，夏枯草 12g，三棱 9g，地鳖虫 12g，苏木 9g，炙乳香 6g，没药 6g，血竭 6g，延胡索 12g，白芷 9g，羌独活（各）9g，党参 12g，黄芪 12g，威灵仙 9g。

共 14 剂，水煎服，每日 1 剂，早晚饭后各一次，每次 150ml。

另：吲哚美辛栓，1 粒纳肛（备腹痛时用）。

医嘱：①工作减压，勿熬夜，适当休息，有充足睡眠；②饮食勿生冷、辛辣；③调整心情，排卵期情绪勿急躁、勿紧张。

二诊：2019 年 9 月 16 日。

月经 8 月 25 日，9 月 13 日排卵期腹痛又起，痛及全腹，冷汗淋漓，伴恶心，腰酸，稍有乳房胀痛，使用吲哚美辛栓后有缓解，9 月 15 日疼痛缓解。纳可寐安，二便正常。苔薄白，脉细。

治则：破瘀散结，理气止痛。

方药：巴戟天 12g，肉苁蓉 12g，菟丝子 12g，莪术 9g，夏枯草 12g，三棱9g，地鳖虫 12g，苏木 9g，紫花地丁 30g，皂角刺 12g，蒲公英 30g，血竭 6g，小茴香 6g，羌独活（各）9g，白芷 9g，川乌（先煎）9g，重楼 15g，威灵仙 12g。

共 14 剂，水煎服，每日 1 剂，早晚饭后各一次，每次 150ml。多煎150ml 每晚临睡前灌肠；经期暂停灌肠；穿山甲粉 5g/ 日，冲服。

三诊：2015 年 10 月 14 日。

月经 9 月 25 日，4 天净，量中，无痛经，腰酸腰痛，本月排卵期腹痛明显好转，未服用止痛药，亦未用消炎痛栓，精神佳，纳可寐安，二便正常，苔薄,脉细。

治则:补肾活血,破瘀散结。

方药:三棱 9g,莪术 9g,地鳖虫 12g,夏枯草 12g,路路通 9g,淫羊藿 15g,肉苁蓉 12g,菟丝子 12g,苏木 9g,巴戟天 12g,炙乳香 6g,没药 6g,紫花地丁 30g,川乌(先煎)9g,延胡索 12g,血竭 6g,白芷 9g,羌独活(各)9g,威灵仙 12g,浙贝母 9g,半枝莲 15g,党参 12g。

共 14 剂,水煎服,每日 1 剂,早晚饭后各一次,每次 150ml。多煎 150ml 每晚临睡前灌肠;经期暂停灌肠;穿山甲粉 5g/日,冲服。

四诊:2016 年 3 月 9 日。

月经 3 月 9 日,经量多,夹大血块,无痛经,经行头痛,腰酸,近期排卵期腹痛不明显,纳可寐安,二便正常,苔薄,脉细。

治则:活血调经,理气止痛。

方药:当归 12g,川芎 6g,熟地黄 12g,香附 12g,川楝子 12g,丹参 12g,桂枝 6g,延胡索 12g,益母草 12g,炙乳香 6g,没药 6g,白芷 9g,羌独活(各)9g,土茯苓 30g,川乌(先煎)9g,全蝎 6g,小茴香 6g。

共 14 剂,水煎服,每日 1 剂,早晚饭后各一次,每次 150ml。

五诊:2017 年 3 月 23 日。

月经 3 月 9 日,4 天净,刻下无腹痛,稍有腰酸,头痛好转,纳可寐安,二便正常,苔薄,脉细。

治则:补肾活血,清瘀散结。

方药:三棱 9g,莪术 9g,地鳖虫 12g,夏枯草 12g,路路通 9g,淫羊藿 15g,肉苁蓉 12g,菟丝子 12g,苏木 9g,巴戟天 12g,炙乳香 6g,没药 6g,血竭 6g,全蝎 6g,蜈蚣 6g,土茯苓 30g,银花 9g,生甘草 6g,党参 12g,黄芪 15g,川乌(先煎)9g,白芷 9g,川楝子 12g。

共 14 剂,水煎服,每日 1 剂,早晚饭后各一次,每次 150ml。多煎 150ml 每晚临睡前灌肠;经期暂停灌肠;穿山甲粉 5g/日,冲服。

六诊:2016 年 4 月 6 日。

月经 4 月 5 日至今,量中色红,夹小血块,无痛经,无头痛,稍腰酸,排卵期未见腹痛,精神可,纳可寐安,二便正常,苔薄,脉细。

治则:活血调经,温宫止痛。

方药:当归 12g,川芎 6g,熟地黄 12g,香附 12g,川楝子 12g,丹参

12g，桂枝 6g，延胡索 12g，桃红（各 ）9g，益母草 30g，白芷 9g，羌独活（各 ）9g，川乌（先煎 ）9g，全蝎 6g，小茴香 6g，杜仲 15g，艾叶 6g。

共 14 剂，水煎服，每日 1 剂，早晚饭后各一次，每次 150ml。多煎 150ml 每晚临睡前灌肠；经期暂停灌肠；穿山甲粉 5g/ 日，冲服。

之后按上述方药又调理 2 个月，未再见排卵期腹痛，半年后患者再次复诊，诉近半年排卵期腹痛未作，一月前因工作压力大排卵期出现腹痛，再次就诊，按原处理原则加减用药，症状又明显改善。

按语：

一、治疗思路

排卵期腹痛出现两次月经当中的下腹部疼痛，呈规律性，西医认为可能是由于在排卵期卵泡膜张力偏高，排卵后卵泡液对腹膜刺激以及前列腺素增加所引起，或排卵期雌激素下降引起子宫内膜脱落时子宫收缩引起。可伴有出血，一旦卵泡膜破裂，卵细胞排出后，则张力消失而腹痛即止，故一般 2～3 天自行缓解，但症状严重者疼痛剧烈、出血量多、甚至出现休克者要警惕黄体破裂。中医认为氤氲期，也就是两次月经之间由于经净后冲任脉衰少，血海空虚，渐渐至冲任旺盛，血海渐充盛，元阴充实，阳气内动，气血运行不畅而致腹痛，本案患者有人工流产手术史，子宫内膜异位史，肾气耗伤，至氤氲期阴阳不协调，气血不足，血海不盈，瘀血内阻，卵泡不易破裂故腹痛。《素问·上古天真论》云："女子七岁，肾气盛，齿更发长，二七而天癸至，任脉通，太冲脉盛，月事以时下。"肾气旺盛，天癸产生，任冲二脉充盛、通畅是月经正常的基础，李教授提出"肾虚瘀阻"理论，用温经补肾之药益其源治其本，促进黄体生成激素增加，促进卵泡成熟，协调雌、孕激素促使卵泡膜破裂，同时用活血破瘀、理气止痛之药，加速卵泡膜的破裂，故而腹痛止。

二、用药分析

本案治疗主方以经验方内异消和桃红四物汤为基础方，并随证加减，用药可分为三类：其一温经补肾，巴戟天、肉苁蓉、菟丝子、淫羊藿、杜仲、熟地黄，主要功效是填精补髓，补益冲任，使得血海充盈，阴阳调和，调整肾—天癸—冲任—胞宫生殖轴的功能。其二活血破瘀，理气止痛，三棱破血行气，消积止痛，《开宝本草》曰："主老癖癥瘕结块。"配伍莪术，活血化瘀,化积消块力彰;当归、丹参、桃仁、红花、益母草活血调经,有报道,当归、丹参、红花等能使某些活性溶酶活性增强,促进卵泡破裂;川芎、延胡索、小茴香、香附、川楝子、路路通理气止痛;乳香、没药活血散血、定痛消肿;血竭、川乌有小毒,散瘀定痛,药理研究显示血竭具有消炎止痛,抑制子宫内膜异位生长的作用,其有效成分能降低大鼠血浆中 PGF2α 水平,以往血竭仅用于伤科,做成的药丸外面滚一层血竭,是一种昂贵药材,属于进口药,现多用龙血竭代替;水蛭、地鳖虫破血逐瘀,水蛭唾液腺中的水蛭素、肝素、抗血栓素均有抗凝血作用,其提取物有抗血栓形成和溶栓作用,地鳖虫抗凝组分多肽具有良好的体内抗凝疗效;蜈蚣、全蝎攻毒散结,通络止痛,对于剧烈腹痛效果佳;穿山甲有破癥瘕、通经络之功,实验研究具有促进卵泡破裂排出的作用;桂枝、艾叶温经止痛。第三类清热解毒,软坚散结,女子一生伤于经、带、胎、产,阴血不足,虚热内生,患者烦躁易怒,夏枯草、蒲公英、半枝莲、土茯苓清热解毒;重楼消肿定痛,凉肝定惊,可抗肿瘤,有人认为内异症为不是肿瘤的肿瘤,可播散方式与肿瘤相同,故可将内异症参照肿瘤治之;金银花、甘草清热解毒,提高免疫作用;威灵仙通络止痛,消痰水,散癖积;浙贝母清热化痰,开郁散结;皂角刺软坚散结,活血通络;另随症头痛加用白芷、羌独活疏风止痛,羌活发散解表力强,直上巅顶,通利五脏,横行肢臂,独活善下行而入里,祛风湿力强,长于祛腰膝筋骨间风湿,羌活行气分,独活走血分,羌活主治上焦,独活善攻下焦,两者临床常配伍,各有妙用,羌活因其生长在高原,故价格也多昂贵;党参健脾益气,扶正补虚。

三、亮点经验

1. 辨明疼痛,利于病情诊断 腹痛临床上常见病、多发病,内科、外科、泌尿科、妇产科等均可出现腹痛,如急、慢性胃肠炎,阑尾炎,泌尿道感染,宫外孕,急、慢性盆腔炎等,围绕腹痛应进行鉴别诊断,临床上经常遇到患者不知病情,随便挑选科室,按照首诊负责制,医生应按照"妇人应问经带产"的特点来问诊,患者周期性腹痛应与生理特点联系分析,女性的月经就是规律的周期性子宫出血,排卵期腹痛就是周期性的表现,而内科、外科、泌尿科腹痛往往没有月经周期性,假如医生知识全面,根据疾病的特点来分析疾病,就能及早作出正确诊断,从而减少漏诊、误诊。

2. 肾虚血瘀,抓住病机本质 女性在氤氲期由于经净后冲任脉衰少,血海空虚,渐渐至冲任旺盛,血海渐充盛,元阴充实,阳气内动,气血运行不畅而致腹痛,患者由于术后肾气受损,瘀血内阻,故治疗以补肾温经,活血止痛为治本大法,而研究证明淫羊藿、桂枝等温阳补肾药以及当归、丹参、红花等活血调冲药都具有促进卵泡破裂的作用,整体用药体现填精补髓,调冲治本的原则,患者痊愈后停药半年腹痛未作,因工作压力大腹痛剧烈再次就诊,按此原则治疗很快又得到控制,可见本案用药可重复性及疗效值得肯定。

3. 内服外用,提高治疗效果 对于剧烈腹痛的治疗,李教授用药峻猛,直中肯綮,意在如鼓应桴,速战速决。血竭、川乌、水蛭、地鳖虫、蜈蚣、全蝎这些药物都具有小毒,但具有攻毒散结,通络止痛功效,对于剧烈腹痛效果佳,李教授善用虫药、毒药,但不久用,同时不忘顾护脾胃,用黄芪、党参等扶正祛邪;穿山甲有破癥瘕、通经络之功对癥瘕腹痛等顽疾能显著提高治疗效果。

(周 琦)

肠道型子宫内膜异位症

沈某,女,46岁,已婚。

初诊:2015年12月30日。

主诉:经行腹痛进行性加剧3年。

现病史:近3年痛经,持续整个经期,且进行性加剧,需服止痛片及卧床。今年10月因"痛经"去复旦大学附属妇产科医院就诊,诊断为"肠道型子宫内膜异位症",因涉及肠管建议去复旦大学附属中山医院手术,11月底中山医院就诊建议手术切除部分肠管后人工造肛。因患者惧怕手术,故求助于中医药治疗。末次月经:12月8日~12月11日。刻下患者无明显不适,胃纳正常,小便正常,大便干结。舌紫暗,苔黄腻,脉细。

月经史:15,6/28~30,近3年痛经,持续整个经期,经前乳房胀痛,腰酸,末次月经:12月8日~12月11日。

生育史:1—0—3—1,24岁时剖宫产。

妇科检查:宫颈轻度糜烂,青色发紫,宫颈距离阴道口<4cm,子宫中后位,偏大,后壁三合诊触及大小不等颗粒结节,粘连,触痛明显。

辅助检查:2015年10月29日复旦大学附属妇产科医院盆腔增强MRI:子宫结合蒂增厚,考虑为弥漫性腺肌病可能,子宫直肠凹异常信号,深部内异灶可能。2015年11月18日中山医院 CA125:55.3U/ml↑,2015

年 11 月 30 日中山医院肠镜：直肠黏膜隆起性质待查（腔外浸润），病理：直肠子宫内膜异位症，12 月 24 日血管内皮生长因子：163.7pg/ml↑、促黄体生成素（LH）8.53mIU/ml、促卵泡生成素（FSH）5.27mIU/m、雌二醇（E_2）134pmol/L、睾酮（T）1.13nmol/L、泌乳素（PRL）279.11uIU/ml、孕酮（P）0.9nmol/L。

西医诊断：肠道型子宫内膜异位症。

中医诊断：痛经。

病机：《素问·调经论》："血气不和，百病乃变化而生。"患者有剖宫产手术史，损伤冲任，离经之血积留于组织与脏器内不得出，形成瘀血，宿瘀内结，日久呈癥瘕；瘀阻冲任、胞宫，经行不畅，不通则痛，则痛经。瘀血内阻易郁而化热，故见大便干结。

治则：活血化瘀，清热通络止痛。

方药：党参 12g，黄芪 12g，牡丹皮 12g，丹参 12g，赤芍 9g，三棱 12g，莪术 15g，夏枯草 15g，水蛭 12g，地鳖虫 12g，血竭 6g，炙乳香 6g，没药 6g，威灵仙 9g，紫花地丁 30g，皂角刺 12g，苏木 9g，藿佩（各）9g，浙贝母 9g，重楼 15g，土茯苓 30g。

共 14 剂，水煎服，每日 1 剂，早晚饭后各一次，每次 150ml。多煎 150ml 每晚临睡前灌肠；经期暂停灌肠；穿山甲粉 5g/日，冲服。

医嘱：①调整自身情绪，保持乐观开朗的心态，使机体免疫系统功能正常；②注意自身保暖，避免感寒着凉，月经期间禁止激烈体育运动、重体力劳动及性生活；③平时或经期忌食生冷寒凉食物、刺激性食物，如冰激凌、咖啡等。

二诊：2016 年 1 月 13 日。

月经 1 月 6 日来潮，现基本已净，痛经，乳房胀痛，既往有乳腺结节病史（右乳腺管瘤手术）。1 月 2 日上海中医药大学附属龙华医院 B 超：子宫后位，大小 80mm×62mm×65mm，内膜 15mm，子宫后壁低回声大小 20mm×12mm，盆腔右侧靠近子宫直肠凹处低回声大小 32mm×22mm×15mm，右卵巢大小 25mm×20mm，左卵巢大小 23mm×18mm。苔薄舌尖红脉细小弦。

治则：活血化瘀，通络止痛。

方药：党参 12g，黄芪 15g，炙乳香 6g，没药 6g，延胡索 12g，三棱 15g，莪术 15g，水蛭 12g，夏枯草 15g，牡丹皮 12g，丹参 12g，赤芍 9g，桃仁 9g，土茯苓 30g,重楼 15g,橘叶核(各)9g,八月札 12g,浙贝母 9g,皂角刺 12g,地鳖虫 12g,红藤 30g,血竭 6g。

共 14 剂,水煎服,每日 1 剂,早晚饭后各一次,每次 150ml。多煎 150ml 每晚临睡前灌肠;经期暂停灌肠;穿山甲粉 5g/日,冲服。

三诊:2016 年 1 月 27 日。

末次月经:1 月 6 日,经前 3 天阴道少量出血,总经期 12 天。2016 年 1 月 23 日上海中医药大学附属龙华医院查:CA125 44.4U/ml↑,CEA(癌胚抗原)17.3U/ml,苔薄舌尖红脉细数。

治则:清热散结,破血逐瘀。

方药:党参 12g,黄芪 15g,太子参 15g,赤芍 9g,牡丹皮 12g,丹参 12g,土茯苓 30g,紫花地丁 30g,皂角刺 12g,三棱 12g,莪术 15g,枸杞子 12g,女贞子 12g,水蛭 12g,川楝子 12g,猫爪草 15g,白花蛇舌草 30g,夏枯草 15g,威灵仙 12g,火麻仁 12g,全瓜蒌 12g,谷麦芽(各)9g,血竭 6g。

共 14 剂,水煎服,每日 1 剂,早晚饭后各一次,每次 150ml。多煎 150ml 每晚临睡前灌肠;经期暂停灌肠;穿山甲粉 5g/日,冲服。

四诊:2016 年 3 月 2 日。

3 月 1 日上海中医药大学附属龙华医院查 CEA(癌胚抗原)、AFP(甲胎蛋白)正常,肝肾功能正常,刻下:月经将来潮,痛经,乳房胀痛,腰酸,苔薄尖红脉细小弦。

治则:温经散寒,活血通络。

方药:当归 9g,川芎 6g,鸡血藤 12g,牡丹皮 12g,丹参 12g,川楝子 12g,柴胡 9g,延胡索 12g,白芷 9g,小茴香 6g,艾叶 6g,泽兰 9g,益母草 15g,煅龙骨 30g,煅牡蛎 30g,乌贼骨 15g,生茜草 6g,羌独活(各)9g,川乌 9g,橘叶核(各)9g。

共 14 剂,水煎服,每日 1 剂,早晚饭后各一次,每次 150ml。

五诊:2016 年 5 月 18 日。

末次月经:4 月 29 日,量多 3 天,8 天净,痛经明显好转,不用卧床休息。4 月 21 日上海中医药大学附属龙华医院 B 超:子宫后位,大小 61mm×49mm×52mm,内膜 14mm,子宫后壁低回声 11mm×8mm,盆腔右侧低回声 20mm×12mm×10mm,右卵巢大小 26mm×19mm,左卵巢大小 22mm×15mm。4 月 22 日查 IL-6(白介素 -6)、IL-8(白介素 -8)、IL-10

（白介素 -10）、CEA（癌胚抗原）、CA125、CA153.AFP（甲胎蛋白）正常。经净后实验室指标正常，B 超肿块缩小，有时肛门坠胀感，经行时腹痛，苔薄腻脉细弦。

治则：破血逐瘀，清热散结消肿。

方药：党参 12g，黄芪 12g，白术 12g，白芍 9g，生熟地黄（各）12g，重楼 15g，半枝莲 15g，水蛭 12g，猫爪草 15g，血竭 6g，炙乳香 6g，没药 6g，紫花地丁 30g，红藤 30g，浙贝母 9g，夏枯草 15g，陈腹皮（各）9g。

共 14 剂，水煎服，每日 1 剂，早晚饭后各一次，每次 150ml。多煎 150ml 每晚临睡前灌肠；经期暂停灌肠；穿山甲粉 5g/ 日，冲服。

之后按上述方药调理近 1 年，2018 年 12 月随访，患者诉已无腹痛，月经正常，肿瘤指标均正常，避免了手术。

按语：

一、治疗思路

深部浸润型子宫内膜异位症（DE）为腹腔镜下异位内膜浸润深度 ≥5mm，DE 是子宫内膜异位症病理分型中最为严重的一种，因其浸润较深，常常侵犯肠道等脏器，治疗难度较大。其发病率在 1%～2%，典型的 DE 具有特征性疼痛病史，以围月经期最为严重并呈周期性发作，疼痛部位与侵犯解剖位置密切相关。其疼痛主要表现为痛经、慢性盆腔痛、性交痛、排便疼痛等。治疗 DE 主要以手术及药物治疗为主，手术因其累及器官较多，手术风险较大；药物治疗要根据患者的病情对症下药，并采用个性化治疗方案，不仅提高治疗效果，还要考虑患者的经济能力，要从减少不良反应出发，综合考虑，特别要注重卵巢的保护。

北京协和医院将盆腔 DE 分为 3 型：①单纯型（未累及穹窿及直肠）②穹窿型（浸润阴道穹窿病灶）③直肠型（浸润直肠，伴或不伴穹窿浸润）。根据这种分型患者属于严重型。肠道型子宫内膜异位症（BE）其包括病灶浸入部分或全部肠壁的浆肌层，病灶可出现在多种部位，以直肠、乙状结肠和直肠交界处最常见，其手术方式应根据肠管病灶的分布、范围、数量和浸润程度决定。联合腹腔镜下深部病灶切除术和使用半圆形吻合器的经肛门楔形切除术是目前针对肠道 DE 一个新的保守手术方法。

中医认为该病属于"不孕、癥瘕、积聚、痛经，肠覃"范畴。《灵枢·水胀》："肠覃何如？寒气客于肠外，与卫气相搏，气不得荣，因有所系，癖而内着,恶气乃起,息肉乃生……"本病属实,属里,属瘀。治疗大法调理气血,以活血化瘀,软坚散结为主,佐以行气化痰,兼调寒热,兼治肾虚,兼以通腑等。

本案患者属于典型的肠道型子宫内膜异位症患者,整个经期疼痛难忍,均需卧床休息,西医建议其手术治疗。患者痛经剧烈,故属实证。结合患者舌脉考虑为瘀热互结的实证。故治疗法则以活血化瘀,清热通络止痛。

二、用药分析

本案用药非经期或非经前以清热通络止痛,破血逐瘀为主,方中三棱、莪术为一药对,活血止痛,三棱偏血分,莪术偏气分,两者相配,气血双施,起到行气止痛、活血化瘀功效;乳香配没药,乳香偏于气分,没药偏于血分,二药并用,为宣通脏腑,流通经络的要药;水蛭配地鳖虫,破血逐瘀,消癥散结,止痛力强;陈皮配陈腹皮,能理中焦、下焦之气,并能化痰、渗湿。血竭能活血止痛,皂角刺;水蛭破血逐瘀通络。猫爪草、夏枯草、浙贝母清热解毒,化痰消肿;重楼清热解毒,消肿止痛;土茯苓解毒镇痛;红藤活血通络,祛风散瘀;半枝莲、紫花地丁清热解毒,活血祛瘀。全方共奏清热解毒,活血祛瘀消肿之效。

破血逐瘀药物易损伤正气,故李教授以黄芪配党参补气血,扶正固摄。

四诊为月经将至,以自拟温经止痛方为基础主治下焦瘀血阻滞胞宫,方中当归、川芎、鸡血藤养血活血通经;丹参养血活血,配伍牡丹皮凉血活血散瘀;橘叶、橘核、川楝子、延胡索理气散结止痛;白芷、羌活、独活祛风止痛;小茴香、艾叶温经散寒止痛,共为活血化瘀,散寒止痛之功,经前未使用破血逐瘀类虫类药物,以防经水妄行,损伤正气;经前也未用寒凉药物,以防寒凝经脉,加剧痛经程度。

三、亮点经验

1. 中药灌肠治疗肠道型子宫内膜异位症 本案患者诊断符合肠道型子宫内膜异位症,中药灌肠现较多运用于盆腔炎患者,但目前内异症的基础性研究取得了长足进展,提出子宫"内膜黏附—侵袭—血管形成"等病理机制。中药灌肠用于肠道型子宫内膜异位症,药物可以直接经直肠吸收,既减轻药物对消化道的刺激,又避开了消化酶的作用,提高药物的生物利用率。子宫内膜异位症肠道型本身位于盆腔及直肠黏膜,药物经直肠吸收,具有吸收快,直达病所的特点。

2. 经验方内异消祛瘀散结又止痛 李教授治疗子宫内膜异位症有一经验方(内异消),为国家自然基金课题,经临床与动物实验证实其疗效确切可靠,该方主要针对肾亏血瘀型子宫内膜异位症的患者。然本患者内膜异位在肠道为主,且痛经剧烈,经期不能下床,加之大便干结,考虑为瘀热互结型子宫内膜异位症,故李教授治疗本案还加用清热解毒,软坚散结之药,以体现李教授临证治疗的灵活性。

(周 梅)

痛经(子宫内膜异位症)

陆某,女,25岁,已婚。

初诊:2017年11月10日。

主诉:痛经6年,进行性加剧1年。

现病史:痛经已6年,近1年来进行性加剧,伴有性交痛,婚后2年未孕,在某妇产科医院检查,诊断为子宫内膜异位症。刻下眩晕头胀,烦躁易怒、肛门坠胀、腰酸乏力。苔薄,脉细小弦。

月经史:13,4/30,量多,色暗,夹小血块。末次月经11月1日,4天净。

生育史:0—0—0—0。

妇科检查:外阴已婚式,阴道无异常,宫颈轻度糜烂,宫体后位,正常大小,活动。附件(-),后穹窿触及多个黄豆大小结节,触痛(+)。

西医诊断:子宫内膜异位症;原发性不孕。

中医诊断:痛经;不孕症。

病机:肾气不足,气血瘀滞,冲任不调,不通则痛。

治则:活血化瘀,益冲调经。

方药:当归12g,川芎6g,附子6g,桂枝3g,香附12g,川楝子12g,鸡血藤15g,淫羊藿15g,三棱9g,莪术9g,路路通12g,地鳖虫12g,肉苁蓉12g,菟丝子12g,苏木9g,夏枯草12g,浙贝母9g。

共14剂,水煎服,每日1剂,早晚饭后各一次,每次150ml。

医嘱:①劳逸结合,心情宽朗,有充足睡眠,测基础体温;②注意营养,避免辛辣刺激,补充蔬菜水果,增加维生素摄入;③避免风寒,忌食生冷。

二诊:2017年12月12日。

末次月经 12 月 5 日~12 月 8 日,痛经较前减轻,腰膝酸软,神疲乏力,基础体温上升迟缓,2017 年 12 月 1 日 B 超:子宫大小 57mm×53mm×44mm,子宫肌层回声不均,内膜 9mm,左卵巢大小 20mm×30mm×30mm,右卵巢大小 21mm×29mm×30mm,提示子宫腺肌症。苔薄,脉细。

治则:活血化瘀,补肾调冲。

方药:当归 12g,川芎 6g,附子 6g,桂枝 6g,香附 12g,桃仁 9g,红花 9g,熟地黄 12g,地鳖虫 12g,莪术 9g,巴戟天 12g,锁阳 12g,龟甲 18g,鹿角片 9g。

共 14 剂,水煎服,每日 1 剂,早晚饭后各一次,每次 150ml。

三诊:2018年3月12日。

末次月经 2 月 1 日~2 月 5 日,少腹坠胀,腰膝酸软,基础体温缓行上升,带下色白,舌淡,苔薄,脉细。

治则:补肾祛瘀,活血通络。

方药:三棱 9g,莪术 9g,赤芍 9g,丹参 12g,牡丹皮 12g,香附 12g,地鳖虫 12g,路路通 9g,夏枯草 12g,苏木 9g,附子 9g,淫羊藿 15g,肉苁蓉 12g,菟丝子 12g。

共 14 剂,水煎服,每日 1 剂,早晚饭后各一次,每次 150ml。

按上述三诊方药随证加减变化调理,至 2018 年 5 月 22 日,基础体温高相 17 天,测尿 HCG(+),成功获妊,之后服保胎中药。

按语:

一、治疗思路

子宫内膜异位症(简称内异症)是指子宫内膜腺体和间质出现在子宫被覆以外的部位,浸润生长、反复出血,继而引发疼痛、不孕及结节或包块等症状的疾病。子宫腺肌病(简称腺肌病)是指子宫肌层内出现子宫内膜腺体和间质,在激素的影响下发生出血、肌纤维结缔组织增生,形成的弥漫性病变或局限性病变。

中医无子宫内膜异位症的病名,依据其有痛经、性交痛、月经不调、不孕、盆腔结节的临床表现及体征,归属痛经、月经不调、癥瘕、不孕范畴。

临床所见,腺肌病和内异症高度相关,通常是两者共存,腺肌症是内异症的一种疾病表型而非另一种疾病。

内异症的病因病理至今尚未被完全认识,1980 年,Weet 提出免疫功能异常、免疫防御功能下降易发生子宫内膜种植而致本病。《诸病源候论》曰:"妇人月水来腹痛者,由劳伤血气,以致体虚,受风冷之气客于胞络,损伤冲任。"《景岳全书·妇人规》曰:"瘀血留滞作癥,惟妇人有之,其证则或由经期、或由产后,凡内伤生冷,或外受风寒,或恚怒伤肝,气逆而血留,或积劳积弱,气弱不行,总有血动之时,余血未尽而一有所逆,则留滞日积而渐以成癥矣。"说明肝郁气滞、寒湿凝滞、冲任损伤等都是形成内异症的病因。

本案患者有进行性痛经史,伴眩晕头胀,烦躁易怒、肛门坠胀、腰酸乏力。B 超提示子宫腺肌症,妇科检查可及触痛结节。证属肾虚瘀阻,血滞胞宫。肾为天癸之源、冲任之本、气血之根,与胞宫相连,患者因进行性痛经,肾虚肝郁,情怀不畅,冲任不充,不摄精成孕,故婚后 1 年无嗣。而肝郁克脾,脾虚不运,生化乏源,血海不盈,不能启动氤氲乐育之气也是不孕之缘。盖瘀血阻滞,冲任不畅,不通则痛,故以补肾调经、疏肝健脾、活血化瘀为本病之主要治则。临证用药上有两个侧重点,一是益肾祛瘀,活血理气,通络止痛;二是温肾助阳,疏肝调经促孕。两方面互为因果,唯肾精旺盛、气血通畅、癥结消解、冲任充盈、经行如期,才能摄精成孕;而元气磅礴、气血流通、肾旺有子,脏器固密,能巩固疗效。

二、用药分析

活血化瘀是治疗内异症的根本大法。根据子宫内膜异位症的病理表现,异位的子宫内膜有腺体也有间质,受卵巢激素的影响而发生与月经周期相似的周期变化,局部有出血,此血为中医所指的"离经之血",属瘀血范畴。故本案根据病情采用当归、川芎、鸡血藤、红花、桃仁、苏木活血通络;附子、桂枝温经散瘀;三棱,莪术、地鳖虫破血逐瘀、散结止痛;赤芍、丹参、牡丹皮凉血散瘀。附子,《神农本草经》称:该药"温中破癥坚积聚、金疮、血瘕";唐代甄权《药性论》称桂枝:"主破血、通利月闭";《本草纲目》曰:"桂性辛散,能通子宫而破血……堕胎"。沪上中医前辈陈苏生、裘沛然常用附桂攻瘀逐血,李教授用治妇科疑难癥积,也每见良效。三棱苦平辛散,入肝脾血分,为血中气药,长于破血中之气;莪术苦辛温香,入肝脾气分,为气中血药,善破气中之血,两药合用破血祛瘀、通经消结,对癥瘕积聚有良好治疗作用。现代药理研究,两者有减少血小板数、抑制血小板功能,对体外血栓形成有抑制作用。夏枯草、浙贝母软坚散结,与活血药相须为用,对内异症瘀血结节也有治疗消解作用。

《黄帝内经》曰:"病久入深,营卫之行涩,经络时疏故不通";《临证指南医案》曰:"初起结在经,久则血伤入络。"久病及肾,久病则瘀,虚可致瘀,瘀可致虚。本案虚实相兼,故用肉苁蓉、菟丝子、巴戟天、淫羊藿、锁阳、熟地黄、龟甲、鹿角片,旨在益肾祛瘀,扶正达邪。肉苁蓉又称"沙漠人参",性温质润,补阳不燥,补阴不腻,"养五脏、益精气",治"男子绝阳不兴,女子绝阴不产";菟丝子补虚养血,"补而不峻、温而不燥","虚可以补,实可以利、寒可以温、热可以凉",为益脾、肾、肝三经之要药;巴戟天微温甘辛,治宫冷不孕、月经不调又常与肉苁蓉组成药对应用,增强温肾壮阳、补益精血的功效;淫羊藿味辛甘温,补肾壮阳、温经通络;锁阳、熟地黄补肾益精、滋阴养血,同时有均衡营养,调节生理功能,促进血液循环的药理作用。龟鹿二仙更是滋阴填精,益气壮阳的要药,主治真元虚损,精血不足,腰膝酸软,形体消瘦,久婚不孕之症。加香附、川楝子、路路通疏肝理气,调经散结,不仅缓解症状,同时调节"肾气—天癸—冲任—胞宫"生殖轴,疏经促孕,终使药到病去,喜获妊娠。

三、亮点经验

1. **三步渐进** 李教授以"动摇根基""松动癥结""消散化解"三步治疗妇科癥瘕多获疗效。所用中医破瘀散结类剧烈猛攻之中药,如三棱、莪术、地鳖虫有搜剔通络功效,对女性腹胞中胀、痛、满的癥瘕结块起到动摇根基的作用;而软坚散结的威灵仙、浙贝母、夏枯草,使得癥瘕结块再受重创;在此基础上,再治以活血利水,用桃仁、红花、丹参、牡丹皮等,虽然力度冲缓,但以柔克癥,能够使癥瘕得到彻底消解。

2. **气血节律,顺应有时** 本案婚后不孕。《周易·系辞》曰:"天地氤氲,万物化醇,男女媾精,万物化生";《证治准绳·女科》云:"天地万物,必有氤氲之时,凡妇人一月经行一度,必有一日氤氲之候,此的候也,及生化之真机,顺而施之则成胎。"女性的月经周期,可分为经期、经后期、氤氲期和经前期,阴阳气血的运行与消长,有如潮水之涨落,月相之盈亏,呈现太阴月节律。本案患者经行腹痛,基础体温缓行,乃肾虚肝郁,氤氲状失常。治疗中经行时血室正开,以泻为用,故养血调经,使经行通畅;期中氤氲"的候"时用巴戟天、锁阳;加配血肉有情之品龟甲、鹿角片使精血充沛,冲任气血旺盛、增加补肾助孕之功,为此顺从女性"肾气—天癸—冲任—胞宫"生殖轴,故能直中肯綮,如鼓应桴,从而药到病除而孕育乃成。

(马毓俊)

原发性痛经(寒湿凝滞证)

沈某,女,18岁,未婚。

初诊:2017年9月9日。

主诉:痛经反复发作2年。

现病史:痛经反复发作2年。末次月经2017年8月30日,6天净。经量多,色红,血块多。第1天痛经剧,甚则呕吐。胃中时有不适,大便1～3日一行。手足冷。2017年8月16日B超:子宫后位,大小43mm×46mm×36mm,内膜7mm。右卵巢大小25mm×22mm×17mm,左卵巢大小25mm×20mm×20mm。苔薄,脉细。

月经史:14,5～7/28,量多,痛经,有血块。

生育史:0—0—0—0。

西医诊断:痛经。

中医诊断:痛经(肾虚血瘀证)。

病机:患者为青春期少女,初潮后不久即发生痛经,无明显器质性病变,属于原发性痛经。患者因初潮后经前或经期食用生冷,不注意保暖,感受寒邪,风冷寒湿,客于冲任胞宫,血为寒凝,经行不畅而致痛经。加之少女肾气未充,平素身体较弱。故本案为寒湿凝滞,肾虚血瘀。治当温经散寒,活血止痛,益肾养血。

治则:益气养血,温经散寒,补肾调冲。

方药:生地黄12g,熟地黄12g,当归12g,红花9g,枸杞子12g,肉苁蓉12g,菟丝子12g,淫羊藿30g,鸡血藤12g,肉桂3g,党参12g,黄芪12g,紫石英15g,艾叶6g,小茴香6g,石楠叶12g,黄精12g。

共14剂,水煎服,每日1剂,早晚饭后各一次,每次150ml。

医嘱:①经期及经行前保暖,勿游泳、涉水,不用冷水洗脚和洗阴部;②经期注意卫生,阴部保持清洁;③少食生冷;④配合磁珠剂耳穴:子宫、卵巢、交感、内分泌。嘱患者经常按压。

二诊:2017年9月23日。

正值经前,有时乳房胀痛。带下增多,有时水样。手足冷。苔薄,脉细。

治则:活血调经,温经散寒,行气止痛。

方药:桃仁 9g,红花 9g,当归 9g,川芎 6g,附子 9g,桂枝 6g,川楝子 12g,熟地黄 12g,党参 12g,黄芪 12g,艾叶 6g,小茴香 6g,茯苓 12g,橘叶核(各)9g,紫石英 15g,阿胶(烊化)9g,熟地黄 12g,仙鹤草 30g。

共 14 剂,水煎服,每日 1 剂,早晚饭后各一次,每次 150ml。

三诊:2017 年 10 月 21 日。

末次月经 10 月 5 日,7 天净。经量中,色暗,夹血块。第 2 天少腹疼痛,伴呕吐。下肢酸软,出冷汗。苔薄,脉细。

治则:养血活血,温肾散寒。

方药:生地黄 12g,熟地黄 12g,当归 12g,红花 9g,枸杞子 12g,肉苁蓉 12g,菟丝子 12g,淫羊藿 30g,鸡血藤 12g,肉桂 3g,党参 12g,黄芪 12g,石楠叶 12g,黄精 12g,艾叶 6g,小茴香 6g,姜半夏 9g,煅瓦楞子(先煎)30g,紫石英 15g。

共 14 剂,水煎服,每日 1 剂,早晚饭后各一次,每次 150ml。

四诊:2017 年 11 月 4 日。

月经 11 月 3 日来潮,经量中,血块较少,色红,痛经减轻,无呕吐。苔薄,脉细。

治则:养血调经,补肾固冲。

方药:生地黄 12g,熟地黄 12g,当归 9g,川芎 6g,香附 12g,菟丝子 12g,淫羊藿 15g,鸡血藤 12g,怀山药 15g,党参 12g,黄芪 12g,枸杞子 12g,桑椹 12g,胡芦巴 12g,石楠叶 12g,黄精 12g,煅瓦楞子 30g(先煎),煅龙骨(先煎)30g,煅牡蛎(先煎)30g,姜半夏 9g。

共 14 剂,水煎服,每日 1 剂,早晚饭后各一次,每次 150ml。

五诊:2017 年 11 月 18 日。

基础体温双相,爬行上升。期中带下增多,条状。苔薄白,脉细。

治则:温肾助阳,调经养血。

方药:生地黄 12g,熟地黄 12g,当归 12g,红花 9g,枸杞子 12g,肉苁蓉 12g,菟丝子 12g,淫羊藿 30g,鸡血藤 12g,肉桂 3g,党参 12g,黄芪 12g,白术 12g,白芍 12g,胡芦巴 12g,艾叶 6g,煅瓦楞子 30g,姜半夏 9g,桑椹

12g，乌贼骨 15g，生茜草 6g。

共 14 剂，水煎服，每日 1 剂，早晚饭后各一次，每次 150ml。

六诊：2018 年 1 月 13 日。

末次月经 1 月 5 日，7 天净，经量不多，色暗到红，夹血块，痛经不明显。余无特殊。一周来感冒，曾有身热 38.5℃。刻下无发热，咳嗽，痰黄，咽痛。苔薄白，脉细。

治则：疏风清热止咳，健脾补肾调经。

方药：炒荆芥 9g，炒防风 9g，牛蒡子 12g，鱼腥草 30g，金荞麦 15g，款冬花 12g，胡颓叶 12g，桑叶 9g，菊花 9g，紫菀 12g，枇杷叶 9g，桑白皮 15g，苏叶 9g，紫苏子 9g，白芥子 9g，淫羊藿 30g，桔梗 6g，肉苁蓉 12g，巴戟天 12g，怀山药 15g，茯苓 12g。

共 14 剂，水煎服，每日 1 剂，早晚饭后各一次，每次 150ml。

七诊：2018 年 3 月 10 日。

末次月经 3 月 7 日至今。量不多，色暗红，夹血块。仅第 2 天稍有腹痛，较前明显减轻。基础体温双相，上升良好。期中带下增多。苔薄，脉细。

治则：养血调经，温经止痛。

方药：生地黄 12g，熟地黄 12g，当归 9g，川芎 6g，香附 12g，菟丝子 12g，淫羊藿 15g，鸡血藤 12g，怀山药 15g，党参 12g，黄芪 12g，白术芍（各）12g，艾叶 6g，阿胶（烊化）9g，小茴香 6g，石楠叶 12g，黄精 12g，乌贼骨 15g，茜草 6g，金樱子 12g，火麻仁 12g，全瓜蒌 12g。

共 14 剂，水煎服，每日 1 剂，早晚饭后各一次，每次 150ml。

继续治疗 3 个月，经行腹微痛，患者可以忍受。

按语：

一、治疗思路

痛经为最常见的妇科症状之一，指行经前后或月经期出现下腹部疼痛、坠胀，伴有腰酸或其他不适，症状严重影响生活质量者。痛经分为原发性痛经和继发性两类，原发性痛经指生殖器官无器质性病变的痛经；继发性痛经指由盆腔器质性疾病，如子宫内膜异位症、子宫腺肌病等引起的痛经。原发性痛经的发生主要与月经时子宫内膜前列腺素含量增高有关。

PGF2α含量升高是造成痛经的主要原因。PGF2α含量高可引起子宫平滑肌过强收缩，血管痉挛，造成子宫缺血、乏氧状态而出现痛经。本案患者为青春期少女，痛经发于初潮后不久，痛剧伴有呕吐，月经量多，夹较多血块。伴有畏寒肢冷。B超检查未见异常。辨证属于寒湿凝滞胞宫，瘀血阻滞，不通则痛。但患者平素体弱，兼有气血不足，肾气不充。初诊时正值经后期，当益气养血，温经散寒，补肾调冲。二诊时正值经前期，活血调经，温经散寒止痛，考虑到患者月经量多，为防温药散瘀太过，以仙鹤草、阿胶养血止血。经期中又以温肾助阳、调经养血为主，改善黄体功能。同时配合耳穴按压止痛，最终取得了较好的疗效。

二、用药分析

初诊时正值经后期，当益气养血，温经散寒，补肾调冲，除应用益气养血之党参、黄芪、生地黄、熟地黄、当归之外，加用红花、鸡血藤以活血，肉苁蓉、菟丝子、淫羊藿、紫石英以温补肾精，艾叶、小茴香以散寒止痛。二诊时正值经前期，以桃红四物汤活血调经为主，应用桂枝、附子、川楝子、艾叶、小茴香温经散寒止痛，考虑到患者月经量多，为防温药散瘀太过，以仙鹤草、阿胶养血止血。经期中又以温肾助阳、调经养血为主，改善黄体功能。治疗期间患者感冒咳嗽，以荆芥、防风、牛蒡子等疏散风热，鱼腥草、金荞麦、款冬花、紫菀等清肺化痰止咳。

三、亮点经验

1.**标本兼顾，止痛为先** 痛经影响女性的正常生活，严重者造成患者的恐惧紧张。因此应以止痛为先，特别是在经前期及月经期以温经活血，行气散寒止痛为大法。口服用药外，还可配合耳针或穴位按压，以减轻患者的疼痛，起效较快。经后期则温养为主，益气养血，补肾调冲任，同时温经活血。如此标本兼顾，相得益彰。

2.**辛温勿动血，补益勿滞涩** 痛经用药多以辛温之品为多，如散寒止痛、温经活血药桃仁、红花、附子、桂枝等。本案患者痛经，但月经量多，用药时应防止辛温动血，因此经期常用温经止血的艾叶配合收敛止血的仙鹤草、养血止血的阿胶，乌贼骨和茜草既可止血又可化瘀，党参、黄芪养血固本。如此祛邪宜不伤正。平时益肾调冲任，应用补肾益精养血药的同时，配合活血化瘀之品，使补而不滞，血脉流利。

（袁 颖）

痛经伴有月经后期

曹某,女,36岁,未婚。

初诊:2017年8月26日。

主诉:半年来经周延后,经行量少,经行少腹疼痛。

现病史:患者近半年因工作特别劳累,精神紧张,故近半年每次行经周期延后十天左右,经量也较前减少,一般3~4天干净,且经行伴有少腹疼痛,得热疼痛能够缓解,经前乳房胀痛。平时易疲劳,脱发明显,溲频,夜寐欠安,偶有经期痔疮出血。曾在5年前人流1次,清宫。舌淡,苔薄,脉细。

既往史:2017年7月外院血常规检查提示贫血。2017年外院B超检查提示子宫小肌瘤大小约10mm。

月经史:15,3~4/40,量少,色暗,夹血块,少腹疼痛。末次月经今日经行。

生育史:0—0—1—0。

西医诊断:痛经;月经稀发。

中医诊断:痛经;月经后期。

病机:寒凝气滞,气血不足,推动无力,瘀血阻滞,不通则痛。

治则:经期温经散寒,疏肝理气,活血化瘀。平时活血化瘀,补肾益气。

方药(经期服):桃仁9g,红花9g,当归9g,川芎4.5g,附子9g,桂枝4.5g,川楝子12g,益母草30g,苏木9g,三棱9g,莪术9g,八月札12g,鬼箭羽12g,凌霄花9g,橘叶9g,橘核9g,柴胡9g。

共7剂,水煎服,每日1剂,早晚饭后各一次,每次150ml。

方药(平时服):三棱9g,莪术9g,地鳖虫12g,水蛭9g,夏枯草12g,肉苁蓉12g,淫羊藿30g,党参12g,黄芪12g,桃仁9g,菟丝子12g,益智仁9g,杜仲12g,制首乌12g,龟甲18g,鹿角片9g。

共7剂,水煎服,每日1剂,早晚饭后各一次,每次150ml。

二诊:2017年10月21日。

末次月经9月29日~10月1日,经量较前增多,色红,血块少,经行无少腹疼痛,平时仍感疲劳,溲频,耳鸣。苔薄,脉细。

病机:脾虚肾亏,瘀血阻滞。

治则：健脾补肾，活血化瘀。

方药：三棱 9g，莪术 9g，地鳖虫 12g，水蛭 12g，夏枯草 12g，肉苁蓉 12g，淫羊藿 15g，党参 12g，黄芪 12g，枸杞子 12g，菟丝子 12g，桑椹 12g，制首乌 12g，龟甲 18g，鹿角片 9g，石见穿 12g，蝉蜕 9g，桑螵蛸 12g。

共 14 剂，水煎服，每日 1 剂，早晚饭后各一次，每次 150ml。

三诊：2017 年 12 月 16 日。

末次月经 12 月 5 日～12 月 8 日（上次月经 11 月 30 日），经量较前增多，色红，少量血块，经行无少腹疼痛，平时仍感疲劳，近日夜寐欠安。苔薄，脉细。

病机：气血不足，肾气亏虚。

治则：补益气血，补肾调经。

方药：生地黄 12g，熟地黄 12g，当归 12g，红花 9g，枸杞子 12g，肉苁蓉 12g，菟丝子 12g，淫羊藿 30g，鸡血藤 12g，肉桂 3g，党参 12g，黄芪 12g，白术 12g，白芍 12g，胡芦巴 12g，石楠叶 12g，黄精 12g，制首乌 12g，龟甲 18g，鹿角片 9g，夜交藤 30g，合欢皮 30g。

共 14 剂，水煎服，每日 1 剂，早晚饭后各一次，每次 150ml。

按语：

一、治疗思路

患者近半年经周延后，经量减少，痛经，平时感觉疲劳，脱发是为工作劳累，气血暗耗，肾水亏虚所致，所以治疗时始终要以补肾益气养血益精为主。肾亏之时如恰遇寒邪外袭，侵袭冲任，寒凝气滞不通则痛。故治疗时在月经期当以疏肝理气，活血化瘀，温经散寒为主。气虚推动血流无力，聚而成瘤，血少上不能滋养美发，下不能转为经水顺畅排出体外。平时则以补肾益精，补肾养血，调理冲任为主。结合月经周期的不同阶段采用不同的治疗方法患者经过三次诊治月经周期基本正常，经量也较治疗前有所增加，经行少腹疼痛也不再出现，脱发，溲频，耳鸣也明显减少。唯仍感疲劳则因平时工作太过劳累，精神紧张所致，需要长期调补，还有劳逸结合。

二、用药分析

本案用党参、黄芪、白芍、白术补益气血；用桑椹、何首乌、黄精、枸杞子、熟地黄、生地黄、当归滋阴养血；用淫羊藿、肉苁蓉、菟丝子、石楠叶、胡芦巴、杜仲、益智仁补肾助阳调补冲任；用龟甲、鹿角补益任督脉；用三棱、莪术、地鳖虫、水蛭活血化瘀剔除搜络；用桃仁、红花、益母草、鬼箭羽、凌霄花、鸡血藤、川芎、当归活血化瘀调经；用川楝子、苏木、八月札、橘叶、橘核、柴胡疏肝理气止痛；用附子、桂枝、肉桂温阳散寒；用夏枯草清热解毒。

三、亮点经验

1. 病因甚多，仔细辨证 痛经是妇科临床常见的疾病，造成痛经的原因中医认为有寒热虚实诸多因素。虽然寒凝气滞肝气闭塞为主要原因，但是临床也可见热邪煎熬津液成瘀，或者气虚推动无力血液流动缓慢日久成瘀，瘀血阻滞，不通则痛。

2. 虚实同治，温补结合 本案患者因为近半年工作劳累造成气血亏虚，推动无力，血流缓慢，日久成瘀，瘀血阻滞脉络，不通则痛。肾主生殖，得五脏六腑之涵养，气血亏虚，肾失所养，肾水不足，水不能生木，肝木必克脾土，木土相争，则气必逆，故作疼痛。同时由于气血不足，抵抗力下降，月经期更易外感风寒，寒凝气滞，冲任受阻，不通则痛。患者疼痛得热痛减也提示我们在月经期治疗的时候当以温经散寒，疏肝理气，活血化瘀为主，使肝气得疏，寒气得散，瘀血得化。而平时治疗则以补益气血，温肾益精，调理冲任为主。因为经行量少，周期延后都和气血不足，寒凝气滞有关。

3. 急则治标，缓则治本 整个治疗过程还要根据急则治标，缓则治本的原则和月经周期的规律有序进行。经过如此治疗患者经周正常，痛经消除，为患者婚后孕育创造了有利条件。

（冯锡明）

闭 经 一 年

黄某，女，27岁，未婚。

初诊：2018年10月6日。

主诉：停经1年余。

现病史：患者2017年6月经行2日净（服达英-35后撤退性出血）。经行后，停经至今1年余。既往曾服达英-35半年，经行量极少。初潮后即月经稀发,经期少腹胀,疲劳明显。面部痤疮,经行下肢肿胀,带下增多。苔薄,舌质红,脉细。

月经史:16,7/30～1年余。量中或少,无痛经。

生育史:0—0—0—0。

辅助检查:2018年3月13日B超:子宫大小33mm×38mm×45mm,子宫内膜5mm。左卵巢大小:14mm×28mm×25mm,右卵巢大小:24mm×33mm×28mm。2018年3月14日,血内分泌激素:LH 2.08IU/L,FSH 3.79IU/L,E_2 27.24pmol/L,T 0.35nmol/L,P 0.16nmol/L,PRL 4.08mIU/L。抗苗勒管激素(AMH)10.27。

西医诊断:闭经。

中医诊断:闭经。

病机:《傅青主女科》谓:"经本于肾""经水出诸肾"。肾为先天之本,肾藏精,精可化血,精血同源;叶天士云:"女子以肝为先天。"肝主藏血,司血海,肝主疏泄。脾为后天之本,气血生化之源。脾虚则气血生化乏源,肝肾亏虚则精血亏少,则血海不盈,冲任虚损,经血不下。治当补肾益精,养血活血调经。考虑闭经至今1年余,先中西医结合治疗,补充激素,使月经得下。

治则:活血通经,补肾益精。

方药:桃仁9g,红花9g,当归9g,川芎6g,附子9g,桂枝6g,川楝子12g,熟地黄12g,党参12g,黄芪12g,益母草30g,川牛膝12g,苏木9g,鬼箭羽12g,凌霄花12g,龟甲(先煎)18g,鹿角胶(烊化)9g,石楠叶12g,黄精12g。

共14剂,水煎服,每日1剂,早晚饭后各一次,每次150ml。

另:戊酸雌二醇片1mg,地屈孕酮片10mg,每日2次,共服10天。

医嘱:①测基础体温;②工作减压,勿熬夜,适当休息,有充足睡眠;③饮食勿辛辣伤阴,适当补充高蛋白富含营养食品;④调整心情,情绪勿急躁、勿紧张。

二诊:2018年11月3日。

末次月经10月20日,停戊酸雌二醇片、地屈孕酮片2天后行经,6日净,量多3天,色暗,夹血块,无痛经。疲劳,面部痤疮明显。苔薄,脉细。

治则:益肾填精,温肾助阳,补血养血。

方药:生熟地黄(各)12g,当归12g,红花9g,枸杞子12g,肉苁蓉12g,

菟丝子 12g,淫羊藿 30g,党参 12g,黄芪 15g,胡芦巴 12g,石楠叶 12g,黄精 12g,附子 9g,桂枝 6g,土茯苓 30g,稆豆衣 12g,仙茅 9g,枸杞子 12g,桑椹 12g,龟甲(先煎)18g,鹿角胶(烊化)9g,紫河车粉(冲服)9g。

共 14 剂,水煎服,每日 1 剂,早晚饭后各一次,每次 150ml。

三诊:2018 年 12 月 15 日。

月经未行,基础体温单相。服药后带下增多,二便正常,夜寐安,小腹作胀。苔薄,脉细。

另:戊酸雌二醇片 1mg,地屈孕酮片 10mg,每日 2 次,共服 10 天。

治则:补肾益阴,养血活血。

方药:黄芪 12g,党参 12g,附子 9g,桂枝 6g,菟丝子 12g,枸杞子 12g,淫羊藿 30g,黄精 12g,龟甲(先煎)18g,鹿角胶(烊化)9g,紫河车粉(冲服)9g,桑椹 12g,怀山药 15g,山茱萸 12g,桃红(各)9g,益母草 30g,三棱 9g,莪术 9g,艾叶 6g,茵陈 30g,垂盆草 30g,苏木 9g,鬼箭羽 12g,凌霄花 12g,马鞭草 12g。

共 14 剂,水煎服,每日 1 剂,早晚饭后各一次,每次 150ml。

四诊:2018 年 1 月 12 日。

昨日行经,量不多,色先暗后渐红,夹血块,小腹作胀。面部痤疮,腰酸。苔薄,脉细。嘱本月起停服西药。

治则:疏肝理气,活血通经,益肾养血,佐以清热利湿。

方药(经行服):桃仁 9g,红花 9g,当归 9g,川芎 6g,附子 9g,桂枝 6g,川楝子 12g,熟地黄 12g,益母草 30g,三棱 9g,莪术 9g,牡丹皮 12g,丹参 12g,川楝子 12g,杜仲 15g,狗脊 15g,党参 12g。

共 7 剂,水煎服,每日 1 剂,早晚饭后各一次,每次 150ml。

方药(经后继服):生地黄 12g,熟地黄 12g,当归 9g,川芎 6g,香附 12g,菟丝子 12g,淫羊藿 15g,鸡血藤 12g,怀山药 15g,党参 12g,黄芪 15g,胡芦巴 12g,龟甲(先煎)18g,鹿角胶(烊化)9g,紫河车粉(冲服)9g,皂角刺 12g,土茯苓 30g,金银花 12g,生甘草 6g,稆豆衣 12g。

共 7 剂,水煎服,每日 1 剂,早晚饭后各一次,每次 150ml。

五诊:2019 年 2 月 9 日。

基础体温上升起伏,期中带下增多,拉丝状,少腹作痛。苔薄,脉细。

治则:养血和血,温肾助阳,疏肝行气。

方药:生地黄 12g,熟地黄 12g,当归 12g,红花 9g,枸杞子 12g,肉苁蓉 12g,菟丝子 12g,淫羊藿 30g,鸡血藤 12g,肉桂 3g,党参 12g,黄芪 12g,桃仁 9g,益母草 30g,川牛膝 12g,牡丹皮 12g,丹参 12g,川楝子 12g,小茴香 6g,苏木 9g,凌霄花 12g。

共 14 剂,水煎服,每日 1 剂,早晚饭后各一次,每次 150ml。

六诊:2019 年 3 月 9 日。

末次月经 3 月 4 日至今将净,量中,色红,无血块,无痛经。苔薄,脉细。

治则:养血疏肝,益气健脾,补肾填精。

方药:生地黄 12g,熟地黄 12g,当归 9g,川芎 6g,香附 12g,菟丝子 12g,淫羊藿 15g,鸡血藤 12g,怀山药 15g,党参 12g,黄芪 12g,土茯苓 30g,金银花 12g,生甘草 6g,橘叶核各 9g,龟甲(先煎)18g,鹿角胶(烊化)9g,紫河车粉(冲服)9g,玉蝴蝶 3g。

共 14 剂,水煎服,每日 1 剂,早晚饭后各一次,每次 150ml。

七诊:2019 年 4 月 6 日。

基础体温上升良好,带下增多,痤疮散发。2019 年 3 月 6 日测血内分泌激素:LH 2.148IU/L,FSH 3.62IU/L,E_2 70pmol/L,T 0.38nmol/L,P 0.26nmol/L,PRL 2.98mIU/L。苔薄,脉细。

治则:补肾益精,健脾养血,活血通经。

方药:生地黄 12g,熟地黄 12g,当归 12g,红花 9g,枸杞子 12g,肉苁蓉 12g,菟丝子 12g,淫羊藿 30g,鸡血藤 12g,肉桂 3g,党参 12g,黄芪 12g,龟甲(先煎)18g,鹿角胶(烊化)9g,紫河车粉(冲服)9g,金银花 12g,生甘草 6g,土茯苓 30g,玉蝴蝶 3g,稽豆衣 15g,乌贼骨 15g,生茜草 6g。

共 14 剂,水煎服,每日 1 剂,早晚饭后各一次,每次 150ml。

八诊:2019 年 4 月 20 日。

基础体温双相良好,昨日行经,量不多,色暗,夹血块,少腹胀。苔薄,脉细。

治则:温经活血,疏肝理气。

方药(经行服):桃仁 9g,红花 9g,当归 9g,川芎 6g,附子 9g,桂枝 6g,川楝子 12g,熟地黄 12g,益母草 30g,川牛膝 12g,苏木 9g,鬼箭羽 12g,凌霄花 12g,橘叶核(各)9g。

共 7 剂，水煎服，每日 1 剂，早晚饭后各一次，每次 150ml。

方药（经后继服）：生地黄 12g，熟地黄 12g，当归 9g，川芎 6g，香附 12g，菟丝子 12g，淫羊藿 15g，鸡血藤 12g，怀山药 15g，石楠叶 12g，黄精 12g，龟甲（先煎）18g，鹿角胶（烊化）9g，紫河车粉（冲服）9g，赤芍 9g，牡丹皮 12g，丹参 12g，川楝子 12g，土茯苓 30g，穞豆衣 12g，玉蝴蝶 3g。

共 14 剂，水煎服，每日 1 剂，早晚饭后各一次，每次 150ml。

至此，基础体温双相，月经基本 35 日一行。经量中。

按语：

一、治疗思路

闭经指女子超过 18 周岁月经尚未来潮，或月经来潮后停止 6 个月以上未行经者。前者称为原发性闭经，后者称为继发性闭经。妊娠期、哺乳期及绝经后的闭经为生理性闭经，不属于闭经范畴。闭经原因复杂，有全身因素，也有局部因素引起下丘脑—垂体—性腺轴调节功能发生障碍。本例患者月经初潮始即月经周期不准，常延期而至，之后渐至闭经，曾去西医医院服用达英-35 治疗半年，但经行量少，停药后月经即闭止现已 1 年余。平时神疲乏力，故考虑为肝肾亏虚，气血不足，血海不充，经血无以为下。考虑到闭经已逾 1 年，单用中药难以迅速撼动顽疾，故先补充雌、孕激素，结合中药活血化瘀通经，使经水得下。继而予以中药益肾填精，益气养血，补肾助阳等，以恢复月经周期。

二、用药分析

本案用药从虚实标本着眼。闭经 1 年余，分析病因为寒凝血瘀，精血亏少所致。故以桃红四物汤加益母草活血调经，附子、桂枝温肾散寒，益母草、川牛膝、苏木、鬼箭羽活血通经，同时以党参、黄芪益气养血，以滋化源。经行后，以肉苁蓉、菟丝子、淫羊藿、胡芦巴等以温肾助阳，枸杞子、桑椹滋养肾阴。更以龟甲、鹿角胶、紫河车粉等血肉有情之品，补肾填精。使肾气充盛，肝血得藏，血海充盈，月事得下。

三、亮点经验

1. **急则治标，中西合璧** 患者初诊时已闭经 1 年余，急则治标。药用桃仁、红花、益母草、当归、川牛膝、苏木、鬼箭羽活血通经，附子、桂枝温经散寒,川楝子疏肝理气。初始加用戊酸雌二醇片补充雌激素,促进子宫内膜生长,地屈孕酮片补充孕激素,促进内膜的脱落形成月经。在闭经的治疗中,如某些患者闭经时间过长,子宫内膜过薄,常配合雌、孕激素使月经来潮,再后续用中药调理月经。中西合璧先取得疗效,之后停用西药,纯服中药调经治本。

2. **周期调理,顺势而为** 患者行经后,则结合基础体温情况,进行周期性用药。经后期健脾补肾养血调经,同时应用血肉有情之品益肾填精治其本,促进基础体温升高。氤氲(排卵期)宜补肾活血,促进排卵,并维持体温高相;中药亦顺从月经周期调理之,经前期多以健脾、补肾活血;行经期多用温经活血,行气止痛法,使经行通畅。经中药调周期治疗后,患者体温从之前的单相体温,逐渐上升起伏,后终于恢复了双相体温,得以排卵正常恢复了正常的月经周期而月经来潮。

(袁　颖)

多囊卵巢综合征(痰湿阻滞证)

张某,女,28岁,已婚未育。

初诊:2016年11月8日。

主诉:月经周期不规则9年,婚后未避孕未孕2年。

现病史:患者以往月经基本规则,近9年月经不规则,周期数月不定,常需服用黄体酮后月经来潮,月经量少,约以往一半,色暗红,夹血块。近5年来多次于当地市级医院就诊,检查生殖内分泌提示雄激素水平高、超声检查提示双侧卵巢见多个小卵泡,诊断为多囊卵巢综合征(PCOS),曾于2014年3月至2015年1月口服短效避孕药达英-35治疗,服药期间月经按月来潮,月经量中等,此后患者担心长期服用口服避孕药有副作用而自行停药,停药之后又出现月经周期数月不定,月经量少。婚后正常性生活2年,未避孕而未孕,有生育需求,丈夫精液检查未见异常。患者平素形体肥胖,自诉近2年来体重增加约20kg,目前身高163cm,体重78kg,时有身体沉重、胸胁胀满、腰骶疼痛、额部油腻、眼睑肿、口黏、痰多、带下多、大便干结甚至便秘。刻下舌胖苔厚腻,脉细弦。

月经史:15,7/30～37,经量中等,色暗红,夹血块,经行乳房胀痛。近9年月经周期不定,经量约以往一半,末次月经为9月12日(为服用黄体酮后撤退性出血)。

生育史：0—0—0—0。

妇科检查：外阴已婚式；阴道畅，未见异常；宫颈光滑；宫体前位，略小；两侧附件阴性。

辅助检查：2016年6月19日月经第5天时，于当地市级医院检查生殖内分泌：促卵泡激素7.10mIU/mL，黄体生成素16.29mIU/mL，雌二醇77.21pg/ml，孕酮0.65ng/ml，泌乳素11.04ng/ml，雄激素0.95ng/mL，超声检查提示子宫未见异常，双侧卵巢见多个小卵泡。

西医诊断：多囊卵巢综合征；原发性不孕。

中医诊断：不孕症。

病机：痰湿阻滞经络，气血冲任不畅。《女科济阴要语万金方·治经水》曰"肥胖妇人，经事或二三月一行者，痰甚而脂闭塞经脉也。"《女科切要》曰"肥白之人，经闭不通者，必是痰湿与脂膜壅塞之故也。"《万氏妇人科》曰"惟彼肥硕者，膏脂充满，元室之户不开；挟痰者，痰涎壅滞，血海之波不流，故有过期而经始行，或数月经一行……为无子之病。"《傅青主女科·肥胖不孕》曰："妇人有身体肥胖，痰涎甚多，不能受孕者，是湿盛之故乎。"素体脾虚或各种原因伤脾，脾失健运，津液代谢异常而聚湿生痰，阻滞冲任胞宫，气机不畅，血行瘀滞，以致形体肥胖、月经后期、稀发、闭经，痰湿日久，闭塞胞宫，可致不孕。

治则：活血温通，化痰调经。

方药：当归9g，川芎6g，熟地黄15g，桃仁9g，红花9g，泽兰9g，泽泻9g，石菖蒲12g，青礞石12g，姜半夏12g，姜竹茹12g，薏苡仁12g，川楝子12g，附子（先煎）9g，桂枝6g，益母草30g，川牛膝12g，三棱9g，莪术9g，凌霄花12g，鬼箭羽12g。

共14剂，水煎服，每日1剂，早晚饭后各一次，每次150ml。

医嘱：饮食总量控制，配合有氧运动，减轻体重；注意劳逸结合，少食寒凉生涩滋腻食物。

二诊：2016年11月22日。

今日行经，量少、色暗红、无血块；少腹隐痛，腰酸；苔薄腻，脉细弦。

治则：活血调经止痛。

方药：初诊方加胡芦巴12g、茯苓12g、八月札12g。

共14剂，水煎服，每日1剂，早晚饭后各一次，每次150ml。

三诊：2016年11月29日。

末次月经为 2016 年 11 月 22 日,行经 7 日,量少、色红、无血块;无腰酸,少腹作胀;苔薄腻,脉细。

治则:益肾健脾,化痰调冲。

方药:初诊方减桃仁、红花、泽兰、泽泻、薏苡仁、川楝子、附子、桂枝、益母草、川牛膝、三棱、莪术、凌霄花、鬼箭羽,加鸡血藤 15g,菟丝子 12g,生地黄 12g,淫羊藿 15g,苍术 12g,香附 12g,陈皮 9g,怀山药 15g,天南星 12g,茯苓 15g。

共 14 剂,水煎服,每日 1 剂,早晚饭后各一次,每次 150ml。

四诊:2016 年 12 月 13 日。

基础体温尚未升,带下少,乳房胀痛,无腰酸;苔薄腻,脉细。

治则:化痰调冲,温肾促排卵。

方药:三诊方药加红花 9g,枸杞子 15g,肉苁蓉 12g,紫石英 15g,胡芦巴 12g,锁阳 9g,柴胡 9g,附子(先煎)9g,桂枝 6g。

共 14 剂,水煎服,每日 1 剂,早晚饭后各一次,每次 150ml。

之后根据月经周期随证加减,又服 5 月余,月经按时来潮,体重减轻 4kg,于 2017 年 6 月 2 日尿妊娠试验阳性,超声检查提示宫内妊娠,随症加减以安胎,并于 2018 年 3 月足月顺产一男婴,母子平安。

按语:

一、治疗思路

中医古代文献并无多囊卵巢综合征(PCOS)的病名,根据其症状、体征,相关论述散见于月经后期、月经过少、闭经、崩漏及不孕等病症。李教授认为 PCOS 的总病机为肾虚血瘀阻滞冲任,凝结成癥,常伴存肝火、痰湿、气郁等变证。痰湿阻滞是 PCOS 常见的中医证型,病位主要在肝脾肾。痰湿是人体水液代谢紊乱形成的病理产物,为阴邪,性黏滞,难以驱除,病程缠绵难愈,形成痰湿体质,久病则气虚,气虚运化无力则血瘀,气血痰瘀互结于胞宫,痰瘀既是病理结果,又是新的致病因素,可导致痰湿证候进一步加重。李教授认为痰湿为痰湿型 PCOS 致病之因,但多缘于脾虚,故其标为实,其本为虚,气机不畅、脏腑不振而致月事不调,因而治疗时常选用健脾燥湿之药以标本兼顾,又因痰易阻滞气机,故常配理气之品以加强化痰之功。《丹溪心法·子嗣》云:"若是肥盛妇人……经水不调,不能成胎,谓之躯脂满溢，闭塞子宫，宜行湿燥痰，用星、夏、苍术……或导痰汤类。"李教授推崇《叶天士女科诊治秘方》之苍附导痰汤加减，苍附导痰汤主治"形盛多痰，气虚，至数月而经始行；形肥痰盛经闭；肥人，虚生痰多下白带"。方中苍术健脾燥湿；香附疏肝理气调经；半夏燥湿化痰、和中止呕；陈皮理气降气化痰；茯苓健脾利湿；南星燥湿化痰、祛风解痉；枳实破气消积、泻痰除痞；生姜解半夏、南星之毒，又化痰降逆、和胃止呕；甘草健脾和中、调和诸药。全方标本兼顾，有燥湿化痰、和中健脾、理气调经之功。现代中医也研究证实苍附导痰丸可改善机体痰湿状态，纠正性激素水平、雄激素降低，改善胰岛素抵抗和子宫内膜容受性，提高妊娠率。

本例初诊时经水近 2 月未行，宜活血温通、化痰调经，以桃红四物汤加减。后续治疗时则以苍附导痰汤加减以标本兼顾，益肾健脾、化痰调冲，同时根据月经周期微调用药，使经水得行并成功受孕。

二、用药分析

"妇人纯阴，以血为本，以气为用"，本例初诊时经水近两个月未行，宜活血温通、化痰调经，以桃红四物汤加减。方中有几组李教授治疗痰湿型 PCOS 时常选用的药对，如泽兰与泽泻、石菖蒲与青礞石、姜半夏与姜竹茹、桂枝与附子等。其他药物中，当归活血化瘀、调经止痛、养血柔肝，既善于补血，又长于活血行滞，为妇科补血活血之要药；川芎活血祛瘀、行气开郁；桃仁、红花相须为用，共奏活血化瘀之功；益母草活血调经；三棱、莪术均具有抗凝活性，破血行气消积；凌霄花、鬼箭羽活血化瘀通经；川牛膝引血下行；薏苡仁化痰除湿。全方合用以化痰活血调经，经水得以来潮。

后续治疗时注重标本兼顾，益肾健脾、化痰调冲，以藿香、佩兰、泽兰、泽泻、石菖蒲、青礞石、姜半夏、姜竹茹、薏苡仁、苍术、白术、香附、陈皮、茯苓、天南星等化痰除湿之品为主，根据脏腑气血阴阳的偏盛偏衰选择不同药物，同时兼顾月经周期微调用药。

三、亮点经验

1. 调整生活方式，改善痰湿体质　《素问·太阴阳明论》曰："脾者土也，治中央，常以四时长四脏"，不良生活习惯容易加重脾胃负担、损伤脾气，脾胃运化功能失常，气化失司，水湿内停，聚湿成痰，阻滞冲任胞宫，气机不畅，血行瘀滞，以致形体肥胖、月经后期、稀发、闭经，痰湿日久，流注下焦,痰湿壅塞内脏肌肉、四肢关节,内阻于冲任。调整生活方式可通过多种途径改善痰湿体质。第一,饮食习惯可通过脾胃的运化功能对人体脏腑的盛衰和气血阴阳产生影响,若饮食失宜、脾胃损伤,不能正常运化传输,痰湿堆积体内,形成以痰湿体质为主的偏颇体质。第二,痰湿体质者常表现为糖脂代谢异常状态,尤其是肥胖型痰湿体质者更严重。有氧运动增加糖的利用和能量消耗,改善胰岛素抵抗,控制体质量,改善体质量指数,减少心脑血管疾病的易感因素。第三,保证充足的睡眠也可以改善痰湿质。脾胃位于中焦,是人体气机升降、运化之枢,睡眠时间不足可使营卫之气循行受阻,致使脾胃通降功能失调,引发痰湿体质。第四,痰湿体质的主要病理因素是湿,因此在日常生活中还应当注意避湿邪和祛湿气,防止外感湿邪伤脾困脾;减轻心理负担,调畅情志使肝气调达,气顺水湿得化;调节生活节奏,劳逸结合,保证充足的睡眠,使脏腑得以休养,有利于维持阴阳平衡,增强机体免疫力。PCOS 患者胰岛素抵抗和痰湿体质有关,痰湿体质者更易发生胰岛素抵抗,导致体内糖代谢紊乱、脂肪堆积、肥胖,肥胖又加剧痰湿,形成恶性循环。通过调整生活方式而改善痰湿体质,有利于痰湿型 PCOS 的治疗。

2. 妙用化痰对药,增强祛湿之效 李教授治疗痰湿型 PCOS 时常选用化痰祛湿之对药,如泽兰与泽泻、石菖蒲与青礞石、姜半夏与姜竹茹、桂枝与附子等。泽兰活血祛瘀、调经、利水消肿,泽泻利水渗湿泄热而不伤阴,两药配伍,活血祛瘀、利水通淋之效大增。石菖蒲开窍宁神、化湿和胃,《本草备要》曰"补肝益心,去湿逐风,除痰消积";青礞石下气消痰、平肝镇惊,《嘉祐本草》记载:"治食积不消,留滞在脏腑,食积癥块久不差";两者配伍可祛除有形和无形之痰。半夏燥湿化痰、降逆止呕、消痞散结,《药性论》曰:"气虚而有痰气,加而用之";竹茹清热化痰、除烦止呕,《本草汇言》曰"善除阳明一切火热痰气为疾,用之立安";两药配伍,寒温并用,降逆止呕,本例选用姜汁炮制,可解半夏之毒,疗效更佳。桂枝发汗解表、温经通阳,其性走而不守,《本草再新》云:"温中行血,健脾燥胃,消肿利湿";附子回阳救逆、补火助阳、散寒止痛,为命门主药,引火归原,《本草正义》云:"其性善走,故为通行十二经纯阳之要药";两药配伍原出自《金匮要略》肾气丸,意不在峻补元阳,乃在于协同增效,振奋脏腑功能,鼓舞肾气,温煦阳气,推动、温通气血津液运行,并扶助正气,加速瘀血化、痰湿消。

（李雪莲）

多囊卵巢综合征（肝郁血瘀证）

王某，女，32岁，已婚。

初诊：2017年4月18日。

主诉：月经稀发10年。

现病史：患者平素月经周期延后为主，60～90天一行，在外院检查诊断为多囊卵巢综合征，平素无明显不适，结婚2年不孕，结婚后体重增加10kg左右。末次月经：1月17日，8天净，量中，无痛经，有腰酸。刻下月经延后未至，胃纳正常，二便正常，易情志不畅，夜眠不佳。苔薄质紫暗脉细。

月经史：14，7～8/60～90，量中，色红，夹血块，无痛经，经前乳房胀痛，腰酸。

生育史：0—0—0—0。

西医诊断：多囊卵巢综合征。

中医诊断：月经后期病。

病机：《素问·上古天真论》曰："女子七岁，肾气盛，齿更发长，二七而天癸至，任脉通，太冲脉盛，月事以时下，故有子。"《傅青主女科》云："经水出诸肾"，肾气虚衰，天癸不能充盈，而致月经后期或经闭不行、不孕。同时也可因肾阳不足，气化乏力，不能蒸腾气血津液，脾失肾阳温煦，失健运，致水湿内停；肝失疏泄，致湿邪阻滞，水湿停聚，痰阻气滞，血运不畅，则月经逾期。

治则：疏肝行气，活血调经。

方药：当归9g，川芎6g，熟地黄12g，桃仁9g，红花9g，牡丹皮12g，丹参12g，延胡索12g，川楝子12g，香附12g，益母草30g，川牛膝12g，石菖蒲12g，桂枝6g，橘叶核（各）9g，八月札12g，姜半夏9g，煅瓦楞子30g，远志9g。

共14剂，水煎服，每日1剂，早晚饭后各一次，每次150ml。

医嘱：①减肥；②饮食宜清淡，禁食油腻，日常多食用新鲜蔬菜、水果、鱼类、瘦肉等，尤其是富含维生素、多不饱和脂肪酸的食物；③保持愉悦的心情，减少生活和工作压力，避免熬夜，增强体质，进行适当的体力和脑力活动。

二诊：2017年4月28日。

末次月经:4月19日,量中等,至今未净,患者自觉疲乏,乳房胀痛,无痛经。2017年4月21日(经期第4天)上海中医药大学附属龙华医院血液检查:促黄体生成素(LH)11.62mIU/ml、促卵泡生成素(FSH)6.11mIU/m、雌二醇(E$_2$)62pmol/L、睾酮(T)1.29nmol/L、泌乳素(PRL)209.85uIU/ml、孕酮(P)1.00nmol/L。苔薄,脉细。

治则:益气养血,益肾固冲,清热止血。

方药:党参12g,黄芪12g,白术12g,白芍12g,仙鹤草15g,艾叶6g,阿胶9g,岗稔根12g,大小蓟(各)12g,煅龙骨30g,煅牡蛎30g,乌贼骨15g,茜草6g,橘叶核(各)9g,姜半夏9g,煅瓦楞子30g。

共14剂,水煎服,每日1剂,早晚饭后各一次,每次150ml。

医嘱:①测量基础体温;②复查经阴道妇科B超。

三诊:2017年5月9日。

末次月经4月19日~5月2日。服用上方5天后血止,5月4日(经期第15天)阴道B超:子宫大小48mm×39mm×42mm,内膜4.9mm,双侧卵巢内多囊改变。目前无乏力,二便正常。苔薄,脉细。

治则:健脾化痰,补肾养血。

方药:当归9g,川芎6g,党参12g,黄芪15g,制香附12g,鸡血藤12g,桂枝6g,白术9g,熟地黄12g,川楝子12g,山药12g,菟丝子12g,紫石英15g,胡芦巴12g,锁阳9g,巴戟天12g,苍白术(各)9g,石菖蒲12g,青礞石12g,威灵仙12g,浙贝母9g。

共14剂,水煎服,每日1剂,早晚饭后各一次,每次150ml。

四诊:2017年6月21日。

末次月经:6月7日~6月14日,量偏少,夹血块,经前乳房胀痛。6月16日(经期第10天)上海中医药大学附属龙华医院血液检查:促黄体生成素(LH)17mIU/ml、促卵泡生成素(FSH)7.5mIU/m、雌二醇(E$_2$)120pmol/L、睾酮(T)1.8nmol/L、促甲状腺素(TSH)1.632mIU/L,抗苗勒试管激素(AMH)8.01pg/ml。今日基础体温上升第1天,上升幅度良好。苔薄,脉细。

治则:补肾温阳,养阴活血。

方药:当归9g,熟地黄12g,黄精9g,龟甲18g,鹿角胶9g,石楠叶12g,菟丝子12g,淫羊藿30g,枸杞子12g,胡芦巴12g,锁阳9g,紫石英15g,肉桂3g,肉苁蓉12g,柴胡9g,栀子9g,香附12g,威灵仙9g,红花

6g, 鸡血藤 15g, 桔梗 6g。

共 14 剂, 水煎服, 每日 1 剂, 早晚饭后各一次, 每次 150ml。

之后按上述方药调理 6 个月, 月经按时来潮, 至 10 月 10 日在中国福利会国际和平妇幼保健院查血 HCG 102.6mIU/ml, 诊断为妊娠。

按语：

一、治疗思路

多囊卵巢综合征(PCOS)是生育期多见的一种复杂的内分泌及代谢异常所致的疾病, 以慢性无排卵和高雄激素血症为主要特征, 临床表现为月经周期不规律(如月经后期、闭经或经期延长等)、不孕、多毛或痤疮等。西医治疗调经以口服激素类药物如避孕药, 但停药后症状易反复出现; 要求生育者以促排卵为主, 但受孕率低。中医认为该病属于月经后期、闭经、经期延长、不孕等范畴, 证型多为复合证型, 涉及多个病变部位, 以脾、肾、肝为主, 其中肾虚为主要环节, 正如《医学正传》中所说: "月经全借肾水施化, 肾水既乏, 则经血日以干涸"。以痰瘀互结为本病涉及的最终病理产物, 如《丹溪心法》: "痰积久聚多……经络未知壅塞……甚至结成窠囊, 牢不可破。"治疗基本方法有补肾、疏肝、健脾、活血化瘀、燥湿化痰, 肾虚是 PCOS 的根本病机, 故治疗首重补肾。

本案患者 LH/FSH 高于 2.5, AMH 高于此年龄阶段正常值范围, 月经后期而至已近 10 年, 治疗期间出现月经持续不净, 阴道 B 超检查见双侧卵巢内多囊改变, 故多囊卵巢综合征诊断明确。患者短期内体重增加, 平素易疲乏, 考虑先天禀赋不足, 肾气不足, 气不运湿, 水湿停聚, 先天不足后天失养, 脾虚生湿, 且脾为生痰之源, 加之情志不畅, 肝失疏泄, 痰阻气滞, 日久痰瘀互结而发本病。《素问·经脉别论》说: "饮入于胃, 游溢精气, 上输于脾, 脾气散精, 上归于肺, 通调水道, 下输膀胱, 水精四布, 五经并行……"故李教授认为肺亦可生痰, 且"肺主治节", 肺为气之主。结合上述理论, 本案患者治疗法则以补肾活血为主, 兼以疏肝理气、健脾化湿、宣肺补肺为辅。

二、用药分析

本案治疗首诊时患者已 3 个月月经未至, 故以桃红四物汤加减以疏肝行气、活血调经。方中以桃红四物汤药味活血行血; 益母草活血调经; 牛膝引血下行,逐瘀通经;川楝子、延胡索、八月札疏肝理气,配橘叶、橘核疏肝解郁、理气散结,两者皆入肝经,合用增强效力;另外月经前期阳气渐长,阴充阳长,肾阳旺盛的阶段,"阳"的高涨才能为月经顺利来潮打下基础,用桂枝能温经通阳。二诊时患者出现月经持续不净,以党参、黄芪、白术、白芍健脾益气养血;艾叶配阿胶,艾叶暖宫止血,阿胶滋阴补血生血,两者合用止血养血;同时配用仙鹤草、岗稔根加强补虚养血止血之力;煅龙骨、煅牡蛎、乌贼骨补肾固摄止血;大蓟、小蓟凉血止血;乌贼骨配伍茜草能通能止,使行血而止血。三诊时月经刚净,故治疗以李教授经验方调经方为主加减用药,方中党参、黄芪、山药、白术健脾补肺益气;生地黄配熟地黄一寒一温,入肝肾经,补血养阴调经;菟丝子、紫石英、胡芦巴、锁阳补肾温阳,取"阳中求阴"促进阴长。

四诊时为月经中后期,排卵之后,李教授以助黄汤加减用药,方中菟丝子、肉苁蓉、胡芦巴、紫石英、锁阳、石楠叶、淫羊藿补肾温阳,配肉桂火热之剂,以达到温营血冲任,助气化运行之效;龟甲滋阴潜阳配伍鹿角胶有补肾助阳益精血;当归、熟地黄养血养阴,配黄精养肺阴,使阳得阴助生化无穷;柴胡疏肝,使补而不滞;红花、鸡血藤、威灵仙活血通络;桔梗宣发肺气,理气祛痰。

本案用药燥湿化痰逐瘀贯穿治疗全过程以求祛除痰瘀之象,运用姜半夏最善燥湿化痰;煅瓦楞子消痰化瘀,软坚散结,止酸和胃;石菖蒲配伍青礞石能祛有形、无形之痰,又能涤痰开窍;白术配苍术,两者皆入脾、胃经,均有健脾燥湿利水,两药合用有相须之效,为健脾燥湿要药。

三、亮点经验

1. 中药调周,促月经准时来潮 李教授治疗本案除按辨证施治外,尤其重视调经应结合月经周期,如初诊为月经前期,该期为肾气充盛,阳气旺盛阶段,治疗应以行气活血为主,使得脉络得通,经水以时下;三诊为月经净后,此阶段血海空虚,阴血亏虚,呈重阴阶段,治疗以补肾养血和血为主,以经验方调经方加减用药;四诊为月经中期,是重阴转阳的转化期,治疗以补肾助阳,行气活血为主,以经验方助黄汤加减。按如此原则用药,患者月经按时来潮。

2. 补肾活血,促基础体温双相 肾主藏精,内寓真阴真阳,为生殖之本,肾阴充盛则化源充足,肾阳充沛则气化有力,既为卵泡发育成熟提供物质基础,又为正常卵泡排出提供原始动力,另外痰瘀互结为患,既可使气血失于荣润而致卵泡发育艰难,又可使冲任失于顺畅而卵子排出困难,故李教授治疗本案滋阴填精,温阳助长,佐以化痰祛瘀,从而卵泡发育,卵子正常排出,基础体温双相,育而成孕。

3. **宣肺补肺,促补肾活血增效** 李教授认为肺通过气血津液与胞宫联系。《景岳全书·妇人规》曰:"经血为水谷之精气,和调于五脏,洒陈于六腑,乃能入于脉也……宣布于肺……在妇人上归乳汁,下归于血海而为经脉。"同时,肺为气之主,肺气足营血生化有源,冲任盛则胞宫经血按时蓄溢;《素问》提出:"肺者,相傅之官,治节出焉。"肺通过宣发肃降推动血液运行,使经血通畅;肺亦可生痰。故宣肺化痰、补肺益气养阴在本案中作用不容小觑。李教授善用桔梗一味宣发肺气,行气祛痰,《本草求真》:"桔梗系开提肺气之药,可为诸药舟楫,载之上浮,能引苦泄峻下剂",桔梗又能"提壶揭盖",促进排卵同时使经血畅流;本案方中党参、黄芪等补肺益气生血;山药、黄精补肺益气养阴,协同促进其他补肾养阴药的疗效。

(周 梅)

多囊卵巢综合征(肾虚血瘀证)

陆某,女,29岁,已婚。

初诊:2016年9月1日。

主诉:月经延后反复2年。

现病史:末次月经2016年7月26日,现月经过期6天。患者以往月经尚准,近2年月经常见延后,每为2~3月一行,需孕激素治疗方行经。经行量少,近3年来体重增加15kg,腹痛腰酸,少腹空坠感,伴头晕耳鸣,体虚倦怠,带下量少,唇周须毛。舌淡,苔薄腻,脉细。

月经史:12,5/28~90,量少,色暗,痛经隐隐。

生育史:0—0—0—0。

妇科检查:外阴阴毛密集连及肛周,脐周少量毛发,宫颈轻度糜烂,宫体后位正常大小,附件(-)。

辅助检查:2016年5月B超示:子宫大小45mm×43mm×32mm,右卵巢大小33mm×26mm×30mm,左卵巢大小26mm×23mm×14mm,卵巢内见多个小卵泡。性激素检测(月经第5天):LH 9.70IU/L,FSH 4.49IU/L,E_2 25.0pmol/L,P 0.92nmol/L,T 3.2nmol/L。2016年9月1日尿

HCG（－）。

西医诊断：多囊卵巢综合征。

中医诊断：月经后期病。

病机：肾阳不足，痰湿阻滞，冲任失调。

治则：补肾健脾，调理冲任。

方药：当归9g，川芎9g，熟地黄9g，白术12g，怀山药15g，八月札12g，泽兰泻（各）9g，淫羊藿30g，肉苁蓉12g，菟丝子12g，川牛膝12g，附子9g，桂枝6g，益母草30g，苏木9g。

共14剂，水煎服，每日1剂，早晚饭后各一次，每次150ml。

医嘱：①增加体育运动，减轻体重；②低脂饮食、忌食油腻辛辣生冷；③劳逸结合，起居有规律，保持心情愉快。

二诊：2016年9月25日。

药后月经9月15日来潮，量少，色暗。腹胀腰酸，四肢不温。舌淡苔薄，脉细濡。

治则：益肾养血，疏理冲任。

方药：附子9g，肉桂3g，熟地黄12g，淫羊藿30g，肉苁蓉12g，菟丝子12g，枸杞子12g，当归9g，红花9g，鸡血藤15g，柴胡9g，香附12g，八月札12g，娑罗子12g，苏木9g。

共14剂，水煎服，每日1剂，早晚饭后各一次，每次150ml。

三诊：2016年10月20日。

经水将行，头晕耳鸣症状改善，腰酸，少腹隐痛下坠感，两乳作胀。舌淡，苔薄，脉弦。基础体温上升已11日。

治则：疏肝益肾、活血调经。

方药：柴胡9g，香附9g，熟地黄12g，当归9g，川芎6g，淫羊藿12g，牡丹皮12g，丹参9g，桃仁9g，桂枝6g，附子9g，川牛膝9g，莪术9g，川楝子12g，苏木9g，益母草30g。

共14剂，水煎服，每日1剂，早晚饭后各一次，每次150ml。

上述方法调理半年，体重下降5kg，基础体温恢复双相，月经按时来潮；测性激素指标均在正常范围。至2017年5月26日，基础体温上升26天，尿妊娠试验阳性。

按语：

一、治疗思路

多囊卵巢综合征（PCOS）发病为多因性，临床表现呈多态性，是育龄妇女常见的内分泌紊乱和（或）糖脂代谢异常综合征，以雄激素过高和持续排卵障碍为主要特征，可引起月经失调、不孕等生殖功能异常等疾病。本案根据其临床表现月经后期、肥胖、多毛，结合血内分泌水平及B超诊断为多囊卵巢综合征。西医治疗主要采用药物降低雄激素，调节胰岛素代谢，重建月经周期，后续以药物诱导排卵获取妊娠。而中医主以"调经种子"为治疗大法，以调理月经、促发排卵、自然妊娠为施治考量。

患者体重增加形体肥胖，表象可见痰湿逸散肌肤而成肥胖，然参合四诊，实为脾肾阳气不足，水湿运化失常，聚湿成痰，痰湿阻滞胞脉，壅滞冲任，气血运行受阻，血海不能按时满盈，故经行延迟，而肾阳不足，命门火衰，脏腑虚寒，血海充盈受阻日久，冲任失盈，月经延后迟行量少则益甚；胞宫失养则腹痛空坠，阳虚精气匮乏，外府失荣，则头晕耳鸣，腰酸乏力；舌脉均有肾虚痰阻之证，为脾肾阳虚为本，痰湿阻滞标象并存。故治疗先求诸于本，培补肾阳，健脾温运，以达疏理水湿运行之效，调理冲任，从而使冲任气血运行通达，胞脉充盈，经血复行。冲任既畅，后续治疗以填精补肾，活血调经为要，血海既满，自能按时盈溢，经水调畅。

二、用药分析

本案以健脾温阳、活血调经为主则。方用白术、怀山药、泽泻健脾利湿，淫羊藿、肉苁蓉、菟丝子益肾温阳，配以附子、桂枝加重温阳助运水湿的功效；当归、川芎、熟地黄、八月札、柴胡、泽兰，养血活血、理气调冲，使气血运行，补益之药不至滋腻阻滞胞脉；通经加用益母草、苏木活血调经，牛膝引血下行。后续治疗，经行之后，除续用益肾活血药物之外，根据胞宫血海充盈之情况，加红花以促排卵；如腹胀乳房胀痛等症加柴胡、香附、娑罗子、川楝子疏肝理气；丹参、桃仁、莪术活血通络，化瘀调经，循月经周期气血变化调理。诸药合用，重本兼标，使脾肾阳气渐复，得以温运水湿，使痰湿化解，胞脉通畅，再加上补肾养血，活血调经，滋养胞脉，方能达到助孕育麟的治疗目的。

三、亮点经验

本案接诊初见患者体胖明显,其他临床医家多念之为痰湿证为著,临证选方多喜用燥湿化痰以调理冲任,如苍附导痰丸之类。然观李教授辨证,重在本质,见体胖多毛痰湿之证,必求诸于本,详查患者临症经少经血色淡,而非经血色暗,是为肾中精血不足,腹痛为空坠之痛是为虚证,加之体虚倦怠,纵观其全身症状判为脾肾不足本虚之证,其他诸如头痛腰酸,为阳虚精气匮乏,外府失荣所致,而非痰阻清窍。标本之证辨证分明,用药首当选温运脾肾,益精养血之法为基础,佐以活血调经,而非攻逐化痰,杀伐之药。多囊患者治疗以恢复排卵,调经种子为要。用熟地黄为补肾养血之要药,《本草汇言》中谓:"(熟地黄)入少阴肾经,为阴分之药,宜熟而不宜生。是以阴虚不足,血气有亏,情欲斫丧,精髓耗竭,肾水干涸,或血虚劳热,或产后血分亏损,或大病之后足膝乏力,诸证当以补血滋阴、益肾填精之剂,熟地黄足以补之。";枸杞子益精血,《本草经集注》谓其"补益精气,强盛阴道。";菟丝子、肉苁蓉、淫羊藿温肾助阳,促进黄体生成,卵子发育;鸡血藤补血行血;红花、香附疏肝理气活血,促使发育成熟卵泡排出;少佐肉桂温阳通行血脉。李教授选药主要补肾疏肝活血,促排卵效果佳。经调恢复排卵,自然能孕育有子。对于痰湿兼证,李教授选用泽兰泽泻活血化湿,非重用燥湿化痰之品,泽兰苦、辛、微温,归肝、脾经,具活血祛瘀调经,利水消肿之效,治妇科血瘀经闭、痛经、产后瘀滞腹痛等。《药性论》:"治通身面目大肿,主妇人血沥腰痛。"泽泻甘、淡、寒,归肾、膀胱经,有利水渗湿、泄热之功。《药性赋》云"泽泻利水而不伤阴。"泽兰配泽泻,寒温并用,取其增强利水功能,泽兰活血祛瘀又利水,泽泻利水通淋又不伤阴,兼泄热,对水瘀互结之疾尤为适宜,临床用于闭经、痛经属瘀血阻滞湿瘀互结者。本例病案中,温运阳气,培补精血,则水湿自化,胞宫得充,麒麟可育。

(刘　敏)

多囊卵巢综合征(脾肾两虚证)

姚某,女,20岁,未婚。

初诊:2018年5月18日。

主诉:月经后期伴量少2年。

现病史：患者 2 年来月经时有错后，伴量少，至复旦大学附属妇产科医院就诊，2017 年 1 月 24 日 B 超：子宫大小 41mm×40mm×35mm，内膜 8mm。右卵巢大小 41mm×40mm×35mm，直径 4～5mm 小卵泡数 10个，左卵巢大小 29mm×28mm×17mm，直径 4～5mm 小卵泡数 10 个。曾间断服用达英 -35，2 至 3 周期。刻下：怕冷，四肢不温，神疲乏力，面部痤疮，形体正常。

苔薄尖红脉细，小弦。

月经史：13，4～5/40～50，末次月经：4 月 30 日，3 天净，量中，色暗。

生育史：0—0—0—0。

辅助检查：2017 年 1 月 24 日 B 超：子宫大小 41mm×40mm×35mm，内膜：8mm。右卵巢大小：41mm×40mm×35mm，直径 4～5mm 小卵泡数 10 个，左卵巢大小：29mm×28mm×17mm，直径 4～5mm 小卵泡数 10个。2017 年 6 月 22 日上海复旦大学附属妇产科医院性激素：促黄体生成激素（LH）：5.83IU/L、促卵泡成熟激素（FSH）：7.92IU/L、雌二醇（E_2）：56pmol/L、睾酮（T）0.58nmol/L、孕酮（P）：0.95nmol/L、泌乳素（PRL）：242.39mIU/L。

西医诊断：多囊卵巢综合征。

中医诊断：月经后期病（脾肾两虚证）。

病机：多囊卵巢综合征主要是肾—天癸—冲任—胞宫轴之功能失调，肾、肝、脾三脏功能失常，而肾虚又是主要因素。肾虚天癸迟至，脾虚内生痰湿，阻于冲任，气机不畅，血行瘀滞。虚实错杂，冲任不能相资，胞宫藏泻失职以致月经停闭。瘀久化热，肝经湿热，上熏蒸面部而发为痤疮。

治则：健脾益肾，温阳通经。

方药：红花 9g，香附 12g，当归 9g，肉桂 3g，鸡血藤 15g，枸杞子 12g，熟地黄 12g，肉苁蓉 12g，菟丝子 12g，附子 6g，肉桂 6g，肉豆蔻 12g，党参 12g，黄芪 12g，土茯苓 30g，炒扁豆 12g，怀山药 15g，砂仁（后下）6g。

共 14 剂，水煎服，每日 1 剂，早晚饭后各一次，每次 150ml。

二诊：2018 年 6 月 1 日。

末次月经 4 月 30 日，3 天净。自测基础体温双相，高温 4 天，面部痤疮好转，怕冷好转。疲劳感减轻。大便成形，日 1 次。苔薄白脉细。

治法：健脾补肾，清利湿热。

方药：党参 12g，黄芪 15g，白术芍（各）9g，杜仲 12g，枸杞子 12g，狗脊 12g, 桑椹 12g, 肉豆蔻 9g, 炒扁豆 12g, 金银花 12g, 生甘草 6g, 淫羊藿 15g。

共 14 剂, 水煎服, 每日 1 剂, 早晚饭后各一次, 每次 150ml。

三诊: 2018 年 6 月 15 日。

末次月经 6 月 4 日~6 月 8 日, 量较前增多。色红, 无血块。无痛, 无腰酸, 乳房胀痛, 刻下无殊, 二便调。苔薄, 脉细。

治则: 温肾助阳促排, 清解湿热。

方药: 红花 9g, 香附 12g, 当归 9g, 肉桂 3g, 鸡血藤 15g, 枸杞子 12g, 熟地黄 12g, 肉苁蓉 12g, 菟丝子 12g, 桔梗 6g, 龟甲 18g, 鹿角胶 9g, 石楠叶 12g, 黄精 9g, 锁阳 9g, 土茯苓 30g, 金银花 12g, 生甘草 6g, 淫羊藿 30g, 葛花 15g, 浙贝母 9g。

共 14 剂, 水煎服, 每日 1 剂, 早晚饭后各一次, 每次 150ml。

四诊: 2018 年 6 月 29 日。

末次月经 6 月 4 日~6 月 8 日, 面部痤疮, BBT 上升 10 天。苔黄腻, 脉细数, 寐差。

治则: 益肾填精, 温阳通脉, 佐清解祛疮。

方药: 红花 9g, 香附 12g, 当归 9g, 肉桂 3g, 鸡血藤 15g, 枸杞子 12g, 熟地黄 12g, 肉苁蓉 12g, 菟丝子 12g, 红花 6g, 党参 12g, 黄芪 15g, 龟甲 18g, 鹿角胶 9g, 石楠叶 12g, 黄精 9g, 土茯苓 30g, 金银花 12g, 生甘草 6g, 玉蝴蝶 3g, 白及 12g, 稽豆衣 12g。

共 14 剂, 水煎服, 每日 1 剂, 早晚饭后各一次, 每次 150ml。

五诊: 2018 年 7 月 13 日。

末次月经 7 月 3 日~7 月 7 日。量中, 色红, 无血块。经行乳房胀痛。纳呆。苔薄尖红, 脉细数。

治则: 补肾填精, 清解湿热。

方药: 红花 9g, 香附 12g, 当归 9g, 肉桂 3g, 鸡血藤 15g, 枸杞子 12g, 熟地黄 12g, 肉苁蓉 12g, 菟丝子 12g, 党参 12g, 黄芪 15g, 石楠叶 12g, 黄精 9g, 龟甲 18g, 鹿角胶 9g, 锁阳 9g, 土茯苓 30g, 金银花 12g, 生甘草 6g, 玉蝴蝶 3g, 稽豆衣 12g, 白芷 12g, 白及 9g, 枸杞子 12g, 桑椹 12g。

共 14 剂, 水煎服, 每日 1 剂, 早晚饭后各一次, 每次 150ml。

经治疗患者月经周期规则, 经量增加。

按语:

一、治疗思路

多囊卵巢综合征(PCOS)是妇科临床常见的女性内分泌、糖代谢、脂代谢多系统的紊乱性综合征。在我国大陆地区发病率高达 5%~10%,据不完全统计,肥胖人群的发病率高达 41.3%,占到排卵障碍性不孕患者的 50%~70%。PCOS 具有多因性、临床表现多态性的特点。临床主要以月经稀发、体胖多毛、黑棘皮症、面部痤疮、不孕、双侧卵巢渐进性增大等为主要症状。目前,已成为困扰青春期和育龄妇女身心健康的一大疾病。如不及时干预,远期可并发子宫内膜癌、心脑系统疾病、糖代谢紊乱等疾患。治疗上辨病与辩证相结合。顺应月经周期,分期论治,使得自身月经来潮。

二、用药分析

在治疗上,行经时,活血化瘀通经利水,以桃红四物为基础,阴阳转化的候之时,用助黄汤温肾活血,加用附子,桂枝温阳通脉,促进卵泡发育成熟与排出。二则补泻兼施。既用龟甲、鹿角、肉苁蓉、石楠叶、黄精等填精益髓,滋补肝肾,又用土茯苓、金银花等清利湿热,玉蝴蝶、稽豆衣、白及清热利水美颜,经治疗患者可有由内而外的健康美丽。

三、亮点经验

1. **顺应月经周期,因势利导** 针对本案患者,未婚,以调整期月经周期为主要目标。在排卵功能障碍时,李教授重视月经周期的不同阶段,因势利导,在活血化瘀的基础上,根据月经的不同阶段,燮理阴阳。经后期,重在滋补肝肾,调养气血,藏而不泻;经间期,阴阳转化的氤氲之候,配伍桂枝、附子促进排卵的作用;经前期,温肾壮阳,以健全黄体;经期活血利水通经,使胞宫泻而不藏,以期天癸—冲任—胞宫轴运行正常。

2. **以内养外,美颜祛疮** 多囊患者常有痤疮,月经周期恢复正常可改善外貌,李教授尚有经验用药可改善皮肤状态。《神农本草经》指出白芷:"长肌肤。润泽颜色,可作面脂。"无论是"千金面脂方",或是慈禧太后的驻颜宫廷秘方"玉容散",白芷都是制作面脂的主药。现代医学证明白芷对痤疮、黑头、粉刺都有一定的疗效。白及含有丰富的挥发油及黏液质等成分,具有美白祛斑的功效,磨成粉外用涂擦,可以消除脸上痤疮留下的痕迹,滋润、美白肌肤,起到美容的效果。玉蝴蝶可以美白肌肤、降压减肥,并能促进机体新陈代谢,延缓细胞衰老,提高免疫力。

（王珍贞）

多囊卵巢综合征（伴有药物性肝损）

吴某,女,19岁,未婚。

初诊:2017年10月24日。

主诉:月经后期半年。

现病史:4/35～90。末次月经2017年9月15日,3日净,量少,伴痛经,夹血块,无乳房胀痛。患者因月经不调,曾服达英-35两个周期,药物性肝功能损害。刻下:纳可,睡眠可,大小便正常,苔白脉细。

辅助检查:2017年6月16日性激素六项:FSH 6.80mIU/ml,LH 7.99mIU/ml,E₂ 255.44pmol/ml,PRL 255.44mIU/L,T 3.95nmol/L,雄烯二酮5.01nmol/L;B超示:子宫大小约39mm×31mm×32mm,内膜厚8mm,双侧窦卵泡φ<5mm,大于12个。2017年10月12日血液检查示:TBIL 36.6μmol/l,PA 168mg/L,AST 40U/L,DBIL 23.4μmol/l,CHE 477U/L,γ-gGT 61U/L,AFP 30.48μg/L。

西医诊断:多囊卵巢综合征;肝功能异常。

中医诊断:月经后期病

病机:该患者在服用避孕药后出现肝功能异常,肝藏血,主疏泄,药毒随血入肝,受肝之疏泄,若先天禀赋异常,肝体已损,药毒郁积于肝,或药毒损害肝体,使其失于疏泄,致气机郁滞,关键病机为肝郁脾虚,湿热互结,气滞血瘀。患者月经稀发之证属脾肾不足,痰湿内蕴,冲任失调所致。

治则:清肝利胆,益气养血调经。

方药:当归12g,川芎6g,鸡血藤12g,熟地黄9g,益母草12gg,苏木9g,茵陈30,垂盆草15g,徐长卿12g,虎杖12g,香附12g,茯苓12g,党参12g,黄芪12g,牡丹皮12g,白术12g。

共14剂,水煎服,每日1剂,早晚饭后各一次,每次150ml。

医嘱:注意休息,放松心情,定期复查肝功能。

二诊:2017年11月7日。

月经后期半年,药物性肝功能损害。末次月经:2017年10月27日,3

日净,量中,无痛经,夹血块,无乳房胀痛。2017 年 11 月 2 日血液检查示：DBIL 8.4μmol/l，TBA 11.4μmol/l，AFP 11.3μg/L。刻下：无特殊不适。苔薄,脉细。基础体温尚未升高。

治则：清热利胆,疏肝活血。

方药：初诊方加淫羊藿 30g，酸枣仁 12g，龙胆草 6g，黄芩 9g，枳壳 6g，柴胡 9g。

共 14 剂,水煎服,每日 1 剂,早晚饭后各一次,每次 150ml。

三诊：2017 年 11 月 28 日。

月经后期半年复诊,药物性肝功能损害。末次月经 10 月 27 日，3 日净,量中,无痛经,夹血块,无乳房胀痛,无腰酸,2017 年 11 月 25 日上海市第六人民医院血液检查示：甲胎蛋白（AFP）5.5ng/ml。刻下：乳房按压疼痛明显,偶有腹痛,胃纳佳,夜安,二便调,苔薄尖红,脉细。

治则：疏肝益肾,活血调经。

方药：熟地黄 12g，延胡索 12g，丹参 12g，牡丹皮 12g，川楝子 12g，红花 9g，桃仁 12g，香附 12g，川芎 6g，当归 9g，茵陈 30g，垂盆草 15g，徐长卿 12g，虎杖 12g，苏木 9g，鬼箭羽 12g，凌霄花 9g，淫羊藿 30g，赤芍 9g，丹参 12g。

共 14 剂,水煎服,每日 1 剂,早晚饭后各一次,每次 150ml。

四诊：2017 年 12 月 26 日。

月经后期复诊。末次月经 12 月 2 日，4 日净,量中,色红,无痛经。2017 年 12 月 13 日 B 超示：双侧窦卵泡 φ3～5mm，大于 12 个,子宫后位,子宫大小约 38mm×37mm×36mm，内膜厚 4mm。血液检查示：FSH 6.41mIU/ml，LH 6.3mIU/ml，E_2 47pg/ml，PRL 13.1μg/L，T 0.81nmol/L，DHEAS 392ng/ml，AMH 8.13ng/ml，TSH 4.5mIU/L，INS（空腹）18.8pg/ml，INS（60min）>300pg/ml，Cor 19.55μg/dl，FBG 4.8mmol/L，PBG 6.1mmol/L。刻下：无特殊不适。现口服盐酸二甲双胍片 500mg，1 日 2 次。苔薄腻脉细。基础体温起伏不定。

治则：温肾疏肝,养血活血。

方药：党参 12g，黄芪 15g，白术 9g，生地黄 12g，熟地黄 12g，紫石英 15g，川楝子 12g，怀山药 12g，菟丝子 12g，香附 12g，鸡血藤 15g，淫羊藿 30g，牡丹皮 12g，丹参 12g，赤芍 9g，山茱萸 12g，肉苁蓉 12g，巴戟天 12g，皂角刺 9g，天花粉 12g，柴胡 9g，栀子 9g，龙胆草 6g，茵陈 15g，陈皮 9g，大腹皮 9g。

共 14 剂,水煎服,每日 1 剂,早晚饭后各一次,每次 150ml。

患者经上述治疗后,肝功能已恢复正常,肝损状态已纠正。月经后期之症经周期性治疗 5 个月后随访,周期已恢复至 32 天左右,基础体温呈双相。

按语:

一、治疗思路

在药物使用过程中,因药物本身或(及)其代谢产物或由于特殊体质对药物的超敏感性或耐受性降低所导致的肝脏损伤称为药物性肝损伤,亦称药物性肝病,药物主要通过两种机制来造成肝损伤:①药物及其中间代谢产物对肝脏的直接毒性作用;②机体对药物的特异质反应,包括过敏性(免疫特异质)及代谢性(代谢特异质)。该患者在服用避孕药后出现肝功能异常,患者可能由于先天禀赋异常,药毒郁积于肝,药毒损害肝体,使其失于疏泄,致气机郁滞,肝郁脾虚,湿热互结,气滞血瘀。治疗以清肝利胆为主要治则。脾肾不足,痰湿内蕴,冲任失调所致月经失调,宜养血调经,健脾益气为主进行治疗。

二、用药分析

肝藏血,主疏泄,药毒随血入肝,肝失疏泄,加大茵陈、垂盆草的用量以清肝利胆,徐长卿和虎杖也是常用的药对,可清热解毒,活血祛瘀,四药合用,针对受损之肝细胞,有加快其恢复的功效。

针对月经稀发,一诊以自拟调经方加减进行治疗。党参、白术、茯苓为四君子汤的主要组成成分,可健脾益气;当归、川芎、熟地黄为四物汤的主要成分,可养血调经;香附可疏肝理气,为调经之圣药;鸡血藤补血行血通络,善治血虚经闭;益母草为妇科常用药,可活血调经,清热解毒,其配合香附,可起到疏肝理气,活血化瘀,调经止痛的作用。主治月经不调、痛经、产后腹痛等。益母草配合鸡血藤,可起到活血补血的作用。主治血瘀夹虚所致的痛经、月经不调、经闭等。益母草配合当归,可增强活血化瘀、调经止痛的功效。主治痛经、月经不调、跌打损伤、产后恶露不尽等。诸药配伍可调经补血。

二诊加入龙胆草、黄芩、柴胡加强清肝利胆的作用。三诊时药用桃红四物汤、苏木、鬼箭羽、凌霄花,活血化瘀通经;"一味丹参,功同四物",加强活血补血的功效,配合牡丹皮,可清热祛瘀;延胡索、川楝子、香附疏肝理气、活血止痛;淫羊藿补肾益精,诸药配伍,共奏疏肝补肾,活血通经之功效。四诊前复查肝功能,均已恢复正常值,故减少清肝利胆药物的用量而巩固,此时的重点在于调整月经周期。用药中增加补益肝肾的山茱萸、菟丝子;菟丝子、肉苁蓉、淫羊藿温肾填精,促进黄体生成,卵子发育;紫石英温肾暖宫,补肾促排卵。诸药合用,标本兼顾,调周通经,收效甚著。

三、亮点经验

1. 清肝利胆,早期干预 慢性药物性肝损害,临床表现隐匿,常常不能及时诊断和停药而预后不好。慢性肝内胆汁淤积,关键在于早期发现,早期治疗。中药中清肝利胆的药物,如李教授使用的茵陈、垂盆草、虎杖、徐长卿等有调节免疫、提高抗氧化能力、降低组织细胞中自由基等,维护肝细胞膜完整,减缓肝细胞凋亡。从目前研究来看,这些清热解毒、活血化瘀中药多能保护肝组织、修复肝组织。其所含化学成分多糖、黄酮类化合物、苷类、生物碱等又各有不同的作用。中药多糖成分尤其能调节免疫功能,黄酮类化合物和苷类成分主要能抗氧化,清除自由基等。总之,能保肝护肝的中药成分都具有维持细胞膜完整,减缓肝细胞凋亡的作用。

2. 调治冲任,分期用药 治疗月经病,李教授注重于调经治本。月经的产生是在"肾气—天癸—冲任—胞宫"的相互作用下产生的,脏腑、气血、督带脉等也参与了月经的产生。月经周而复始是一个动与静的相对平衡的过程,在月经周期的不同阶段,肾中阴阳变化的消长不同,而此阴阳消长规律对治疗用药有着临床指导意义。李教授根据患者月经周期,结合辨证论治,经期配合活血养血通经;卵泡期健脾补肾养血;排卵期补肾活血,促进排卵;黄体期填精补肾,疏肝健脾。调摄冲任、调整脏腑功能,使月经周期规律,月经色、量、质恢复正常。

3. 多囊高雄,清肝泻火 本医案中的患者为多囊卵巢综合征导致的月经稀发,多囊卵巢综合征(PCOS)是育龄妇女常见的一种复杂的内分泌及代谢异常所致的疾病,以慢性无排卵(排卵功能紊乱或丧失)和高雄激素血症、胰岛素抵抗为特征,主要临床表现为月经周期不规律、不孕、多毛和(或)痤疮,是最常见的女性内分泌疾病。李教授根据患者月经周期,结合辨证论治,该患者基本病机为肝郁气滞,瘀热互结,治疗以补肾泻肝,清热调经,根据治则配合周期性治疗,使患者原本高雄激素血症在短期内回复至正常水平,从而使月经周期恢复规律性,基础体温恢复双相。

(严　骅)

崩漏半年(肾虚血瘀证)

王某,女,25岁,已婚。

初诊日期:2018年7月10日。

主诉:月经紊乱半年,量多2月余。

现病史:患者自2018年2月以来,工作压力较大,时常加班,出现阴道不规则出血,量时多时少,淋漓不净,4月底起,月经量多如冲,期间至中国福利会国际和平妇幼保健院就诊,口服氨甲环酸片、葆宫止血颗粒、黄体酮胶囊、戊酸雌二醇片等药物治疗,疗效欠佳,出血仍较多,日用卫生巾一日可10张,外院建议患者行诊刮术,但患者未有生育,对诊刮术有顾虑,故来我院就诊。刻下:阴道出血较多,夹血块,头晕,面色萎黄,贫血貌,腰酸乏力,恶寒,大便欠畅,夜寐欠安。以往月经10~15/30天,已婚,未有生育。

体格检查:舌质暗,苔薄白,脉细。

辅助检查:2018年7月1日尿妊娠试验HCG(-);2018年5月19日LCT(宫颈液基细胞学):(-)。

中医诊断:崩漏。

西医诊断:异常子宫出血。

治则:补肾祛瘀,益气养血,固冲止血。

病机:患者工作繁忙,压力较大,日久损血耗气,气血两虚,推动无力,以致成瘀。瘀阻冲任,血不归经,发为崩漏。且无论病起何脏,"四脏相移,必归脾肾""五脏之伤,穷必及肾",以致肾脏受病。肾气虚,则封藏失司,冲任失固,不能制约经血,乃成崩漏。

方药:党参15g,黄芪15g,失笑散12g,三七9g,生熟地黄(各)12g,莲房炭12g,龟甲18g,鹿角胶9g,赤石脂30g,禹余粮15g,牛角䚡15g,椿根皮15g,仙鹤草30g,大小蓟(各)15g,艾叶6g,阿胶(烊化)9g,炒槐花15g,炒荆芥8g。

共7剂,水煎服,每日1剂,早晚饭后各一次,每次150ml。

医嘱:如出血量多如冲,必要时需行诊刮术。

二诊：2018年7月17日。

2018年7月15日血止，7月20日至国妇婴查B超：内膜厚10.7mm。刻下：小腹胀感，排便欠畅，纳差，略有头晕。舌暗苔薄白脉细。

治则：益气养血，调理冲任，收涩止血。

方药：党参12g，黄芪15g，白术芍（各）12g，茯苓9g，山药15g，枸杞子12g，桑椹12g，桑寄生12g，乌贼骨15g，生茜草6g，赤石脂30g，牛角鳃15g，龟甲18g，鹿角胶9g，生熟地黄（各）12g，石楠叶12g，黄精9g，谷麦芽（各）12g，陈腹皮（各）9g。

共7剂，水煎服，每日1剂，早晚饭后各一次，每次150ml。

医嘱：复查血常规。

三诊：2018年8月3日。

患者7月15日止血，8月1日再次出血，至今，量多，伴血块，稍腹痛，大便欠畅。7月18日Hb：73g/L。舌淡苔薄白脉细。

治则：益气养血，祛瘀止血。

方药：党参15g，黄芪15g，艾叶6g，阿胶（烊化）6g，岗稔根15g，鹿衔草15g，炒地榆15g，乌贼骨15g，生茜草6g，失笑散（包煎）9g，三七9g，赤石脂30g，牛角鳃15g，龟甲18g，鹿角胶9g，仙鹤草30g，制大黄9g，牡丹皮9g，丹参9g。

共7剂，水煎服，每日1剂，早晚饭后各一次，每次150ml。

四诊：2018年8月8日。

患者末次月经8月1日至8月7日，量多，夹血块，色暗，伴痛经，目前乳房胀痛，暂无生育要求。刻下：头晕之力，胃纳可，便秘，1至2天大便1次，入睡困难，多梦，压力大。复查阴道B超：大小49mm×39mm×44mm，内膜4mm，右卵巢大小26mm×16mm，左卵巢大小30mm×18mm。舌淡苔薄，脉细。

治则：健脾益气，补肾养血安神，佐以润肠通便。

方药：党参12g，黄芪15g，白术芍（各）12g，生熟地黄（各）12g，石楠叶12g，黄精9g，龟甲18g，鹿角胶9g，全瓜蒌12g，制首乌12g，合欢皮30g，夜交藤30g，女贞子12g，旱莲草12g，柏枣仁（各）9g。

共7剂，水煎服，每日1剂，早晚饭后各一次，每次150ml。

按语：

一、治疗思路

崩漏是指经血非时暴下不止或淋漓不尽，前者称崩中，后者称漏下，崩与漏出血情况虽不同，但两者常交替出现，故概称崩漏。《诸病源候论》说："非时而下淋漓不断，谓之漏下""忽然暴下，谓之崩中"。常因肾—天癸—冲任—胞宫轴的严重失调。冲任损伤，不能制约经血，使子宫藏泄失常。属妇科常见病，也是疑难杂症，相当于西医病名无排卵性功能性子宫出血。本案患者月经周期经期紊乱，量时多时少，排除妊娠相关疾病、宫颈疾病等器质性病变后，诊为崩漏。

崩漏发病缓急不同，出血的新久各异，治疗崩漏，明代方约之提出的塞流、澄源、复旧治崩大法，至今为临床治崩所遵循。塞流既是止血，澄源即是求因治本，复旧是调理善后。且根据病家实际情况，需灵活掌握"急则治其标，缓则治其本"的原则。本案患者未有生育，对诊刮术心存顾虑，李教授辨证得法，用药精准，一方面免去手术之苦，另一方面也使笔者学习到中医药在妇科急症时亦有用武之地，并非都是所谓的慢郎中。

二、用药分析

在本案患者急性出血时，急则治其标，止血为要，李教授认为治崩宜固涩，益气升提止血，不宜辛温，用党参、黄芪益气摄血，止血常用生茜草、乌贼骨，大小蓟，牛角䚡、鹿衔草等。另应注意止血勿留瘀，加用制大黄、三七、失笑散，可止血不留瘀，而漏下日久，必有残瘀留滞，积滞化热，治疗时加入莲房炭等清热活血祛瘀之品。赤石脂禹余粮汤，本出自《伤寒论》，本具有收敛、涩肠、止泻力，是固脱收涩剂，在此起收敛固摄止血的功效。塞流之后，尚需澄源复旧，李教授认为要调整周期、恢复排卵，这样才能巩固治疗效果。先补脾肾以充血海，用党参、白术、茯苓、当归、生熟地黄、肉苁蓉、黄精、石楠叶等，继则理气活血益肾以促排卵，后再服调养肝肾之味，使其恢复正常月经周期，则崩漏得治。

三、亮点经验

龟鹿二仙，调节天癸，燮理阴阳。龟鹿二仙汤为李教授治疗崩漏常用底方，龟甲甘咸寒而质重，归肝、肾、心经，最善养阴益精、滋补营血，为滋阴益肾养血之佳品，鹿角胶甘咸性温，禀纯阳生发之性，入肝、肾经，具有通督脉而补肾阳,益精血而强筋骨之作用。两药一阴一阳,而无寒热偏颇之虑,共奏峻补阴阳,填精益髓,滋养营血之功,可治诸虚百损,加阿胶、牛角鳃、等血肉有情之品,阴阳双补,调节生殖轴,补人体的精、气、神及任督等奇经八脉,体现"精不足者,补之以味"的原则。

（王珍贞）

崩漏（持续阴道出血半年）

鲁某,女,28岁,已婚。

初诊:2016年12月27日。

主诉:阴道出血不净半年。

现病史:末次月经:2016年7月,期间口服中药,未口服任何西药,阴道出血时多时少,至今未净,近一周出血量少,用护垫即可,伴头晕、乏力,无腹痛,刻下就诊时:大便干结,胃纳差,易头晕乏力,颈部、腰膝酸痛,夜眠可。舌淡红苔薄白脉细。

既往史:2015年11月、2016年3月二次IVF-ET失败。6年前因阴道出血不净行诊刮术,术后病理检查:子宫内膜单纯性增生过长,局部伴坏死。

月经史:12,5~7/28,量中等,色红,无痛经。

生育史:0—0—0—0。

辅助检查:2016年7月11日阴道B超:子宫大小57mm×48mm×43mm,右卵巢大小37mm×28mm×23mm,左卵巢大小24mm×16mm×14mm。

西医诊断:排卵障碍性异常子宫出血。

中医诊断:崩漏(漏下)。

病机:患者因辅助生殖失败多次而劳倦思虑,损伤脾气,脾虚血失统摄,甚则气虚下陷,冲任不固,不能制约经血,发为崩漏;症见头晕、乏力、胃纳差,舌淡苔薄。

治法:健脾益气,养血止血。

方药:党参15g,黄芪30g,白术12g,白芍15g,仙鹤草30g,鹿衔草30g,大小蓟(各)12g,煅龙骨30g,煅牡蛎30g,五倍子6g,五味子6g,陈棕炭15,莲房炭12g,艾叶6g,阿胶9g,乌贼骨15g,茜草6g,升麻9g,赤石脂15g,蒲公英30g。

共 14 剂,水煎服,每日 1 剂,早晚饭后各一次,每次 150ml。

医嘱:①注意身体保健,要增加营养,多吃含蛋白质丰富的食物及蔬菜和水果。②生活上劳逸结合,不参加重体力劳动和剧烈运动,睡眠要充足,精神愉快,不要在思想上产生不必要的压力。

二诊:2017 年 1 月 10 日。

服上药后 3 天,阴道出血即净,目前同房后腰酸,带下略多,色白,头晕好转,畏寒,易疲劳,胃纳可,二便正常,夜寐可。舌淡红苔薄白,脉细。

治则:健脾益气,补肾调经。

方药:党参 12g,黄芪 15g,女贞子 12g,墨旱莲 12g,枸杞子 12g,桑椹 12g,龟甲 18g,鹿角胶 9g,生熟地黄(各)12g,石楠叶 12g,黄精 9g,杜仲 15g,桑寄生 12g,乌贼骨 15g,生茜草 6g。

共 14 剂,水煎服,每日 1 剂,早晚饭后各一次,每次 150ml。

医嘱:测量基础体温;复查经阴道妇科 B 超。

三诊:2017 年 1 月 24 日。

1 月 13 日起又有阴道出血,量少,粉红色,腰酸,下腹部隐痛,夜寐可,二便正常。舌淡红苔薄白脉细小弦。1 月 12 日(经前 1 天)上海中医药大学附属龙华医院阴道 B 超:子宫大小 55mm × 36mm × 48mm,内膜 13mm,盆腔右侧见 28mm × 28mm 无回声,左卵巢大小 27mm × 14mm。1 月 16 日(经期第 4 天)上海中医药大学附属龙华医院检查:促卵泡生成素(FSH)1.12IU/L、促黄体生成素(LH)1.95IU/L、雌二醇(E_2)109pmol/L、睾酮(T)0.98nmol/L、泌乳素(PRL)254.25nmol/L、孕酮 0.5nmol/L。

治则:活血化瘀、温经散寒。

方药:当归 9g,川芎 6g,制香附 12g,鸡血藤 12g,茯苓 9g,桂枝 6g,白术 12g,白芍 12g,熟地黄 12g,失笑散 9g,赤芍 9g,延胡索 12g,川楝子 9g,柴胡 9g,艾叶 6g,阿胶 9g。

共 14 剂,水煎服,每日 1 剂,早晚饭后各一次,每次 150ml。

四诊:2017 年 2 月 14 日。

末次月经 1 月 13 日~2 月 13 日,1 月 29 日~1 月 30 日阴道出血量多,夹血块,目前阴道出血已净,仍有乏力,无腰酸,无腹痛,夜寐较差。基础体温单项,舌淡红苔薄白脉细。

治则:补肾健脾,养血调经。

方药：党参 12g，黄芪 15g，菟丝子 12g，淫羊藿 30g，生熟地黄（各）12g，枸杞子 12g，女贞子 12g，墨旱莲 12g，石楠叶 12g，黄精 9g，龟甲 18g，鹿角胶 9g，白术 12g，白芍 12g，怀山药 15g，夜交藤 30g，合欢皮 30g，远志 9g。

共 14 剂，水煎服，每日 1 剂，早晚饭后各一次，每次 150ml。

之后按上述方药调理 2 个月，随访 5 个月，月经每月按时来潮，经期正常，精神好转，睡眠改善。患者停药，仍准备去其他医院行 IVF。

按语：

一、治疗思路

本病相当于西医学无排卵性异常子宫出血。生殖器炎症和某些生殖器肿瘤引起的不规则阴道出血也可参照本病辨证治疗。西医学药物止血方法有两种，一种是使子宫内膜脱落干净，可用黄体酮；另一种是使子宫内膜生长，可注射苯甲酸雌二醇。一般止血药物有维生素 K，氨甲苯酸、酚磺乙胺、氨甲环酸等。另外通过雌、孕激素序贯疗法恢复卵巢功能，调经月经周期，但长期使用不良反应较多，且患者接受度不高。

中医学崩漏以有无周期性的阴道出血为辨证要点，《济生方》曰："崩漏之病，本乎一证，轻者谓之漏下，甚者谓之崩中。"万全认为："崩久不止，遂成漏下。"本病属常见病，常因崩与漏交替，因果相干，致使病变缠绵难愈，成为妇科的疑难病之一。临证时结合出血的量、色、质变化和全身证候辨明寒、热、虚、实、治疗应根据病情的缓急轻重、出血的久暂，采用"急则治其标，缓则治其本"的原则，灵活运用塞流、澄源、复旧三法。塞流即是止血，治崩宜固摄升提，不宜辛温行血；治漏宜养血行气，不可偏于固摄，以免血止成瘀。澄源即是求因治本，采用补肾、健脾、清热、理气、化瘀等法，塞流和澄源常常应同步进行。复旧即是调理善后，崩漏在血止之后，应理脾益肾以善其后，重建月经周期，才能使崩漏得到彻底治疗，复旧也需兼顾澄源。

中医认为崩漏主要是由于致病因素损伤冲任，固摄失职血失统制引起，常见病因有血热、脾虚、肾虚、血瘀等。本患者阴道出血不净半年之久，量时多时少，符合中医"崩漏"范畴。患者就诊时阴道出血量少不净，头晕乏力，腰膝酸软，胃纳差，为脾气亏虚、中气下陷、下元不固之崩漏。脾胃为后天之本，气血生化之源，主中气而摄血，肾为先天之本，主封藏。故整个治疗疗程分两个阶段进行，一是塞流澄源并进，二是澄源复旧并举,最后使患者月经周期正常,月经按时而下。

二、用药分析

本案治疗分两个阶段进行,故用药也分为两类,其一是阴道出血持续不净,以举元煎、固冲汤等为基础方随证加减,初诊中党参、黄芪为君药,健脾益气;方中乌贼骨、茜草、陈棕炭、五倍子为固冲汤的方药组成,乌贼骨、茜草为一药对,乌贼骨又名海螵蛸,性咸温,有滋养肾水,收涩止血的作用,其又是血肉有情之品,它微温的药性可促进精血的化生;茜草味甘性寒,可柔肝凉血止血,活血化瘀,两者合用,可补养肝肾精血,恢复肝肾封藏,固摄止血,又可止血不留瘀。方中升麻性微寒味辛甘,主治气虚崩漏下血。其二为阴道出血净后以龟鹿二仙胶、左归丸、归肾丸等为基础加减用药,如二诊~四诊的方剂均为阴道出血净后,以健脾益气、补肾益精,阴中求阳为主。其中龟甲滋阴潜阳,固经止血;鹿角胶有补肾助阳益精血,调冲任的作用;阿胶滋阴补肺,补血止血,能治血虚血寒的崩漏,三者皆为血肉有情之品,可益精填髓。

三、亮点经验

1.**衷中参西** 三诊中,结合患者阴道B超子宫内膜厚度,阴道出血情况,以活血化瘀、温经散寒为主,促进内膜脱落月经来潮,以达到止血的目的。崩漏特点是经血非时而下,无规律可循,所以在治疗本病的过程中还需遵循患者原有的月经周期或帮助其建立新的月经周期,不可盲目止血。方中当归、川芎、熟地黄、赤芍、鸡血藤、失笑散均有化瘀通经的功效;桂枝、艾叶温经散寒,使经血顺利下行。

2.**巧用公英** 患者月经淋漓不净半年之久,分析尚有血热,故重用蒲公英,该药性寒,味甘苦,可清热解毒,现代药理证实蒲公英对金黄色葡萄球菌,溶血性链球菌有较强的抑制作用;对肺炎球菌、绿脓杆菌、变形杆菌、卡他球菌等有一定的抑制作用,此外尚有利胆、利尿、健胃及轻泻作用,还有激发机体免疫功能的作用。经血不净,以致阴道内细菌繁殖,引发各种妇科炎症,炎症长期存在,又可导致出血持续不净,如此恶性循环,蒲公英联合其他补肾健脾止血化瘀药物,功效事半功倍。

3.**补肾填精** 患者素体虚弱,出血日久,气血不足,脾肾双亏,故血止后健脾补肾并加用血肉有情之品,补血益精填髓而病愈。

(周 梅)

崩漏（不规则阴道出血约半年）

江某,女,33岁,已婚。

初诊:2016年10月14日。

主诉:月经淋漓不尽半年。

现病史:患者四年前(2012年)妊娠胎停育行人流术,术后患者出现月经不规则,经期延长甚至数月淋漓不止,经量中等,经过各种中西药调经止血治疗收效甚微,2014年进行诊断性刮宫术后病理提示:子宫内膜单纯性增生过长;2015年再次出血不止,进行诊刮病理提示:子宫内膜增生紊乱。今年5月至今月经淋漓不止,期间偶有1至2天出血极少,后又再次反复出血,已经近5月余未净,患者为此就诊于各大医院妇科专家门诊,中西药治疗,但是效果不明显,并且惧怕再次诊刮,故而求诊进行中医治疗,平时畏寒,目眶黧黑,四肢不温,夜寐尚安,胃纳一般。

月经史:13,6～7/25～28,量中,无痛经,伴有乳房胀痛、腰酸;近4年月经不规则,淋漓不尽,其中两次经期出血6月以上经诊刮而血止,末次月经2016年5月1日,至今未净。

生育史:0—0—3—0。末次妊娠2012年胎停育,行人流清宫术。

体格检查:舌苔薄根腻,脉细小弦。

辅助检查:2016年3月上海市第一妇婴保健院B超:子宫前位,大小62mm×50mm×45mm,子宫肌层呈栅栏样改变,子宫内膜11mm。提示子宫内膜增厚,子宫腺肌症可能;2016年10月促黄体生成激素(LH)1.21U/L、促卵泡成熟激素(FSH)1.43IU/L、雌二醇(E_2)167pmol/L、睾酮(T)0.74nmol/L、孕酮(P)0.5nmol/L、泌乳素(PRL)359.41mIU/L。

西医诊断:异常子宫出血;子宫腺肌症。

中医诊断:崩漏。

病机:《古今医统大全》云:"妇女崩漏,最为大病。"崩漏的发病病机主要是冲任受损,无法约束经血,经血不固,非时由胞中妄行而下,"气为血之帅,血为气之母",出血过多者,气随血脱,表现气血亏虚之证。尤其以肾气亏损,冲任不固为主。

治则:补气摄血,补肾填精,活血散瘀,调补冲任。

方药:党参12g,黄芪15g,煅龙骨30g,煅牡蛎30g,乌贼骨15g,生茜草6g,炒地榆12g,炒槐花12g,荆芥炭9g,防风炭9g,当归12g,川芎6g,鸡血藤15g,香附12g,桃仁9g,红花9g,益母草30g,龟甲18g,鹿角胶9g,

艾叶6,阿胶9g,鹿衔草15g,失笑散(包煎)9g,三七6g。

共14剂,水煎服,每日1剂,早晚饭后各一次,每次150ml。

二诊:2016年11月10日。

患者服药后月经出血逐渐减少,但尚未净仍有暗红色出血,无腰痛,无腹痛,舌苔薄腻,脉细。

治则:补气摄血,补肾填精,调补冲任。

方药:党参12g,黄芪15g,煅龙骨30g,煅牡蛎30g,乌贼骨15g,生茜草6g,五倍子6g,生地黄12g,熟地黄12g,枸杞子12g,女贞子12g,旱莲草12g,鹿衔草15g,荆芥炭9g,艾叶6,阿胶9g,赤石脂12g,蒲公英30g,椿根皮12g,龟甲18g,鹿角胶9g。

共14剂,水煎服,每日1剂,早晚饭后各一次,每次150ml。

另:口服妇康片,每次4粒,每8小时1次,出血停止后逐渐递减剂量为4粒,口服,每12小时1次;维持3天;减量为3粒,口服,每12小时1次;维持3天;减量为2粒,口服,每12小时1次;维持至出血干净20天停药。

三诊:2016年12月9日。

患者使用中西医结合治疗,加用妇康片后四天出血停止(11月14日),2016年12月4日停用妇康片,期间无出血,无腹痛;停药后12月5日月经来潮,至今未净,量中等,夹杂小血块,无痛经;舌质淡,苔薄白,脉细。

治则:补气摄血,补肾填精,调补冲任。

方药:党参12g,黄芪15g,仙鹤草30g,陈棕炭15g,大蓟草12g,小蓟草12g,煅龙骨30g,煅牡蛎30g,乌贼骨15g,生茜草6g,五倍子6g,龟甲18g,鹿角胶9g,鹿衔草15g,荆芥炭9g,艾叶6,阿胶9g,失笑散(包煎)9g,三七6g。

共14剂,水煎服,每日1剂,早晚饭后各一次,每次150ml。

另:本次月经周期再次使用孕激素疗法,妇康片,4粒,口服,每8小时1次,出血停止后逐渐递减剂量,当减量为2粒,口服,每12小时1次;维持至出血干净20天停药。

四诊:2017年1月11日。

患者服药后在妇康片减量过程中发生突破性出血,再次加量并且维持至2016年12月28日停药,月经2016年12月29日来潮至2017年1月4

日经净,经行腹痛,腰酸;舌质淡,苔薄白,脉细。

治则:活血散瘀,消瘤散结,补气养血,调补冲任。

方药:三棱 9g,莪术 9g,地鳖虫 12g,夏枯草 12g,苏木 9g,乳香 6g,没药 6g,巴戟天 12g,菟丝子 12g,肉苁蓉 12g,紫花地丁 30g,党参 12g,黄芪 12g,蒲公英 30g,乌贼骨 15g,生茜草 6g,艾叶 6g,阿胶 9g,煅龙骨 30g,煅牡蛎 30g,黄精 12g。

共 14 剂,水煎服,每日 1 剂,早晚饭后各一次,每次 150ml。

随访:患者后期针对子宫腺肌症进行治疗,月经周期恢复正常 25~28 天,经期 5~7 天,未再出现异常子宫出血。

按语:

一、治疗思路

异常子宫出血简称"功血",指排除了生殖道和全身器质性病因后出现的异常子宫出血。其病理基础是中枢下丘脑—垂体—卵巢轴神经内分泌调节失常,也可以是子宫局部调控机制异常所致。年龄稍长者子宫内膜炎、内膜增生和内膜癌的发生率较高,内膜增生病理类型较复杂,病理检查对异常子宫出血的诊断和指导治疗具有重要意义。本案患者为育龄期妇女,既往有子宫腺肌症病史,就诊时出血时间较长,首先考虑异常子宫出血,育龄妇女异常子宫出血的主要原因是异常子宫出血,患者经过两次诊断性刮宫,病理检查提示子宫内膜增生过长,增生紊乱,考虑长期无排卵引起。

患者人工流产术后出现月经经期延长,可能与异常终止妊娠引发下丘脑—垂体—卵巢轴功能失常,性腺轴对雌激素变化不敏感,尿促卵泡素水平相对低,从而无法对黄体生成素峰值进行诱导,不能诱发排卵。长期无孕激素保护,子宫内膜单纯性增生,无法完整脱落,故而引发出血不止。

中医根据其症状,将其归为"崩漏"范畴。古书很早就对其有所论述,如《诸病源候论》云:"血非时而下,淋漓不断谓之漏下,忽然暴下谓之崩中",《古今医统大全》曰:"妇女崩漏,最为大病。"影响深远。

本案患者就诊时出血日久,约有半年,虽出血量不足以构成"崩中"之伤,但长期"漏下"起于冲任为金石所伤,肾气亏虚,多次刮宫损伤正气,长期经血淋漓不尽,子宫内膜增厚,故治疗上考虑益气固冲摄血,活血化瘀止血;经单一中药治疗仍未完全止血,果断采取中西医结合治疗,益气固冲,调补冲任配合加用西医孕激素内膜萎缩法。

二、用药分析

本案用药分中西医两种方法。

中药治疗上本于明代医家方约之在《丹溪心法附余》中提出著名的"塞流、澄源、复旧"三原则,李教授在治疗上首先采用《医学衷中参西录》固冲汤益气摄血,联合桃红四物汤活血化瘀,胶艾汤养血固本"塞流";待瘀随血下,出血减少后改为固冲汤益气固本,胶艾汤养血,二至丸龟鹿二仙膏滋肾养肝起到澄源、复旧作用。

西药治疗针对子宫内膜增生紊乱,给予孕激素内膜萎缩法,此法的止血原理为大剂量合成孕激素或雌、孕激素制剂,通过抑制垂体分泌促性腺激素进而抑制卵巢分泌雌激素,内源雌激素的降低使子宫内膜萎缩达到出血迅速减少或停止。妇康片有效成分炔诺酮为19-去甲基睾酮衍生物,是一种口服有效的孕激素。其孕激素作用为炔孕酮的5倍,并有轻度雄激素和雌激素活性。一般用药后1~3天血止或明显减少。血止后可逐渐减量维持。连续用21天左右,在此期间积极纠正贫血。待血红蛋白回升接近正常后,可停药撤血。

三、亮点经验

1. **中西结合,塞流固冲** 针对本案人流术后,下丘脑—垂体—卵巢轴功能失常,卵巢功能无法恢复,出现异常子宫出血,经过各种治疗效果不佳,并且子宫内膜增生紊乱,本次长达近半年的阴道出血,属于难治性异常子宫出血,李教授在此类严重崩漏治疗中首先针对子宫内膜增厚情况,采用活血化瘀,调冲止血之法;紧接着扶正收涩,配合西药孕激素子宫内膜萎缩法给予止血塞流,妇康片属于孕激素类药物的一种,其主要作用机制主要是有效抑制患者子宫内膜增生过度,促使子宫内膜的发育成熟速度明显加快,并逐步转化为分泌期产生间质脱落样变,对相应的血管造成压迫,从而达到有效止血的治疗目的。

治疗过程中西结合,快速止血同时,因为中药的配伍,西药孕激素的使用剂量较低,可以更多保护患者肝脏功能,达到中西医结合减毒增效的目的。

2. **益气养血,胶艾澄源** 治疗妇科血证普遍认为不宜专事固涩,如一味用炭类药止血，往往不能收到预期效果，必须跟澄源清本结合，才能取效。本案子宫出血病程长，造成气血亏虚状态难以修复，而气血不足又无力摄血固脱，因此止血同时必须急速补血养血，补充脏腑濡养功能，方可预防再次出血。胶艾汤出自《金匮要略》，为妇科要方，临床上常用于妇女月经过多、或妊娠腹痛、或产后出血等症。有补血、止血、调经安胎之功。李教授在固冲汤基础上增加胶艾汤意在增强止血之力，同时养血补血澄源固本。

3. 龟鹿二仙，滋肾复旧　谓"复旧要求因"。不同的妇科血证需采取不同的复旧方法，惟如是，方可增强疗效，促进病愈。崩漏复旧应以调周为本。只有建立正常的月经周期，疾病方可言愈。否则，月经停闭时间越久，出血量越多，以至于反复发作，缠绵难愈。《傅青主女科》经水出诸肾，补肾中药助力卵巢正常周期的恢复，李教授在补肾调周的治法中推崇龟鹿二仙，认为血肉有情之品，最能补人不足。龟鹿二药对卵巢功能下降最有补益作用，因此在本案中起到复旧作用。

（贾丽娜　张　琼）

崩漏（淋漓3月余）

何某，女，13岁，未婚。

初诊：2017年12月2日。

主诉：经水淋漓史3月未净。

现病史：患者2年前初潮后，月经先后不定期，常经水淋漓不净，量少，伴少腹疼痛。经外院地屈孕酮片配合戊酸雌二醇片治疗9个月好转。2017年1月停药后病情反复。刻下自8月起经水淋漓至今未净已3月，量少，色暗。畏寒神疲乏力，脱发。寐可，大便溏薄，面色不华。苔薄，脉细数。

月经史：12，7~90/23~70，经量时多时少，色暗红夹血块，痛经。

生育史：0—0—0—0。

西医诊断：青春期异常子宫出血。

中医诊断：崩漏。

病机：《素问·上古天真论》云："女子……二七而天癸至，任脉通，太冲脉盛，月事以时下，故有子。"月经初潮，正值青春期发育，素禀脾气虚弱，肾气未盛，天癸已至，脾气不统血，则至崩漏。经水已淋漓3月不净，宜先健脾益气,固涩止血以治标,继而健脾益肾养血以固本。

治则:益气养血,固经止血。

方药:黄芪 15g,党参 12g,花蕊石 15g,赤石脂 30g,禹余粮 15g,生茜草 6g,乌贼骨 15g,艾叶 6g,煅龙骨 30g,煅牡蛎 30g,阿胶(烊化)9g,当归 12g,川芎 6g,红花 9g,失笑散 9g,益母草 30g,附子 9g,肉桂 6g,仙鹤草 30g,鹿衔草 15g,牛角䚡 15g。

共 14 剂,水煎服,每日 1 剂,早晚饭后各一次,每次 150ml。

医嘱:适当休息,营养均衡,不吃辛辣刺激食物。注意卫生。

二诊:2017 年 12 月 16 日。

服药 3 天经水即净。刻下仍手足冷,口干喜饮,脱发,面部痤疮。带下较多。苔薄,脉细。

治则:益气健脾,补肾养血。

方药:生地黄 12g,熟地黄 12g,当归 9g,川芎 6g,香附 12g,菟丝子 12g,淫羊藿 15g,鸡血藤 12g,怀山药 15g,党参 12g,黄芪 12g,胡芦巴 12g,附子 9g,肉桂 6g,石楠叶 12g,黄精 12g,土茯苓 30g,肉苁蓉 12g,枸杞子 12g,桑椹 12g,乌贼骨 15g,茜草 6g。

共 14 剂,水煎服,每日 1 剂,早晚饭后各一次,每次 150ml。

三诊:2017 年 12 月 30 日。

月经 12 月 20 日,量中,色红,夹小血块,9 天净。经行小腹隐痛,经前乳房胀痛。余无不适。昨日起感冒咽痛,苔薄,脉细。

治则:疏风解表,清肺利咽。

方药:炒荆防各 9g,牛蒡子 12g,鱼腥草 30g,桑叶 12g,连翘 12g,栀子 9g,蒲公英 30g,杏仁 9g,胡颓子叶 12g,板蓝根 30g,附子 9g,桂枝 6g,土茯苓 30g,桑椹 12g,淫羊藿 30g,金银花 12g,生甘草 6g。

共 14 剂,水煎服,每日 1 剂,早晚饭后各一次,每次 150ml。

四诊:2018 年 1 月 13 日。

感冒已愈。刻下正值期中,大便调。苔薄白,脉细。

治则:补益冲任,益气养血。

方药:生地黄 12g,熟地黄 12g,当归 12g,红花 9g,枸杞子 12g,肉苁蓉 12g,菟丝子 12g,淫羊藿 30g,鸡血藤 12g,肉桂 3g,胡芦巴 12g,巴戟天 12g,党参 12g,黄芪 15g,辛夷 9g,石楠叶 12g,黄精 12g,桔梗 6g,百合

12g, 鱼腥草 30g, 紫石英 15g, 附子 9g, 肉桂 6g。

共 14 剂, 水煎服, 每日 1 剂, 早晚饭后各一次, 每次 150ml。

五诊: 2018 年 2 月 3 日。

月经 1 月 22 日, 10 天净。经量中, 色暗, 夹少血块, 无痛经。近日咳嗽发热, 痰多浓稠, 夹有血丝。大便稀溏。苔薄, 脉细。

治则: 疏风清热, 清肺利咽, 健脾化痰。

方药: 金银花 12g, 连翘 12g, 栀子 9g, 柴胡 9g, 炒扁豆 12g, 茯苓 12g, 牡丹皮 12g, 丹参 12g, 赤芍 9g, 石膏 12g, 麦冬 12g, 知母 9g, 胡颓子叶 12g, 蒲公英 30g, 大青叶 12g, 板蓝根 30g, 怀山药 15g, 薏苡仁 15g, 射干 9g, 马勃 3g, 桔梗 6g。

共 14 剂, 水煎服, 每日 1 剂, 早晚饭后各一次, 每次 150ml。

六诊: 2018 年 3 月 10 日。

月经 2 月 24 日, 7 天净。量略多, 色红, 夹少量血块, 经行少腹隐痛, 无乳房胀痛, 无腰酸。刻下正值期中, 基础体温尚未上升, 带下不多, 大便干结, 夜寐欠安。苔薄, 脉细。

治则: 补肾益精, 养血安神。

方药: 生地黄 12g, 熟地黄 12g, 当归 12g, 红花 9g, 枸杞子 12g, 肉苁蓉 12g, 菟丝子 12g, 淫羊藿 30g, 鸡血藤 12g, 肉桂 3g, 胡芦巴 12g, 石楠叶 12g, 黄精 12g, 火麻仁 12g, 全瓜蒌 12g, 茯苓 12g, 紫花地丁 30g, 肉苁蓉 12g, 合欢皮 30g, 夜交藤 15, 五味子 6g。

共 14 剂, 水煎服, 每日 1 剂, 早晚饭后各一次, 每次 150ml。

七诊: 2018 年 3 月 24 日。

月经 3 月 20 日至今, 量少, 色淡, 无痛经, 无乳房胀痛。苔薄, 脉细。

治则: 补肾固冲, 健脾养血。

方药: 党参 15g, 黄芪 15g, 生地黄 12g, 熟地黄 12g, 当归 9g, 川芎 6g, 香附 12g, 菟丝子 12g, 淫羊藿 15g, 鸡血藤 12g, 怀山药 15g, 仙鹤草 15g, 乌贼骨 15g, 茜草 6g, 炒荆芥 9g, 炒防风 9g, 炒扁豆 15g, 茯苓 15g, 山茱萸 12g。

共 14 剂, 水煎服, 每日 1 剂, 早晚饭后各一次, 每次 150ml。

患者体弱, 经常感冒咽痛。如上法治疗, 随访 3 个月, 月经基本正常, 一般 7 日净, 未有淋漓, 基础体温呈双相。

按语：

一、治疗思路

崩漏指阴道不规则出血，非时而下。此案阴道出血量少，淋漓不净，为漏下之证。《诸病源候论》云："冲任之脉虚损，不能约制其经血，故血非时而下。"患者正值青春发育期，身高增长明显，体重相对较轻，形体偏瘦，素体气血不足。月经2年前初潮开始即不规律，或先后不定期，或经期延长，崩漏不止，加重了气血的耗伤，导致脾不统血。加之青春期少女冲任未充、肾精不足，应用激素调周治疗有效，但停药又病情反复，没有解决根本问题。本着"急则治其标，缓则治其本"的原则，灵活掌握"塞流、澄源、复旧"三法。此次漏下时间过久，必须先行止血，于健脾益气的基础上，用固涩之品，加强止血之力。同时又配伍活血药以防止血留瘀。待血止后，治以健脾益肾固冲调经，使经血因时而下，不致再发崩漏。在治疗期间，因患者体虚外感，常有感冒发热咳嗽，又须兼顾清肺化痰止咳。患者因经行3个月未净，面色不华，身体虚弱，当先益气补血、固涩止血为重，以塞其流，待血止后再澄源。

二、用药分析

本案用药分为几个方面，宗固本止崩汤（《傅青主女科》）、参附龙牡汤（《方剂学》）之意。针对脾不统血的病机，健脾益气贯穿始终，用药如党参、黄芪、黄精等，漏下时能帮助固冲止血，平时则帮助养血固本。为加强止血作用，应用花蕊石、赤石脂、禹余粮、煅龙牡、仙鹤草等收敛固涩，配合阿胶、牛角腮等血肉有情之品。患者漏下量少，色暗，畏寒肢冷，故方中应用附子、肉桂、艾叶以温经止血。为防止血留瘀，又配伍失笑散、红花、川芎等。经净后，加用生熟地黄、菟丝子、淫羊藿、肉苁蓉、枸杞子、桑椹等补肾固冲。经前则以桃红四物汤加味以利行经。乌贼骨与茜草药对能通能止，既可益肾通经下血闭，又可化瘀止血，为本案常用。患者素体虚弱，治疗期间曾有2次外感后咳嗽痰多，应用荆防、金银花、连翘、牛蒡子、桑叶等疏散风热，杏仁、胡颓子叶、鱼腥草、石膏等清宣肺热。

三、亮点经验

1. 固涩止血，注意防弊　本案漏下日久，3月未净，且曾服用中药止血，效果不佳。血不止，不仅损伤正气，也易并发感染。因此急则治标，应用较强的收涩止血药如赤石脂、禹余粮、煅龙牡、仙鹤草等,配伍牛角䚡、阿胶以加强止血之力。考虑到患者脾气虚弱,不能统血,故应用黄芪、党参以补气健脾。漏下日久,必有残瘀滞留,如一味收敛,则使瘀血不去,血不能止。方中大胆应用益母草、当归、川芎、红花等活血化瘀药,以祛瘀止血。而失笑散、茜草与乌贼骨均为化瘀止血之品。患者畏寒肢冷、神疲乏力,有虚寒之象,故虽出血,仍用附子、肉桂配合艾叶温经散寒。服用3剂后,3月淋漓不净的经血立止,效果明显。

2. 结合生理,阶段治疗 正常的月经周期有卵泡期、排卵期、黄体期、行经期,基础体温也呈双相变化。功能性子宫出血的患者月经周期异常,甚至不排卵。治疗时要调整月经周期,恢复排卵,才能巩固治疗效果。因此医案血止经净后,即转入促进卵泡发育,从脾肾着手,达到先后天互养的目的。先补脾肾,应用党参、黄芪、怀山药配合菟丝子、淫羊藿、附子、肉桂、石楠叶、制黄精等益气健脾,补肾养血。继而先用当归、川芎、生地黄、红花、香附、桔梗、淫羊藿以活血益肾促排卵,也常配伍枸杞子、桑椹等滋补肾阴。经前则以熟地黄、当归、红花、鸡血藤、肉桂等以利经血排出。经过周期调整,患者的月经周期恢复正常,崩漏不再出现。

3. 体虚卫弱,固表利本 患者长期月经淋漓不净,出血多而致气血不足,卫表不固。易为邪侵而感冒、咽痛、咳嗽。《黄帝内经》云:"正气存内,邪不可干。邪之所凑,其气必虚。"在感冒咳嗽发作的急性期,当固表止咳,清肺化痰,务使邪速去。"攘外必先安内",平时益气养血,实则增强抗病能力,利于后面的澄源复旧之治疗。

4. 澄源复旧,脾肾双补 肾藏精,为生殖发育之基础。精血同源,肾精的充盛与血液充盈也密切相关。脾为后天之本,气血生化之源,固摄血液。患者素禀脾气虚弱,肾气未盛,天癸已至,脾气失统,难以摄血。久崩则气血更加亏虚。故须脾肾双补,澄源复旧。常用八珍汤益气养血,配伍枸杞子、肉苁蓉、菟丝子、淫羊藿益肾固冲,必要时加用血肉有情之品,如龟甲、鹿角胶等以调补阴阳。如此则脾气实、肾精复、冲任调,崩漏不作矣。

(袁　颖)

月经期延长(脾肾阳虚证)

黄某,女,32岁,已婚未育。

初诊:2017年2月24日。

主诉:月经期延长8年。

现病史:患者平素月经规则,经期6天,近8年来无明显诱因出现月经期延长至10~20天,月经周期和经量与以往相似,曾监测基础体温呈马鞍形上升。末次月经2月8日,行经12天。平素四肢欠温,腹胀纳呆,大便溏薄,小便清长,带下量多,色白质稀,无异味。刻下面色无华,舌质白苔薄,脉滑。

月经史:14,6/30(近8年经期10~20天),经量中等,偶有血块,无痛经。

生育史:0—0—1—0。

妇科检查:外阴已婚式,阴道无异常,宫颈光滑,宫体前位,大小正常,两侧附件阴性。

辅助检查:2016年12月12日月经第5天当地医院血生殖内分泌检查:促黄体生成激素(LH)8.21IU/L,促卵泡成熟激素(FSH)6.16IU/L,雌二醇(E_2)32.25pg/ml,孕酮(P)0.77ng/mL,泌乳素(PRL)15.53ng/ml,睾酮(T)0.21ng/ml,B超检查:子宫大小46mm×42mm×39mm,子宫内膜6mm,左卵巢大小26mm×21mm,右卵巢大小25mm×22mm。提示子宫双侧卵巢未见异常。

西医诊断:异常子宫出血。

中医诊断:经期延长。

病机:脾肾阳虚,湿邪下注,冲任失养,阴血妄行。脾肾两阳相互促进、相互滋养,清代章楠《医门棒喝》曰:"脾胃之能生化者,实由肾中阳气之鼓舞;而元阳以固密为贵,其所以能固密者,又赖脾胃化生阴精以涵育耳。"首先,"脾阳根于肾阳",肾阳是全身阳气之根本,通过气化温煦、运化水液的作用影响女子的经、带、胎、产、乳等,脾的功能需以脾阳为基础,脾之健运和化生精微需借助于肾阳的温煦。同时"肾阳资于脾阳",脾阳对肾阳运化水谷并吸收水谷之精微,下达于肾以培育充养肾中之精气。若肾阳虚则不能温煦脾土,导致脾阳虚衰,而脾阳虚久亦病及肾阳,因此两者常相兼为病。若肾阳亏虚致脾失固摄,无力统血,而致阴血妄行而发为崩漏、月经期延长或先后不定期等。

治则:温肾助阳,健脾益气。

方药:当归12g,川芎6g,生熟地黄(各)12g,香附12g,枸杞子12g,菟丝子12g,紫石英12g,淫羊藿12g,锁阳9g,胡芦巴12g,党参30g,黄芪

30g，白术 12g，怀山药 15g，附子 6g，桂枝 9g，椿根皮 12g，益智仁 12g。

共 14 剂，水煎服，每日 1 剂，早晚饭后各一次，每次 150ml。

二诊：2017 年 3 月 10 日。

腹胀纳呆稍好转，带下减少，大便成形，仍有小便清长，末次月经 2017 年 3 月 9 日。刻下面色少华，舌微红，苔薄，脉细。

治则：补肾健脾，温经活血。

方药：一诊方加益母草 30g，桃仁 9g，红花 9g。

共 14 剂，水煎服，每日 1 剂，早晚饭后各一次，每次 150ml。

三诊：2017 年 3 月 17 日。

自觉症状好转，月经期 8 天，今日干净。面色少华，舌微红，苔薄，脉细。

治则：温肾助阳，健脾益气，养血调经。

方药：一诊方去椿根皮、益智仁，加鸡血藤 12g，白芍 9g。

共 14 剂，水煎服，每日 1 剂，早晚饭后各一次，每次 150ml。

之后按上述方药随证加减，用药 3 月，月经期 7 天左右，无其他不适。

按语：

一、治疗思路

崩漏泛指女性月经周期、经期或经量发生异常，或非行经期间阴道大量出血或持续淋漓不断等。本例应为脾肾阳虚导致崩漏。肾与脾为先天、后天的关系，均为人体生命活动的根本，后天须靠先天温养，先天需靠后天补养。肾为先天之本，藏精，主生殖，肾所藏之精为脏腑功能的原动力，是人体生长发育的物质基础，肾精充足是女子卵泡发育成熟的前提条件。脾为后天之本，气血生化之源，一切水谷精微物质都来源于脾胃的运化，脾胃健运，气血生化有源，为维持女性正常生理功能提供物质基础。脾肾两阳相互促进、相互滋养，"脾阳根于肾阳"，"肾阳资于脾阳"，两者常相兼为病，若肾阳亏虚致脾失固摄，无力统血，而致阴血妄行而发为崩漏、月经期延长或先后不定期等。

本例患者还兼有带下病。脾主运化水液，主宰人体水液的生成与输布，其运化功能亦须得到肾阳的温煦蒸化；肾主水，司开合，全身水液代谢在肾气、肾阳的作用下保持平衡，肾中精气的蒸腾气化作用需肾阳的推动,同时又必须依赖脾气的制约。因此,人体的水液代谢须在脾肾两脏的协同作用下完成。带下为肾精所化,女子正常带下在肾阳的推动纳摄下而排泄有度,若肾阳亏虚,蒸腾气化无力,寒湿内盛,损及带脉,可致带下病,临床多以带下过多为主,色淡白,质稀或有腥臭气;肾阳累及脾阳,水湿运化失司,湿邪下注胞宫又加重带下病。

因此本病的治疗应以温肾助阳、健脾益气为主旨,兼顾先天与后天之本。

二、用药分析

脾肾阳虚应以理中汤合右归丸加减。理中汤出自于东汉张仲景《伤寒论》,是针对中焦虚寒的经典方,由人参、干姜、炙甘草、白术组成,可温补脾阳,健脾益气,通畅气机,补后天之本,使精血生化有源;右归丸出自明代张景岳《景岳全书》,具有温补肾阳、填精补血之效,是治疗命门火衰、肾阳不足的经典名方,由熟地黄、炒山药、山茱萸、枸杞子、菟丝子、鹿角胶、杜仲、肉桂、当归、制附子组成,其中的附子有助阳补火、散寒止痛之功,为补先天命门之火的第一要药,通过温肾以暖脾,助肾阳以促生脾阳,合理中汤而成附子理中汤,附子理中汤出自《太平惠民和剂局方》,是典型的脾肾之阳相促生的方剂。本例一诊方中,生熟地黄补肾填精;怀山药固肾健脾益精,气阴双补,为平补三焦之佳品,主治脾肾虚;白术健脾益气止汗,为补气健脾第一要药;党参、黄芪健脾益气;枸杞子、菟丝子、紫石英、淫羊藿、锁阳、胡芦巴温肾助阳,促进排卵,有助于提高黄体功能;附子、桂枝温补肾中之元阳、驱散里寒、填精益髓;当归既善于补血,又长于活血行滞,为妇科补血活血之要药;川芎、香附养血活血,调理月经;益智仁温肾缩尿固精;椿根皮苦涩,清热燥湿,涩肠止带。二诊为月经期,加益母草、桃仁、红花活血调经,三诊为卵泡期,在一诊方补肾健脾的基础上,配以鸡血藤、白芍促养卵泡。

三、亮点经验

脾肾之阳相促生,先天与后天兼顾　李教授认为崩漏的基本病因病机为肾—天癸—冲任—胞宫轴失调,或因脾虚不能统血、冲任不固、经血妄行,或因血瘀阻络、新血不得归经,或因血热迫血妄行,或因肾虚封藏失司,不能制约经血,胞宫蓄溢失常。肾为先天之本,脾为后天之本,两者均为人体生命活动的根本,"脾阳根于肾阳","肾阳资于脾阳",两者常相兼为病。本例月经期延长、大便小便及带下异常均为脾肾阳虚所致,因此治疗时以温肾助阳、健脾益气为主旨,选用针对中焦虚寒的经典方理中汤,温补脾阳,健脾益气,通畅气机,补后天之本,使精血生化有源;合治疗肾阳不足的经典方右归丸温补肾阳、填精补血;右归丸中的附子温肾暖脾,助肾阳以促生脾阳,合理中汤使脾肾之阳相促生,如此先天与后天兼顾,以达标本兼治之目的。同时李教授主张循月经周期、补肾活血助封藏而选用相应药物。

(李雪莲)

剖宫产切口憩室淋漓出血

徐某,女,36岁,已婚育。

初诊:2017年3月24日。

主诉:剖宫产术后7月,阴道不规则少量出血2月。

现病史:患者7月前因胎儿臀位足月行子宫下段横切口剖宫产术,手术顺利,术中、术后阴道流血不多,产后哺乳4月,因乳汁逐渐减少改为人工喂养,2月前月经恢复,但月经间期时有不规则少量阴道流血,呈咖啡色,持续3~15天不等,外院予对症止血治疗后阴道流血停止,停药之后又出现少量咖啡色阴道流血,至今仍淋漓未净已2月,伴腰膝酸软、畏寒肢冷、气短神疲。刻下面色㿠白,舌质淡红,苔薄,脉沉细。

月经史14,5/30~32,经量中等,色暗红,夹小血块,无痛经,末次月经2017年3月11日。

生育史:1—0—0—1。

妇科检查:外阴已婚式,阴道无异常,宫颈光滑,宫体前位,正常大小,两侧附件阴性。

辅助检查:3月24日上海中医药大学附属龙华医院B超:子宫大小47mm×45mm×40mm,子宫内膜8mm,子宫腔下段凸向浆膜层缺损11mm×8mm×5mm伴积液,左卵巢大小24mm×21mm,右卵巢大小29mm×22mm。提示剖宫产切口憩室可能。

西医诊断:剖宫产切口憩室。

中医诊断:漏下。

病机:本病的关键性外因是剖宫产手术中金刃损伤冲任胞宫,可能与切口位置选择不当、切口处血液供应欠佳或缝合不当等因素有关。内在因素主要是产后体质虚弱,《太平惠民和剂局方》曰:"妇人劳伤过度,致伤脏腑,冲任气虚,不能约制其经血。"素体脾肾两虚和气血不足,无力收敛、濡养而致伤口愈合不良,产后脏腑功能失调,冲任受损,子宫藏泄失度,而致经期延长,气机失畅,血不循经,离经之血蓄积于憩室内,余血未净,瘀血内阻蕴热,旧血不去,新血难安,经血淋漓不尽而为漏下。

治则:补肾健脾,养血止血,去瘀生新。

方药:党参 12g,黄芪 12g,白术 12g,生熟地黄(各)12g,菟丝子 12g,紫石英 12g,怀山药 15g,鸡血藤 15g,川芎 6g,续断 9g,香附炭 9g,生茜草 6g,乌贼骨 15g,煅龙骨 30g,煅牡蛎 30g,阿胶(烊化)9g,艾叶 6g,失笑散(包煎)9g。

共 14 剂,水煎服,每日 1 剂,早晚饭后各一次,每次 150ml。

二诊:2017 年 3 月 31 日。

阴道流血停止,仍有畏寒肢冷,气短神疲。面色少华,舌质淡红,苔薄,脉沉细。

治则:补肾固本,益气养血。

方药:一诊方去香附炭、生茜草、乌贼骨、煅龙牡、艾叶、失笑散,加当归 12g,香附 12g,枸杞子 12g,淫羊藿 12g,锁阳 9g,胡芦巴 12g。14 剂。

共 14 剂,水煎服,每日 1 剂,早晚饭后各一次,每次 150ml。

之后随证加减,用药 3 个月,月经期 6～8 天,恢复至手术前的状况,月经量中等,无月经间期不规则阴道出血。

按语:

一、治疗思路

剖宫产切口憩室是指剖宫产术后瘢痕缺损,瘢痕处出现向浆膜层突出的憩室样改变,形成与宫腔相通的一个凹陷,往往表现为月经量增多、月经期延长或阴道淋漓出血。中医古代文献并没有相关表述,但根据其主要的临床表现,应归属于中医经水过多、经期延长或崩漏等妇科血证的范畴。本例主要表现为阴道淋漓出血,应属"漏下",漏下是指妇人淋漓下血不断,为妇科临床的常见病及疑难病,首见于《金匮要略·妇人妊娠病脉证并治》:"妇人素有癥病,经断未及三月,而得漏下不止。"隋代巢元方《诸病源候论》提出:"非时而下,淋漓不断,谓之漏下。"漏下往往以肾虚为根本,多脏同病，气血冲任失调，或兼血热血瘀。肾为先天之本，藏精，主生殖，肾所藏之精为脏腑功能的原动力，肾阳是全身阳气之根本，通过气化温煦、运化水液的作用影响女子的经、带、胎。女子肾气旺盛、任通冲盛与月经来潮关系密切，"冲任之本在肾""胞络者，系于肾"。若肾气虚弱，冲任不固，封藏失职，子宫藏泄失度而漏下；或肾阴不足，精亏血少，阴虚内热，热迫冲任而漏下；或肾精不足，阴阳失调，瘀阻冲任，如《备急千金要方》曰"瘀血占据血室，而致血不归经"而漏下。血瘀不行，脏腑失养，肾中精气无以生长，精弱无以化生元阴元阳，无以化生温养气血，无力推动气血运行，又加剧血瘀，形成恶性循环，使漏下经久难愈。因此虚证漏下应以补肾固本为要，同时应根据疾病不同时期，采用不同的治法。出血期以采用补肾温阳固冲、补肾化瘀止崩、补肾滋阴清热等法止血为主，血止后则根据月经周期气血阴阳转化的规律，以补肾复旧为主，使月水如期而行。

二、用药分析

本例初诊时阴道淋漓出血2月，应以止血为要，以收涩药物为主，加用活血化瘀之品，旧血去则新血得以归经。方中生茜草化瘀生新止血；艾叶、阿胶温经止血；乌贼骨、煅龙骨、煅牡蛎涩血止血；党参、黄芪、白术、怀山药固冲止血；菟丝子、紫石英、续断、香附温肾止血。因漏下致病是以肾虚为根本，肾阴阳平衡失调，致内生血瘀，阻滞冲任，使血不循经，因此应以补肾为重；又因脾胃乃后天之本，气血生化之源，一切水谷精微物质都来源于脾胃的运化，脾胃健运，气血生化有源，为维持女性正常生理功能提供物质基础，脾肾相关，故应脾肾同治，正如《妇人规·经不调》曰："调经之要贵在补脾肾以资血之源，养肾气以安血之室。"一诊方中，党参、黄芪、白术、怀山药健脾益气固冲；生地黄、熟地黄、鸡血藤、川芎养血活血；菟丝子、紫石英、续断、香附温肾暖宫。诸药合用，以达补肾健脾、去瘀生新、养血止血之效。二诊时阴道流血停止，停用止血药物，同时治病求本，故加当归、香附、枸杞子、淫羊藿、锁阳、胡芦巴以补肾固本，益气养血。如此补肾健脾、补益冲任，使气血充足、冲任脉盛，月经顺势而下，血行归经以止漏下。

三、亮点经验

分段治疗，标本兼治。漏下的治疗应根据疾病的不同时期而采用不同的治法，出血期以止血为主，血止后则根据气血阴阳转化的规律用药。本例初诊时阴道淋漓出血2月,应以止血为要,瘀血不去,新血难生,以生茜草化瘀生新止血,艾叶、阿胶温经止血,乌贼骨、煅龙骨、煅牡蛎涩血止血,党参、黄芪、白术、怀山药固冲止血,菟丝子、紫石英、续断、香附温肾止血,此时期治标为主,兼顾治本,其中,乌贼骨配茜草为《黄帝内经》经典名方——四乌贼骨一芦茹丸之组成;二诊时阴道流血停止,考虑漏下致病以肾虚为根本,肾为先天之本,所藏之精为脏腑功能的原动力,肾阴阳平衡失调,致内生血瘀,阻滞冲任,使血不循经;脾胃乃后天之本,气血生化之源,脾肾相关,故应治病求本,脾肾同治,以补肾固本、益气养血为治则;之后根据脏腑气血阴阳的变化规律,辨证论治,随证加减、补肾健脾、补益冲任、正本清源,使气血充足、冲任脉盛,月经顺势而下,血行归经以止漏下,防止复发。如此分段治疗,标本兼治,达到满意的效果。

（李雪莲）

子宫切口憩室（经期延长）

陆某,女,36岁,已婚。

初诊:2018年7月27日。

主诉:经期延长3月。

现病史:患者已婚,曾于2005年剖宫产一男孩。今年4月起月经经期延长,半月方净,经量中等,经色暗红,出血量较多为月经前3天,之后逐渐减少淋漓不净至15~16天方止。遂于2018年5月29日,（月经第6天）当地江阴人民医院进行检查:子宫大小49mm×49mm×35mm,内膜厚10mm;子宫前壁下段切口处见26mm×11mm液性暗区（积液）;查性激素提示:睾酮0.03nmol/L↓低于正常。当地医院医嘱口服中成药八珍颗粒和龙血竭胶囊,黄体期给予黄体酮口服,月经经期出血时间没有缩短;患者平时性格外向,处事容易激动,月经前乳房胀痛,经期延长数月,剖宫产切口异常积液,为此非常忧心忡忡,特地从江阴来沪求诊李教授,就诊时月经第16天（末次月经2018年7月11日）,仍有少许出血淋漓不净。舌质暗淡边有齿痕、苔薄白、脉沉弦细无力。

月经史:14,7~16/26~28,量中,经前乳房胀痛,无痛经,无腰酸;末次月经2018年7月11日至今未净。

生育史:1—0—0—1。

辅助检查:2018年5月29日:促黄体生成激素（LH）5.6IU/L、促卵泡成熟激素(FSH)8.32IU/L、雌二醇(E$_2$)29.3pmol/Lp、睾酮(T)0.03nmol/L、泌乳素(PRL)18.68ng/ml。

西医诊断:子宫切口憩室;雄激素缺乏。

中医诊断:经期延长。

病机:剖宫产手术金石损伤冲任,冲任亏损为本。患者长期经行乳房胀痛,肝之经脉贯隔,乳头属肝,乳房为肝经所主。情志抑郁不舒,肝木克脾土,气血生化不足,冲任气血匮乏。肝郁气滞,气血运行不畅,气滞血凝,结聚成瘀。

治则:补益冲任,凉血化瘀,益肾填精。

方药:黄芪15g,白芍12g,白术12g,山药15g,煅龙骨30g,煅牡蛎30g,乌贼骨15g,生茜草6g,山茱萸12g,党参12g,龟甲18g,鹿角胶9g,石楠叶12g,黄精9g,大蓟草15g,小蓟草15g,仙鹤草30g,椿根皮30g,失笑散(包煎)9g,三七9g,赤石脂30g,蒲公英30g,鹿衔草15g。

共14剂,水煎服,每日1剂,早晚饭后各一次,每次150ml。

二诊:2018年8月17日。

患者服中药后两天经血干净。末次月经2018年8月8日至2018年8月16日,8天净,经期明显缩短,经量中等,经前乳房胀痛,无腹痛,无腰酸。

治则:补益冲任,益肾填精,凉血化瘀。

方药:党参12g,黄芪15g,生地黄12g,熟地黄12g,山茱萸12g,山药15g,白术12g,白芍12g,煅龙骨30g,煅牡蛎30g,乌贼骨15g,生茜草6g,龟甲18g,鹿角胶9g,石楠叶12g,黄精9g,女贞子12g,旱莲草12g,仙鹤草30g,椿根皮30g,大蓟草15g,小蓟草15g,三七9g,赤石脂30g,蒲公英30g,鹿衔草15g。

共14剂,水煎服,每日1剂,早晚饭后各一次,每次150ml。

按语:

一、治疗思路

子宫切口憩室、剖宫产后子宫切口愈合缺损,国外报道称其为剖宫产瘢痕缺陷,是剖宫产术后的一个少见的远期并发症。其造成经期延长,使行经时间超过7天以上,甚至淋漓半个月至20天方净,给患者造成了严重的心理负担,影响了患者的正常生活。剖宫产后由于子宫切口缺血或感染导致愈合缺陷损伤血管、组织坏死、等致子宫切口愈合不良。剖宫产术后如果子宫切口处愈合不良,并经过反复多次大量的月经经血的冲击,形成一定的宫腔压力不断地冲击着切口的薄弱处,导致子宫内膜及肌层呈疝状逐渐向外凸起,最终憩室形成。它的形成时间往往需要 2 年以上。每次月经来潮时,憩室内的子宫内膜也如正常位置的子宫内膜一样定期剥脱出血。由于憩室的外口均较小,其内的经血及内膜则不能及时排出,因此造成其经期时间长,后半期经量较前半期少,颜色较前半期淡。

中医古籍并无此病,只有中西互参方能更深刻地理解该病的病因病机。根据子宫切口假腔经期淋漓不净的症状,中医可归入经期延长、崩漏等妇科血证的范畴。本案患者 10 年多前曾经剖宫产手术,此次月经经期延长发现子宫切口异常积液,首先考虑出血延长可能与剖宫产切口异常有关。虽然检查发现睾酮水平低下,但是患者月经周期正常,因此卵巢功能紊乱,排卵障碍引起出血的作为次要治疗考虑因素。虽然金刃损伤胞宫胞脉是可能形成子宫切口假腔形成的基本病因,但必然有气血虚弱,冲任固摄无权,逐渐形成憩室。当憩室产生后经血排出不畅,瘀血蓄于假腔内,不循常道,不能及时排出,新血不得归经,所以经血淋漓不净。日久瘀热互结、虚实夹杂。因此李教授治疗以补气固冲,调经止血,兼有化瘀清热为主要原则,同时辅以益肾填精佐治雄激素水平下降。

二、用药分析

李教授用药以张锡纯《医学衷中参西录》固冲汤为基础固冲止血,配合龟鹿二仙胶改善患者雄激素缺乏可能引起卵巢功能不足的因素,辅以张仲景《伤寒论》桃花汤收涩止血,大蓟草、小蓟草凉血止血,三七、失笑散散瘀止血。

固冲汤原方由黄芪、山茱萸、炒白术、生白芍、煅龙骨、煅牡蛎、乌贼骨、茜草、陈棕炭和五倍子组成。张氏认为白术"善健脾胃",与"滋阴药同用,又善补肾",且"白术具土德之全,为后天资生之要药,于金、木、水、火四脏,皆能有所补益"。龙骨、牡蛎皆能固涩,张氏认为"龙骨乃天生妙药""因元气脱者多因肝主疏泄功能失常,肝取象为青龙,与龙骨同气,所以龙骨既能入气海以固元气,更能入肝经以防其疏泄元气"。山茱萸与龙骨、牡蛎同用,意在取其固涩收敛之功,因其"大能收敛元气,振作精神,固涩滑脱,得木气最厚,收敛之中兼具条畅之性,故又通利九窍,流通血脉",

使全方涩而不滞。"大气陷后,诸气无所统摄……在妇女更有因之血崩者",又因"黄芪能补气,兼能升气,善治胸中大气下陷",且黄芪补气之功最优,凡妇女因气虚下陷而崩带者,可取其升补之力,治疗流产崩带。芍药味酸,入肝以生肝血,取其滋阴养血之力与白术共用以补肾,因其"调和气血之力独优",故以用此。乌贼骨、茜草二药取自《黄帝内经》中四乌贼骨一蘆茹丸,原方治伤肝之病,时时前后血。药用"乌贼骨四,蘆茹一,丸以雀卵,如小豆大,每服五丸,鲍鱼汤送下"。张氏有确实经验,深知二药止血之力,且若减去二药,临床则服药数剂无效,故拟得固冲汤,乃"实遵《内经》之旨"。

龟鹿二仙胶来源于《医便》卷一,在《摄生秘剖》和《杂病源流犀烛》中分别称为龟鹿二仙膏、二仙胶。方由鹿角、龟甲、人参、枸杞子组成,具有滋阴填精、益气壮阳之功,主治阴阳两虚、任督精血不足之证。李时珍《本草纲目》记载:"龟鹿皆灵而有寿,龟首常藏于腹,能通任脉故取其甲,以补心、补肾、补血,皆以养阴也。鹿鼻常返向尾,能通督脉,故取其角,以补命、补精、补气,皆以养阳也。乃物理之玄微,神工之能事也",久服可以延年益寿,故有二仙之美称。二药配伍起到填精益髓可以修复减低的卵巢储备功能。

赤石脂首载于《神农本草经·玉石部上品》:"青石、赤石、黄石、白石、黑石脂味甘,平。主黄疸、泄利、肠澼脓血、阴蚀下血赤白、邪气痈肿、疽、痔、恶疮。久服补髓益气,肥健不饥,轻身延年。"《伤寒论》云:"少阴病,下利,便脓血者,桃花汤主之。"《太平惠民和剂局方》滋血汤,用赤石脂配伍海螵蛸、侧柏叶等药物,治疗妇女崩漏下血。现代研究结果表明,赤石脂的化学成分主要为水化硅酸铝,还含有相当多的氧化铝等物质,服用赤石脂过量容易引起便秘、腹胀等。现代有学者认为《伤寒论》桃花汤证并非虚寒滑脱证,而是湿热毒邪侵入营血、腐肠成脓的实热证;选用赤石脂的桃花汤也不是温涩之剂,而是治疗下利脓血便的专用方,具有祛腐解毒、排脓生肌、兼护胃气的功效。赤石脂的收敛止血功效,加之去腐生肌更适合子宫切口憩室之病因病机。

三、亮点经验

1. 益气固冲,修复子宫内膜　子宫内膜在正常月经周期中可实现周期性的完全再生。其主要原因是内膜基底层在月经时并不脱落。基底层的完整性、连续性在内膜修复过程中可能起着类似真皮"模板"的重要作用,大量细胞、细胞因子及细胞外基质共同参与了子宫内膜的修复。血管发生对子宫内膜有效地修复再生起到重要作用。

冲任起于胞中,与胞宫直接相通,冲任均有经脉与肾经相通,既是运行气血到达胞宫的通路,又直接参与女性生理活动,特别是冲脉上灌诸阳,下渗三阴,容纳来自五脏六腑的气血,为十二经气血汇聚之所。

固冲汤为补益冲任虚损之重要方剂,也是李教授经验多用于多种经带漏下妇科病症的主要方剂。在本案患者治疗中也处于重要作用。其有效的止血调经作用可能与其促进内膜上皮细胞增殖,促进血管再生作用,参与子宫内膜修复的各个环节,恢复子宫内膜完整性,从而缩短月经出血时间。

2. 活血止血,促进内膜再生 徐灵胎云:"妇人……经带之疾,全属冲任,治冲任之法……故古人立方无不以血药为主者。"血管闭塞是内膜修复不良的重要表现,血管活性药物可以改善子宫动脉和内膜血流,改善血供有助于增加子宫内膜厚度的作用,来增加子宫内膜修复和容受性。本案患者,失笑散、三七均为活血止血之药。在本案治疗中起到祛瘀止血之作用。现代医学研究表明三七可明显减轻 IUD 放置后子宫炎症反应,明显改善血管结构,改善子宫内膜形态。可以使憩室内膜同步脱落,恢复经期。

(贾丽娜)

子宫憩室淋漓出血 2 月

余某,女,44 岁,已婚。

初诊:2016 年 8 月 17 日。

主诉:剖宫产术后子宫憩室,不规则阴道出血 2 月余。

现病史:8 年前剖宫产术手术史。月经持续 2 个月,7 月 21 日起服用屈螺酮炔雌醇片 21 天,经量稀少,停药 2 天。刻下:腹痛,腰酸,胃纳可,二便调,夜寐尚按,苔薄,脉细。

月经史:14,5 ~ 7/28 ~ 35,经量时多时少,色暗红夹血块,时有经净后出血,痛经。

生育史:1—0—2—1。8 年前剖宫产一子。末次人流 10 年前。

妇科检查:外阴经产式,阴道无异常,宫颈轻度糜烂,宫体前位,略大,附件阴性。8 月 4 日阴道 B 超:子宫前位,大小 57mm × 47mm × 55mm,子宫下段切口处缺损,大小为 9mm×8mm×15mm。提示:子宫憩室。

西医诊断:子宫切口憩室。

中医诊断:崩漏;癥瘕。

病机:瘀血阻滞,旧血不去,新血难安,发为漏下。治疗益气养血,祛瘀生新。

治则:益气养血,化瘀止血。

方药:党参 12g,黄芪 12g,怀山药 15g,墓头回 15g,椿根皮 15g,煅龙牡(各)30g,乌贼骨 15g,生茜草 6g,三七 6g,炒荆芥 9g,炒防风 9g,艾叶 6g,阿胶 9g,五倍子 6g,炒藕节 15g,赤芍 9g,红藤 30g,牡丹皮 12g,丹参 12g,失笑散 9g,蒲公英 30g。

共 14 剂,水煎服,每日 1 剂,早晚饭后各一次,每次 150ml。

二诊:2016 年 8 月 26 日。

阴道出血量减少,腹痛消失,余无特殊。苔薄黄,脉细。

治则:补肾健脾,凉血止血。

方药:党参 12g,黄芪 15g,白术芍(各)12g,菟丝子 12g,龟甲 18g,鹿角胶 9g,乌贼骨 15g,生茜草 6g,生三七 9g,艾叶 6g,阿胶 9g,五倍子 6g,五味子 6g,炒槐花 12g,炒荆芥 6g,煅龙牡(各)30g,炒藕节 12g,岗稔根 15g,牛角鳃 9g。

共 14 剂,水煎服,每日 1 剂,早晚饭后各一次,每次 150ml。

三诊:2016 年 9 月 12 日。

阴道出血已净。月经从 6 月 19 日起淋漓出血至 9 月 6 日。时有耳鸣,神疲乏力,大便正常,舌淡红,苔薄,脉细数。

治则:理气健脾,滋肾填精。

方药:熟地黄 12g,川芎 6g,生地黄 12g,白术 9g,山药 12g,香附 12g,菟丝子 12g,川楝子 12g,鸡血藤 15g,紫石英 15g,党参 12g,黄芪 15g,白术 12g,白芍 12g,石楠叶 12g,黄精 9g,龟甲 18g,鹿角胶 9g,枸杞子 12g,女贞子 12g,桑椹 12g,蝉蜕 9g。

共 14 剂,水煎服,每日 1 剂,早晚饭后各一次,每次 150ml。

四诊:2016 年 10 月 11 日。

末次月经 10 月 6 日,无不适,大便正常,耳鸣减轻,无腰酸,苔薄腻,脉细。

治则：补肾填精，活血行气。

方药：菟丝子 12g，肉苁蓉 12g，肉桂 3g，鸡血藤 15g，红花 9g，香附 12g，枸杞子 12g，熟地黄 12g，当归 9g，胡芦巴 12g，锁阳 9g，龟甲 18g，鹿角胶 9g，桑椹 12g，枸杞子 12g，熟地黄 12g。

五诊：2016 年 11 月 8 日。

末次月经 10 月 6 日逾期未行，经前无乳房胀痛，白带少，有腥味，苔薄白，脉细。

治则：活血化瘀，补肾调经。

方药：当归 12g，川芎 6g，鸡血藤 12g，香附 12g，生熟地黄（各）12g，泽兰泻（各）9g，益母草 15g，苏木 9g，川牛膝 12g，凌霄花 9g，鬼箭羽 12g，桂枝 6g，椿根皮 15g，红藤 30g，败酱草 30g，蒲公英 30g，乌贼骨 15g，生茜草 6g。

共 14 剂，水煎服，每日 1 剂，早晚饭后各一次，每次 150ml。

六诊：2016 年 12 月 8 日。

末次月经 11 月 30 日至今，量中，伴腰酸，伴痛经，无血块。经行初始 2 日量多腹痛，苔薄，脉细。

治则：益气健脾，凉血止血。

方药：党参 12g，黄芪 12g，大小蓟（各）15g，仙鹤草 30g，艾叶 6g，阿胶 9g，陈棕炭 12g，杜仲 15g，狗脊 12g，怀山药 15g，炒槐花 12g，鹿衔草 15g，炒荆防（各）9g，生熟地黄（各）12g，贯众炭 6g。

共 14 剂，水煎服，每日 1 剂，早晚饭后各一次，每次 150ml。

七诊：2017 年 1 月 4 日。

末次月经 11 月 30 日～12 月 12 日，量多 2 天，无乳房胀痛，伴有腰酸，纳可，寐可，二便可，苔薄，脉细。

治则：活血通络，祛瘀调经。

方药：三棱 9g，莪术 9g，巴戟天 12g，苏木 9g，肉苁蓉 12g，菟丝子 12g，夏枯草 12g，地鳖虫 12g，制乳没 6g，紫花地丁 30g，皂角刺 12g，茯苓 12g，桂枝 6g，桃仁 9g，血竭 6g，水蛭 12g，杜仲 12g。

共 14 剂，水煎服，每日 1 剂，早晚饭后各一次，每次 150ml。

通过补肾活血，祛瘀调经，后续治疗 3 个月，月经淋漓不再，一般经行 7 日净，随访 6 个月，患者未出现不规则阴道出血情况。

按语：

一、治疗思路

憩室是指腔隙样脏器的黏膜向壁层外突出的局限性扩张或囊样突出，子宫肌肉层厚，不易出现内膜向外突出，但当子宫肌肉层受损伤时，如果愈合不良，可产生憩室，多位于子宫峡部，与剖宫产有关。手术伤口对合不良，缝合粗糙，切口出血、撕裂等形成薄弱环节，导致术后形成憩室。子宫憩室处的子宫内膜因为瘢痕，血供差，创面修复慢，容易出现不规则出血。在中医属于漏下范畴。患者素体脾弱，产后余血未净，旧血不去，新血不安，发为漏下。日久可出现不规则出血，漏下，淋漓不尽等情况。治疗时应通过补肾健脾，祛瘀止血来使经血规律。

二、用药分析

本患者就诊时已经出血2月余，故止血为要，本着急则治其标，缓则治其本的原则进行。方中党参、黄芪、山药益气健脾，固冲摄血；丹参、茜草、失笑散活血化瘀；菟丝子、肉苁蓉、肉桂、龟甲、鹿角胶、巴戟天温补肾阳填精补血；三棱、莪术、血竭、制乳没、地鳖虫活血破瘀；泽兰、赤芍、益母草、红藤化瘀生新，不同时段采用不同治法，使正常月经恢复。

三、亮点经验

1. 补肾与祛瘀并举　漏下的治疗要根据患者的经期前后不同时段随证调治。李祥云教授提出了肾亏瘀阻观点。《医宗必读》云："肾为脏腑之本，十二经脉之根，呼吸之本，三焦之源，而人资之以为始者也。"肾藏精，五脏六腑之精皆藏于肾，精血同源，精化血，肾精充沛，冲任胞宫始得濡养，血海能够按时满溢，使经水通调，按期而下，易两精相合受孕；肾为气血之根，如肾虚精不足，肾气亏乏，推动乏力，气血运行不畅，冲任胞宫失去濡养，冲任气血失去调畅，气血易停滞形成瘀阻，王清任云："元气既虚，必不能达于血管，血管无力，必停留而瘀。"瘀阻胞脉使胞脉更加失于濡养，瘀血阻滞冲任胞脉日久，可累及肝、脾、肾诸脏，损耗脏气，脏腑功能失调，日久及肾，更加重肾虚，周而复始，出现恶性循环，并影响两精相搏，导致不孕。肾虚和血瘀是互为影响、互相转化的辩证关系。故对肾虚瘀阻的病机，李教授提出肾虚瘀阻的观点，主张补肾祛瘀，既补肾又祛瘀，避免了一味攻伐祛瘀损伤正气，耗损精血，又同时补肾，固护了正气，益肾填精,使精血充沛,冲任胞宫得到濡养,肾阳充盛,温煦脾阳,脾肾功能振奋,脏腑功能得以正常,生血行血,使瘀阻得除,月事时下。通过补肾祛瘀调经,治病求本的原则,使患者漏下止,恢复正常月经。

2. **补肾填精益冲任** 方中菟丝子、肉苁蓉、肉桂、龟甲、鹿角胶、巴戟天温补肾阳填精补血;必要时可加入血肉有情之品,可以补助人的精、气、神三宝,填补人体之下元,达到补益气血、调整阴阳、补益冲任的作用。部分血肉有情之品被研究证实含有雌激素和雄激素的作用,提高子宫的肌张力和增强子宫节律性收缩,可起到对憩室的修复作用;部分被研究发现可加速血中红细胞和血红蛋白生长,抗氧化等作用。初诊时患者淋漓2月未净,一二诊均体现补益与祛瘀并举之法。

(赵　巍)

漏下、痛经

钱某,女,40岁,已婚。

初诊:2017年12月8日。

主诉:月经淋漓不尽3周,诊刮术后1月余。

现病史:2017年10月23日于同济医院因月经3周未净行诊刮术;病理检查示:局部内膜不规则增生;复旦大学附属妇产科医院会诊:内膜呈增生紊乱。2017年11月7日清宫术后15天,B超示:子宫大小约54mm×52mm×51mm,子宫质地不均匀,内膜厚12mm,右侧卵巢大小约25mm×21mm×19mm,左侧卵巢大小约30mm×25mm×20mm。提示子宫肌腺症。

2017年11月29日于同济医院性激素检查(月经第10天)示:FSH 4.3mIU/ml,LH 3.21mIU/ml,E_2<0.04pg/ml,P 1.38ng/ml。

月经史:13,7~14/20~40,量少,色暗,夹血块,伴剧烈痛经。末次月经2017年11月19日~2017年11月25日,量多,色红,夹血块,痛经较剧,无乳房胀痛,无明显腰酸。舌有齿痕脉细。

生育史:1—0—0—1。

西医诊断:子宫腺肌病。

中医诊断:漏下;痛经。

病机:"经水出诸肾",肾气盛,月事才能以时下,而脾主统血,若肾气渐衰,中气不足,则冲任不固,血失统摄而致漏下,冲任不健,则月经不调;

脾肾不足,气血运行不畅,胞脉瘀阻,不通则痛。

治则:温肾健脾,调理任督。

方药:当归12g,肉桂3g,鸡血藤15g,枸杞子12g,熟地黄12g,肉苁蓉12g,菟丝子15g,党参15g,黄芪15g,淫羊藿30g,桂枝6g,白术12g,白芍12g,胡芦巴12g,龟甲18g,鹿角胶9g,紫河车粉(冲服)24g,香附9g,木香9g,陈皮9g,大腹皮9g。

共14剂,水煎服,每日1剂,早晚饭后各一次,每次150ml。

医嘱:避免过劳;少食寒凉、肥甘厚味;注意经期卫生;保持心情舒畅。

二诊:2017年12月20日。

漏下、痛经,腺肌症复诊。用药后精神疲乏转佳,末次月经:2017年12月15日,五日净,痛经减,量中,色红。刻下:无特殊不适。舌淡红边有齿痕,苔薄白,脉细。

治则:健脾温肾,养血活血,调补冲任。

方药:党参12g,黄芪15g,白术12g,川楝子12g,山药15g,菟丝子15g,香附12g,川芎6g,鸡血藤15g,生地黄12g,熟地黄12g,石楠叶12g,黄精9g,龟甲18g,鹿角胶9g,紫石英15g,紫河车粉(冲服)9g,肉苁蓉12g,淫羊藿30g,木香9g,陈皮9g,腹皮9g。

共14剂,水煎服,每日1剂,早晚饭后各一次,每次150ml。

医嘱:注意保暖,放松心情,营养全面。

按上述方药随诊加减调理,2个月后随访,经期正常,未发生漏下情况,痛经明显减轻。

按语:

一、治疗思路

崩漏是指妇女不在行经期,阴道大量出血,或持续下血淋漓不断,又称"崩中漏下"。突然出血,来势急,血量多者叫"崩";来势较缓,血量少,淋漓不断者称"漏"。常常两者相互转化,故称"崩漏"。相当于现代医学之"功能性子宫出血"范围。汉代《金匮要略·妇人妊娠病脉证并治》首先提出"漏下"之名。主要是肾—天癸—冲任—胞宫轴的严重失调。冲任损伤,不能制约经血,使子宫藏泄失常。其辨证施治,主要从虚实进行分析,虚者多为脾虚和肾虚,脾虚血失统摄,甚则虚而下陷,冲任不固,不能制约经血,发为崩漏。肾虚则封藏失司,冲任不固,不能制约经血。实者多见血热和血瘀,热伤冲任,迫血妄行,发为崩漏。瘀阻冲任、子宫,血不归经而妄行,遂成崩漏。该患者又有子宫肌腺症,年近六七,肾气渐弱,脾气不足,脾肾不足,气血运行不畅,胞脉瘀阻,不通则痛。患者经诊刮后,漏下已止,则以治本为重,故采用补肾健脾,调理任督之法。崩漏之后应调理脾胃,化生气血,使之康复。有研究指出,补益肾气,重建月经周期,才能使崩漏得到彻底的治疗,所以补肾健脾调经是治本的关键。

二、用药分析

患者就诊时漏下已止,故温肾健脾,阴阳并调为主进行治疗,以龟鹿二仙胶加味,龟甲、熟地黄、枸杞子、菟丝子、黄精滋肾阴,养精血;鹿角胶、肉苁蓉、肉桂、胡芦巴、淫羊藿、紫石英、石楠叶温肾阳,暖胞宫。其中龟甲、鹿角胶为血肉有情之品,峻补人体的精、气以及任督之脉,适用于肾气渐衰之患者。当归、鸡血藤、白芍、川芎养血活血调经,党参、白术、山药、香附、川楝子健脾疏肝,同时在大量补益药物加入理气之品,使补而不滞。一诊时处于黄体期,选用肉苁蓉、淫羊藿、山药、鸡血藤以填精补肾,健脾调经,使月经准时而至。二诊时在卵泡期,选用黄精、石楠叶、淫羊藿、山药、香附、鸡血藤等健脾补肾养血。纵观整体用药,阴阳并补,脾肾同调。

三、亮点经验

1. 脾肾同补,治病求本 患者年至 40,肾气不足,经期、经量易出现变化,又漏下 3 周余,致气血冲任亏虚。虚证漏下以脾肾着手,治病求本,先后天互养,按周期调经,使月经周期恢复正常。用药上更以血肉有情之品,方中李教授运用龟鹿二仙汤加味补肾填精进行治疗,《古今名医方论》中曾作方解曰:"人有三奇,精、气、神,生生之本也。精伤无以生气,气伤无以生神。精不足者,补之以味,鹿得天地之阳气最全,善通督脉,足于精者,故能多淫而寿;龟得天地之阴气最具,善通任脉,足于气者,故能伏息而寿。"此方阴阳并补、滋阴填精、益气养血。方中鹿角胶温肾壮阳,益精养血;龟甲胶填精补髓,滋阴养血,二味为血肉有情之品,能补肾益髓以生阴阳精血。人参大补元气,与鹿、龟二胶相伍,既可益气生精以助滋阴壮阳之功,又能补脾胃后天之本以资气血生化之源;枸杞子补肾益精,养肝明目,助鹿、龟二胶滋补肝肾精血。四药合用,阴阳气血并补,先后天兼顾,共奏滋肾填精、益气壮阳之功。

2. **治疗痛经,温通为要** 患者有子宫肌腺症病史多年,痛经剧烈,李教授认为痛经的绝大多数为寒瘀所致,气虚、气滞、寒凝均可导致瘀阻胞宫,冲任失调是其基本病机,而正气虚弱,脏腑功能失调,是形成瘀阻的根本原因,而肾脾肝功能是关键。药理实验证明,扶正之品,如补气、温阳的中药可提高免疫力,增强网状内皮系统的功能,增加吞噬细胞的数量和提高吞噬能力。在扶正固本的同时,还考虑到"不通则痛",配合活血化瘀之品。本病例用药注重温补脾肾,佐以活血之品,温通结合,相得益彰。

(严　骅)

漏下（阴虚内热证）

刘某,女,14岁,学生。

初诊:2017年5月30日。

主诉:漏下50余天未止。

现病史:患者自初潮起就月经淋漓不尽,往往每次经行半月余。因为平时学习忙碌也没有正规就诊,家长自行给予独一味胶囊服用。此次月经4月2日来潮,经量时多时少,经色鲜红,至今50余天未净,伴有小腹隐痛。自行服用独一味胶囊无效。胃纳可,喜食牛羊肉,口腔溃疡,大便干结,口干欲饮,舌质红,苔薄,脉细数。要求中医治疗。

月经史:12,12～16/22～35,量多,色鲜红,无痛经。

生育史:0—0—0—0。

西医诊断:异常子宫出血。

中医诊断:漏下。

病机:阴虚内热,血热妄行。

治则:滋阴清热,凉血固经。

方药:生地黄30g、地骨皮12g、黄芩9g、侧柏叶9g、仙鹤草30g、赤芍9g、生大黄(后下)9g、牡丹皮9g、生蒲黄12g、牡蛎(先煎)30g、阿胶(烊化)9g、陈棕炭12g、蒲公英30g、紫花地丁30g、炒荆芥9g。7剂。

共14剂,水煎服,每日1剂,早晚饭后各一次,每次150ml。

医嘱:①饮食宜清淡,多吃蔬菜,少吃牛羊肉等燥热食品。②学习要张弛有度,不要熬夜,自我调节情绪,减少压力。③测基础体温。

二诊：2017年6月16日。

药后经净1周，复又转经，量增多似月经样，色紫红，少腹不舒，二便正常。基础体温单相。舌尖红，脉细数。

治则：活血调经。

方药：黄芪12g、当归9g、生地黄15g、川芎5g、赤白芍(各)9g、香附9g、红花5g、益母草15g、月季花5g、地骨皮12g。

共3剂，水煎服，每日1剂，早晚饭后各一次，每次150ml。

三诊：2017年6月30日。

上次月经7日净，基础体温转为双相。刻下口干喜饮，腰酸乏力，大便1日1行，无口腔溃疡。舌尖红，脉细数。

治则：滋肾养阴，清热调经。

方药：生地黄30g、白芍9g、牡丹皮9g、知母9g、黄柏9g、杞子9g、泽泻12g、茯苓12g、山药15g、麦冬9g、女贞子12g、龟甲胶9g、鹿角胶9g。

共7剂，水煎服，每日1剂，早晚饭后各一次，每次150ml。

四诊：家属代诊，基础体温转为双相，经水量中无殊，想改中成药服用。给予知柏地黄丸继续调理。

按语：

一、治疗思路

患者14岁属青春期。先天肾气尚不足，即卵巢功能尚未成熟，性中枢成熟缺陷，性轴的正常调节功能尚未建立，所以容易出现经血泄溢失常。患者月经淋漓，色鲜红，大便干结，口腔溃疡，口干欲饮，舌尖红，脉细数，属阴虚火旺，内热壅盛，血不循经，妄行于外，正如经所云："天暑地热，经水沸腾。"经又云："暴崩宜止，久漏宜清"，故而用滋阴清热，凉血固经的药物。后又到周期宜行经，此时宜疏不宜涩，故用四物汤加减养血活血以调经。恢复期以知柏地黄丸为主滋阴清热，育阴潜阳，填精生血，终使基础体温上升，月经得以调整。

二、用药分析

初诊时诸症皆属阴虚内热，血热妄行，故以生地黄、地骨皮、黄芩、赤芍、牡丹皮清热凉血；生大黄泻火通便；牡蛎、阿胶、炒荆芥、生蒲黄、陈棕炭止血；蒲公英、紫花地丁清热解毒，防止感染。当行经时，顺势而为，以四物汤活血养血，四物汤来源于《太平惠民和剂局方》，能补血活血，是妇科之圣方，有"血家百病此方通"之说。《医方集解》曰："当归甘温入心脾，能养营活血，为血中之气药，能通血滞，补血虚，生血为君；生地甘寒入心肾，滋血养阴为臣；芍药酸寒入肝脾，敛阴为佐；川芎辛温入手足厥阴，润肝燥而补肝阴，升清阳而开诸郁，通上下而行血中之气为使也。"血止后，以知柏地黄丸为主方加枸杞子、女贞子滋补肾阴，佐以龟甲胶、鹿角胶血肉有情之品，填精生髓，使性腺轴得以调节，月经正常。

三、亮点经验

1. 急则治其标，缓则治其本　患者月经淋漓已 50 余天未止，热迫血行，出血日久，易致血虚，故当先凉血止血，待血止后再行澄源和复旧，以补益肾精为主。

2. 依年龄不同，分阶段用药　正如刘完素在《素问病机气宜保命集·妇人胎产论》曰："妇人童幼天癸未行之间，皆属少阴；天癸既行，皆从厥阴论之；天癸已绝，乃属太阴经也。"故治疗时青春期重在补肾；育龄期重在调肝；更年期则重在健脾，当然也不能机械地一成不变，还是正确辨证以治之。本案少女恢复期重在滋肾养阴，清热调经，恢复性轴。

3. 少女多任性，生活欠规律　青春少女往往不注意生活调理，性情不易稳定、易怒多变，饮食多有偏颇，喜爱生冷甜腻，生活不规律，家长应多给予关心、指导，不能挑食，生活规律，才能月经正常。

（李俊箐）

崩漏、宫腔镜术后

黄某，女，47 岁，已婚。

初诊：2017 年 3 月 7 日。

主诉：阴道不规则出血 10 天未净。

现病史：患者曾 2014 年微创子宫肌瘤剥除术，2016 年 8 月 9 日行宫腔镜下诊刮术，术后病理：增生期反应子宫内膜。近一年烘热汗出，月经失调，夜间不寐，烦躁易怒，关节酸痛。末次月经 2 月 24 日，量中，经前 3 天小腹疼痛，刻下经行 10 天未净，量少淋漓，苔薄，脉细。

月经史：12，5～16/30～60，经量时多时少，色暗红夹血块，伴痛经。

生育史:1—0—0—1。

辅助检查:2016 年 9 月 B 超:子宫大小 59mm×60mm×52mm,子宫内膜:4mm,左卵巢大小:25～15mm,右卵巢大小:39×28mm 子宫前后壁多个无回声区,大者 24mm×22mm,宫颈部 19mm×7mm,左卵巢,类圆形无回声区 31mm×29mm,提示:子宫多发肌瘤,右卵巢含液性病灶。

西医诊断:不规则阴道出血。

中医诊断:崩漏。

病机:素体阳盛,或过食辛辣,或感受热邪,或肝郁气滞,郁久化热致血热炽盛,热伤冲任,破血妄行,形成崩漏。

治则:清热凉血止血。

方药:当归 12g,川芎 6g,香附 12g,鸡血藤 15g,赤芍 9g,牡丹皮 12g,丹参 12g,川楝子 12g,益母草 15g,苏木 9g,乌贼骨 15g,生茜草 6g,煅龙骨 30g,煅牡蛎 30g,赤石脂 12g,椿根皮 15g,蒲公英 30g,炮姜 6g,炒地榆 15g。

共 14 剂,水煎服,每日 1 剂,早晚饭后各一次,每次 150ml。

医嘱:①工作减压,勿熬夜,适当休息,有充足睡眠。②饮食勿辛辣伤阴。

二诊:2017 年 3 月 22 日。

服上方后 3 天后经净,自 3 月 15 日开始有阴道出血,2 片护垫/日,色粉红,量少,3 月 16 日阴道出血呈咖啡色,2 片护垫/日～3 月 18 日止。因感冒自 3 月 18 日起服用氨酚伪麻美芬片Ⅱ/氨麻苯美片(白加黑)。刻下:寐差,鼻塞咳痰咳嗽,晨起燥热,目糊,大便 2～3 次/日,质稀薄。苔薄黄,尖红,脉数。

治则:养阴清热,健脾固经。

方药:生熟地黄(各)15g,地骨皮 12g,青蒿 9g,椿根皮 12g,党参 12g,黄芪 12g,蒲公英 30g,关黄柏 9g,知母 9g,炒荆防(各)9g,鱼腥草 30g,仙鹤草 30g,煅龙骨 30g,煅牡蛎 30g,赤石脂 15g,胡颓叶 12g,桑白皮 9g,紫菀 9g,川贝母 6g。

共 14 剂,水煎服,每日 1 剂,早晚饭后各一次,每次 150ml。

三诊:2017 年 4 月 12 日。

患者自 4 月 6 日起服用地屈孕酮,每日 1 粒,服用 10 天,自 4 月 9 日起无阴道出血。夜寐较前改善,晨起烦躁仍有,大便 2～3 次/日,胃纳可,舌苔薄脉沉细。

治则：滋阴补肾，健脾止血。

方药：丹参12g，川芎6g，熟地黄12g，香附12g，延胡索12g，红花9g，当归身9g，牡丹皮12g，川楝子12g，益母草30g，川牛膝12g，胡芦巴12g，炒扁豆12g，怀山药9g，肉豆蔻9g，橘叶核（各）9g，艾叶6g，煅龙骨30g，煅牡蛎30g，赤石脂15g。

共14剂，水煎服，每日1剂，早晚饭后各一次，每次150ml。

四诊：2017年5月2日。

阴道出血未净半月。末次月经4月17日，第3天量多，现阴道少量出血未净。4月26日B超：子宫内膜10～11mm，昨起地屈孕酮口服，每日2次，每次1粒。苔厚质紫暗，脉细。

治则：养阴清热，健脾止血。

方药：党参12g，黄芪12g，白术9g，白芍9g，枸杞子12g，女贞子12g，旱莲草12g，怀山药15g，岗稔根15g，仙鹤草15g，生三七6g，牛角鳃12g，椿根皮15g，蒲公英30g，陈腹皮（各）9g。

共14剂，水煎服，每日1剂，早晚饭后各一次，每次150ml。

五诊：2017年5月19日。

末次月经5月15日至今，量中，色暗，无血块，稍痛经，腰酸，乳房胀痛。白带清洁度Ⅲ度，TCT、HPV正常。舌苔薄，脉细。

治则：补肾健脾，益气止血。

方药：熟地黄12g，川芎6g，生地黄12g，白术9g，山药12g，香附12g，菟丝子12g，川楝子12g，鸡血藤15g，紫石英15g，党参12g，黄芪12g，大小蓟（各）12g，炒地榆15g，乌贼骨15g，生茜草6g，陈棕炭12g，煅龙骨30g，煅牡蛎12g，炒荆防（各）9g，葛花9g，仙鹤草15g，橘叶核（各）9g。

共14剂，水煎服，每日1剂，早晚饭后各一次，每次150ml。

六诊：2017年6月9日。

末次阴道出血5月15日～5月27日，少腹隐痛，少量血性分泌物，小便腥味。地屈孕酮治疗中。刻下有行经意，夜寐欠安，梦多。舌苔薄，脉细。

治则：健脾养阴，疏肝调经。

方药：丹参12g，川芎6g，熟地黄12g，香附12g，延胡索12g，红花9g，当归身 9g，牡丹皮 12g，川楝子 12g，桃仁 9g，土茯苓 30g，赤芍 9g，牡丹皮 12g，苏木 9g，石见穿 12g，石菖蒲 12g，青礞石 12g，怀山药 12g，肉豆蔻 12g，柴胡 9g，橘叶核（各）9g。

共 14 剂，水煎服，每日 1 剂，早晚饭后各一次，每次 150ml。

七诊：2017 年 6 月 27 日。

末次月经 6 月 13 日 ~ 6 月 16 日，量中如常，外感咽痛，易疲劳。6 月 23 日起阴道咖啡色排液未净。该月起未再服用地屈孕酮。寐安，二便调，苔薄，脉细。

治则：益气养阴，清热凉血。

方药：党参 12g，黄芪 12g，大小蓟（各）12g，炒地榆 15g，乌贼骨 15g，茜草 6g，煅龙牡（各）30g，炒荆防（各）9g，莲房炭 12g，鹿衔草 15g，赤石脂 30g，禹余粮 30g，牛蒡子 12g，蒲公英 30g，仙鹤草 15g。

共 14 剂，水煎服，每日 1 剂，早晚饭后各一次，每次 150ml。

八诊：2017 年 8 月 1 日。

末次月经 6 月 23 日，3 天净，量中，色暗，无血块，左侧胁下隐痛，按之略舒，烘热汗出，无明显心烦，睡眠可，便稀质黏不尽感，食凉更甚。苔薄，脉细。

治则：补肾健脾，活血祛瘀。

方药：三棱 9g，莪术 9g，巴戟天 12g，苏木 9g，肉苁蓉 12g，菟丝子 12g，夏枯草 12g，地鳖虫 12g，紫花地丁 30g，皂角刺 12g，桂枝 6g，水蛭 12g，炒扁豆 12g，怀山药 15g，淮小麦 30g，党参 12g。

共 14 剂，水煎服，每日 1 剂，早晚饭后各一次，每次 150ml。

根据上述诸方随证加减，健脾补肾，滋阴，活血祛瘀调经，之后未再出现阴道淋漓出血不止。随访患者 6 个月后再未出现阴道不规则出血，月经时有先后，一周血止。

按语：

一、治疗思路

崩漏是治阴道不规则的出血，非时而下，可淋漓不尽，可暴崩不止。临床上应急则治其标，缓则治其本。分清病因，标本缓急，才能治病求本，达到阴阳平和。在月经失调病机中，脏腑功能失调，气血不和，冲任受损，肾—天癸—冲任—胞宫失调为根本。病因不同,出现的病证亦不相同。该患者病程长,反复出血表现为漏下不止。因出血日久,病体虚弱,经常外感,并有兼症,非一般的药物就能奏效,故适当加用西药地屈孕酮,修复子宫内膜。本案初始仅见血止血,兼症治标故收效不显。后治疗中注重滋阴养血,不偏于固涩,因漏下日久,必有残瘀滞留,积滞化热,故治疗中适当加入清热活血祛瘀之品。

二、用药分析

漏下日久,必有残瘀滞留,积滞化热,故治疗中适当加入清热活血祛瘀之品。如女贞子、旱莲草、炒槐花、莲房炭等。崩漏日久多表现为虚证,主张从脾肾入手,达到先后天互养的目的。常用党参、山药、当归、川芎、肉苁蓉、乌贼骨、生茜草,继则服用理气活血补肾之品,如香附、当归、桃仁、红花,再续服调养肝肾之味,如熟地黄、山药、菟丝子、白芍,经前可予当归、香附、鸡血藤、丹参等活血调经。用药应随证加减灵活选用,苦寒伤胃,用药时应加入白术、山药等顾护脾胃,疏肝理气不可过用香燥。

三、亮点经验

1. 崩漏的治疗原则,重在调经治本 治疗崩漏遵循《黄帝内经》"谨察阴阳所在而调之,以平为期",采用补肾、健脾、疏肝、调理气血冲任或数脏一并调理法来调治。经期不调,总因虚实寒热,凡崩漏者,多因气虚、血热、肝旺、肾虚、血寒、血瘀、气滞。常与虚、热、瘀血、肝脾气血虚弱相关。出血时,血海由满而溢,胞宫泻溢,冲任气血变化迅速;绝经前后,天癸竭,肾气衰,肾阴阳失调,冲任虚衰,内外病因易乘时而发作。故治疗时注意平时调本,经期治标以使病愈。女子以血为本,崩漏之本以调气血为先,其次调理肝、脾、肾三脏。调养气血以健脾、养肝、益肾为主,以四物汤为基本,芍地配伍归芎动静结合,补而不腻;健脾益气以举元煎、补中益气汤为基础方加减;调肝汤养肝藏血,开郁种玉汤疏肝养血;归肾丸、龟鹿二仙膏补肾填精;逍遥散、四逆散加玉竹、白芍疏肝养肝;左右归丸补肾阴阳。组方用药切忌堆积补益药物,注重君臣佐使配伍,可配伍理气消导药物防止过于滋腻。遣方用药时注重固护脾胃,可加入柴胡、升麻升提清阳;慎用大寒、大苦、大热之药物以防伤胃,可加入煅瓦楞子、姜半夏等缓急脾胃受损。对于崩漏患者,生活饮食应起居有度,勿食生冷及刺激之物。

2. 中西结合,取长补短 病情顽固,又体弱多病,久治失治,故可适当配合西药。本案既是如此,适当配用西药后,同样再服用补肾健脾祛瘀调经而收工。

(赵 巍)

淋漓漏下(气虚血瘀证)

张某,女,24岁,未婚育。

初诊:2017年3月3日。

主诉:月经间期少量出血反复4年,月经淋漓不净15天。

现病史:患者平素月经期6天左右,近4年来经常于月经干净2~7天左右又出现少量阴道流血,呈暗红色或浅咖啡色,持续3~15天不等。末次月经为2月16日,至今未净,前一周量中等,似平时月经量,之后淋漓出血,量少,色暗红,夹小血块,无腹痛。平素时有腰膝酸软、乳房胀痛、口干、虚热自汗,伴气短神疲。刻下面色萎黄,舌质淡红微胖,边有齿痕,苔薄,脉细。

月经史:14,6/30,经量中等,色红,夹小血块,时有经行乳房胀痛。末次月经为2月16日,至今未净。

生育史:0—0—0—0。

妇科检查:外阴未婚式,肛诊宫体前位,正常大小,两侧附件阴性。

辅助检查:3月3日B超:子宫大小44mm×42mm×38mm,子宫内膜6mm,左卵巢大小23mm×19mm,右卵巢大小28mm×25mm。提示子宫双侧卵巢未见明显异常。

西医诊断:异常子宫出血。

中医诊断:漏下。

病机:气虚气滞,瘀血内阻,胞脉阻滞,血海不宁,新血不得归经而漏下。《万氏女科》曰:"妇人崩中之病,皆因中气虚,不能收敛其血。"《诸病源候论》曰:"崩中漏下是劳伤气血,气血俱虚,脏腑损伤,冲任二脉虚损之故。"

治则:益气固冲、止血化瘀。

方药:党参15g,黄芪15g,龟甲9g,鹿角胶9g,大小蓟(各)12g,地榆15g,岗稔根12g,香附9g,熟地黄12g,乌贼骨15g,煅龙骨30g,煅牡蛎30g,阿胶9g(烊化),艾叶6g,蒲黄炭18g,陈棕炭12g,莲房炭9g,仙鹤草15g,鹿衔草12g,生茜草6g。

共 14 剂，水煎服，每日 1 剂，早晚饭后各一次，每次 150ml。

二诊：2017 年 3 月 10 日。

用药后 4 天，阴道流血停止，仍时腰酸、虚热、自汗，伴气短神疲。刻下面色萎黄略好转，舌质淡红微胖，边有齿痕，苔薄，脉细。

治则：健脾益气，活血养血。

方药：一诊方去大小蓟、地榆、岗稔根、乌贼骨、煅龙骨、煅牡蛎、蒲黄炭、陈棕炭、莲房炭、仙鹤草、艾叶、鹿衔草、生茜草，加白术 12g，怀山药 15g，白扁豆 15g，当归 15g，川芎 6g，杜仲 12g，续断 12g，山茱萸 12g。

共 14 剂，水煎服，每日 1 剂，早晚饭后各一次，每次 150ml。

之后随证加减，继续用药 3 个月，月经期 6～8 天，经量中等，月经间期出血症状消失。

按语：

一、治疗思路

崩漏是泛指女性月经周期、经期或经量发生异常，或非行经期间阴道大量出血或持续淋漓不断等病症，"崩为漏之甚，漏为崩之渐"，两者常相互转化、交替出现，其病因病机基本相同，故统称崩漏。《竹林寺女科秘传》曰"久崩成漏，远年不休，此中气下陷，下元不固，而虚之甚者也。"崩漏的临床表现多样，发病机制复杂，李教授认为其基本的病因病机为肾—天癸—冲任—胞宫轴失调，或因脾虚不能统血、冲任不固、经血妄行，或因血瘀阻络、新血不得归经，或因血热迫血妄行，或因肾虚封藏失司，不能制约经血，胞宫蓄溢失常。脾为气血生化之源，有统血、摄血的作用，脾气损伤下陷，则不能统血、摄血，冲任不固，血不归经而妄行。"气为血之帅，血为气之母"，气虚则推动功能减退，血液运行不畅而凝滞成瘀，瘀血内停，脉络阻塞，则新血不能归经，离经之血或成瘀或漏下，故出血淋漓不尽，正如《医林改错》曰"元气既虚，必不能达于血管，血管无气，必然停留成瘀。"《血证论》曰："离经之血与好血不相合是谓瘀血。"《备急千金要方》曰："瘀血占据血室，而致血不归经。"久漏耗伤气血，气虚无力推动血液运行，血滞成瘀，且久漏留瘀；离经之血时聚时散，故出血量时多时少。

根据本例患者的临床表现，李教授认为气虚血瘀是其根本病机，而以气虚为本，血瘀为标。在一诊出血期，把握住气虚血瘀的根本病因，以益气固冲、止血化瘀为根本原则,正如《血证论》曰:"故凡血证,总以化瘀为要。"待血止后则健脾益气、活血养血,达到扶正固本、恢复正常月经的目标,如《血证论》曰:"崩中虽是血病……宜服补气之药,以升其水,水升则血升矣,补中益气治之。"

二、用药分析

本例初诊时阴道淋漓出血半月,应以止血为要,故一诊方中选用多种止血药物,例如大小蓟、地榆、岗稔根、乌贼骨、煅龙骨、煅牡蛎、蒲黄炭、陈棕炭、莲房炭、仙鹤草、艾叶、阿胶、鹿衔草、生茜草等均为止血之品,合用增强其止血之功。其中,大小蓟凉血止血兼散瘀,地榆凉血止血兼有收涩之功,岗稔根养血止血,乌贼骨收敛止血兼行气活血、煅龙骨收敛元气而固涩滑脱,煅牡蛎收敛固涩,蒲黄炭化瘀止血,陈棕炭收涩止血,莲房炭升阳止血,仙鹤草收敛止血兼扶正补虚,艾叶、阿胶温经止血,鹿衔草止血且能升能降、可清可补,生茜草善走血分、凉血止血、活血行血、通经行滞而不留瘀。同时选用香附可化瘀血,又可疏肝理气、活血调经;党参补益脾肺之气,气血双补;黄芪为补益脾气之要药,升阳举陷,固表止汗,适用于脾虚气陷、表虚自汗等症;龟甲、鹿角胶均为血肉有情之品,有补精填髓之效;熟地黄补肾益精、补血滋阴,为血虚证之要药。

二诊出血停止,则健脾益气、活血养血、扶正固本。方中,白术健脾益气止汗,为补气健脾第一要药;怀山药气阴双补,为三焦平补之佳品,适用于脾气虚弱或气阴两虚等症;白扁豆健脾养胃、化湿和中;当归既善于补血,又长于活血行滞,为妇科补血活血之要药,与方中党参、白术、熟地黄合用,为益气良方八珍汤之重要组成部分,脾气健旺而统摄有权、固冲摄血;川芎温通血脉、活血祛瘀、行气通滞,为"血中气药"和妇科活血调经之要药;同时又因"月经全借肾水施化""五脏之伤,穷必及肾",故另加杜仲、续断、山茱萸以补肾固本,达到标本兼治之效果。

三、亮点经验

活血止血并用,补血调经并举 李教授认为本例基本病机为气虚血瘀,气虚为本,血瘀为标,脾气损伤下陷,不能统血、摄血,冲任不固,血不归经而妄行,久漏耗伤气血,气虚无力推动血液运行,血滞成瘀,瘀血阻塞脉络,则新血不能归经。治疗时应根据《黄帝内经》"急则治其标,缓则治其本"的原则,前后有序、相互兼顾、各有侧重。在急性出血期应主治其标,患者病已 4 年,久漏留瘀,应以益气固冲、止血化瘀为根本原则,活血止血并用,所用大小蓟、乌贼骨、蒲黄炭、生茜草等止血散瘀、行气活血止血各有侧重,同时选用香附化瘀血活血调经;待瘀血祛除、脉道通畅、新血得以归经之后则补脾益气,固冲止血,此为主治其本,以健脾益气、活血养血为根本原则,补血调经并举,故选用白术、怀山药、白扁豆等,合当归、党参、白术、熟地黄等,使脾气旺盛,从而气血生化有源,中气不虚则升举有力,气盛则能固摄血液;之后根据月经不同时期脏腑气血阴阳的变化规律,辨证论治,以扶正固本、恢复正常月经,纠正经间期出血。

（李雪莲）

经 行 口 糜

梁某,女,42 岁,已婚。

初诊:2018 年 12 月 4 日。

主诉:经行口糜半年。

现病史:患者于 2017 年 11 月至 2018 年初因不避孕 2 年未孕,在李教授处中药调理后 6 月初查尿 HCG(＋),在此期间出现荨麻疹,外院予以抗过敏治疗,此类药物为孕妇禁忌药,患者有虑于 6 月 11 日行人流术。人流术后月经尚规则,但每次行经时口腔溃疡均发作,面积在 1～2mm 之间,多发,持续 2 周左右。末次月经 11 月 28 日,5 天净,经行腰酸,口腔溃疡 3 个,大小约 2mm,现未愈,疼痛,面部痤疮较多,胃纳正常,二便正常。舌尖溃疡 3 个,苔薄,脉细。

月经史:13,3～4/28,量偏少,色暗红,夹血块,无痛经,经行腰酸,经前乳房胀痛。

生育史:0—0—3—0。

辅助检查:2017 年 6 月(月经周期第 3 天):促卵泡生成素(FSH)16.30mIU/ml、雌二醇(E$_2$)43pmol/L。

2018 年 5 月 16 日阴道 B 超(月经周期第 17 天):子宫大小 35mm×42mm×45mm,内膜 9mm,左侧卵巢大小 20mm×28mm×29mm,右侧卵巢大小 8mm×15mm×16mm。

西医诊断:复发性口腔溃疡。

中医诊断:经行口糜。

病机:患者多次流产术后,易致肾气亏虚,肝失条达易耗气伤血,故见经量少;肾气不足,精血不充,经期阴血下注冲任,肾阴失于滋润、濡养而致阴虚生热,上炎于口,出现经行口糜。

治法:补肾益精,益气养血,清热宣肺。

方药:生熟地黄(各)12g,黄精 9g,龟甲 18g,鹿角胶 9g,紫河车粉 9g,党参 12g,黄芪 15g,茯苓 9g,白术 9g,石楠叶 12g,山药 12g,紫石英 15g,菟丝子 12g,川楝子 12g,香附 12g,川芎 6g,鸡血藤 15g,土茯苓 30g,野菊花 9g,金银花 12g,甘草 6g,桔梗 6g。

共 14 剂,水煎服,每日 1 剂,早晚饭后各一次,每次 150ml。

医嘱:①注意饮食调节,忌食辛辣、肥甘、多吃新鲜蔬菜、水果等,保持大便通畅。②保持心情舒畅,避免过度紧张。③注意口腔卫生,每日早晚刷牙,餐后及时漱口。

二诊:2018 年 12 月 18 日。

末次月经 11 月 28 日,5 天净。刻下:口腔溃疡仍有 1 个未愈,大小有所缩小约 1mm,疼痛好转,痤疮减少,目前基础体温双相 5 天,上升良好。舌尖红,溃疡缩小,单个。苔薄,脉细。

治则:补肾助阳,清热养阴。

方药:当归 9g,熟地黄 12g,枸杞子 12g,黄精 9g,龟甲 18g,鹿角胶 9g,紫河车粉 9g,太子参 15g,肉苁蓉 12g,菟丝子 12g,石楠叶 12g,肉桂 3g,杜仲 15g,香附 12g,鸡血藤 15g,红花 9g,金银花 12g,野菊花 9g,甘草 6g。

共 14 剂,水煎服,每日 1 剂,早晚饭后各一次,每次 150ml。

医嘱:测量基础体温。

三诊:2019 年 1 月 2 日。

末次月经 12 月 27 日,5 天净,量中等,夹血块。口腔溃疡已愈,此次经行未发作,痤疮减少,大便较干,日 1 次。舌红苔薄,脉细。

治则:益气养血,补肾疏肝,佐以解毒。

方药:生熟地黄(各)12g,黄精 9g,龟甲 18g,鹿角胶 9g,紫河车粉 9g,党参 12g,黄芪 15g,白术 9g,石楠叶 12g,山药 12g,紫石英 15g,菟丝子 12g,川楝子 12g,香附 12g,川芎 6g,鸡血藤 15g,土茯苓 30g。

共 14 剂,水煎服,每日 1 剂,早晚饭后各一次,每次 150ml。

之后按上述方药调理,口腔溃疡未发作,目前仍在积极调经备孕中。

按语：

一、治疗思路

口腔溃疡是一种常见的发生于口腔黏膜的溃疡性损伤病症，多见于唇内侧、舌头、舌腹、软腭等部位，常见病因为免疫缺陷、自身免疫反应、疲劳等；口腔溃疡的发生是多种因素综合作用的结果，系统性疾病、遗传、免疫及微生物在口腔溃疡的发生、发展中可能起重要作用。治疗以消除病因、增强体质、对症治疗为主。经行口糜是以每值月经来潮前或行经期出现的口腔黏膜破溃糜烂，自觉灼热疼痛，经净后逐渐消失，月月如期为特点的疾病。《黄帝内经》云："胞移热于膀胱，则癃溺血，膀胱移热于小肠，鬲肠不便，上为口糜。"经行口糜这样的妇科病，直接源于肝肾天癸。口糜可从实热论治，可从伏留温热论治等。

本案患者 FSH 水平略高，即癸阴不足，冲任亏虚，故月经量少，腰酸；经期阴血下行，肾阴不足更为突显，易致相火过旺，灼伤肺阴，肺阴火热上蒸头面，血热瘀滞，故可见口糜，痤疮；《黄帝内经》曰："邪气所凑，其气必虚。"患者素体亏虚，易外感邪毒，邪毒伏留，易郁而化热。故本案治疗法则以补肾益精，益气养血，清热宣肺佐以解毒为主。

二、用药分析

本案用药主要涉及三个方面：一是治本为主以调经益冲任，李教授根据患者月经周期变化施治，初诊时为月经净后，此时应以滋阴养血为主，以经验方调经方为基础加减，方中龟甲、鹿角胶、紫河车粉益精填髓；山药、白术、茯苓、党参、黄芪健脾益气养血；配伍枸杞子、熟地黄加强补血养阴，补肾益精之效；菟丝子、石楠叶、紫石英温肾暖宫，取"阳中求阴"之功；配川楝子、香附、鸡血藤理气活血，使补而不滞。二诊时正值黄体期，即月经前期，李教授用经验方助黄汤加减以补肾助阳为主，方中肉苁蓉、菟丝子温肾助阳，肉桂为火热之剂，温补命门之火，引火归原；黄精、熟地黄、太子参养血益阴，取"阴中求阳"之效。二是养阴润肺宣肺类药物，宣肺使邪从上而出，润肺可以治虚火：如黄精有滋阴润肺功效；太子参补肺气、益阴生津；桔梗开宣肺气等。三是佐以少量清热解毒类药物以祛除外邪：野菊花清热祛火；金银花发散风热、解毒；甘草清热解毒、清泻心火等。

三、亮点经验

1. 治本为主,治标为辅 经行口糜直接源于肝肾天癸,患者屡屡流产,肝肾冲任脉损伤,肝肾阴虚,虚火上炎,加之邪毒内侵,形成一个本虚标实的疾病。李教授治疗本案兼顾标本,虚实有序。治疗大法以补肾益精,益气养血,充填冲任血海为主,如经后期血海空虚,阴血不足,治以补血养阴;经前期应是肾气盛、天癸至,任通冲盛,为阳气活动旺盛阶段,治以补肾助阳,行气活血。以清热解毒为辅,李教授精简用金银花、野菊花二味药物疏散风热兼以解毒。从而体现了治病求本的思想。

2. 病势在上,外上发越 口糜的病机、病势在整体上是"上越""出外"的。因此,从病势论治,应顺应自然之势,应向外上发越,忌于向内下寒折其势。李教授用桔梗一味,其味苦辛,善于开宣肺气,使邪从上而出;野菊花其味辛疏散,体清达表,气清上浮,微微清热,有疏散肺经风热作用;金银花以分散风热,解毒为主,两者为疮家用药,采用轻宣上扬,辛凉清热透散,而绝非寒凉折火之品。正如张介宾《类经》中言:"发,发越也……凡火所居,其有结聚敛伏者,不宜蔽遏,故当因其势而解之、散之、升之、扬之,如开其窗,如揭其被,皆谓之发,非独止于汗也。"

(周 梅)

经行头痛（血瘀证）

付某,女,42岁,已婚。

初诊:2017年1月17日。

主诉:经行头痛20年。

现病史:患者20年来经行头痛呈进行性加剧,以巅顶疼痛为主,经期1～2天最为明显,可伴恶心呕吐,多方求医无果,目前头痛需服止痛片后方能好转,自诉已于神经内科查头颅核磁共振成像、脑电图等均无异常。末次月经1月5日,量中如常,夹血块,无痛经,经行第1～2天有头痛,伴恶心,呕吐胃内容物3次,止痛药2片/日。舌暗苔薄,脉细弦。

月经史:12,7～8/25～26,量中,无痛经。

生育史:1—0—0—1。

妇科检查:外阴经产式,阴道无异常,宫颈轻度糜烂,宫体前位,正常大小,附件阴性。

辅助检查：头颅 MRI、脑电图正常。

西医诊断：经前期紧张综合征。

中医诊断：经行头痛。

病机：《黄帝内经》有"人有病头痛……当有所犯大寒，内至骨髓，髓者以脑为主，脑逆故令头痛。"可知头痛，病位主要在脑。然对于女子而言，经行头痛又较为特殊，经期血海空虚，"女子以血为用"，而"精血同源"，肾为气血之根，肝藏血，脾主统血，因此，本病又与肝心脾肾等多个脏腑功能有关。根据"不荣则痛，不通则痛"的病机，我们临床上可将经行头痛分为虚证与实证，其中血瘀、气滞、寒凝、痰热均可归为实证；气血虚弱，肝肾不足者为虚证，病久缠绵难愈者往往为虚实夹杂之证。临床治疗时当先辨虚实，再辨脏腑经络气血，分清主次，进行辨证论治。本案患者病史较长，已逾 20 年，疼痛渐剧，影响日常生活，查其舌象有瘀，瘀血阻络，不通则痛，久病缠绵，耗伤正气，实为虚实夹杂之证。

治则：活血调经，通络止痛。

方药：熟地黄 12g，川芎 6g，生地黄 12g，白术 9g，山药 12g，香附 12g，菟丝子 12g，川楝子 12g，鸡血藤 15g，紫石英 15g，桃仁 9g，红花 9g，全蝎 6g 石决明（先煎）30g，珍珠母（先煎）30g，蔓荆子 15g，桑叶 9g，牡丹皮 12g，丹参 12g，女贞子 12g，旱莲草 12g，地龙 12g，14 剂。

共 14 剂，水煎服，每日 1 剂，早晚饭后各一次，每次 150ml。

二诊：2017 年 2 月 10 日。

末次月经：1 月 31 日，3 天，量中如常，色鲜红，有血块，无经期头痛，无恶心呕吐等不适，口干，便秘。舌暗偏红，苔薄白，脉细。

治则：补肾清热，通络止痛。

方药：菟丝子 12g，肉苁蓉 12g，肉桂 3g，鸡血藤 15g，香附 12g，枸杞子 12g，熟地黄 12g，当归 9g，地骨皮 12g，青蒿 9g，知母 9g，黄芩 9g，黄柏 9g，天花粉 12g，生大黄（后下）6g，全蝎 6g，石决明（先煎）30g，珍珠母（先煎）30g，蔓荆子 15g，桑叶 9g，牡丹皮 12g，丹参 12g，地龙 12g。

共 14 剂，水煎服，每日 1 剂，早晚饭后各一次，每次 150ml。

三诊：2017 年 2 月 22 日。

末次月经 1 月 31 日～2 月 2 日，量中如常，经行略感乳房胀痛，2 月 11 日～2 月 20 日略感头痛，未服用止痛药，无恶心呕吐，二便调，夜寐按，苔薄，脉细弱。

治则：补肾活血，平肝通络。

方药：三棱 9g，莪术 9g，巴戟天 12g，苏木 9g，肉苁蓉 12g，菟丝子 12g，夏枯草 12g，桃仁 9g，红花 9g，全蝎 6g，蜈蚣 6g，石决明（先煎）30g，珍珠母（先煎）30g，蔓荆子 12g，刺蒺藜 12g，沙苑子 12g，夏枯草 12g，白芷 9g，桑叶 12g，川牛膝 12g，麦冬 12g，荷叶 9g。

共 14 剂，水煎服，每日 1 剂，早晚饭后各一次，每次 150ml。

四诊：2017 年 3 月 10 日。

末次月经 2 月 28 日～3 月 5 日，量中如常，色暗，夹血块，经行头痛，无腰酸，服药后经行无乳房胀痛不适。昨日起头痛 2 天，伴呕吐胃内容物 2 次。舌淡暗，苔薄腻，脉细。

治则：补气平肝，化瘀通络。

方药：党参 12g，黄芪 12g，沙苑子 12g，刺蒺藜 12g，蔓荆子 12g，藁本 9g，全蝎 6g，蜈蚣 6g，夏枯草 12g，荷叶 9g，牡丹皮 12g，丹参 12g，白芷 9g，珍珠母（先煎）30g，石决明（先煎）30g，桑叶 9g，菊花 9g，当归 15g，川芎 6g，生大黄（后下）6g。

共 14 剂，水煎服，每日 1 剂，早晚饭后各一次，每次 150ml。

五诊：2017 年 4 月 18 日。

末次月经 3 月 26 日，6 天，量中，经行头痛较前明显减轻，无呕吐，无痛经，无腰酸，二便调，舌微红，苔薄，脉细弦。

治则：补气平肝，化瘀通络。

方药：上方加牡丹皮 12g，丹参 12g，地龙 9g。

共 14 剂，水煎服，每日 1 剂，早晚饭后各一次，每次 150ml。

按语：

一、治疗思路

经行头痛属西医"经前期紧张综合征"。有文献报道，其发生率较约为 30%～40%，其中症状较严重的有 2%～15%。其病因不明，现代研究认为，内啡肽水平的变化，雌、孕激素比例失调，维生素 B_6 缺乏，社会心理因素等均可以引发或加重本病。从目前的文献报道来看，经行头痛的主要治疗手段为对症止痛治疗，治疗上西医主要是对症治疗，根据其病因可以加用性激素、抗抑郁焦虑药及维生素等。但由于西药药物副作用大，远期疗效并不乐观。中医药辨证治疗则有较明显优势。

经行头痛在中医古籍中专篇论述较少，只散见于月经不调的相关文献记载中。轻症者休息后可缓解，重症者往往需要服用止痛药物，还可伴有心烦、失眠、乳房胀痛、下肢水肿等全身不适症状，影响生活及工作。

头为诸阳之会，居人体最高部位，脏腑清阳之气上注于头，手足三阳经脉行于头面部、足厥阴肝经上颠络脑、主一身之阳的肾脉均上至头部。如阳明经行头额前面，太阳经与督脉经行头后，亦上颠顶，少阳经则行于头两侧。而胞宫生理功能与五脏、冲任气血密切相关，经期血室开发，下泻胞宫而为月经，若因素体虚弱，或情志所伤，或感受外邪均可导致经行头痛。《陈素庵妇科补解》中论述经行头痛的病机为"经行血去则脾虚……头为诸阳之会，阳气下陷而不升故头重"。

而李祥云教授认为，妇人经、孕、产、乳，数伤于血，阴血不足而易致瘀血留滞血脉，若瘀血阻滞脑窍，脑络不通，不通则痛可致头痛；加之经期阴血下注胞宫，冲气挟肝经之瘀血上逆，不通则痛；素体虚弱，经期血海愈加空虚，气血运行乏力，不能推动血液运行，不荣则痛。治疗时应当引经血下行，疏其经血，血通气和，瘀去而痛止。而久病患者往往虚实夹杂，对于此类患者，急性期当通络止痛为主，缓解期适当加以调补，调经止痛。

二、用药分析

本案患者经行头痛已二十年，病程较久，且头痛呈现进行性加剧，严重影响日常生活。叶天士谓："久发、频发之羔，必伤及络，络乃聚血之所，久病必瘀闭。"

患者疼痛以巅顶为主，而足厥阴之经达少腹，挟胃旁，达巅顶，属肝。胸胁为肝经循行之处。肝藏血，"气为血之帅"气滞则阴血凝结。因此，结合患者的症状体征及舌脉表现，考虑其病症为虚实夹杂，且以气血凝滞于肝经为主。治疗时当以理气活血，化瘀通络止痛。处方可选血府逐瘀汤加减，首诊处方中，桃仁、红花、丹参、益母草、三棱、莪术等活血通络祛瘀；川芎、香附、川楝子、鸡血藤等行气通络，古人有"头痛不离川芎"之说，能上行头颠、活血化瘀为治头痛之专药；蔓荆子、桑叶，清头目；珍珠母、石决明，入肝经，宁心安神，平肝潜阳引冲气下行。患者久痛入络故加入两味虫类药物，地龙、全蝎祛风通络之品，入血分而不伤血，去瘀血而生新血以达搜风通络止痛之功。张秉成在《成方便读》中云："全蝎色青善走着，独入肝经，风气通于肝，为搜风之主药。"张锡纯在《衷中参西录》中亦指出："蜈蚣走窜之力最速,内而脏腑,外而经络,凡气血凝聚之处,皆能开之。"二诊时患者诉本次经行无头痛,但患者久病,绝非两周的药物可以根治。二诊时值经后期,血海空虚,口干、便秘,舌红有热,故减少活血药成分,改用补肾清热,调治其根本。三诊时,值经前,患者有乳房胀痛不适,故除了增加活血调经药物外,还加用疏肝理气药物进行疏导气血运行,如是调理数月后患者头痛得以明显减轻。

三、亮点经验

1. 辨明头痛虚实,六经辨证用药 经行头痛的发生与先天禀赋不足、七情波动、劳倦过度关系密切。其病机为脏腑气血失调,气滞血瘀。治疗前当先辨其虚实,对症治疗,但临床上常常是虚实夹杂之症多见。在药物选用上也可以根据头痛部位进行六经辨证,选用相应的引经药物。如太阳头痛主要见于前额、巅顶、枕部疼痛连及项、背,或由项连肩。《灵枢·经脉》:"膀胱足太阳之脉……是动则病,冲头痛,目似脱,项如拔,脊痛……"由于足太阳膀胱经脉循行所至,也可以发生两侧头痛,常用药物为葛根。阳明头痛以前额、面颊、眉棱骨常见,或痛连齿龈,或颜面疼痛。《伤寒大白·头痛》:"阳明经额前痛,痛连眼眶,脉洪而长……";少阳头痛以头侧为主,可连及耳、目外眦。《伤寒大白·头痛》:"少阳经头角痛,痛引耳前后……",可选柴胡为引经药;太阴头痛部位不定,或全头痛,或局部疼痛,文献指出:"白术半夏天麻汤治痰厥头痛药也。"少阴头痛部位不定,以全头痛多见。足之阴经虽不行于头,却皆循于面,而"挟舌本";"少阴经头痛,三阴三阳经不流行,而足寒气逆为寒厥,其脉沉细,麻黄、附子、细辛为主";厥阴头痛以颠顶、颜面疼痛多见,或全头痛,或头痛部位不定。《灵枢·经脉》曰:"肝足厥阴之脉,起于大指丛毛之际……上贯膈,布胁肋,循喉咙之后,上入颃颡,连目系,上出额,与督脉会于巅;其支者,从目系下颊里,环唇内……"本患者即以厥阴头痛为主。

2. 顺应月经周期,调节冲任气血 女性疾病用药时往往需要考虑到月经节律周期,冲任气血的调畅与脏腑经络的功能是否正常密切相关。经后期为"重阴"之期。此期"血海空虚",血室逐渐蓄积恢复,正常情况可通过封藏的肾气充养阴精,以使气血充盛。在治疗本例虚实夹杂的患者时,这个时是可以适当加以调补药物,而不宜太过攻伐。经前期为"重阳"之期,临床可以以温补肾阳为主,兼引血下行,但对于本例虚实夹杂的患者又不宜过补,以免加重冲气上逆,瘀阻脑络,故仍当以疏导为主,引气血下行。

(赵　莉)

经行头痛（肝旺脾虚证）

郑某,女,40岁,已婚。

初诊:2017年2月21日。

主诉:经行头痛4年。

现病史:患者四年前因外阴瘙痒检查发现宫颈人乳头瘤病毒(HPV)感染,且阴道镜检查为宫颈上皮内瘤变(CIN Ⅰ级),患者担心癌变一直忧心忡忡,平日里逐渐出现头晕乏力,每逢经行前偏侧头痛难忍,胀痛欲裂,伴有胸闷,恶心呕吐,经行大便泄泻,日行4~5次,严重影响正常工作。平时畏寒,四肢不温,情绪易于激动,夜寐尚安,胃纳一般。

月经史:14,6~7/25~28,量中,无痛经,伴有乳房胀痛、腰酸;末次月经2017年2月16日,今未净。

生育史:2—0—4—2。

体格检查:舌苔薄根腻,脉细小弦。

西医诊断:月经性头痛。

中医诊断:经行头痛。

病机:头为诸阳之会,五脏六腑之气皆上荣于头,足厥阴肝经会于颠,肝为藏血之脏,经行时气血下注冲任而为月经,阴血相对不足,厥阴肝气上逆发为头痛。

治则:祛风平肝,通络止痛,健脾止泻。

方药:柴胡9g,广郁金9g,川楝子12g,紫苏叶9g,蝉蜕9g,桑叶9g,菊花9g,珍珠母(先煎)30g,石决明(先煎)30g,磁石(先煎)30g,沙苑子12g,刺蒺藜12g,全蝎6g,黄芪12g,党参12g,白术12g,白芍12g,山药12g,炒扁豆12g,肉豆蔻12g。

共14剂,水煎服,每日1剂,早晚饭后各一次,每次150ml。

二诊:2017年3月21日。

患者服药后头晕减少,末次月经2017年3月16日,量中等,无痛经,本月经行头痛好转,可以正常工作,仍有反酸胃胀满,大便溏薄,舌苔薄腻,脉细。

治则:滋阴平肝,降气和胃,健脾清热。

方药:珍珠母(先煎)30g,石决明(先煎)30g,桑叶12g,菊花9g,女贞子12g,旱莲草12g,全蝎6g,蜈蚣6g,蝉蜕6g,磁石30g,沙苑子12g,刺蒺藜 12g,姜半夏 9g,煅瓦楞子 30g,陈皮 9g,大腹皮 9g,补骨脂 12g,肉豆蔻 12g,紫花地丁 30g,土茯苓 30g。

共 14 剂,水煎服,每日 1 剂,早晚饭后各一次,每次 150ml。

患者经治疗后经行头痛症状明显改善,随访一年未见复发。

按语:

一、治疗思路

经行头痛的临床表现为每逢月经期或经行前后,即出现明显的头痛,周期性反复发作,经后自止。疼痛的部位或在颠顶,或在头部一侧,或在两侧太阳穴;疼痛的性质有掣痛、刺痛、胀痛、绵绵作痛,因人而异,严重者剧痛难忍,对育龄期女性的正常生活带来影响。本病属现代医学经前期综合征的范畴,一般按神经性头痛治疗,大多能临时缓解,但不能彻底治愈。该病散见于中医古籍之月经不调论述中。本病属于内伤性头痛,其发作与月经密切相关。头为诸阳之会,五脏六腑之气皆上荣于头,足厥阴肝经会于颠,肝为藏血之脏,经行时气血下注冲任而为月经,若气血、阴精不足,经行之际,气血更虚,清窍失养,或气血瘀滞、阻于脑络,或郁火偏旺,值经期冲气上逆,清阳受扰,脉络不通,均引起头痛。清代傅山提出该病病机为情志不畅、肝气不疏致气机阻滞、瘀血内停,值经行时阴血下聚,冲气夹瘀血上逆,脑络阻滞故头痛,并在《傅青主女科》中记载到:"经欲行而肝不应,则拂其气而痛生。"

本案患者有多次妊娠流产的病史,气血耗伤,引起外邪感染,肝经郁热,加之长期忧思不安,损伤心脾,更加重了气血不足的状态,故而平时头晕乏力,肝火偏亢,易焦易怒,每逢经行前气血下注冲任血海,肝血不足,肝火上冲,清窍经脉失养,出现头痛剧烈,难以平复。李教授在治疗上本着疏肝平肝降逆的原则,同时扶土抑木,健脾止泻,通络止痛。

二、用药分析

1. 金石重镇,降逆止痛 本案患者治疗选取珍珠母、石决明、磁石一方面取法《金匮要略·中风历节病脉证并治第五》风引汤、《医学衷中参西录》镇肝熄风汤之平肝熄风止痛立法,《医学衷中参西录》说:"镇肝熄风汤能治脑中作痛,肝木喜柔畏刚……非平肝潜阳不能止其痛。"采用金石类药物重镇降逆,平肝息风止痛。

2. 风药轻清，调肝止痛　柴胡、紫苏叶、蝉蜕、桑叶、菊花乃疏风清热多用，常用于风热表证。风药之名称，首见于李东垣著作，指柴胡、紫苏叶、藁本、桑叶等味薄气轻，具有发散上升作用的药味风药能疏肝，风气血皆统于肝，肝为风木之脏，在天为风，在地为木，贮藏调节有形之血，疏泄畅达无形之气。《黄帝内经》有"风气通于肝"，风和则能畅养肝脏，调和气血，百病不生。李东垣《脾胃论》曰："和脏腑，通经络，便是治风"，风药禀轻灵之性，彰显木气升发之象，能畅达肝气以顺应肝木之曲直。肝欲散，急食辛以散之，风药辛散疏达，应肝性之条达，同气相求，使络气郁滞得解，络脉瘀阻亦减。"凡头痛皆以风药治之者……高巅之上，唯风可到。"

3. 甘药缓急，扶土抑木　患者因肝木克土，出现脾虚水谷不化，大便溏薄，党参、黄芪、白术、白芍、山药、炒扁豆味甘入脾，功专健脾扶土，止泻；肝胃不和，胃气上逆，胀满反酸，半夏、煅瓦楞子功专和胃降逆，制酸止痛。

三、亮点经验

1. 重镇平肝，舒张血管，稳定情绪　石决明咸寒清热，质重潜阳，入肝经，而有平肝阳、清肝热之功效，是平肝潜阳重镇之要药。高效液相色谱法，体外测定发现石决明对血管紧张素转化酶（ACE）的抑制作用，表明石决明可以调节血管舒张环节，从而改善血管舒缩症状。磁石性寒，味辛。质重沉降，益肾纳气，且色黑入肾，镇养真阴，使肾水不外移。具平肝潜阳、聪耳明目、镇惊安神、纳气平喘之功效，临床上用于治疗头晕目眩、视物昏花、耳鸣耳聋、惊悸失眠、肾虚气喘等证。生、煅磁石中微量元素 Fe、Zn、Cu、Mn、Co 及宏量元素 Ca 的含量，具有镇惊、安神助眠作用。磁化水可以抑制大脑皮层，磁疗还可扩张毛细血管，调节自主神经而降血压。

2. 潼白蒺藜，平肝补肾，调节情绪　潼蒺藜又名沙苑蒺藜、沙苑子，补肾阳，益肾精，养肝，明目，固精，缩尿，止带。《本草从新》：补肾，强阴，益精，明目。白蒺藜又名刺蒺藜，《本经逢原》：白蒺藜为治风明目要药，风入少阴、厥阴经者为向导。二药配伍为治疗头目疾病的常用药对。现代研究表明。刺蒺藜总皂苷有改善脑内供血、改善学习记忆等中枢神经作用；同时刺蒺藜总皂苷对小鼠的可能通过增加 5-羟色胺的含量来发挥抗抑郁作用。而 5-羟色胺为调节月经及卵巢激素相关血管舒缩症状的主要物质，表明刺蒺藜具有改善月经相关症状的物质基础。

3. 虫蚁搜风，活血走窜，通络止痛　本案患者治疗过程中并未特别增加活血化瘀药物,而全蝎、蜈蚣则为止痛要药。虫类药物,或善飞行,或善游水,或善爬行,或善疏土,其最大特点是窜透而搜剔风邪,对风邪致病经久不愈者,唯虫类能截能擒,故在辨证论治基础上每多用之,均有较好疗效。全蝎冷浸、热提、醇提提取液都具有镇痛、镇静、抗惊厥效果。实验发现蜈蚣全蝎止痛散对各种化学刺激引起的疼痛有明显的镇痛作用和抑制急、慢性炎症的作用。

(贾丽娜)

经间期出血(血瘀证)

张某,女,37 岁,已婚。

初诊:2015 年 11 月 10 日。

主诉:期中出血 4 月。

现病史:患者自 2015 年 7 月起,无明显诱因下出现经间期少量出血,每次可淋漓 7 ~ 14 日方净。自述 9 月份于外院查 B 超未见异常(未见报告)。末次月经 10 月 10 日,7 天,量中如常,伴痛经,有血块,伴头晕腰酸乏力,时有小腹隐痛,夜寐欠安,胃纳可,大便偏干,日行 1 次。舌暗红,苔薄,脉细弦。

月经史:12,7/30,量中等,伴痛经,伴血块。

生育史:1—0—2—1。2010 年顺产 1 子,人流 2 次,末次妊娠为 2014年人流。

妇科检查:外阴已婚式;阴道畅,略充血;宫颈肥大,轻度糜烂;宫体前位,正常大小;双侧附件区增厚,轻压痛。

西医诊断:不规则阴道出血。

中医诊断:经间期出血。

病机:患者多次孕产,肾气亏虚,故见腰酸乏力,胞宫胞络屡屡受损,气血运行不畅,瘀阻胞宫,故见经行腹痛,伴有血块,舌暗亦为血瘀之征。患者初诊时正值经期将至,故用药当顺应其周期,现予养血活血调经为主。

治则:养血活血调经。

方药:丹参 12g,川芎 6g,熟地黄 12g,香附 12g,延胡索 12g,红花 9g,当归身 9g,牡丹皮 12g,川楝子 12g,桃仁 9g,白芍 9g,泽兰 9g,蒲公英30g,乌药 9g,娑罗子 12g。

共 14 剂,水煎服,每日 1 剂,早晚饭后各一次,每次 150ml。

医嘱:①经期注意保暖。②饮食勿辛辣刺激类食品。

二诊:2015 年 11 月 24 日。

末次月经 11 月 13 日~11 月 18 日,量中,痛经较前明显减轻,经净 2 天后劳累,久坐后不适,11 月 22 日起阴道少量出血至今,伴左下腹隐痛,舌淡暗苔薄,脉细弦。

治则:补肾化瘀,理气活血。

方药:熟地黄 12g,川芎 6g,生地黄 12g,白术 9g,山药 12g,香附 12g,菟丝子 12g,川楝子 12g,鸡血藤 15g,紫石英 15g,党参 12g,黄芪 12g,杜仲 15g,羌活 9g,独活 9g,白芷 9g,紫花地丁 30g,木香 9g,陈皮 9g,大腹皮 9g。

共 14 剂,水煎服,每日 1 剂,早晚饭后各一次,每次 150ml。

医嘱:饮食勿辛辣刺激类食品。

三诊:2015 年 12 月 15 日。

末次月经 12 月 14 日。量中,色深红,无血块,无腹痛,今日自觉症状明显好转,无左下腹胀痛,无腰酸,略畏寒,二便如常,纳可,寐安,略感乳房胀痛。11 月 22 日~12 月 8 日仍有少量阴道出血。舌淡红苔薄白,脉细弦。

治则:养血活血调经。

方药:丹参 12g,川芎 6g,熟地黄 12g,香附 12g,延胡索 12g,红花 9g,当归身 9g,牡丹皮 12g,川楝子 12g,桃仁 9g,艾叶 6g,小茴香 6g,干姜 6g,阿胶(烊化)9g,白芍 9g,羌活 9g,独活 9g,杜仲 12g,黄芪 15g。

共 14 剂,水煎服,每日 1 剂,早晚饭后各一次,每次 150ml。

四诊:2016 年 1 月 6 日。

末次月经 12 月 14 日~12 月 21 日,无痛经,上月已无期中出血,无腹痛,纳可寐安。舌淡红,苔薄白脉细。

治则:补肾益气,疏肝养血。

方药:熟地黄 12g,川芎 6g,生地黄 12g,白术 9g,山药 12g,香附 12g,菟丝子 12g,川楝子 12g,鸡血藤 15g,紫石英 15g,橘叶 9g,橘核 9g,娑罗子 12g,八月札 9g,党参 12g,黄芪 12g,杜仲 15g,柴胡 9g,川楝子 9g,艾叶 6g,黄精 12g,石楠叶 12g。

共 14 剂,水煎服,每日 1 剂,早晚饭后各一次,每次 150ml。

五诊:2016 年 2 月 3 日。

末次月经 1 月 15 日,经期畏寒,至今尚未见期中出血,余无不适,舌淡苔薄白脉细。

治则:补肾益气,养血调经。

方药:菟丝子 12g,肉苁蓉 12g,肉桂 3g,鸡血藤 15g,香附 12g,枸杞子 12g,熟地黄 12g,当归 9g,乌贼骨 15g,生茜草 6g,艾叶 6g,阿胶(烊化)9g,黄精 12g,石楠叶 12g,党参 12g,黄芪 12g。

共 14 剂,水煎服,每日 1 剂,早晚饭后各一次,每次 150ml。

之后按上述方药调理之,随访 3 个月,月经每月正常来潮,期中出血,腹痛等症状均消失,一切如正常人。

按语:

一、治疗思路

凡在两次月经之间,氤氲之时出血,持续二三天,血量少于正常月经量,并有周期性者,可称为经间期出血。中医称经间期为氤氲期、的候。《女科准绳》记载:"天地生物,必有氤氲之时,万物化生,必有乐育之时……凡妇人一月经行一度,必有一日氤氲之侯……此的侯也……顺而施之则成胎矣。"可见明代以前,已认识到月经周期中有一日是受孕的"的侯"——氤氲期,即现今所称之排卵期。

经间期出血相当于西医的排卵期出血,西医认为其病因主要与内分泌激素改变有关,是由于成熟的卵泡破裂排卵后,雌激素水平急剧下降明显,不能维持子宫内膜生长,引起子宫内膜表层局部溃破、脱落,从而发生突破性少量出血,随着卵巢黄体的形成,雌、孕激素的上升,使子宫内膜表层得以修复而血滞,出血量少往往可以通过休息及饮食调摄得到改善,但出血时间长,或出血量多往往会影响患者受孕,需要药物干预。现代医学对本病的治疗往往采用激素干预,建立人工周期为主,而中医调理往往采用顺应月经前后气血的自然变化进行用药。由于雌、孕激素的一些副作用会对一些女性产生不适,她们往往更愿意选择中药治疗。

中医认为:经后血海空虚,冲任脉衰少,经气逐渐由空虚渐充盛。至两次月经之间,实为由虚至盛之转折点,阴精充实,功能加强,阳气内动而出现氤氲动情之期。若体内阴阳调节功能正常者,自可适应此种变化,但若肾阴不足、湿热内蕴、瘀血内留、饮食不节等因素,可导致阴道出血,故治疗时当审其原因,辨证施治。

二、用药分析

根据患者病史及前文的病机分析,本案患者证属肾虚血瘀。其经间期出血时间较长,可淋漓 7~14 日方净,故当予药物调治。初诊时对其行妇科检查,见其附件区有增厚,轻压痛,考虑患者反复阴道出血日久,湿热之邪乘虚而入,侵犯胞宫胞脉,因此兼夹少许湿热之邪。故初诊用药时虽以养血活血调经为主,也加入了清热解毒的蒲公英,疏肝理气的娑罗子。二诊时虽然痛经较前减轻,但期中出血及腹痛症状仍有,考虑肾虚血瘀虽有改善,但湿邪仍流连未去,因此用药时除了继续予补肾化瘀类药物外,加入了紫花地丁清热解毒,羌活独活除湿通络,木香、陈皮疏肝理气。三诊时为药后第二次行经,已无痛经,无腹痛,而出现了畏寒的症状,因此除了予经期养血调经类中药外,还加用艾叶、小茴香、干姜暖宫,阿胶养血止血。四诊时已过氤氲之期,而未见出血,因此加用石楠叶化痰除湿,橘叶橘核理气散结,助卵泡发育排出。五诊时已为药后第三次行经,周期已稳,故方加入少许止血药,参照四乌贼骨一芦茹丸,加入乌贼骨和生茜草,预防期中出血。如是调治后随访 3 月未再出血。

三、亮点经验

1. 中西结合,明确诊断 本案患者初诊时虽以经间期出血为主诉,但临证时亦需先排除其他病变。因患者已于外院行 B 超检查,排除了子宫附件器质性病变,故接诊时予行妇科检查,以排除宫颈疾病引起的出血。

2. 顺应经周,补益肝肾 李祥云教授认为,治疗经间期出血的,并非急于止血,而是在于促进重阴转阳的顺利转化,亦即是促进顺利排卵,保证月经周期的规律进展,因此用药时当顺应月经周期。我们知道,肝肾不足,冲任失调,阴阳在氤氲期间调节失常均有期中出血,所以应补益肝肾,养血止血,药物选用石楠叶、黄精、枸杞子、乌贼骨、生茜草、阿胶等。因此,对出血较多或出血时间较长的患者,可适当加入止血之品,而对出血量少或时间较短者,并非需要一味止血,而以顺应月经周期进行用药,调畅气血为主。

(赵　莉)

经间期出血（肝郁血虚证）

洪莉华，女，35岁，已婚。

初诊：2018年11月21日。

主诉：反复期中出血5年。

现病史：期中出血5年，每次持续3～5天。平素情绪易激动，思虑多，乏力，白天嗜睡，夜眠差，腰骶酸痛，结婚10年，不避孕5年未孕。半年前因腰椎间盘突出症手术治疗。末次月经10月23日～10月29日。11月5日～11月9日有期中少量出血。刻下：时有右下腹隐痛，经水将行，舌淡红苔薄白，舌下静脉怒张，脉细弦。

既往史：2018年2月上海市第一妇婴保健院行开腹子宫肌瘤挖除术，共挖出21个肌瘤，最大7～8mm，病理示：子宫多发性平滑肌瘤。2018年5月于上海市第六人民医院腰突症手术。

月经史：15，7～8/28～40，期中少量出血，持续3～5天，经量中等，色红，第1天轻微痛经，经前乳房胀痛，腰酸，时夹血块。末次月经10月23日至10月29日。

生育史：0—0—0—0。

辅助检查：2017年3月SSG：右侧输卵管不通，左侧输卵管通畅。2018年11月20日阴道B超：子宫大小51mm×50mm×54mm，内膜17mm，肌层回声欠均匀。

西医诊断：异常子宫出血。

中医诊断：经间期出血。

病机：患者情绪易激动，肝失疏泄，肝气易郁结，气机易阻滞，乳络经脉不通，故见乳房胀痛；忧思伤脾，久之肾阴易虚，虚火耗精，精亏血损，于氤氲之时，阳气内动，虚火与阳气相搏，损伤阴络，冲任不固，而致出血；另患者术后损伤冲任，离经之血积留，形成瘀血，故可见舌下静脉怒张，值氤氲之时，阳气内动，瘀血与之相搏，瘀伤血络，血不循经，可见出血。

治法：疏肝养血，活血调经。

方药：当归9g，川芎6g，熟地黄12g，牡丹皮12g，丹参12g，延胡索12g，川楝子12g，香附12g，橘叶核（各）9g，红花9g，艾叶6g，阿胶9g，淫羊藿30g，煅瓦楞子30g，姜半夏9g，甘松9g，炒扁豆12g。

共14剂，水煎服，每日1剂，早晚饭后各一次，每次150ml。

医嘱：①了解和掌握月经生理知识和卫生知识，注意月经期保健及经期卫生。②出血期间应避免过度劳累，多休息；要保持局部清洁，防止感染；同时保持情绪稳定。平时加强体育锻炼，增强体质。③排卵前后应禁食辛辣燥等刺激性食物，以免使出血增多和时间延长。

二诊：2018年12月4日。

2018年12月3日查：促黄体生成素（LH）5.01mIU/ml、促卵泡生成素（FSH）5.80mIU/m、雌二醇（E_2）154pmol/L、睾酮（T）0.98nmol/L、泌乳素（PRL）370.40uIU/ml、孕酮（P）0.7nmol/L。12月3日阴道B超：子宫大小50mm×43mm×49mm，内膜10mm，右卵巢大小24mm×28mm×25mm，左卵巢大小27mm×28mm×28mm，内见无回声11mm×11mm。乳房B超：双侧乳腺小叶增生，右乳房结节，3期。末次月经11月23日，7天净。苔薄，脉细。

治则：补肾养血，固涩止血。

方药：生熟地黄（各）12g，川芎6g，白术9g，山药12g，黄精9g，紫石英10g，菟丝子12g，淫羊藿30g，石楠叶12g，川楝子12g，香附12g，鸡血藤15g，龟甲18g，鹿角胶9g，紫河车粉9g，桔梗6g，煅龙骨30g，煅牡蛎30g，乌贼骨12g，茜草6g，仙鹤草30g。

共14剂，水煎服，每日1剂，早晚饭后各一次，每次150ml。

医嘱：测量基础体温。

三诊：2018年12月26日。

本月未见期中出血，乏力已不明显，基础体温双相正常。12月13日腰扭伤在治疗中，目前略有腰酸。末次月经12月24日，量中等，目前未净，无痛经，无乳房胀痛。苔薄，脉细。

治则：补肾疏肝，益气养血。

方药：生熟地黄（各）12g，川芎6g，白术9g，党参12g，黄芪12g，艾叶6g，阿胶9g，山药12g，紫石英10g，菟丝子12g，杜仲15g，狗脊15g，川楝子12g，香附12g，橘叶核（各）9g，娑罗子12g，鸡血藤15g，龟甲18g，鹿角胶9g，紫河车粉9g。

共14剂，水煎服，每日1剂，早晚饭后各一次，每次150ml。

四诊：2019年1月9日。

本月未见期中出血。末次月经12月24日～12月29日，量中等，色红，无血块，无痛经，无乳房胀痛，有腰酸。2019年1月8日普陀区中心医院阴道B超监测排卵：子宫大小54mm×49mm×55mm，内膜12mm，左侧卵巢内见无回声19mm×13mm。苔薄，脉细。

治则：补肾温阳，益冲调经。

方药：当归9g，熟地黄12g，党参12g，黄芪12g，香附12g，八月札12g，娑罗子12g，鸡血藤15g，枸杞子12g，肉苁蓉12g，菟丝子12g，胡芦巴12g，石楠叶12g，黄精9g，肉桂3g，龟甲18g，鹿角胶9g，紫河车粉9g。

共14剂，水煎服，每日1剂，早晚饭后各一次，每次150ml。

之后按上述方药调理，随访三个月未再出现期中出血。

按语：

一、治疗思路

经间期出血为中医病名，实际为西医的排卵期出血，其临床表现为两次月经中间，在月经周期的第10～16天出现规律性的少量阴道出血，出血持续2～3日或数日，可伴有腰酸，少腹胀痛，乳房胀痛等。排除器质性病变后西医治疗建议可以口服小剂量雌激素或建议随访不治疗。但期中出血反复出现，可发生月经淋漓不尽，周期紊乱等。中医认为月经之后血海空虚，阴精不足，随着月经周期变化，阴血渐增，经血充盛，阴长至极；而经间期则是精化为气，阴转为阳，由虚至盛的时期。若肾阴不足或湿热内蕴或瘀阻胞络，当阳气内动时，阴阳转化不协调，阴络易伤，损及冲任，血海固藏失职，血溢于外，形成经间期出血。《证治准绳·女科》云："天地生物，必有氤氲之时……凡妇人一月经行一度，必有一日氤氲之候……此的候也……顺而施之，则成胎矣。"

《竹林女科证治》："性躁多气伤肝，而动冲任之脉。"患者情绪易激动，情志不畅，心肝气郁，克伐脾胃，不能运化水谷精微以生精血，日久损及肾阴，患者有子宫肌瘤手术史，留瘀于内，故本案为肝气郁结，肾亏血瘀的病证。

二、用药分析

本案用药初诊时正值经前期以桃红四物汤加减以疏肝养血，活血调经，化瘀生新，方中香附、川楝子、延胡索、橘叶、橘核疏肝理气；当归、川芎、熟地黄、阿胶养血滋阴；丹参、红花活血通经；煅瓦楞子、姜半夏、甘松醒脾健胃，理气宽中；淫羊藿补肾壮阳以保持经前期"肾阳（阳气）"的高涨，全方为月经的顺利来潮打下基础。二诊正值经水初净，氤氲的候之前，以补肾养血，固摄止血为主，方中生地黄、熟地黄、龟甲、紫河车粉、黄精、鹿角胶滋肾益阴养血；紫石英、菟丝子、石楠叶、淫羊藿补肾温阳，取阳中求阴之意；桔梗宣肺行气，煅龙骨、煅牡蛎、乌贼骨固摄止血，仙鹤草收敛止血，此阶段运用"不见血反止血"的方法，意在止欲行而未行之血证。四诊正值氤氲之时，以经验方助黄汤加减以补肾温阳，益精活血，方中熟地黄、枸杞子补肝肾，肉苁蓉、菟丝子、胡芦巴、石楠叶补肾助阳，配肉桂火热之剂，温补命门之火，能温营血冲任，助气化运行；当归、香附、鸡血藤理气活血，促进卵子排出，全方补肾助阳，滋阴填精，兼调气血，使氤氲之时未用止血药而无出血之象。

三、亮点经验

1. 养阴补血，补阴摄阳 《血证论》中说："月有盈亏，海有潮汐，女子之血，除旧生新，是满则溢盈必亏之道，女子每月行经一度，盖所以泄血之余也"，中医认为月经是肾阴、肾阳转化，气血盈亏变化的结果，故李教授在经后期滋补肾阴，益精填髓，益气养血，如以熟地黄、阿胶养阴血补肾阴；淫羊藿、菟丝子温补肾阳，此期补阴药中酌加补阳药，意在使其阴得阳升而泉源不竭，适用于月经净后阴血亏虚时，使阴血充盛，重阴转阳，冲任得养。经间期以温肾助阳为主，常用菟丝子、紫石英、肉苁蓉、石楠叶、淫羊藿、肉桂等，兼用熟地黄、黄精滋阴养血，此期补阳药中酌加补阴药，以补阴摄阳，阳得阴助而生化无穷。李教授采用以上方法，使肾阴阳协调，阴血充盛，冲任得养，胞宫得固。

2. 未雨绸缪，事半功倍 李教授治疗本案在氤氲之时并未使用止血药物，反在月经净后，氤氲之前加用少量固摄止血药物，如乌贼骨、煅龙骨、煅牡蛎、仙鹤草，意在止欲行而未行之血证，做到"不见血反止血"，止血以调冲任的目的，所谓未雨绸缪，事半功倍。

3. 血肉有情，补人"三宝" 患者已至五七之年，加之多次手术，肾气亏虚，冲任二脉虚损，人体"精、气、神"每况愈下，患者已出现乏力，情绪不稳定，夜眠差等症状。李教授喜用龟甲、鹿角胶、紫河车粉，血肉有情之品能健脾益气、补肾益精，调整阴阳。其中龟甲滋阴潜阳，固经止血；鹿角胶有补肾助阳益精血，调冲任的作用；紫河车粉温肾补精，益气养血，现代药理表明紫河车粉含有促甲状腺素、雌二醇、雌酮等，有类激素样作用。

三者能补气、养血、益精，从而改善患者的"精、气、神"。

（周　梅）

月经间期出血（肾虚血瘀证）

何某，女，35岁，已婚未育。

初诊：2016年11月1日。

主诉：月经间期少量阴道流血8年。

现病史：患者近8年来，反复于两次月经间期出现少量阴道出血，呈淡咖啡色，持续2～7天不等，无明显腹痛，无同房后出血，月经周期、月经期、月经量均似以往。平素时有头晕乏力、怕热、多虚汗、腰骶酸痛、胸胁胀痛或刺痛。刻下舌质淡红，边有瘀点，苔薄白，脉沉细。

月经史：14，5/30，经量中等，经血暗红，夹小血块，行经时小腹胀痛，末次月经为10月19日。

生育史：0—0—0—0。

妇科检查：外阴已婚式，阴道无异常，宫颈光滑，宫体前位，大小正常，两侧附件阴性。

辅助检查：2016年5月30日（月经第5天）于当地市级医院检查：促卵泡激素（FSH）6.11mIU/ml，促黄体生成激素（LH）7.10mIU/ml，雌二醇（E_2）71.92pg/ml，孕酮（P）1.54ng/ml，泌乳素（PRL）17.35ng/ml，睾酮（T）0.44ng/ml；B超检查：子宫大小48mm×42mm×41mm，子宫内膜6mm，左卵巢大小32mm×25mm，右卵巢大小27mm×24mm，提示子宫双侧卵巢未见异常；宫颈液基细胞学检查未见上皮内病变。

西医诊断：不规则阴道出血。

中医诊断：经间期出血（肾虚血瘀证）。

治则：补肾祛瘀，固冲止血。

方药：党参12g，黄芪12g，牡丹皮9g，丹参9g，煅龙骨30g，先煎，煅牡蛎30g先煎，山茱萸12g，当归12g，川芎6g，生地黄12g，地骨皮12g，五倍子6g，制首乌15g，仙鹤草30g，陈棕炭12g，乌贼骨12g，生茜草6g，柴胡9g，糯稻根15g，碧桃干9g。

共14剂，水煎服，每日1剂，早晚饭后各一次，每次150ml。

之后按上述方药随证加减，用药4月，诸证好转，无月经间期出血。

307

按语：

一、治疗思路

女性月经周期、经期或经量发生异常，非行经期间阴道大量出血，持续淋漓不断等病症，统称崩漏。"崩为漏之甚，漏为崩之渐"，两者常相互转化、交替出现。李教授认为本例患者反复月经间期出血应属肾虚血瘀型崩漏，基本病因病机为肾虚封藏失司，不能制约经血，胞宫蓄溢失常，血瘀阻络、新血不得归经，因此以肾虚为本、血瘀为标，多脏同病，导致气血冲任失调。《黄帝内经》云："肾者主水，受五脏六腑之精而藏之"；《景岳全书》曰"肾乃精血之海"；李中梓《病机沙篆》曰"血之源头在于肾，气血久虚，常须补肾益精以生血"；《血证论》曰："故凡血证，总以化瘀为要"；冲为血海，《黄帝内经》曰："冲脉者，五脏六腑之海也"。因此，肾虚血瘀型崩漏应以补肾祛瘀固冲为基本治疗原则，同时根据疾病不同时期，采用不同的治法，出血期酌加止血药物，血止后则根据月经周期气血阴阳转化的规律，以补肾祛瘀、补血活血、固冲调经为根本，使经水如期而行、如期而止。

二、用药分析

本例用药中，山茱萸酸涩微温，温而不燥，补而不峻，功善补益肝肾，既益精又助阳，为平补阴阳之要药，补肝肾、固冲任而止血，同时酸涩敛汗固脱，防止元气虚脱；制首乌为滋补良药，不寒、不燥、不腻，功善补肝肾、益精血、乌须发、强筋骨兼有收敛之效；五倍子收敛止血又敛汗固精；仙鹤草收敛止血兼扶正补虚；地骨皮清热除蒸、凉血止血，并于清降中兼具补益之功。牡丹皮入心肝血分，善于清解营血分实热，可清热凉血、活血化瘀，为血分实热所致血热血瘀之要药；丹参主入血分，功善活血祛瘀通经，《本草纲目》谓丹参"破宿血，补新血"，为主治血行不畅、瘀血阻滞型经产病之要药，同时"一味丹参功同四物"，补血养血，化瘀而不伤正；生地黄清热凉血而不留瘀，兼有养阴生津之效；生茜草善走血分、凉血止血、活血行血、通经行滞而不留瘀。

气为血之帅，血为气之母，"邪之所凑，其气必虚"，气滞血瘀往往相互搏结，《血证论》曰："崩中虽是血病……宜服补气之药，以升其水，水升则血升矣，补中益气治之"，故化瘀同时多须行气。方中川芎为"血中之气药"，温通血脉、活血祛瘀、行气通滞、通达气血，上行头目、下行血海、中开郁结、旁通络脉；当归补血兼活血行滞，为妇科补血活血之要药，与川芎相配伍则畅达血脉之力益彰，使补而不滞，静中有动。同时加柴胡条达肝气、疏肝解郁，党参健脾益气、气血双补，黄芪补脾肾之气，先后天同补，因而补气行滞、行血养血，乌贼骨收敛止血兼行气活血。方中另有煅龙骨收敛元气、固涩滑脱而止血，煅牡蛎、陈棕炭收敛固涩止血，糯稻根、碧桃干有止盗汗之效。

三、亮点经验

1. 重视病因，气血运行失畅 肾为先天之本，肾精可以化血，精血同源，肾精充足是女子卵泡发育成熟的前提条件，肾阳是全身阳气之根本，可气化温煦、运化水液。冲任二脉起于胞宫，胞宫的生殖功能由冲任二脉所司，《诸病源候论·妇人杂病诸候》记载："冲任之脉，为经脉之海，血气之行，外循经络，内荣脏腑"，冲任之络脉系统既是调节月经和生育的功能网络，又是气血运行和蓄溢的场所，"胞络者，系于肾"，"冲任之本在肾"。因此，肾气、天癸、冲任二脉是月经来潮的基础，女子肾气旺盛、任通冲盛与月经来潮关系密切。妇女若肾阳虚不能化气行水、温运血脉或肾阴虚不能滋养血脉、血脉损伤，气机瘀滞都可能导致血行瘀阻，阻塞冲任、胞宫、脉络；或因肾亏精少、肾气不足则推动乏力、气血运行不畅可致瘀滞内生，胞脉失于濡养，冲任气血不足，运行不畅，"初为气结在经，久则血伤入络"，瘀血阻滞冲任、胞脉，《备急千金要方》曰"瘀血占据血室，而致血不归经"而成崩漏。血瘀不行则脏腑失养、功能失司，加重肾虚，肾中精气无以生长，精弱无以化生元阴元阳，无以化生温养气血，无力推动气血运行，气血运行受阻又加剧血瘀，形成恶性循环，使病程迁延难愈。

2. 补益肝肾，固涩止血为要 李教授认为肾虚血瘀型崩漏以肾虚为本、血瘀为标，基本病因病机为肾虚封藏失司，不能制约经血，胞宫蓄溢失常，血瘀阻络、新血不得归经，导致气血冲任失调。因此，治疗应以补益肝肾、固涩止血为基本治疗原则，同时根据疾病不同时期，采用不同的治法，出血期酌加止血药物，血止后则根据月经周期气血阴阳转化的规律，以补肾祛瘀、补血活血、固冲调经为根本，使经水如期而行、如期而止。

（李雪莲）

卵巢功能不全（经闭5月）

李某，女，41岁，已婚。

初诊：2017年8月9日。

主诉：闭经5个月。

现病史：2015年因精神刺激，曾有月经4月未潮，口服黄体酮无撤退性出血。后服戊酸雌二醇片，月经恢复，但常延期而至，偶有服地屈孕酮后方可行经。2016年9月至2017年2月期间月经基本规律。2017年2月底行经后，至今月经未行。7月1日开始服戊酸雌二醇片1片/日，共21天，停药后月经未行。刻下无腹胀，无乳房胀痛，腰酸隐隐，纳可，寐安，二便调。苔薄，脉弦。

月经史：13，5～7/30～5个月，经量中，痛经。

生育史：1—0—0—1。

辅助检查：2017年6月12日查血内分泌：LH 31.74IU/L，FSH 76.15IU/L，E$_2$ 17pmol/L，PRL 301.98mIU/L，T 1.24nmol/L。

西医诊断：卵巢功能不全。

中医诊断：闭经。

病机：《素问·上古天真论》云："女子……六七三阳脉衰于上，面皆焦，发始白。七七任脉虚，太冲脉衰少，天癸竭，地道不通，故形坏而无子也。"肾精虚损，精血匮乏，冲任脉血海空虚，则胞宫无血可下。治当补肾益精，养血活血调经。但当下肾精气血难以速复，先中西医结合治疗，补充激素，以中药活血通经为主。

治则：活血调经，疏肝理气。

方药：桃仁9g，红花9g，当归9g，川芎6g，附子9g，桂枝6g，川楝子12g，熟地黄12g，益母草30g，川牛膝12g，苏木9g，鬼箭羽12g，凌霄花9g，刘寄奴12g，月月红6g，橘叶核（各）9g。

共14剂，水煎服，每日1剂，早晚饭后各一次，每次150ml。

另服戊酸雌二醇片1片/次，每日2次，服5天。醋酸甲羟孕酮10mg/日，服5天。

医嘱：①工作减压，勿熬夜，适当休息，有充足睡眠；②饮食勿辛辣伤阴，适当补充高蛋白富含营养食品；③调整心情，情绪勿急躁、勿紧张。

二诊：2017年9月23日。

8月19日月经来潮,经行量少,1天净,色暗,无血块。少腹隐隐不适。至今月经未行。苔薄,脉细。

治则:活血调经,补肾益精。

方药:桃仁9g,红花9g,当归9g,川芎6g,附子9g,桂枝6g,川楝子12g,熟地黄12g,益母草30g,鬼箭羽12g,凌霄花12g,八月札12g,娑罗子12g,黄精12g,龟甲18g,鹿角胶9g。

共14剂,水煎服,每日1剂,早晚饭后各一次,每次150ml。

另服补佳乐1粒/次,每日2次,服10天;醋酸甲羟孕酮10mg/日,服10天。

三诊:2017年11月4日。

9月27日起服用补佳乐与醋酸甲羟孕酮,10日后停药。10月8日行经,3天净。量不多,色红,夹血块,少腹隐痛。近日耳鸣明显。胃纳可,二便调,夜寐安。苔薄,脉细。

治则:补肾调经,益气养血。

方药:生熟地黄(各)12g,当归12g,红花9g,枸杞子12g,肉苁蓉12g,菟丝子12g,淫羊藿30g,鸡血藤12g,肉桂3g,党参12g,黄芪12g,龟甲18g,鹿角胶(烊化)9g,紫河车粉(冲服)9g,山茱萸12g,石楠叶12g,黄精12g。

共14剂,水煎服,每日1剂,早晚饭后各一次,每次150ml。

四诊:2017年11月18日。

经水逾期未至。刻下少腹隐隐不适,嗜睡。2017年11月7日,查血生殖内分泌:LH 43.95IU/L,FSH 31.74IU/L,E_2 224.20pmol/L,PRL 16.59mIU/L,T 0.27nmol/L。B超:子宫大小59mm×41mm×55mm,内膜6mm。左卵巢大小20mm×10mm×16mm,右卵巢大小29mm×21mm×26mm,内见散在小卵泡,最大13mm×12mm×14mm。苔薄,质淡,脉细。

治则:养血调冲,补肾益精。

方药:党参12g,黄芪15g,生熟地黄(各)12g,当归12g,鸡血藤12g,枸杞子12g,制首乌12g,肉苁蓉12g,菟丝子12g,淫羊藿30g,肉桂3g,胡芦巴12,巴戟天12g,山茱萸12g,石楠叶12g,黄精12g,龟甲18g,鹿角胶(烊化)9g,紫河车粉(冲服)9g。

共14剂,水煎服,每日1剂,早晚饭后各一次,每次150ml。

五诊：2017年12月16日。

12月4日月经来潮，6天净。量中，色红，无血块。无痛经，少腹稍不适，腰酸。苔薄，脉细。

治则：益肾调经，养血活血。

方药：生熟地黄（各）12g，枸杞子12g，女贞子12g，制首乌12g，山茱萸12g，肉苁蓉12g，菟丝子12g，淫羊藿30g，杜仲15g，党参12g，黄芪12g，石楠叶12g，黄精12g，当归12g，红花9g，鸡血藤12g，肉桂3g，龟甲18g，鹿角胶（烊化）9g，紫河车粉（冲服）9g。

共14剂，水煎服，每日1剂，早晚饭后各一次，每次150ml。

六诊：2018年1月13日。

月经1月9日来潮，经行4天净。量中，色红，夹血块，无痛经，经后阴道少量出血6天。腰酸明显。苔薄，脉细。

治则：补肾固冲，益气活血，养血疏肝。

方药：生熟地黄（各）12g，当归9g，川芎6g，香附12g，菟丝子12g，淫羊藿15g，鸡血藤12g，怀山药15g。党参12g，黄芪12g，石楠叶12g，黄精12g，龟甲18g，鹿角胶9g（烊化），紫河车粉（冲服）9g，杜仲15g，杞子12g，制首乌12g。

共14剂，水煎服，每日1剂，早晚饭后各一次，每次150ml。

七诊：2018年2月24日。

2月2日行经，4天净，量中，色红，无血块。苔薄白，脉细。2018年2月8日查AMH（抗米勒管激素）：0.14ng/ml。2018年2月7日，LH 3.16IU/L，FSH 7.39IU/L，E_2 117pmol/L，T 0.42nmol/L，P 0.27nmol/L，PRL：9.25mIU/L。

治则：补肾固冲，益气活血，养血疏肝。

方药：生地黄12g，熟地黄12g，当归12g，红花9g，枸杞子12g，肉苁蓉12g，锁阳12g，菟丝子12g，淫羊藿30g，胡芦巴12g，鸡血藤12g，肉桂3g，女贞子12g，制首乌12g，龟甲18g，旱莲草12g，鹿角胶（烊化）9g，紫河车粉（冲服）9g。

共14剂，水煎服，每日1剂，早晚饭后各一次，每次150ml。

后继续治疗，连续3月月经正常来潮，未再服用激素类药物。

按语：

一、治疗思路

卵巢功能不全根据临床表现可归于月经过少、月经后期、闭经等范畴。患者40岁，3年前因精神刺激，突然月经闭止不行，后虽服黄体酮行经，但每值春夏季节则易月经居期不行。查血 FSH 76.15IU/L，E_2 17pmol/L，已属卵巢功能衰退。《校注妇人良方》云："妇人月水不通……但滋其化源，其经自通。"当治以补肾养血以滋其化源，但考虑到患者雌激素水平较低，故先用中西医结合治疗，补充雌激素和孕激素，配合中药活血调经，补肾益精。待经行后，再施以养血调冲、补肾益精，以挽救卵巢功能。

二、用药分析

本案治疗用药可分两大部分：其一，月经过期不行，以桃红四物汤为基础方，并随证加减，其作用养血调冲，活血通经。配合桂枝附子温经助阳，川楝子、八月札、娑罗子疏肝理气，益母草、鬼箭羽加强活血通经之力。其二是治本求源，补益冲任，方用龟鹿二仙胶、八珍汤、当归补血汤、六味地黄丸，以及经验方助黄汤等众方，根据病情变化，可选择应用。在此案中多用龟甲、鹿角胶等血肉有形之品，补益肾精。这些方药主要功效是补益冲任，填精补髓，使冲任脉充盛，血海满盈，经血来潮。

三、亮点经验

1. 补虚泄实，因势利导 闭经虽有虚有实，但以虚中夹实为多，宜以滋其化源为主，然后适当予以活血，因势利导，才可收效，如果一味攻逐瘀血，反伤其正。《景岳全书·妇人规》中云："调经之要，贵在补脾胃以资血之源，养肾气以安血之室。"本案患者年近"六七"，肾精逐渐亏虚。最初起病于精神刺激，但连续三年春夏之季则月经闭止不行，类似中医文献中记载的"歇夏"现象。此类患者多素体气血亏虚，故每致夏季炎热，气血难以充养胞宫，经血不得下。而患者行经时又常有血块、痛经等症状，还存在瘀血内阻的病机。是比较典型的虚实夹杂证。初期先治以中西医结合，西药雌、孕激素配合中药活血通经、疏肝理气，使经血得下，此为急则治标。然后根据月经周期给予养血活血，益肾填精，调补冲任，此为补虚泄实，因势利导，最终月经得复。再查血 FSH 和 E_2 也恢复了正常水平。

2. 精亏补味，血肉有情 《素问·阴阳应象大论》："形不足者，温之以气;精不足者,补之以味。"闭经日久,肾精亏虚、气血不足更为明显。气血亏虚多选用补气药黄芪、党参配合补阴血药熟地黄、当归、制首乌、黄精、桑椹等,使气血化生有源。肾精亏虚多以血肉有情之品龟甲、鹿角胶等,配伍菟丝子、女贞子、墨旱莲、枸杞子、肉苁蓉、淫羊藿等,益精填精,阴中求阳,则冲任得养,精气渐充,阴阳平衡,经血得下。

（袁　颖）

卵巢功能不全（围绝经症状）

江某,女,45岁,已婚。

初诊:2017年4月15日。

主诉:月经不调8月余,伴烘热汗出。

现病史:自2016年8月份起,月经紊乱,有时一月三至,有时超过2月不行。其实早在1年之前就已月经紊乱,只不过不重视而已。现停经70多天,末次月经2月2日,行经13天方净。刻下经常烘热汗出,心悸怔忡,心烦易怒,失眠健忘,小腹酸胀,腰酸胀不舒。苔薄,脉细弦。

月经史:12,5～16/23～70,经量时多时少,色暗红夹血块,伴痛经。

生育史:1—0—3—1。

4月14日B超:子宫大小47mm×40mm×43mm,子宫前壁见多个低回声结节,较大者2mm×21mm×22mm,子宫内膜2mm,左卵巢大小19mm×14mm,右卵巢大小21mm×12mm。提示子宫多个小肌瘤。

妇科检查:外阴经产式,阴道无异常,宫颈轻度糜烂,宫体前位,略大,附件阴性。

辅助检查:4月14日血生殖内分泌及甲状腺激素测定:促黄体生成激素(LH)41.4IU/L、促卵泡成熟激素(FSH)74.6IU/L、雌二醇(E_2)95.8pmol/L、睾酮(T)0.7nmol/L、孕酮(P)0.81nmol/L、泌乳素(PRL)212.0mIU/L;三碘甲状腺原氨酸(T_3)1.71ng/ml、甲状腺素(T_4)84.22μg/dl、游离三碘甲状腺原氨酸(FT_3)84.22pg/ml、游离甲状腺腺素(FT_4)14.45ng/d、促甲状腺素(TSH)1.36uIU/ml、抗甲状腺球蛋白抗体(TGAb)11.49IU/ml、抗甲状腺氧化酶抗体(TPoAb)15.21IU/ml。

西医诊断:卵巢早衰(POF)。

中医诊断:闭经。

病机:《内经》有"年四十而阴气自半也",肾精亏损气血不足,冲任血海不盈,当益精补血调冲任,只是气血肾精一时难充,目前应以中西药物并用,补充激素醋酸甲羟孕酮,并中药活血通经以治标。

治则:养血活血调经。

方药:当归 12g,川芎 6g,桃仁 9g,红花 9g,益母草 30g,川牛膝 12g,苏木 9g,三棱 9g,莪术 9g,香附 12g,淮小麦 30g,石见穿 15g,延胡索 12g,百合 12g,熟地黄 12g。

共 14 剂,水煎服,每日 1 剂,早晚饭后各一次,每次 150ml。

另 醋酸甲羟孕酮 2mg,每日 1 次,每次 5 片,共服用 5 天。

医嘱:①工作减压,勿熬夜,适当休息,有充足睡眠;②饮食勿辛辣伤阴,适当补充高蛋白富含营养食品;③调整心情,情绪勿急躁、勿紧张;④适当吃紫河车粉,9g/ 日。

二诊:2017 年 5 月 13 日。

月经 5 月 1 日至今未净,色暗红,月经来潮时前 7 天经量点滴而行,之后经量略多,昨日起量极少,与既往相同淋漓不净,经行夹有少量血块,小腹胀痛,腰酸剧,关节亦酸痛。苔薄,舌微红,脉细。

治则:益气养血,补肾止血。

方药:党参 12g,黄芪 12g,大小蓟(各)15g,地榆 15g,煅龙骨 30g,煅牡蛎 30g,陈棕炭 12g,炒槐花 12g,鹿衔草 12g,牛角䚡 12g,炒荆芥 9g,炒防风 9g,女贞子 12g,失笑散(包煎)9g,杜仲 12g,胡芦巴 12g,狗脊 12g。

共 14 剂,水煎服,每日 1 剂,早晚饭后各一次,每次 150ml。

三诊:2017 年 5 月 30 日。

服药第 3 天即经净,服药后,精神转佳,唯感腰酸,关节酸痛,苔薄,脉细。

治则:补肾益中,舒筋活络。

方药:当归 9g,川芎 6g,鸡血藤 15g,生熟地黄(各)12g,香附 12g,怀山药 12g,淫羊藿 15g,龟甲(先煎)18g,鹿角片(先煎)9g,石楠叶 12g,黄精 12g,山茱萸 12g,千年健 15g,杜仲 15g,海风藤 15g,羌独活(各)9g,菟丝子 12g。

共 14 剂,水煎服,每日 1 剂,早晚饭后各一次,每次 150ml。

四诊:2017 年 6 月 24 日。

月经 6 月 8 日来潮,经行 8 天净,经量多,夹小血块,现腰酸,关节痛,夜寐欠眠,苔薄,脉细。

治则:补肾调经,养心活络。

方药:当归 15g,鸡血藤 15g,生熟地黄(各)12g,枸杞子 12g,肉苁蓉 12g,淫羊藿 30g,肉桂 3g,菟丝子 12g,杜仲 15g,狗脊 12g,淮小麦 30,远志 9g,合欢皮 30g,海风藤 30g,千年健 15g,羌独活(各)9g,炙甘草 6g。

共 14 剂,水煎服,每日 1 剂,早晚饭后各一次,每次 150ml。

五诊:2017 年 8 月 19 日。

月经 8 月 5 日来潮,经量较多夹血块,经行 7 天净,小腹酸胀,经行乳房胀痛,现关节酸痛基本痊愈,仍感腰酸,胃脘不舒,苔薄,脉细。

治则:补益冲任,调经和胃。

方药:当归 12g,川芎 6g,鸡血藤 12g,生熟地黄(各)12g,淫羊藿 30g,香附 12g,党参 18g,鹿角片(先煎)9g,怀山药 12g,白术 12g,白芍 12g,黄芪 12g,石楠叶 12g,黄精 12g,龟甲(先煎)18g,胡芦巴 12g,杜仲 15g,煅瓦楞子(先煎)30g,姜半夏 9g。

共 14 剂,水煎服,每日 1 剂,早晚饭后各一次,每次 150ml。

六诊:2017 年 9 月 16 日

月经 9 月 1 日,量中色红,夹小血块,经行 7 天净,经行微微腹痛,腹胀腰酸,无烘热汗出,其他无特殊,苔薄,脉细。

9 月 9 日测血生殖内分泌:促黄体生成激素(LH)3.69IU/L、促卵泡成熟激素(FSH)4.0IU/L、雌二醇(E_2)93.28pmol/L、睾酮(T)0.058nmol/L、孕酮(P)0.299nmol/L、泌乳素(PRL)9.05mIU/L;

共 14 剂,水煎服,每口 1 剂,早晚饭后各一次,每次 150ml。

之后按上述方药调理之,随访 3 个月,月经每月正常来潮,烘热汗出、心悸等症状均消失,一切如正常人。

按语:

一、治疗思路

卵巢功能不全,中医无此病名,依据其症状表现属于中医所指月经不调、月经前后诸症、闭经等范畴。目前讨论较多的早发性卵巢功能不全(POI),即女性 40 岁之前出现月经异常,如月经紊乱、闭经、月经频发或稀发,同时伴有促性腺激素升高(FSH>25IU/L)和雌激素波动性下降等表现,临床表现烘热汗出、面目潮红、心烦心悸、失眠健忘、性欲低下等症状。究其发病原因有家族遗传因素、染色体异常、免疫因素、某些先天酶缺乏、医源性因素(如人流型子宫损伤)、某些病毒感染,职业女性中又常因工作压力过重,焦虑、忧伤、恐惧、紧张、长期失眠、休息不足、生活不规律等。临床上很多患者年龄超过40岁,但是出现月经不调甚至闭经,且超过6个月,都来看卵巢功能下降门诊了,测血FSH>40mlU/ml,E_2降低作为卵巢功能下降的标记。今患者月经不调,其所表现的症状基本属于卵巢功能不全的病变,长期月经闭止,经化验检测促卵泡成熟激素(FSH)74.6IU/L,随之促黄体生成素(LH)也升高至41.4IU/L,B超子宫内膜仅有2mm厚度,在这种情况下,仅用活血化瘀药,通其月经来潮是不行的,如果用补益冲任,健脾补肾,正如《素问·四气调神大论》曰:"譬犹渴而穿井,斗而铸锥,不亦晚乎?"这就是我们平时所讲的远水解决不了近渴,这也是不现实的。对该患者考虑分两步调治,故第一步是中西药物合用,因雌二醇(E_2)95.8pmol/L尚可,故用醋酸甲羟孕酮补充孕激素,加养血活血调经之中药,使经闭70多天的月经先行来潮,待经行之后,考虑第二步,益其源治根本。《素问·阴阳应象大论》曰:"年四十而阴气自半也,起居衰矣。"患者平时忙碌,操劳过度,耗气伤血,又近七七之年,任脉虚,太冲脉衰少,冲任不足,加之测血FSH升高,此为佐证,提示为卵巢功能不全,故治疗应补益冲任,养血填精,补肾调经。

二、用药分析

本案治疗分两步进行,故用药也分为两类,其一是经闭不行,是以桃红四物汤为基础方,并随证加减,其作用养血调冲,活血通经。其二是治本求源,补益冲任,方用龟鹿二仙胶、八珍汤、当归补血汤、六味地黄丸、左归丸、右归丸、归肾丸,以及经验方助黄汤等众方,根据病情变化,可选择应用,这些方药主要功效是补益冲任,填精补髓,使冲任脉充盛,血海满盈,经血来潮。治疗过程中出现月经过多,用牛角䚡、煅龙牡、炒槐花、陈棕炭、鹿衔草、炒地榆等药止血。四肢关节酸痛用千年健、海风藤、羌独活等舒筋活络止痛。淮小麦、炙甘草为甘麦大枣汤之组成,甘润缓急,养心安神。杜仲、狗脊补肾固腰为临床常用药。

三、亮点经验

1. 治标固本,分段治之 40岁以下的育龄期女性,应有正常的月经周期，但是卵巢功能不全的患者会出现月经周期异常，甚至出现停经，并伴有烘热汗出，心悸心烦，失眠健忘等绝经综合征（俗称更年期综合征）的症状。如果月经不来潮，该类症状仍将会持续，并将会加剧这些症状，为此应让患者先行经。如果仅用中医活血通经则不能速效，故而加用西药醋酸甲羟孕酮，使子宫内膜转为分泌期。如此中、西药物治疗，先通经行其经，治其标，等经行后，诸证均缓解，身体舒服，再调理治本，用补肾益精，调理冲任，充盈血海，固本求源，这样分段治疗，模拟女性的性周期，从而达到满意的效果。

2. 填精补髓，调冲治本　肾气旺盛，天癸产生，任、冲二脉充盛、通畅是月经的基础。肾气的盛衰与月经来潮及衰竭有着直接的关系。肾藏精，肾是生殖发育的物质基础。"肾者主水，受五脏六腑之精而藏之。"精可以化血，精血同源。肾精又可化髓，脑为髓之海，脑海均赖肾的精气化而濡养之。冲脉，《灵枢·逆顺肥瘦》曰："冲脉者，五脏六腑之海也。"冲为十二经之海，古人又有"冲为血海"之说。任脉，主一身之阴经，有"阴脉之海"之说。综上所述，肾气、天癸、冲任二脉是月经来潮的理论基础。具体方药来讲，主要是龟鹿二仙膏、左归丸、八珍汤为主方加减变化。龟鹿二仙膏中用药：龟甲通任脉、补冲脉而补阴，鹿角通督脉而补阳，两者为血肉有精之品，填精补髓，阴阳同补；配以党参补气血、枸杞子滋阴助阳，这张方子其补气血阴阳，补人之精、气、神三宝，而生生不息。左归丸之组成为熟地黄、怀山药、牛膝、山茱萸、枸杞子、龟甲、鹿角等，共奏滋养肝肾、益精填髓的作用。八珍汤为四物汤合四君子汤，益气补血，调理冲任。处方中肉苁蓉、淫羊藿、鸡血藤、香附等，是本案助黄汤（经验方）之组成，另加石楠叶、黄精，更增加滋补肝肾，调理冲任之功。纵观全局，本案整体用药均体现以填精补髓，调冲治本之大法。

3. 衷中参西，取长补短　本案的诊断除症状体征外主要还是参照化验室的检测为依据。月经正常来潮了，烘热汗出等症状消失了，这均为标象，必须 FSH 与 E_2 转为正常，这样疗效能巩固持久，否则症状又会反复，即使症状基本痊愈了，还须治疗一段时间巩固疗效。中药之所以疗效好，主要是中医辨证精准，中药对机体整体调理，气血充盛了，提高了卵巢对促性腺激素的反应性，同时增加了卵巢激素受体的含量，因而改善了卵巢的功能，使卵巢所分泌的激素发挥正常的作用。限于医疗条件不够，本案未能检测 AMH（抗苗勒氏管激素），该指标较 FSH 更早能反映出卵巢储备功能下降的情况，当 AMH<2ng/ml 时就提示卵巢储备功能不良，

AMH<0.5ng/ml,就说明严重的卵巢储备功能下降,如果<0.086ng/ml 就作为预测绝经的界值。

(李祥云)

卵巢功能不全(肾虚证)

丁某,女,43岁,已婚。

初诊:2018年5月25日。

主诉:月经稀发1年,伴烘热汗出。

现病史:患者近1年来月经稀发,时常闭经,2017年11月内分泌检测提示卵巢功能下降,后服中药调理,略有好转,此次又停经2个月,否认妊娠可能,时常伴有烘热汗出。纳寐可,二便调。舌淡苔薄白脉细。

月经史:7/23,量中,色暗,夹小血块,无痛经,无腰酸,无乳房胀痛。末次月经:2018年3月10日,7天止。

生育史:1—0—6—1。

辅助检查:2017年11月6日促黄体生成素(LH):13.88IU/L,促卵泡生成素(FSH):34.51IU/L,雌二醇(E_2):67.0pg/ml,孕酮(P):0.9nmol/L,睾酮(T):0.64nmol/L,泌乳素(PRL):24.59ng/ml。

西医诊断:卵巢功能不全。

中医诊断:月经后期病。

病机:经云"六七三阳脉衰于上,面皆焦,发始白""七七,任脉虚,太冲脉衰少,天癸竭,地道不通……"患者为六七之年,未至七七,却见月经稀发,天癸竭之症状,是谓未老先衰。究其原因,流产手术过多,直接影响冲任、胞宫,房劳多产,耗伤气血,从而损伤肾气,又云"经水出诸肾"而见月经稀发。肾精亏虚,阴阳失衡而见烘热汗出的症状。

治则:活血痛经利水。

方药:熟地黄12g,延胡索12g,丹参12g,牡丹皮12g,川楝子12g,红花12g,桃仁12g,香附12g,川芎6g,当归12g,益母草30g,川牛膝12g,三棱9g,莪术9g,苏木9g,鬼箭羽12g,凌霄花9g。

共14剂,水煎服,每日1剂,早晚饭后各一次,每次150ml。

另:戊酸雌二醇片1盒,每日2次,每次1片,口服5天。醋酸甲羟孕酮25粒,每日1次,每次5粒,口服5天。

319

二诊：2018年6月8日。

5月26日至30日服用戊酸雌二醇片与醋酸甲羟孕酮，刻下尚无行经之意。诊后烘热汗出症状改善。苔薄白，脉细。

治则：补益冲任气血，燮理阴阳，活血通经。

方药：红花9g，香附12g，当归9g，肉桂3g，鸡血藤15g，枸杞子12g，熟地黄12g，肉苁蓉12g，菟丝子12g，党参12g，黄芪15g，淮小麦30g，淫羊藿30g，石楠叶12g，黄精9g，龟甲18g，鹿角胶9g，紫河车（冲服）9g，制首乌12g，山茱萸9g，巴戟天12g，黄芩柏（各）9g，桃红（各）9g，益母草30g。

共14剂，水煎服，每日1剂，早晚饭后各一次，每次150ml。

三诊：2018年6月22日。

末次月经：6月16日至6月21日，量少，色红，夹小血块，无痛，无腰酸，无乳房胀痛，烘热汗出缓解，经期第4天至上海中医药大学附属龙华医院复查性激素：促黄体生成素（LH）10.14IU/L，促卵泡生成素（FSH）7.49IU/L，雌二醇（E$_2$）176pg/ml，孕酮（P）0.5nmol/L，睾酮（T）0.92nmol/L，泌乳素（PRL）265.61mIU/L。促卵泡生成素降至正常，提示卵巢功能有所恢复。苔薄，脉细。

治则：滋补肝肾，调养气血，燮理阴阳。

方药：红花9g，香附12g，当归9g，肉桂3g，鸡血藤15g，枸杞子12g，熟地黄12g，肉苁蓉12g，菟丝子12g，党参12g，黄芪15g，淮小麦30g，淫羊藿30g，枸杞子12g，石楠叶12g，黄精9g，龟甲18g，鹿角胶9g，桑椹12g，紫河车9g，制首乌12g，山茱萸9g，白术芍（各）12g。

共14剂，水煎服，每日1剂，早晚饭后各一次，每次150ml。

四诊：2018年7月28日。

经治疗，目前无不适，月经按期来潮。末次月经：7月10日，舌淡苔薄白脉细。

治则：滋补肝肾，调养气血，燮理阴阳。

方药：红花9g，香附12g，当归9g，肉桂3g，鸡血藤15g，枸杞子12g，熟地黄12g，肉苁蓉12g，菟丝子12g，石楠叶12g，黄精9g，龟甲18g，鹿角胶9g，茯苓12g，桑寄生12g，党参12g，黄芪15g，淫羊藿12g，制首乌12g。

共14剂，水煎服，每日1剂，早晚饭后各一次，每次150ml。

按语:

一、治疗思路

患者诊为卵巢功能不全,主要症状表现为月经稀发,伴有烘热汗出等围绝经期的症状。虽年龄已过 40,但仍希望能通过治疗来改善卵巢功能,缓解更年期症状,使生活质量得以提高。在治疗上,因病程日久,且围绝经期出现的症状明显,故先中西医结合治疗,戊酸雌二醇片与醋酸甲羟孕酮,雌、孕激素联合中药活血通经利水,人工月经来潮,改善症状。本病为本虚标实,月经来潮后,治病求本,予调补冲任气血,滋养肾精,调节阴阳平衡。

二、用药分析

初诊时,已用雌、孕激素联合治疗,中药处方即以活血通经利水为主,以桃红四物为主,加益母草、三棱、莪术、川牛膝等加强活血通经的力度。月经来潮后,治病求本,调补冲任气血。方中党参、黄芪、熟地黄、当归益气养血,黄精、肉苁蓉、菟丝子、何首乌、山茱萸等左归丸加减滋补肝肾,龟甲、鹿角胶等血肉有情之品填精益髓,现代药理研究发现这些药物有类雌激素的作用,能改善卵巢的功能。红花、香附、鸡血藤活血通络,亦能通过降低血流黏稠度,改善血循环,使卵巢功能得到改善。另针对烘热汗出之兼症,加淮小麦、黄芩、知母、黄柏等滋阴降火,调节阴阳。诸药同用,使阴阳气血调和,月经来潮,卵巢功能改善。

三、亮点经验

1. **轻重缓急,治病求本** 患者月经未有来潮,激素水平低下之时,先予雌、孕激素治疗,人工月经来潮,缓解患者的症状,另一方面亦能使之树立起信心。且经云:"阴阳者,天地之道也,万物之纲纪,变化之父母,生杀之本始,神明之府也,治病必求其本"治病求本,抓牢疾病的本质,从调理阴阳,冲任气血入手,每每获效。

2. **补肾填精,阳中求阴** 针对卵巢功能低下的患者,李教授常用血肉有情之品,龟甲、鹿角胶等补人"三宝",提升精气神,填精益髓,以期"返老还童",同时亦重用淫羊藿,阳中求阴,即可防滋补之品滋腻,亦可帮助阴阳相生互长。

（王珍贞）

卵巢储备功能下降(DOR)

朱某,女,22岁,未婚。

初诊:2017年5月26日。

主诉:月经不调2年余。

现病史:患者近2年月经延后,周期28天至半年不等。高考后胖10kg左右,现身高161cm,体重70kg。2016年初外院曾诊断为卵巢早衰,后不规则服用中药汤剂,2016年12月起口服达英-35共3个月,服药期间月经准时来潮,停药后仍月经不调。末次月经:5月12日,7天净,量中,无痛经,有腰酸。刻下失眠,多梦,口干欲冷饮,左侧偏头痛。苔薄质略红,脉细。

月经史:14,6~7/30~180,量中,色红,夹血块,较大,无痛经,无乳房胀痛。

生育史:0—0—0—0。

辅助检查:2016年12月12日B超:子宫大小48mm×58mm×35mm,宫内膜8mm,子宫回声欠均匀,宫腔呈鞍状,左卵巢大小20mm×17mm×19mm,内见无回声6mm,右卵巢大小29mm×26mm×21mm,内见无回声14mm×14mm×13mm、12mm×10mm×10mm。2017年3月3日(经期第4天):促卵泡生成素(FSH)18.28IU/L、促黄体生成素(LH)3.41IU/L、雌二醇(E_2)33pmol/L、睾酮(T)0.5nmol/L、泌乳素(PRL)16.53ng/ml、促甲状腺素(TSH)1.88uIU/ml。2017年4月3日抗米勒管激素(AMH)1.12ng/ml。

西医诊断:卵巢储备功能下降(DOR)。

中医诊断:月经后期。

病机:《校注妇人良方》曰:"肾气全盛,冲任流通,经血既盈,应时而下,否则不通也。"《傅青主女科》云:"经水出诸肾",肾气虚衰,天癸不能充盈,而致月经后期或经闭不行。《陈素庵妇科补解·调经门》云:"妇人月水不通,属瘀血阻滞者,十之八九。"朱丹溪在《丹溪心法》中提出:"经不行者,非无血也,为痰所碍而不行。"同时也可因肾阳不足,气化乏力,不能蒸腾气血津液,脾失肾阳温煦,失健运,致水湿内停,湿邪阻滞,经量减少,月经逾期。

治则:补肾养血活血,化痰调经。

方药:熟地黄12g,肉苁蓉12g,菟丝子12g,枸杞子12g,黄精12g,肉桂3g,香附12g,当归9g,红花9g,鸡血藤15g,龟甲18g,鹿角胶9g,紫河车粉9g,桔梗6g,石菖蒲12g,青礞石12g,苍白术(各)9g,浙贝母9g。

共14剂,水煎服,每日1剂,早晚饭后各一次,每次150ml。

医嘱:①减肥;②饮食宜清淡,禁食油腻,日常多食用新鲜蔬菜、水果、鱼类、瘦肉等,尤其是富含维生素、多不饱和脂肪酸的食物;③保持愉悦的心情,减少生活和工作压力,避免熬夜,增强体质,进行适当的体力和脑力活动。

二诊:2017年6月30日。

月经6月21日至今未净,第2天痛经,口干,面部痤疮,二便正常,苔薄质略红,脉细。

治则:益气养血,凉血活血止血。

方药:党参15g,黄芪30g,生熟地黄(各)12g,大小蓟(各)12g,莲房炭15g,鹿衔草12g,炒荆芥12g,泽兰9g,失笑散9g,乌贼骨15g,生茜草6g,炒地榆12g,石菖蒲12g,龟甲18g,鹿角片9g,陈棕炭15g,煅龙骨30g,煅牡蛎30g,磁石30g。

共14剂,水煎服,每日1剂,早晚饭后各一次,每次150ml。

三诊:2017年7月8日。

服药后月经于7月2日净,故本次月经6月21日~7月2日。目前基础体温未升,患者无明显不适。苔薄,脉细。

治则:补肾活血,益气化痰。

方药:巴戟天12g,肉苁蓉12g,菟丝子12g,胡芦巴12g,石楠叶12g,黄精12g,龟甲18g,鹿角片9g,生熟地黄(各)12g,党参12g,黄芪12g,夏枯草12g,苏木9g,三棱9g,地鳖虫12g,石菖蒲12g,青礞石12g。

共14剂,水煎服,每日1剂,早晚饭后各一次,每次150ml。

四诊:2017年8月5日。

末次月经6月21日~7月2日,量多,夹血块,无痛经。刻下月经未行,基础体温单项,苔薄,脉细。

治则:养血活血调经。

方药:当归9g,川芎6g,熟地黄12g,红花9g,桃仁9g,丹参12g,延胡索12g,牡丹皮12g,川楝子12g,香附12g,益母草30g,川牛膝12g,苏木9g,鬼箭羽12g,橘叶核(各)9g,石菖蒲12g。

共14剂,水煎服,每日1剂,早晚饭后各一次,每次150ml。

五诊：2017年8月29日。

末次月经8月10日，7天净，量多，色暗，夹血块。刻下偏头痛，基础体温单项。苔薄，脉细。

治则：补肾活血，益气化痰。

方药：熟地黄12g，肉苁蓉12g，菟丝子12g，枸杞子12g，黄精12g，淫羊藿30g，肉桂3g，香附12g，党参12g，黄芪12g，当归9g，红花9g，鸡血藤15g，龟甲18g，鹿角胶9g，紫河车粉9g，石楠叶12g，石菖蒲12g，青礞石12g，柴胡9g，全瓜蒌12g。

共14剂，水煎服，每日1剂，早晚饭后各一次，每次150ml。

六诊：2017年9月17日。

末次月经9月15日，此次月经推迟5日而来，今经行第3天，量少，夹血块，无痛经，无头痛。苔薄，脉细。2017年9月16日（经期第2天）：促卵泡生成素（FSH）9.08IU/L、促黄体生成素（LH）6.214 1IU/L、雌二醇（E_2）45pmol/L、睾酮（T）0.3nmol/L、泌乳素（PRL）17.25ng/ml、促甲状腺素（TSH）2.10uIU/ml。抗苗勒管激素（AMH）2.35ng/ml。

治则：养血活血调经。

方药：当归9g，川芎6g，熟地黄12g，红花9g，桃仁9g，丹参12g，延胡索12g，牡丹皮12g，川楝子12g，香附12g，益母草15g，苏木9g，鬼箭羽12g，凌霄花9g，柴胡9g，白芷9g，女贞子9g。

共14剂，水煎服，每日1剂，早晚饭后各一次，每次150ml。

之后按上述方药调理，随访4个月，月经每月按时来潮。

按语：

一、治疗思路

卵巢储备功能下降（DOR）的基本内容指皮质区内的卵母细胞储存的数量的减少和质量的下降，一般定义年龄在40岁前，卵母细胞质量下降导致生育能力降低或出现过早绝经倾向，如不及时治疗，一般1~6年将发展为卵巢功能衰竭，故目前认为DOR是卵巢早衰（POF）的前驱表现。目前由于外界不良环境的不断刺激、基因突变或染色体变异的不断增加、卵巢手术、放疗及化疗、心理因素等的影响，卵巢储备功能不良有逐渐增多的趋势。一般将基础FSH水平>8~12U/L作为卵巢储备功能下降的指标。

AMH 的正常值介于 2 ~ 6.8ng/ml，AMH<2ng/ml 提示卵巢储备功能不良。Gnoth 等研究表明：AMH<1.26ng/ml 对于卵巢储备功能低下的预测敏感度为 97%。西医治疗以激素替代疗法、脱氢表雄酮、免疫抑制、促排卵、辅助生殖技术等为主。对于卵巢储备功能下降，目前任何药物所起的作用只是可能延缓其下降的速度，绝无逆转卵巢功能的作用。因此，对于有生育要求的卵巢储备功能不良患者需尽早积极就诊，寻找最佳的助孕方式。中医没有卵巢储备功能下降的概念，究其临床证候，涉及血枯、血闭、无子等范畴。《素问·上古天真论》曰："女子七岁，肾气盛，齿更发长，二七而天癸至，任脉通，太冲脉盛，月事以时下，故有子……七七任脉虚，太冲脉衰少，天癸竭，地道不通，故形坏而无子。"《备急千金要方》提出："血瘀滞……妇人经闭不行。"朱丹溪在《丹溪心法》中提出："经不行者，非无血也，为痰所碍而不行。"同时也可因肾阳不足，气化乏力，不能蒸腾气血精液，脾失肾阳温煦，失健运，致水湿内停，湿邪阻滞，经量减少，月经逾期。

本患者经期第 4 天所查 FSH 18.28IU/L、抗苗勒管激素（AMH）1.12ng/ml，符合卵巢储备功能下降。该患者又体型肥胖，完全符合肾虚不足，痰瘀互结之证。初诊时因患者正处于经间期，未出现经闭不行状况，故治疗予以补肾活血化痰为主，治疗期间患者月经延后症状反复出现，治疗法则以补肾养血活血调经为主。纵观治疗主线还是以补肾为其根本。

二、用药分析

本案中药治疗主要涉及两个方面，第一个是经闭不行，以桃红四物汤随证加减，活血调经。第二个是治病求本，补肾为主，兼以活血化痰，方用龟鹿二仙胶、八珍汤、左归丸、归肾丸以及经验方助黄汤等补益肾精，填精补髓；再予以丹参、三棱等理气活血，使补而不滞，贵在使其通顺；石菖蒲、青礞石为一药对，既能祛除有形、无形之痰，又能涤痰开窍，特别适用于形体肥胖，无排卵患者。治疗过程中出现经期延长，选用大小蓟、莲房炭、鹿衔草、炒荆芥、失笑散、乌贼骨、生茜草、炒地榆、陈棕炭，煅龙牡等活血凉血止血，其中乌贼骨、生茜草为《内经》四乌贼骨一藘茹丸的主要组成，能通能止，能补肾虚而益精血。

三、亮点经验

1. 借助西医理论，发扬中医治疗　本案患者诊断符合卵巢储备功能下降，中医可归于血闭、血枯、无子等范畴，究其病因病机中医认为肾为先天之本,元气之根,肾为藏精之脏,肾主生殖,肾气的旺盛、肾精的充足对天癸的成熟、功能发挥起着重要作用,对月经的产生起着主导作用。另外肾虚无力推动血行,冲任气血不畅,气血停滞而为瘀血,瘀血内阻,气血无以顺利下行而致月经稀发或停闭。李教授在以往的临床研究中发现补肾类药物能增加雌激素含量,有类似生殖内分泌激素样作用;活血化瘀药能改善微循环,扩张血管,增加器官的血流量,改善患者的高凝状态,并抑制血小板凝集,增加纤溶酶活性,促进已形成的纤维蛋白溶解,改善血循环,影响卵巢血供,改善子宫内环境,从而影响内分泌功能,诱发排卵及促进黄体发育。

2. **肾为生殖基础,补肾益精填冲** 《校注妇人良方》曰:"肾气全盛,冲任流通,经血既盈,应时而下,否则不通也。"《傅青主女科》云:"经水出诸肾""冲任之本在肾"。故肾藏精,主生长、发育与生殖,肾气的盛衰在女子的成长、孕育中起了重要的作用。方中党参、黄芪补中益气,菟丝子、淫羊藿、巴戟天、肉苁蓉、枸杞子、紫河车、黄精等益精填髓。正如张元素所说:"熟地黄补血气,滋肾水,益真阴……熟地黄微温而补肾,用于血衰的人。"甄权言:"菟丝子治男女虚冷,能填精益髓。"故纵观本案治疗补气养血、补肾填精、阴阳互补,从而血海充盈,按时而下。

3. **扬"治未病"观点,选用重点方药** 张仲景在《金匮要略》里提出:"上工治未病。"《素问·四气调神大论》:"圣人不治已病治未病,不治已乱治未乱。"故"治未病"可包括未病先防,已病防变,病后防复。卵巢储备功能下降(DOR)如果不及时治疗,卵巢逐渐萎缩而致卵巢早衰(POF)。DOR可以理解为已病阶段,也可认为是POF的"未病"阶段。本案方用龟鹿二仙胶、八珍汤、左归丸、归肾丸等。二仙汤补肾壮阳,八珍汤益气健脾,养血和血,左归丸补肾填精,治疗原则共奏气血阴阳并补,使阴平阳秘,气血健旺,肾气渐充,冲任得养,血海渐盈,月经自调,进而卵巢功能得以改善。本案中经中药治疗后患者月经按时而至,各生化指标已近正常,但仍积极按原有治疗原则调理,以防疾病反复,故充分体现了治未病的思想。

(周　梅)

绝经综合征(肾阴虚证)

杜某,女,48岁,已婚。

初诊:2018年5月16日。

主诉:月经紊乱,潮热汗出伴胸闷心烦半年。

现病史:患者近半年来潮热汗出,一日可达数十次,心烦,胸闷,善太息,眠浅,入睡困难,烦热。过敏性咳嗽,微喘,略有黄痰。纳可,时有便秘,大便2日1次。舌淡,微暗,苔薄,脉细。

既往史:乳腺导管瘤手术病史。

月经史:13,5~6/25~33,近一年来月经紊乱,2017年6月~8月停经,末次月经:3.25。

生育史:2—0—2—2。

西医诊断:绝经综合征。

中医诊断:绝经前后诸症。

病机:女子七七前后,肾气由盛渐衰,天癸由少渐至衰竭,冲任二脉气血随之衰少,受七情内伤外邪之干扰,易导致肾阴阳失调而发病。肾阴阳失调,可波及其他脏腑,故本病之本在肾,肾阴亏虚而见潮热汗出,累及他脏,如心、肝,肝失疏泄而见善太息,心失所养,心火旺盛而见眠浅,入睡难,心中烦乱,气机不畅,而见胸闷气短,是谓本虚标实之证。

治则:滋阴降火,活血通经。

方药:当归12g,熟地黄12g,桃仁12g,红花9g,淮小麦30g,益母草30g,枳壳6g,全瓜蒌12g,淫羊藿30g,黄芩9g,黄柏9g,苏木9g,鬼箭羽15g,紫菀9g,款冬花9g,柴胡9g,凌霄花12g。

共14剂,水煎服,每日1剂,早晚饭后各一次,每次150ml。

西药:戊酸雌二醇片,每日1片(1mg),口服10天。醋酸甲羟孕酮,每日5片(10mg),口服10天。

医嘱:①性激素检测。②忌食辛辣。③舒畅情志。

二诊:2018年5月30日。

潮热汗出好转,每日3至4次,胸闷,情绪低落,末次月经5月29日。纳寐可,大便2日1次。2018年5月17日性激素检查:促黄体生成激素(LH)29.62IU/L、促卵泡成熟激素(FSH)70.08IU/L、雌二醇(E_2)<10pmol/L、睾酮(T)1.07nmol/L、孕酮(P)0.4nmol/L、泌乳素(PRL)242.39mIU/L。苔薄,边齿印,脉细。

治则:补肾活血,疏肝解郁。

方药:当归12g,桃仁12g,红花9g,益母草30g,川牛膝12g,凌霄花12g,生熟地黄(各)12g,桑椹12g,淫羊藿30g,苏木9g,丹参15g,丹皮

15g，龟甲 18g，鹿角胶 9g，紫河车粉（冲服）9g，柴胡 9g，广郁金 9g，淮小麦 30g。

共 14 剂，水煎服，每日 1 剂，早晚饭后各一次，每次 150ml。

三诊：2018 年 6 月 14 日。

潮热汗出明显缓解，略有心烦，偶有咳嗽咳痰，纳寐可，大便欠畅。末次月经：5 月 29 日，5 天止，量少，无血块，无痛经，苔薄白脉细。

治则：补益肝肾，滋阴降火敛汗。

方药：石楠叶 12g，黄精 12g，地骨皮 12g，全瓜蒌 12g，龟甲 18g，鹿角胶 9g，紫河车粉（冲服）9g，碧桃干 12g，煅龙牡（各）30g，炙紫菀 12g，炙款冬花 12g，火麻仁 12g，知母 9g，黄芩 9g，淮小麦 30g，生熟地黄（各）12g，制首乌 12g，麦冬 12g，肉苁蓉 12g。

共 14 剂，水煎服，每日 1 剂，早晚饭后各一次，每次 150ml。

后随访，病情稳定，未有发作。

按语：

一、治疗思路

绝经前后诸症，指女性绝经前后，围绕月经紊乱或绝经，出现潮热汗出，五心烦热，情绪不稳，失眠等症状。即西医学的绝经综合征。这些症候往往参差出现，轻重不一，持续时间或长或短，数月至数年不等。本病在古代医籍中无单独记载，其症状散见于年老血崩、经断复来、脏躁等病症中。在 45～55 岁的年龄段，约 90% 的妇女均有不同程度的临床表现，随着妇女文化水平的提高，承受社会、家庭、事业的压力越来越大，该病的发病率逐年上升。

本案例中的患者，症状及实验室检查可确诊为绝经前后诸症，面临卵巢功能衰退，即将进入绝经期，潮热汗出频繁，影响生活质量，心情烦闷，情绪低落，因此治疗过程分两步走。故初诊拟中西医联合治疗，使月经来潮，舒缓压力，待行经之后，拟中药调补肝肾，清降虚火，调节阴阳平衡使之安然度过非常之期。

二、用药分析

本案初诊因经闭不行，症情较重，以桃红四物为基础方，随症加减，使活血通经利水,佐以紫菀、款冬花止咳化痰。后经水已行,加龟甲、鹿角胶调补肾中阴阳,益气血,补精髓,且龟甲补任脉之虚,鹿角胶补督脉之弱,黄精、生熟地黄、黄精、肉苁蓉等益肾填精,淫羊藿阳中求阴,则阴得阳升而泉源不竭,以期补益肝肾治其本,阴阳平衡;柴胡、郁金、淮小麦疏肝解郁,取甘麦大枣汤之意。三诊时诸症好转,继守前方,调补肝肾,滋阴降火,疏肝解郁,使病症缓缓消之。

三、亮点经验

中西合用,缓消病症。本案中患者已然进入围绝经期,月经紊乱,时有闭经,症情来势汹汹,患者身心俱疲,郁闷不畅,拟用雌、孕激素人工周期治疗,促其行经,虽无法根治,却能使患者的心理有时间慢慢接受现状,正确对待现实,同时一定程度上缓解症状,对后续治疗有信心。

阴阳调节,标本兼顾。"七七任脉虚,太冲脉衰少,天癸竭、地道不通,故形坏而无子也",这是每位女性都会经历的一个生理过程,肾虚为其根本,但逐渐衰老是不可避免的客观规律,往往治疗的重心反而是治疗其阴虚火旺的标证,使心火降,肝气疏后,阴阳重新达到一个新的平衡,而非一般病证所说治病必求其本了。

(王珍贞)

绝经综合征(肾阴阳两虚证)

潘某,女,51岁,已婚。

初诊:2018年4月6日。

主诉:停经3月余,烘热汗出1月。

现病史:患者年过七七,既往体健,近10年均坚持每年冬季服用膏方调补身体。平时月经规则,现已经3月余未行经,伴有带下减少,同时出现明显烘热出汗现象,每日均在无诱因情况下发作20~30次,伴有心慌,胸闷,烦躁不安感,影响日常工作和生活,故而来求诊。刻下:面部和头颈部多有汗出,心烦,胃纳一般,大便通畅,小便清长,夜寐欠安,舌质红,舌苔薄微黄,脉细。

既往史:2008年行乳腺纤维瘤切除术;既往有子宫肌瘤,随访已经出现肌瘤萎缩现象;慢性胃窦炎病史多年。

月经史:13,6~7/28~30,量中等,色红,无血块,无痛经,无腰酸,无乳房胀痛；末次月经 2017 年 12 月 26 日，量少，5 天净。

生育史：1—0—1—1。

辅助检查：2018 年 4 月 6 日：性激素检查：促黄体生成激素（LH）39.62IU/L、促卵泡成熟激素（FSH）76.07IU/L、雌二醇（E_2）<10pmol/L、睾酮（T）0.93nmol/L、孕酮（P）0.4nmol/L、泌乳素（PRL）200.15mIU/L、抗苗勒管激素（AMH）0.1ng/ml。

西医诊断：绝经综合征。

中医诊断：绝经前后诸症。

病机：《素问·上古天真论》曰："女子……七七任脉虚，太冲脉衰少，天癸竭，地道不通，故形坏而无子也。"李东垣云："凡逆气上冲，或兼里急，或作燥热，皆冲脉逆也。"患者七七之年，肾精不足，冲任虚衰，气机紊乱，脏腑功能失调。肾阴亏虚，虚火上炎，脏腑气机紊乱。

治则：滋阴平冲，和胃敛汗。

方药：百合 12g，麦冬 9g，山茱萸 12g，五味子 6g，地骨皮 12g，知母 9g，黄柏 9g，黄连 3g，黄芩 9g，淫羊藿 15g，仙茅 9g，淮小麦 30g，煅龙骨 30g，煅牡蛎 30g，瘪桃干 15g，麻黄根 9g，远志 9g，姜半夏 9g，煅瓦楞子 30g，甘松 9g，磁石 30g。

共 14 剂，水煎服，每日 1 剂，早晚饭后各一次，每次 150ml。

二诊：2018 年 5 月 11 日。

患者服中药后出汗未作，诸证皆有改善，末次月经 5 月 5 日～5 月 10 日来潮，经量少，无痛经，无乳房胀痛，无腰酸。舌淡红苔薄白，脉细。患者精神状态恢复以往，无特殊不适感，守原方 7 剂，巩固治疗。

按语：

一、治疗思路

绝经综合征，中医学称为绝经前后诸症，是指妇女在绝经期前后，是由于此阶段女性体内激素代谢紊乱所引起的一系列以自主神经功能紊乱为主的证候，围绕月经紊乱或绝经出现明显不适证候，如烘热汗出、烦躁易怒、潮热面红、眩晕耳鸣、心悸失眠、腰背酸楚、面浮肢肿、情志不宁等，亦称为经断前后诸证，这些证候往往轻重不一，参差出现，持续时间或长或短，短者仅数月，长者迁延数年。

在这些症候群中,体温调节性血管舒缩异常致阵发性潮热是围绝经期女性的常见症状,其典型表现是突然发作的始于前胸,延及颈面部的皮肤潮红、出汗,常持续数秒至数分钟消退,随后中心体温下降,全身畏寒发冷。潮热在夜间或黄昏发作较多,也可在睡梦中发作而惊醒,伴有心悸、焦虑、急躁甚至恐慌感。潮热的主观感觉及持续时间存在个体差异,严重时影响睡眠、生活及工作,是女性寻求治疗的主要原因。

中医古籍对此病的论述可见于可散见于百合病、脏躁、崩漏、心悸、郁证、不寐、眩晕、汗证、内伤发热、虚劳等病证中。中医将本病的发生归因于妇女绝经前后,肾气渐衰,冲任脉虚,天癸将竭,精血不足,致使阴阳失调,脏腑气血逆乱而成。《素问·评热病论》:"汗者精气也。"阴阳失衡是更年期汗证的最根本原因,如《三因极一病证方论》曰:"人之气血,犹阴阳之水火,平则宁,偏则病。阴虚阳必凑,故发热自汗,如水热自涌。阳虚阴必乘,故发厥自汗,如水溢自流。"围绝经期女性肾脉亏虚、气血失调、冲脉衰少而致阴阳失衡,因此,此期女性常处于"阴常不足,阳常有余"状态,易见阴不济阳,阳失潜藏,阴虚阳亢之阴阳失衡。肝肾同居下焦,为母子关系,乙癸同源,精血互生而见生理上相互协调、病理上则相互影响。若肾阴不足,阴虚不能涵养肝木,肝阳失于潜藏,阳主动居上,则表现为肝阳偏旺,木摇风生之"水不涵木"见症。心肾水火相济,肾水不足,不能上济心阴,则表现为心火偏亢,心肾不交之失眠多梦等。故绝经综合征虽以肾虚为本,但肾虚又以肾阴虚最常见,而其标在心与肝的功能失调。

本案患者平素体健,虽然恰逢肾精亏损之期,各项血内分泌指标均提示进入绝经状态,因此,证多见阴不制阳,虚火上逆的气机紊乱状态,故而治疗上清热滋阴为主,降逆敛汗平冲协同恢复气机升降的平衡状态。

二、用药分析

本案患者七七任脉虚,太冲脉衰少,阴不制阳,气机逆乱,《素问·阴阳别论》载:"阳加于阴谓之汗。"多汗烘热又加重肾中阴阳的亏虚,因此治疗以二仙汤扶助肾阳、甘麦大枣汤养血宁心、百合汤滋阴清热为基础加减处方。

二仙汤全方以仙茅、淫羊藿二药为主,二仙汤由此得名。仙茅辛、热,归肾、肝、脾经,善补命门之火,培补肝肾。《海药本草》中云:"仙茅主风,补暖腰脚,清安五脏,强筋骨。"淫羊藿辛、甘、温,归肝、肾经,长于补肾壮阳,入肝肾而强筋骨。现代药理研究证实,淫羊藿具有性激素样作用,可延缓卵巢的衰老。黄柏苦、寒，入肾经，具泻相火、退虚热之功。《主治秘要》云："其（黄柏）用有六：泻膀胱龙火一也……补肾气不足，壮骨髓六也。"知母苦、甘、寒，入肾经而能滋肾降火、退蒸除热。《用药法象》载："知母，其用有四：泻无根之肾火，疗有汗之骨蒸，止虚劳之热，滋化源之阴。"黄柏与知母合用，在泻肾火、滋肾阴的同时，亦可制约仙茅和淫羊藿的温燥之性，以达温而不燥之功。全方合用，共奏温肾阳，补肾精，泻肾火，调冲任之功。临床研究证实：二仙汤加味治疗肾阴阳俱虚型绝经综合征可显著提高临床疗效，明显改善症状积分。

《金匮要略·妇人杂病脉证并治第二十二》："妇人脏躁，喜悲伤欲哭，象如神灵所作，数欠伸，甘麦大枣汤主之。"脏躁病以精神恍惚、悲伤欲哭、喜怒无常、躁动不安、呵欠频作等为主症，更年期患者表现与"脏躁"多有相同。甘麦大枣汤中小麦性味甘、凉，甘可益气，凉可除热，入心经，益气除热养心除烦为君。《金匮要略论注》载："小麦能和肝阴之客热，而养心液，且有消烦止汗之功。"甘草泻心火和胃为臣，《神农本草经》："（甘草）主五脏六腑寒热邪气，坚筋骨，长筋肉，倍气力，金疮肿，解毒"，在此取其健脾补中，益气养心之功。大枣补脾益气，甘润缓急为佐。三药合用，甘润平补，养心调肝，使心气充，阴液足，肝气和，则脏躁诸症自可解除。

百合知母汤源自《金匮要略》中"百合病"误汗后的治疗。百合病本不应发汗，若误用汗法，则更损津液，导致虚热加重。百合病中神志恍惚不定、口苦、小便赤、脉微数等与现代医学中绝经综合征表现颇为相似，而中医学认为后者多与肝肾阴虚、不能涵养心肝有关，从而出现失眠、心悸、潮热自汗等症。根据两者临床表现及中医病机的统一认识，临床采用百合知母汤加味治疗绝经综合征多取效。百合甘微寒，归心、肺经，润肺清心，镇静安神；知母清肺胃气，除烦止渴。百合具有滋阴清热、养心安神的功效。现代药理学研究证实，百合具有抗氧化、抗疲劳、抗缺氧、镇静等作用，同时百合多糖可显著提高免疫低下模型小鼠腹腔巨噬细胞吞噬百分率及吞噬指数，促进溶血素及溶血空斑形成，促进淋巴细胞转化，具有调节机体免疫功能作用；知母具有抗菌、降糖、解热等作用，同时对皮质激素具有调节效果，可使地塞米松抑制的血浆皮质醇浓度升高，并有防止肾上腺萎缩的作用。

黄连、黄芩、黄柏取法当归六黄汤，载于李东垣创制《兰室秘籍》为"治盗汗之圣药"。方中黄连、黄芩、黄柏清心除烦，在配合滋阴清热药物使用可以取得阴复卫强则烦热退的作用。煅龙骨、煅牡蛎、浮小麦、麻黄根、山茱萸敛汗固涩,标本兼治。半夏、煅瓦楞子和胃降逆。

三、亮点经验

1. 升降失常,阴阳失调为病之本 绝经综合征表现以寒热错杂多见。中医对该病的认识多以肾虚为主,治疗上多从肾虚论治,佐以调治其他脏腑。在纷繁错杂的症候中寻找疾病的根本才可以直达病所,李教授在本案患者的治疗中并未使用过多的补肾精药物,但是却一剂病除,究其根本在于平调气机升降,阴阳相交,水火既济则病去。本案患者既往体健,月经规则,突然经水闭止,并且出现各种"上热"之症,此时肾气亏损的前提下,地道不通而引发的冲气上逆,气机升降失常为病之本。

《素问·六微旨大论》:"相火之下,水气承之;水位之下,土气承之;土位之下,风气承之;风位之下,金气承之;金位之下,火气承之;君火之下,阴精承之。"认为,气机升降出入"四者之有,而贵常守。反常则灾害至矣。""非出入则无以生长壮老已,非升降则无以化收藏",若升降正常,出入有序,则五脏安和;升降失常,出入无序,则五脏乖戾。朱丹溪在《格致余论》中云:"人之有生,心为火居上,肾为水居下,水能升而火能降,一升一降,无有穷已,故生意存焉",心肾交通,气机升降,阴阳和调。七七任脉虚,地道不通,月经停止来潮,诱发冲任气机下行和出入的闭止,下行不畅必然气逆上行,心火不降,上逆致汗液外泄;胃气不降至胃不和则卧不安;肾中相火不足,心中悸动不安;肝木疏泄不畅,胸中闷闷不舒;阳不入阴,阴阳失交,发为失眠。

2. 升降并用、阴阳调和为治之要 脏腑中脾胃是气机升降之枢:命门是升降动气之源,肝脾之阳源于肾,肝脾升机取决于肾。肝气升发由"左"而上,肺气肃降由"右"而下。心位居上,心火下达资肾阳,则肾水不寒,肾位居下,肾水上济滋心阴,使心火不亢,心肾相交,水火既济,共同构筑成阴阳平衡体。

二仙汤是已故名医张伯讷教授在 20 世纪 50 年代针对绝经综合征、更年期高血压肾精不足、相火偏旺病机创制的方剂。仙茅、淫羊藿(仙灵脾)温肾助阳,补助命门升气之源,有助于肝气生发,知母、黄柏收敛胆经相火,一升一降,恢复气机紊乱。百合、麦冬润肺滋阴,助肺气肃降由"右"而下。半夏、煅瓦楞子,胃气和降,有助于心火下降归肾,水火既济,且《本草纲目》谓"半夏能除目不得瞑。""三黄"清三焦之浮热,有助于肾水存阴。李教授本案患者组方以降气收敛相火为主,配伍二仙生发肾中阳气。虽然并未使用大剂量补肾活血化瘀药物，但是经治疗患者烘热出汗完全缓解，随之月经来潮，再次体现李教授对患者气机升降失常辨证确切，虽然本病的发生以肾虚为主，但是更多虚实夹杂、升降失常症候，治疗上升降并用，恢复阴阳协调为关键。

（贾丽娜）

绝经综合征伴癥瘕

孟某，女，49岁。

初诊：2016年12月6日。

主诉：烘热汗出伴心烦易怒近1年。

现病史：患者近一年来烘热汗出，心烦不安，暴躁易怒的症情加剧，经行无规律，经行量时多时少，伴口苦，夜寐难安，梦魇较多，有期前收缩，常易感冒，大便干结，腰膝酸软，夜有耳鸣。末次月经10月3日。9月20日某妇产科医院B超示：子宫大小65mm×44mm×50mm，右侧见大小约38mm×44mm液区。诊断为右侧卵巢囊肿。舌质暗红、苔薄黄，脉细数偶结代。

月经史：14，5~9/25~45，量中，夹血块，伴痛经。

生育史：1—0—2—1/未放环，2002年6月足月剖宫产。

妇科检查：外阴已婚式；阴道畅，无异常；宫颈轻度糜烂；宫体中位，略大；右侧附件直径4cm大小囊肿，左侧附件阴性。

西医诊断：绝经综合征；卵巢囊肿。

中医诊断：绝经前后诸症；癥瘕。

病机：阴虚阳亢，心神不宁，肾亏血瘀，结为癥瘕。

治则：滋肾养阴，宁心安神，补肾祛瘀。

方药：生熟地黄（各）12g，女贞子12g，旱莲草12g，当归9g，川芎4.5g，知母9g，麦冬9g，淮小麦30g，黄芪30g，白术12g，白芍12g，黄连9g，牡丹皮12g，丹参12g，夜交藤30g，酸枣仁9g，杜仲15g，狗脊12g，夏枯草12g，三棱9g，莪术9g，煅龙骨30g，煅牡蛎30g，五倍子4.5g，火麻仁90g，炙甘草9g，浙贝母9g，生大黄（后下）9g。

共14剂，水煎服，每日1剂，早晚饭后各一次，每次150ml。

二诊：2017年6月6日。

因回老家,无法及时复诊,将处方带回当地转方,一直服用至今,诸症均好转,自3月份起月经至今未行,偶有心烦烘热,夜寐梦多,腰膝酸软;舌尖红、苔薄黄,脉细。B超提示右卵巢囊肿已消失。药基本同前,去三棱、莪术、夏枯草、浙贝母。

共14剂,水煎服,每日1剂,早晚饭后各一次,每次150ml。

三诊:2018年1月6日。

2017年3月绝经,10月25日B超示:子宫大小42mm×39mm×29mm,测血 FSH 80IU/L,E_2 26nmol/L,处于绝经期正常水平。自感体质状态明显好转,极少感冒;心悸胸闷、腰酸感消失,夜寐已安,汗出减;时有烘热,大便偏干;舌苔薄、微黄,脉细。

治则方药如二诊。

按语:

一、治疗思路

《黄帝内经》谓:"年四十而阴气自半也。"马莳曰:"天癸者,阴精也。盖肾属水,癸亦属水,由先天之气蓄极而生,故谓阴精为天癸也。"由此可见,阴虚是本病的病理基础。阴虚则阳亢,故表现为烘热汗出、热扰神明(如心烦不安、夜寐梦多)等虚火上炎之象;阴亏津少则肠燥便结。《素问·上古天真论》曰:"女子……七七任脉虚,太冲脉衰少,天癸竭,地道不通,故形坏而无子也。"肾是生殖发育之物质基础,七七之年,肾虚精亏,冲任失于濡养,胞宫失养而痛经。肾亏精少,精血同源,血虚精乏,血流缓慢而瘀阻,瘀阻日久而为癥瘕。治疗上滋肾养阴,宁心安神,补肾祛瘀。故而更年期症状缓解,卵巢囊肿消失而病愈。

二、用药分析

处方选用李氏更年方、二至丸、四物汤、甘麦大枣汤、天王补心丹等合方加减治疗。其中更年方养心清热、补肾滋阴,二至丸平补肝肾、滋阴养血,四物汤养血活血调经,甘麦大枣汤养心安神、养阴除烦,天王补心丹滋阴养血、补心安神。其中生熟地黄、麦冬、女贞子、旱莲草养阴清热,滋补肾阴;黄芪、白术芍、怀山药补益气血、养阴养心。牡丹皮、黄连清热泻火;当归、川芎、丹参调经活血化瘀;杜仲、狗脊滋补肝肾;夜交藤、酸枣仁、炙甘草、淮小麦等养心安神；火麻仁润肠通便；煅龙骨、煅牡蛎、五倍子固涩敛汗；三棱、莪术、夏枯草活血祛瘀，消瘤散结。诸药合用，如鼓应桴。

三、亮点经验

1. **补肾为本，滋阴为主**　本病多发生于妇女绝经前后，由于肾气渐衰，冲任亏虚，精血不足，阴阳失调，脏腑功能紊乱所致。其证候虽繁杂多样，然其病机均属肾阴虚损；如烦躁易怒、夜寐梦多、烘热汗出等诸多症状看似实象，实属本虚标实之证。肾阴不足多致心阴不足，心火内炽，心肾不交，则心神不宁；肝阴亏少，水不涵木，肝阳偏亢，则烦躁不安、烘热汗出；胃阴不足，肠燥便秘。因此，治疗上宜重视滋水涵木、泻火宁心、润肠通便，惟有肾水得滋，才能阴阳调和，疾病自除。

2. **病证复杂，首治主症，兼及次症**　绝经前后诸症的症状复杂多样，需分清主次进行处方。以本案为例，患者临床表现以阴虚阳亢为主要特征，其主要症状为烘热汗出、心烦不安、夜寐梦多，因而遣方用药时宜补肾与养阴、养心并进，患者的次要症状是卵巢囊肿，因为正值七七之年，如能安稳度过，等绝经后激素水平下降，囊肿自然会萎缩，故而消瘤散结的药物为辅药。不可颠倒主次。

（李俊箐）

带 下 病

阴部奇痒，阴蒂亢奋

金某，女，30岁，已婚。

初诊：2017年5月19日。

主诉：阴部奇痒1年余。

现病史：阴部奇痒1年余，且阴蒂亢奋敏感，用手搔痒后更为痒剧，并伴阴蒂亢奋敏感持续不退，极为不舒，没日没夜，时时发作，甚至在工作中发作，患者为演员，发作时不能用手搔痒，两腿扭动欲止痒，思想不集中，表演出错，甚为痛苦，情绪抑郁，有自杀之念头。追问病史，患者于2016年7月孕60天，因胎停育在美国行人流术，术后不久就感到阴部瘙痒，用手抓搔后阴蒂敏感亢奋，初始不严重，未予以重视，之后发作频仍，越来越剧，阴部抓破红肿，仅解暂时之痛。曾在美国就诊，医生检查无异常，无药可治，建议服用镇静安神之药。患者2017年2月确诊为生化妊娠，精神备受打击，情绪低落，阴痒加剧，奇痒难忍，阴蒂亢奋持续存在，始终呈现阳强状态，但性生活又不能减轻亢奋状况，甚至讨厌性生活，心烦易怒，夜寐不安，精神萎靡，神疲乏力，头晕目眩，胃脘不舒。就诊时母亲陪同，反映了这个情况。曾去上海某三甲医院皮肤科就诊，医生检查无异常，诊断为精神因素，建议口服地西泮，安神稳定情绪。苔薄，脉细。

既往史：浅表性胃炎。无糖尿病史。

月经史：14，4～5/35～48，量中，色红，夹少量血块，伴痛经，伴乳房胀痛，末次月经5月7日～12日。

生育史：0—0—2—0。

妇科检查：外阴已婚式，外阴及阴蒂均正常，无充血红肿，无湿疹，无特殊异常，阴道无异常，宫颈中度糜烂，宫体中位正常大小，附件（－）。

辅助检查：2017年5月10日血生殖内分泌检测：LH（促黄体生成激素）4.28miu/ml、FSH（促卵泡成熟激素）6.32miu/ml、E$_2$（雌二醇）31pmol/L、T（睾酮）0.44nmol/L、P（孕酮）0.69nmol/L、PRL（泌乳素）11.99ng/ml。

西医诊断：外阴瘙痒症。

中医诊断：阴痒（阴部奇痒，阴蒂亢奋）。

病机：《黄帝内经》病机十九条提到："诸痛痒疮，皆属于心"，心主血脉，心藏神，久病气血损伤，下焦火盛致阴痒，阳盛阴蒂亢奋，气血不足，血虚阴亏，血不养心肾，心肾火旺。

治则：益气养血，滋阴清心肾之火，兼和胃。

方药：党参12g，黄芪12g，知母12g，黄芩柏（各）9g，黄连6g，淮小麦30g，牡丹皮12g，丹参12g，阿胶（烊化）9g，白术12g，白芍12g，莲子心3g，石楠叶12g，黄精9g，姜半夏9g，煅瓦楞子（先煎）30g。

共14剂，水煎服，每日1剂，早晚饭后各一次，每次150ml。

医嘱：①饮食宜清淡，勿食辛辣、油腻之膏粱厚味；②适当休息，勿熬夜过劳；③适当运动，增强免疫力；④控制情绪，分散注意力；⑤少刺激阴部，包括手抓痒，不用沐浴露洗澡等。

二诊：2017年5月31日。

药后阴痒及阴蒂敏感略有好转，仍有乳房胀痛、心烦、耳鸣、胃纳差，苔薄，脉细。

治则：养阴清火，养心疏肝、和胃消导。

方药：知母9g，黄芩柏（各）9g，淮小麦30g，黄连9g，莲子心3g，蝉蜕9g，制首乌12g，金银花12g，连翘12g，栀子9g，柴胡9g，姜半夏9g，煅瓦楞子（先煎）30g，谷麦芽（各）9g，生甘草6g。

共14剂，水煎服，每日1剂，早晚饭后各一次，每次150ml。

三诊：2017年6月14日。

今日经行，量中色红，夹小血块，微有痛经与乳房胀痛，阴痒与阴蒂敏感虽减轻，但因经行仍不适，心烦耳鸣，夜寐欠眠，苔薄，脉细。

治则：活血调经，清心除烦，疏肝安神。

方药：当归12g，川芎6g，鸡血藤15g，牡丹皮12g，丹参12g，香附12g，益母草30g，桃仁9g，红花9g，川牛膝12g，蝉蜕9g，制首乌12g，黄连6g，金银花12g，生甘草6g，板蓝根30g，磁石（先煎）30g，合欢皮30g，淮小麦30g，阿胶（烊化）9g，姜半夏9g，煅瓦楞子（先煎）30g，白芷9g，橘叶核（各）9g，淡豆豉9g。

共14剂，水煎服，每日1剂，早晚饭后各一次，每次150ml。

四诊：2017 年 7 月 26 日。

月经 7 月 17 日，经行 5 天净，经量中，无特殊不舒，夜寐已好转，阴痒及阴蒂亢奋症状好转，曾有几天无感觉，近 2 天又发作，情绪又会低落，既往有忧郁症，时时困扰自己。前些日子曾感冒，已愈，现头痛，苔薄微黄，脉细。

治则：清热泻火，清肝祛风，养血和胃。

方药：知母 9g，黄连 9g，黄芩柏（各）9g，淮小麦 30g，阿胶（烊化）9g，莲子心 3g，石楠叶 12g，黄精 12g，全蝎 6g，石决明（先煎）30g，蝉蜕 9g，制首乌 12g，金银花 12g，炙甘草 6g，合欢皮 30g，煅瓦楞子（先煎）30g，姜半夏 9g，党参 12g，黄芪 15g，桑椹 12g，生熟地黄（各）12g。

共 14 剂，水煎服，每日 1 剂，早晚饭后各一次，每次 150ml。

五诊：2017 年 9 月 27 日。

经过四个半月中医药治疗，在治疗两个月时，阴痒与阴蒂亢奋已基本消失，但偶有反复，也不严重。耳鸣白天无，仅夜深人静时尚有，随着病情的好转，忧郁现象也基本未见出现。在就诊过程中主诉自己现在也想怀孕，要求一并治疗之。末次月经 9 月 19 日～9 月 21 日，量中，无痛经，但乳房胀痛。患者准备返回美国工作了，要求开方治之。苔薄，脉细。

治则：养血益气，补肾调经，清解祛风，疏肝解郁。

方药：党参 12g，黄芪 15g，知母 9g，黄芩柏（各）9g，黄连 9g，栀子 9g，柴胡 9g，淮小麦 30g，阿胶（烊化）9g，淡豆豉 9g，龙胆草 6g，磁石（先煎）30g，五味子 6g，当归 15g，川芎 6g，白术 12g，白芍 15g，鸡血藤 15g，生熟地黄（各）12g，枸杞子 12g，淫羊藿 30g，肉苁蓉 12g，蝉蜕 9g，朱茯苓 12g，麦冬 12g，百合 12g，全蝎 6g，石决明（先煎）30g，川楝子 12g。

共 14 剂，水煎服，每日 1 剂，早晚饭后各一次，每次 150ml。

医嘱：测基础体温。

加减：患者在治疗过程中有时尚出现其他症状，如感冒时加炒荆芥、防风；咳嗽加前胡、杏仁；腰酸加杜仲、狗脊。

按语：

一、治疗思路

阴蒂亢奋且久不缓解，临床实属罕见，阴部瘙痒是临床常见病，阴痒时往往用手抓搔,阴蒂是极其敏感的部位,神经丰富,在阴痒搔抓时会使阴蒂敏感而亢奋。阴痒产生的原因很多,如外阴炎、外阴湿疹、外阴白斑、带下增多、分泌物刺激、前庭大腺炎、阴道炎,阴道炎中又有滴虫性阴道炎、霉菌性阴道炎、老年性阴道炎、细菌性阴道炎、特异性阴道炎、虫卵感染等。内分泌异常可致带下异常,此外糖尿病患者、肥胖、阴部肥胖、穿着不透气的内裤、药物过敏、避孕套过敏等均可致阴痒。还有长期疲劳,休息欠佳,机体抵抗力下降、脏腑功能下降、湿热蕴蒸肌肤而致痒。针对如此众多之阴痒的原因,我们逐一进行分析并排除上述所引起阴痒的诸多疾病与病因。妇科检查未见异常,血生殖内分泌均在正常范围内,无糖尿病史,无过敏史。究其发病原因,发生在流产之后,二次流产使患者的身心备受打击,影响了健康,情绪低落,心情不爽,此属中医所指的"心"的范畴,《素问·灵兰秘典论》曰:"心者,君主之官也,神明出焉。"此处之神明即指人的精神意识,思维活动。《灵枢·邪客》又说:"心者,五脏六腑之大主也,精神之所舍也。"心与五脏六腑之关系极为密切,《素问·至真要大论》病机十九条曰:"诸痛痒疮,皆属于心。"综上所述,本病之病位在于心,心神不宁,夜寐不安,伤阴助火,又思虑过度,劳伤心脾,心脾损伤则影响气血之生成,气血不足,血不养心,心肾火旺,火郁于下,阴部瘙痒,久之奇痒乃作,因而治当养心补血,清心泻火,先服7剂药,以观疗效。

二、用药分析

从本案用药分析,应用有黄连阿胶汤、黄连解毒汤、栀子豉汤、半夏泻心汤、清营汤,龙胆泻肝汤等方剂,这些方剂药可交叉加减用药,主要以清心泻火,养阴除烦为功效。另用甘麦大枣汤养心安神;桃红四物汤调经活血。根据病情需要选用党参、黄芪益气补血,增强机体抵抗力,配用何首乌、桑椹、黄精更增加补血之力;石楠叶补益肝肾,并能祛风通络;全蝎、石决明、蝉蜕镇痉息风,平肝潜阳治头痛、耳鸣;五味子、合欢皮安神,改善睡眠;煅瓦楞子、姜半夏降逆和胃,止胃酸。

三、亮点经验

1. 抓住主线,清心降火 经辨证分析,认为心火偏亢,初始服用7剂中药以观效机,尽管病程已一年余,初探效果阴痒与阴蒂敏感已有好转,说明鼓枹相应,以后沿用主线,"宜将剩勇追穷寇",始终抓住清心降火之主法,不轻易更弦改方,并根据月经周期及其治疗期间所出现的症状加减,故而取得显效。

2. 重点方药,画龙点睛 本案重点方剂是黄连阿胶汤、黄连解毒汤,重点药味是黄连、黄芩、黄柏、栀子、白芍、阿胶,"三黄"加栀子为大苦大寒之品,具有清热泻火解毒之功,其中黄连清泻心火,兼泻中焦之火,黄芩清上焦之火,黄柏泻下焦之火,加栀子清泻三焦之火,并导热下行;白芍、阿胶滋阴补血,以缓"三黄"苦寒伤津之弊,并能恢复因热而耗灼的阴津,之后又配用淮小麦、莲子心、熟地黄、生地黄、桑椹等药补阴生血养心;诸药配伍,相得益彰。

3. 银花甘草,增加免疫 金银花是忍冬科植物忍冬的花蕾,多为生用,其味甘性寒,入心、肺、胃、脾经,功效为清热解毒,主治疮痈肿毒,咽痛便血等病症。生甘草味甘,性平,入十二经,具有补中益气、泻火解毒、缓和药性、缓急定痛之功效,二药配合临床观察能抗病原微生物和增加免疫的功能。药理研究,金银花能抑菌抗菌,对多种细菌均有抑制作用。生甘草药理研究具有肾上腺皮质激素样作用,有抗炎抗变态反应的作用,还有解毒作用。金银花、生甘草配合应用能清热解毒,缓急定痛,增加免疫之功效,具有抗皮肤湿疹、外阴瘙痒、疮疖肿痛,还能用治多种抗体阳性,如抗精子抗体阳性,使其转阴。金银花配甘草,是我临床常用的有效药对之一。

(李祥云)

骨 头 奇 痒

江某,女,29岁,未婚。

初诊:2016年4月13日。

主诉:外阴瘙痒伴白带量多反复发作8年余,伴全身瘙痒,逐渐骨痒半年。

现病史:患者未婚有性生活,8年前人工流产1次。术后因和男友不和,情绪激动和低落,之后出现外阴瘙痒、灼痛,白带量多呈豆渣样,在西医妇科检查白带提示:阴道分泌物中找到假丝酵母菌,诊断为霉菌性阴道炎(外阴阴道假丝酵母菌病),给予克霉唑阴道塞药和伊曲康唑口服治疗,曾有好转但停药后又有复发,多次反复应用西药后仍未缓解瘙痒,并逐渐引起全身瘙痒,头皮脱皮,这8年期间,患者到处求医,中西药均治疗数年始终不愈,瘙痒逐渐加重皮肤似有小虫爬行。患者思想较为传统,对婚前性行为和人流史深感后悔和不安,并有自杀的念头,现诉"骨头奇痒,痒至骨髓",面诊时精神极度紧张焦虑,纳可,便调,夜寐尚安,苔薄,脉细弦。

月经史:12,5～16/30,经量少,色暗红夹血块,无痛经。

生育史:0—0—1—0。2008年人工流产1次。

西医诊断:外阴阴道假丝酵母菌病。

中医诊断:带下病;阴痒;骨头奇痒。

病机:气血亏虚,阴户失养,血燥生风,湿热下注,虫扰阴中而发阴痒。

治则:祛风润燥,清热利湿,补气活血。

方药:党参9g,黄芪9g,炒荆芥9g,防风9g,牛蒡子9g,地龙12g,牡丹皮12g,丹参12g,白僵蚕12g,地肤子(包煎)9g,茯苓12g,薏苡仁12g,红花9g,赤芍9g,全蝎6g,紫花地丁30g,皂角刺12g,羌活9g,独活9g。

共14剂,水煎服,每日1剂,早晚饭后各一次,每次150ml。

外洗方:蛇床子15g,苦参15g,白鲜皮15g,土茯苓30g,明矾9g,花椒7g,煎水外洗外阴和阴道。

医嘱:①注意平时卫生和性生活卫生;②饮食勿辛辣伤阴,适当补充高蛋白富含营养食品,多食新鲜瓜果蔬菜;③调整心情,情绪勿急躁、勿紧张焦虑;④少刺激阴部,包括用手抓痒,不用刺激性沐浴露洗外阴;⑤内裤尽量棉质宽松,保证外阴部透气性。

二诊:2016年4月20日

服药后仍感全身皮肤瘙痒,骨头痒,4月18日月经来潮,量中偏少,伴头痛腹胀,外阴疼痛有水肿,苔薄,脉细弦。

治则:益气通络,活血祛风止痒。

方药:党参9g,黄芪9g,炒荆芥9g,防风9g,牛蒡子9g,地龙12g,牡丹皮12g,丹参12g,白僵蚕12g,地肤子9g,薏苡仁12g,赤芍9g,全蝎6g,羌活9g,独活9g,桂枝6g,麻黄6g,西河柳12g,金银花9g,生甘草6g。

共14剂,水煎服,每日1剂,早晚饭后各一次,每次150ml。

外洗方:蛇床子15g,苦参15g,白鲜皮15g,土茯苓30g,明矾9g,花椒7g,香樟木15g,西河柳15g,煎水外洗外阴和阴道。

三诊:2016年4月27日。

月经干净后复查白带常规:正常未见霉菌,外阴和全身瘙痒较前好转,白带量多。胃胀胃酸。舌脉同前。

上方加煅瓦楞子15g,土茯苓30g。

共 14 剂,水煎服,每日 1 剂,早晚饭后各一次,每次 150ml。

四诊:2016 年 5 月 11 日。

用药近一周,全身瘙痒伴骨头奇痒已明显好转,白带量少,阴道口偶尔发痒,胃痛、乳头痒,情绪低落好转,仍夜寐欠安,舌红苔薄,脉细。

病机:情志不畅,郁闷伤肝,木旺侮土,脾虚生湿,湿蕴化热,湿热互结,流注下焦。

治则:疏肝解郁,清热利湿,理气活血。

方药:党参 9g,黄芪 9g,炒荆芥 9g,防风 9g,牛蒡子 9g,地龙 12g,牡丹皮 12g,丹参 12g,白僵蚕 12g,地肤子 9g,薏苡仁 12g,赤芍 9g,全蝎 6g,羌活 9g,独活 9g,桂枝 6g,麻黄 6g,西河柳 12g,金银花 9g,生甘草 6g,橘叶 9g,橘核 9g,娑罗子 12g,八月札 12g,煅瓦楞子 30g,甘松 9g。

共 14 剂,水煎服,每日 1 剂,早晚饭后各一次,每次 150ml。
继用前阴道外洗方巩固治疗。

五诊:2016 年 5 月 18 日

今月经来潮,乳胀乳痒好转,外阴及全身瘙痒大有改善,心情愉悦,经量色正常,继续口服前方并同用外洗方以期巩固疗效。

后随访半年,患者述已经痊愈。

按语:

一、治疗思路

外阴阴道假丝酵母菌病主要症状表现为外阴瘙痒、灼痛、性交痛以及尿痛,根据其症状和实验室检查,在中医妇科学上属于中医所指"带下"和"阴痒"范畴。《诸病源候论》曰:"妇人阴痒,是虫蚀所为……其虫作势,微则痒,重者乃痛。"又曰:"肾荣于阴器,肾气虚……为风邪所乘,邪客腠理,而正气不泄,邪正相干,在于皮肤故痒。"《女科证治约旨》曰"若外感六淫,内伤七情,酝酿成病,致带脉纵弛,不能约束诸脉经,于是阴中有物,淋漓下降,绵绵不断,即所谓带下也。"《傅青主女科·带下》提出"夫带下俱是湿证"。故本病发生有虚实之分。实者多因外阴不洁,久居湿地,感染病虫,或肝经湿热,湿热互结,流注下焦,浸淫阴部,遂致作痒。虚者多为肝肾阴虚,或体虚久病,导致精血亏损,肝肾阴虚,精血不足,阴部失荣,血燥生风而出现阴痒,加上情志不遂郁闷更易肝郁气滞,久病必瘀,累及全身。患者未婚有人流史，术后休养不当，直接损伤了冲任二脉，感染了外阴阴道假丝酵母菌后长期西药外用疗效不佳，阴部瘙痒病史迁延日久，以致全身瘙痒，由于感情不顺，情志不畅长期肝郁气滞，肝木克脾土，脾不升清，故而脾虚湿盛，带下阴痒，先阴痒后全身痒，由于痒剧无法自控，渐至骨痒，出现有痒至骨头里的自我描述。患者先人工流产气血冲任损伤，下焦受损，继而失恋精神情绪障碍，肝郁气滞，病久瘀血阻滞，瘀阻生风，风盛作痒，病情病因复杂。故李教授在治疗虚实夹杂的顽固难治之症时，运用标本兼顾、虚实同治、内服外洗互补的方法而获效，二诊时外洗加用香樟木，西河柳进一步加强止痒疗效。故肝热得以清泄，阴部之湿清利，情志得到舒缓，服寒凉药久易伤胃，故在三诊、四诊时加上煅瓦楞子和甘松护胃醒脾，加上饮食调养和卫生习惯的指导，阴部奇痒得以治愈，未再复发。

二、用药分析

本案治疗分内服和外洗两个治疗途径。久病必气虚血瘀，故需养肝肾益精血必以资气血之源，注养冲脉。用党参、黄芪补气；炒荆芥、防风、牛蒡子解表透疹止痒；麻黄、桂枝解肌散寒利水消肿；牡丹皮、丹参凉血消痈，加上地龙、全蝎、赤芍、皂角刺加强清热息风、攻毒散结。在四诊时加上橘叶、橘核、娑罗子、八月札疏肝理气解郁。外洗运用蛇床子、苦参、白鲜皮、土茯苓、明矾、花椒清热燥湿止痒。黄芪性味甘温，奇经入督脉，具有补中益气、健脾益肺、托毒生肌之功效，也有抗炎、调节免疫功能，可以增加机体非特异性免疫效应。党参性味甘平，具有补中益气、健脾益肺功效，两者可提高病后修复能力。荆芥、防风、牛蒡子祛风解表、透疹止痒、消痈解毒，牛蒡子有很好的解毒作用，能抑制多种致病真菌。麻黄、桂枝解肌散寒、温经止痛、利水消肿。现代药理研究认为麻黄对金黄色葡萄球菌，甲、乙型溶血性链球菌等有不同程度的抗菌作用。丹参和牡丹皮也属于清热活血药对中的相须配伍，丹参活血化瘀、凉血消痈、养血安神。丹参善于去瘀生新。牡丹皮清热凉血、活血散瘀。牡丹皮长于清透阴分伏火；两药配伍，凉血活血，祛瘀生新，清透邪热之力增强。实验显示地龙所含蚯蚓解热碱及蚯蚓水浸剂对大肠埃希菌及温热刺激引起的人工发热兔均有良好的解热镇静作用，故用地龙配全蝎、白僵蚕清热息风、平肝潜阳、解毒散结，地龙加赤芍清热通经活络，西河柳解表透疹、疏风止痒、祛风除湿，既可口服又能外洗，可协同加强止痒效果。外洗方中蛇床子、白鲜皮、苦参、地肤子外洗有清热、解毒、除湿，明矾燥湿止痒，花椒解毒杀虫。二诊时改用香樟木加西河柳煎汤外洗以加强杀虫疗疮止痒的效果。故外治内服、扶正祛邪、标本兼治，使患者解除了困扰多年的顽疾。

三、亮点经验

1. **重视病因，治法灵活多变** 外阴阴道假丝酵母菌病是妇科常见病和多发病，西医认为病因多为间接接触传染和性传播，环境和生活过度清洁破坏了正常的阴道菌群平衡，又有滥用抗生素或雌激素、自身有糖尿病或长期使用免疫抑制剂引起阴道菌群失调也是本病的诱因。本病杀菌较易，治疗瘙痒症状较难，更难于抑制其复发，临床上见到患者都如同本案一样，长期瘙痒，经常复发，阴道塞药已经耐药。病史初始简单阴道假丝酵母菌感染是一个诱因，后又因人流、失恋后出现精神创伤，再者久治不愈，内心焦急，认知有误，以为自己病入膏肓，痒剧异常，因而治疗不能固定一方，应灵活、多变，总体是标本兼治、虚实同治，先益气清解、利湿祛风、活血止痒，继则活血祛血中之风，透疹止痒，再后是疏肝解郁，利湿止痒，再配合精神疏导，安抚心灵，正确认识病情，内外合治，治法多变而获愈。

2. **痒为重点，自始至终应用** 风为百病之长，有内风和外风之分，风行而善变，患者之痒由浅而深，由外而内，阴痒至身痒、全身痒至深入骨髓而骨痒，因而用荆芥、防风、牛蒡子、地龙、僵蚕、全蝎、地肤子、赤芍、牡丹皮等既治外风，又祛内风，还能活血祛风止痒，故自始至终应用。加上常用荆芥配防风散风解表、祛风止痒，白僵蚕咸、平归肝经，其加全蝎可以息风止痉；加荆芥可祛风止痛；加金银花可解毒散结。白鲜皮、地肤子祛湿止痒。香樟木、西河柳为透疹之用，久痒而作，可透疹而发外，意指痒由内转外，发外易治愈。

3. **祛风止痒，重视调畅情志** 阴道炎在中医妇科学中属于带下和阴痒范畴，该病的发生离不开冲任之湿、热、瘀的病机关键，因此在配伍上多采用利湿，清热，活血之药，祛冲任之邪，理冲任之瘀，但该患者长期瘙痒，情绪低落，郁郁寡欢，病机十九条中有"诸病痒疮，皆属于心。"此心指心火、心热、心因障碍等。故在常规祛风除湿、清热泻火、止痒杀虫的同时加入疏肝解郁的药物，平心火而降湿热，并解释安慰患者，鼓励其配合治疗，使其心情舒畅，正确对待疾病，树立治愈的信心，但也告知久病不能一蹴而就，需要慢慢调养。

4. 内外合治,重视生活方式 西医对外阴阴道假丝酵母菌病的常规治疗是阴道塞药,但当实验室化验已经正常时患者仍有瘙痒症状时,却无特效药可治,中医在整体调理同时还耐心叮嘱患者注意改变生活方式,饮食宜清淡,勿食辛辣、油腻之膏粱厚味;适当休息,勿熬夜过劳;适当运动,增强免疫力;控制情绪,适当分散对阴道瘙痒的注意力;减少阴部刺激,包括不洁性生活和医源性手术创伤,勿滥用药物。治疗上除了内服汤药外还用中药煎汤外洗,中医外治法历史悠久,首见于《金匮要略·妇人杂病脉证并治》,古人以矾石丸纳阴中,狼牙汤洗,蛇床子散坐浴来治带下病,本案严重之瘙痒症状需内服外治同用方才奏效。

(张 琼)

绝经后湿疹阴痒

徐某,女,56岁,已婚。

初诊:2015年10月7日。

主诉:绝经后阴痒反复发作5年。

现病史:患者2010年绝经。绝经后阴痒反复发作,逐渐加重,夏天尤甚。应用曲安奈德益康唑乳膏外涂后有所好转,后每年夏天阴痒反复逐年加重。既往有霉菌性阴道炎病史2年,已治愈。舌红苔薄,脉细。

月经史:15,7~8/28~30,51岁绝经。

生育史:1—0—0—1。

妇科检查:外阴经产式,无明显色素减退,无皲裂,腹股沟处见股藓样改变,阴道无异常,宫颈下唇见红色点状充血,宫体后位,正常大小,附件阴性。

辅助检查:2011年3月中南大学湘雅医院阴道镜示:原始鳞状上皮,老年性宫颈。阴道分泌物涂片均正常。2014年6月复查阴道分泌物及TCT均正常,外阴活检:外阴增生性病变。

西医诊断:外阴瘙痒症。

中医诊断:阴痒。

病机:《诸病源候论》云:"肾荣于阴器,肾气虚……为风邪所乘,邪客腠理,而正气不泄,邪正相干,在于皮肤,故痒。"绝经前后阴痒多属虚证,多见于肝肾阴虚,血燥生风。

治则:滋阴补肾,清肝止痒。

方药:党参 12g,黄芪 12g,白鲜皮 12g,地肤子 9g,浮萍 9g,栀子 9g,黄芩 9g,黄柏 9g,龙胆草 6g,柴胡 9g,金银花 9g,生甘草 6g,白僵蚕 9g,蜂房 9g,地龙 12g。

共 14 剂,水煎服,每日 1 剂,早晚饭后各一次,每次 150ml。

另:蛇床子 30g,苦参 15g,百部 12g,明矾 6g,土茯苓 15g,蜂房 12g,白鲜皮 15g,黄柏 9g,鸦胆子 6g,皂角刺 12g,煎水外洗。

医嘱:①保持会阴部清洁;②忌食辛辣刺激之物;③衣着宽松透气;④保持心情愉悦。

二诊:2015 年 10 月 27 日。

外阴湿疹,瘙痒,今日又出现四肢湿疹,关节屈曲部位较明显,湿疹发后留有瘢痕,舌红苔薄,脉细。

治则:滋阴补肾,清肝止痒。

方药:党参 12g,黄芪 12g,土茯苓 30g,西河柳 9g,浮萍 9g,紫花地丁 30g,路路通 9g,车前草 30g,金银花 15g,生甘草 6g,牡丹皮 12g,丹参 12g,白鲜皮 30g,皂角刺 12g,白僵蚕 9g,龙胆草 6g,栀子 9g,柴胡 9g,重楼 15g,灵芝 9g,全蝎 6g,地肤子 9g,姜半夏 9g。

共 14 剂,水煎服,每日 1 剂,早晚饭后各一次,每次 150ml。

三诊:2015 年 11 月 10 日。

药后外阴湿疹好转,现已无瘙痒,舌尖红苔薄微黄脉细。

治则:滋阴补肾,清肝止痒。

方药:党参 12g,黄芪 12g,土茯苓 30g,西河柳 9g,浮萍 9g,紫花地丁 30g,车前草 30g,金银花 15g,生甘草 6g,牡丹皮 12g,丹参 12g,白鲜皮 30g,皂角刺 12g,白僵蚕 9g,龙胆草 6g,栀子 9g,柴胡 9g,重楼 15g,灵芝 9g,全蝎 6g,地肤子 9g,姜半夏 9g,黄芩 9g,黄柏 9g,水牛角 30g,赤芍 12g,煅瓦楞子 30g,白术 12g,白芍 9g。

共 14 剂,水煎服,每日 1 剂,早晚饭后各一次,每次 150ml。

另:野菊花 15g,香樟木 15g,蜂房 12g。煎水外洗。

四诊:2016 年 8 月 16 日。

药后疹退,今年 7 月份腹部出现湿疹,瘙痒,舌尖红苔薄,脉细。

治则:滋阴补肾,清肝止痒。

方药:水牛角 30g,生熟地黄(各)15g,西河柳 9g,浮萍 9g,白僵蚕 9g,

地肤子 12g,蜂房 12g,紫花地丁 30g,赤芍 9g,党参 15g,白鲜皮 15g,黄连 6g,射干 9g,丹参 12g,牡丹皮 12g,皂角刺 12g。

共 14 剂,水煎服,每日 1 剂,早晚饭后各一次,每次 150ml。

五诊:2017 年 4 月 3 日。

外院查过敏原:蟹、蛋中度过敏,西红柿轻度过敏。服药后湿疹好转,舌红苔薄中裂脉细弦。

治则:滋阴补肾,清肝止痒。

方药:党参 15g,黄芪 15g,地肤子 12g,鹿角 9g,龟甲 18g,茯苓 9g,炒荆芥 9g,炒防风 9g,黄精 12g,西河柳 9g,刺猬皮 12g,水牛角 30g,蜂房 12g,磁石 30g,枸杞子 9g,生熟地黄(各)12g,生甘草 9g。

共 14 剂,水煎服,每日 1 剂,早晚饭后各一次,每次 150ml。

六诊:2017 年 5 月 21 日。

服药后湿疹消退,刻下无不适,舌尖红苔薄,脉细。

治则:滋阴补肾,清肝止痒。

方药:党参 15g,黄芪 15g,地肤子 12g,龟甲 18g,茯苓 9g,炒荆芥 9g,炒防风 9g,黄精 12g,西河柳 9g,刺猬皮 12g,水牛角 30g,蜂房 12g,磁石 30g,枸杞子 9g,生熟地黄(各)12g,生甘草 9g,重楼 15g,浮萍 9g,薏苡仁 15g,煅瓦楞子 30g,姜半夏 9g。

共 14 剂,水煎服,每日 1 剂,早晚饭后各一次,每次 150ml。

按语:

一、治疗思路

阴痒是妇科常见病,发生的原因很多,如外阴炎、外阴湿疹、外阴白斑、阴道炎(如滴虫性阴道炎、霉菌性阴道炎、老年性阴道炎、细菌性阴道炎、特异性阴道炎、衣原体、支原体、淋球菌感染)等,另外,肥胖、糖尿病、黄疸、神经性皮炎、化纤衣裤或尿液刺激等均可致阴痒。《诸病源候论》云:"妇人阴痒,是虫蚀所为。三虫九虫,在肠胃之间,因脏虚虫动,作食于阴,其虫作势,微则痒,重者乃痛。"阴痒者,内因脏腑虚损,肝肾功能失调,外因湿热,或湿热生虫,虫毒侵蚀,则致外阴瘙痒。《景岳全书》记载:"妇人阴痒者,必有阴虫,微则痒,甚则痛,或为脓水淋漓,多由湿热所化。"阴痒有虚实之分,生育期多实证,见于肝经湿热下注;今患者外阴活检为"增生性改变"，绝经前后多虚证，见于肝肾阴虚，血燥生风。实者清热利湿，解毒杀虫；虚者补肝肾，养气血。本案患者已绝经多年，天癸已竭，肝肾已亏，故属虚证，治疗除内服中药外滋补肝肾之阴外，尚可予外阴熏洗，清热利湿，解毒杀虫。

二、用药分析

纵观本案用药分析，李教授以知柏地黄汤、黄连解毒汤、栀子豉汤、龙胆泻肝汤等方剂加减，补肝肾，清肝火。其中黄芩、黄柏、黄连清热利湿解毒；栀子清泻肝火，"三黄"加栀子共清上中下三焦之湿热；白鲜皮、地肤子、车前草、土茯苓、紫花地丁、龙胆草清利下焦肝经湿热，杀虫止痒；蜂房祛风止痛，攻毒消肿，杀虫止痒，《姚僧垣集验方》记载，治风气客于皮肤，瘙痒不已，可予蜂房（炙过）、蝉蜕等分，为末，酒调服之。白僵蚕祛风解痉，化痰散结，地龙清热息风，通经活络，全蝎息风镇痉，通络止痛，攻毒散结，上药均为虫类药，善搜风剔络，三药合用，可加强祛风解痒之效；浮萍祛风行水，清热解毒，西河柳散风解毒，发表透疹，两药相伍，治疗皮瘙痒之症；金银花、生甘草合用清热解毒，善疗阴疮肿毒；重楼（蚤休）清热解毒，消肿止痛；水牛角清热凉血解毒；荆防祛风凉血；刺猬皮化瘀止痛，赤芍活血化瘀；茯苓、白术健脾利水；柴胡疏肝解郁；党参、黄芪健脾益气扶正以提高机体免疫力，预防寒凉之药伤及正气；黄精、枸杞子、生地黄、熟地黄、白芍、灵芝、龟甲、鹿角滋肾阴，补肝血，调补冲任督带，使阴血复则瘙痒自宁；同时应用煅瓦楞子、姜半夏降逆和胃以顾护胃气，以防诸药伤及脾胃。另予外洗方蛇床子、苦参、百部、明矾、土茯苓、鸦胆子、皂角刺、野菊花清热解毒，利湿排脓；香樟木祛风湿，通经络；上药煎水，外阴熏洗，杀虫之痒。宗上法治疗，患者瘙痒得消，但停药即复，故后期治疗中嘱患者坚持用药，终得痊愈。

三、亮点经验

1. **善用虫类药**　白僵蚕性味辛咸、平，入肝、肺、胃经，体轻窜散，可升可降，具有熄风止痉，散结解毒，祛风止痒的功效，可治中风失音、惊痫、头风、喉风、喉痹、瘰疬结核、风疮瘾疹、丹毒、乳腺炎等。《本草纲目》记载其可"散风痰结核，瘰疬，头风，风虫齿痛，皮肤风疮，丹毒作痒，痰疟癥结，妇人乳汁不通，崩中下血，小儿疳蚀鳞体，一切金疮，疔肿风痔"。《医学启源》亦云可"去皮肤间诸风"。临床多与蝉蜕、薄荷等同用，能退疹止痒、疏散风邪。地龙在《神农本草经》中被列为下品,李时珍称之为具有通经活络、活血化瘀的作用,可用于热病惊狂、小儿惊风、咳喘、头痛目赤、咽喉肿痛、小便不通、风湿关节疼痛,半身不遂等症,外用可治丹毒、漆疮等症。全蝎性味辛、平,归肝经,功能息风镇痉,通络止痛,攻毒散结,用于肝风内动,痉挛抽搐,小儿惊风,中风口喝,半身不遂,破伤风,风湿顽痹,偏正头痛,疮疡,瘰疬等。《本草求真》云:"全蝎(专入肝),味辛而甘,气温有毒,色青属木,故专入肝祛风。"此三味虫类药物,性善行走,搜风剔络,故而李教授用之以祛肝风,使风祛而痒止。

2. **善用血肉有情之品——龟甲、鹿角**　患者已年过七七,天癸已竭,肝肾已亏,故而李教授应用大剂血肉有情之品以补益肝肾阴血,使肌肤得以荣养瘙痒自除。龟甲咸甘、平,入肝、肾经,降阴火,补肾水,《名医别录》记载:"主头疮难燥,女子阴疮"。鹿角具有补肾阳,益精血,强筋骨,行血消肿等功效,主治肾虚腰脊冷痛、阳痿遗精、崩漏、白带、尿频尿多、阴疽疮疡、乳痈肿痛、跌打瘀肿、筋骨疼痛等症状,《本草经疏》有云:"鹿角,生角则味咸气温,惟散热,行血消肿,辟恶气而已。咸能入血软坚,温能通行散邪,故主恶疮痈肿,逐邪恶气……属阳,补阳故又能益气也。"李教授常用两药配伍应用,一阴一阳,阴阳两补,补前胸之任脉,补后背之督脉,补肾中之阴阳,使阴阳调和,以治其本。

3. **治血祛风**　无论血虚、血热、血燥,均可引起风证,宋代陈自明在《妇人良方·卷三贼风偏枯方论》中云:"治风先治血,血行风自灭。"故治疗当以养血、活血、凉血为先。李教授用药以黄精、枸杞子、生地黄、熟地黄、白芍、灵芝、龟甲、鹿角滋补肾阴肾阳与肝阴肝血,以养血祛风;以刺猬皮、赤芍活血化瘀,行血祛风;以水牛角、荆芥、防风以清热解毒,凉血祛风。血证得以治疗,则风亦自消,痒亦自止。

（刘慧聪　徐莲薇）

阴痒（肛周疱疹病毒感染）

陆某,女,41岁,已婚。

初诊:2018年5月28日。

主诉:外阴瘙痒半年。

现病史:患者就诊前半年(2017年11月),曾经出现肛周疱疹病毒感染,肛门周围以及外阴皮肤瘙痒严重,经过抗病毒软膏外用同时口服伐昔洛韦抗病毒,胸腺素提高免疫力。治疗后瘙痒有所改善。但是近半年以来外阴瘙痒仍然反复发作伴随月经量明显减少,阴道分泌物减少。同时有烘热出汗,心烦易怒,情绪不稳定,甚至睡眠质量下降,多梦。每次遇到经行前后症状必有加重。平时如有吃一些辛辣刺激等食物,也会诱发瘙痒加重。素有情志抑郁不畅,善怒,乳房胀痛,四肢倦怠,胃纳一般,大便软,不成型。舌质暗淡边有齿痕、苔薄白,脉沉弦细无力。

既往史:否认糖尿病史。

妇科检查:外阴经产式,无红肿,未见湿疹,未见色素减退。

西医诊断:外阴瘙痒症。

中医诊断:阴痒。

病机:《诸病源候论·妇人杂病诸候》:"肾荣于阴器,肾气虚……为风邪所乘,邪客腠理,而正气不泄,邪正相干,在于皮肤故痒。"肾气亏虚,肝郁化热,脾虚生湿,湿热交阻,心神不宁。

治则:补肾益气,清热燥湿,养心安神。

方药:黄芪 12g,党参 12g,白芍 12g,白术 12g,山药 15g,土茯苓 30g,蜂房 9g,枸杞子 12g,熟地黄 12g,栀子 9g,地肤子 9g,野菊花 12g,合欢皮 30g,远志 9g,五味子 6g。

共 14 剂,水煎服,每日 1 剂,早晚饭后各一次,每次 150ml。

外洗方:蛇床子 15g,苦参 15g,百部 15g,白鲜皮 15g,白头翁 12g。煎煮,药液先熏后洗。

医嘱:①饮食宜清淡,勿食辛辣、油腻之膏粱厚味;②适当休息,勿熬夜过劳;③适当运动,增强免疫力;④控制情绪,分散注意力;⑤少刺激阴部,包括手抓痒,不用沐浴露洗澡等。

二诊:2018 年 6 月 13 日。

服中药以后外阴瘙痒明显改善,在月经前后仍然会有少量反复。末次月经 5 月 25 日~5 月 28 日。量少。伴有血块儿。无痛经。

治则:补肾益气,清热燥湿,养心安神。

方药:黄芪 12g,党参 12g,白芍 12g,白术 12g,山药 15g,土茯苓 30g,蜂房 9g,枸杞子 12g,熟地黄 12g,栀子 9g,地肤子 9g,野菊花 12g,合欢皮 30g,远志 9g,五味子 6g 姜半夏 9g,煅瓦楞子 30g。

共 14 剂,水煎服,每日 1 剂,早晚饭后各一次,每次 150ml。

外洗方:蜂房 12g,蛇床子 15g,苦参 15g,百部 15g,白鲜皮 15g,白头翁12g。

随访：患者诊后外阴瘙痒较治疗前明显改善。每月经行前后偶尔。反复发作。依然采用以上治疗方案药物组合巩固治疗配合外洗方。

按语：

一、治疗思路

外阴瘙痒是妇科疾病中很常见的一种症状，外阴是特别敏感的部位，妇科多种病变及外来刺激均可引起瘙痒，使人寝食难安、坐卧不宁。外阴瘙痒多发生于阴蒂、小阴唇，也可波及大阴唇、会阴和肛周。

发病的原因多以下几种：慢性局部刺激，外阴、阴道、宫颈炎症的异常分泌物的刺激；外阴不清洁及紧身化纤内裤、卫生巾等致通透不良；外阴寄生虫病，如阴虱、蛲虫、疥疮等；各种外阴皮肤病和外阴肿瘤等；全身性疾病的外阴局部症状，如糖尿病、尿毒症、维生素缺乏等。因而在初诊时对外阴局部皮肤黏膜的检查非常重要，有助于疾病的诊断和鉴别诊断。该患者通过对外阴局部皮肤的视诊检查没有发现明显的湿疹皮肤黏膜脱色增厚等现象外阴瘙痒症。诊断依然考虑外阴瘙痒症。患者身处六七之年，肾精衰退，脾胃虚弱，湿浊不化，疱疹病毒感染肛周外阴黏膜，虽然应用抗病毒和胸腺素免疫增强方法，但是加之长期情绪不佳，肝郁气滞，郁而化火，扰动心神，心神不安，瘙痒频作。因此，治疗要以扶正为本，补益肾精肾气，同时辅以清热利湿，养心安神。

对该类疾病常常需要叮嘱患者注意个人卫生，但不宜用刺激性药物清洗外阴，动作轻柔，避免不必要的损伤；合理饮食，忌食辛辣刺激性发物；忌穿紧身衣裤，增强体质，思想放松，情绪稳定，积极配合医务人员治疗等，使患者增强战胜疾病的信心。

二、用药分析

治疗药物主要采用《景岳全书》归肾丸和《傅青主女科》完带汤。结合清热利湿，养心安神之药加减。根据患者病情，增加黄连温胆汤。选用党参、黄芪益气补血，增强机体抵抗力，白术、山药、白芍健脾柔肝化湿。土茯苓清热利湿解毒。地肤子清热止痒。合欢皮，五味子，远志疏肝解郁，养心安神。煅瓦楞子、姜半夏降逆和胃，止胃酸，有黄连温胆汤之意。

三、亮点经验

1. 抓住主线，补肾益气，清热利湿 发病机制主要为肝、肾、脾功能失调，而外阴属肾，故治疗时要侧重于肾，滋阴血以止痒，补阳气以消斑，阴阳气血互补互生，外阴气血充足，经络肌肤得养，因而痒止。初始服用 7 剂中药以观效机，尽管病程已半年余，初探效果阴痒好转，说明鼓桴相应，不轻易更弦改方，并根据月经周期及其治疗期间所出现的症状随证加减，故而取得显效。

2. 外用熏洗，清热利湿，疗效显著 本案中所用外洗方中，蛇床子可温胃散寒、祛风燥湿、杀虫止痒；土茯苓解毒利湿、消肿散结。苦参、百部清热杀虫，利湿止痒。上方外用熏洗外阴使药物与病变部位直接接触，能更好地发挥药物之作用，改善局部症状，且患者用后有舒适感，能迅速达到止痒、止痛、消炎的目的。

（贾丽娜）

阴痒（长期支原体感染）

李某，女，43 岁，已婚。

初诊：2018 年 4 月 7 日。

主诉：支原体阳性反复 8 年，带下臭秽加重 1 周。

现病史：患者 8 年前因带下臭秽反复伴阴痒前往医院检查发现支原体阳性，霉菌性阴道炎，曾予西药治疗后有好转（具体药物不详），但时有反复发作，近日于外院复查白带：解脲支原体（＋），人型支原体（＋），给予西药治疗，带下臭味仍然明显，量中等，小便频数，大便正常，夜寐欠安。有胆结石病史，近来胆囊区有隐痛。舌红苔薄白，脉细。月经：4 月 6 日至今，量多，色暗，有异味，伴痛经。

既往史：有子宫内膜异位症史、胆结石史。

月经史：16，6/24，量多，色暗红，夹血块，有痛经。

生育史：2—0—5—2。曾行双侧输卵管结扎术。

妇科检查：外阴经产式，阴道畅，宫颈中度糜烂，宫体正常，附件阴性。

西医诊断：阴道炎；支原体感染。

中医诊断：阴痒。

病机：年四十而阴气自半，肾精亏损，气血不足，脾虚湿盛，积久化热，流注下焦,损伤任带,湿热蕴积生虫,导致阴痒。

治则:清热利湿,杀虫止痒。

方药:红藤 30g,败酱草 30g,土茯苓 30g,皂角刺 12g,赤芍 9g,牡丹皮 12g,丹参 12g,煅龙骨 30g,煅牡蛎 30g,椿根皮 15g,蒲公英 30g,蜂房 15g,川楝子 12g,益智仁 12g,桑螵蛸 12g,黄芩 9g,黄柏 9g,茵陈 30g,金钱草 15g,鸡内金 9g,栀子 9g。

共 14 剂,水煎服,每日 1 剂,早晚饭后各一次,每次 150ml。

医嘱:①忌辛辣油腻之品;②少食甜食;③禁性生活。

二诊:2018 年 5 月 5 日。

月经 5 月 2 日至今未净,量较前减少,色暗红,无异味。医院复查解脲支原体、人型支原体已转阴。房事后阴道有撕裂样痛,外阴仍有反复作痒,小便频,胃脘不舒,有胆结石史,舌红苔薄腻,脉细数。

治则:清热利湿,杀虫止痒。

方药:红藤 30g,败酱草 30g,土茯苓 30g,皂角刺 12g,赤芍 9g,牡丹皮 12g,丹参 12g,煅龙骨 30g,煅牡蛎 30g,椿根皮 15g,蒲公英 30g,蜂房 15g,川楝子 12g,益智仁 12g,桑螵蛸 12g,黄芩 9g,黄柏 9g,茵陈 30g,金钱草 15g,鸡内金 9g,栀子 9g,白头翁 12g,海金砂 9g,龙胆草 6g。

共 14 剂,水煎服,每日 1 剂,早晚饭后各一次,每次 150ml。

三诊:2018 年 6 月 13 日。

月经 6 月 2 日,5 天净,量中,色红,有血块,痛经不明显,经前一周外阴瘙痒,白带量多有异味,服中药后较前明显减轻,胃脘不舒,腰酸腹胀,小便频数改善,大便正常夜寐尚安。舌红苔厚腻,脉细。

治则:健脾补肾,杀虫止痒。

方药:红藤 30g,败酱草 30g,牡丹皮 12g,丹参 12g,赤芍 9g,紫花地丁 30g,蜂房 12g,川楝子 12g,椿根皮 15g,土茯苓 30g,茵陈 30g,苍白术(各)9g,厚朴 6g,蒲公英 30g,煅龙骨 30g,煅牡蛎 30g,桑螵蛸 12g,煅瓦楞子 30g,姜半夏 9g,延胡索 12g,栀子 9g,杜仲 15g,党参 12g。

共 14 剂,水煎服,每日 1 剂,早晚饭后各一次,每次 150ml。

四诊:2018 年 7 月 11 日。

月经 6 月 29 日,6 天净,经量中,夹小血块,无痛经,白带多有异味,色黄,舌红苔剥,脉细。

治则:清热利湿,健脾清解。

方药:红藤 30g,败酱草 30g,牡丹皮 12g,丹参 12g,赤芍 9g,紫花地丁 30g,蜂房 12g,川楝子 12g,椿根皮 15g,土茯苓 30g,茵陈 30g,蒲公英 30g,煅龙骨 30g,煅牡蛎 30g,桑螵蛸 12g,煅瓦楞子 30g,姜半夏 9g,延胡索 12g,栀子 9g,杜仲 15g,党参 12g,金樱子 12g,鱼腥草 30g,黄柏 9g。

共 14 剂,水煎服,每日 1 剂,早晚饭后各一次,每次 150ml。

另:上药多煎 150ml,冲洗阴道。

五诊:2018 年 8 月 15 日。

月经 7 月 29 日来潮,5 天净,量中,夹血块,稍有腹痛,无腰酸。中药停止治疗后又有阴痒发作,于 8 月 10 日于上海中医药大学附属曙光医院白带检查:支原体(+),滴虫(-),余未见异常。舌红苔薄白,脉细。

治则:清热利湿,健脾清解。

方药:红藤 30g,败酱草 30g,紫花地丁 30g,蒲公英 30g,皂角刺 12g,延胡索 12g,炙乳香 6g,没药 6g,椿根皮 15g,金樱子 12g,蜂房 12g,牡丹皮 12g,丹参 12g,赤芍 12g,黄芩 9g,黄柏 9g,龙胆草 6g,栀子 9g,白鲜皮 30g,煅瓦楞子 30g 姜半夏 9g,土茯苓 30g,薏苡仁 30g。

共 14 剂,水煎服,每日 1 剂,早晚饭后各一次,每次 150ml。

另:上药多煎 150ml,外洗及冲洗阴道。

六诊:2018 年 12 月 19 日。

月经 12 月 16 日至今未净,量中色红,夹小血块,有异味,无痛经,无腹胀腰酸,带下中,阴痒已止,11 月复查白带支原体转阴,其他无特殊,舌红苔薄腻,脉细。

治则:健脾燥湿,清热活血。

方药:红藤 30g,败酱草 30g,路路通 9g,三棱 9g,莪术 9g,赤芍 9g,水蛭 12g,牡丹皮 12g,丹参 12g,夏枯草 12g,香附 12g,蒲公英 30g,墓头回 15g,椿根皮 12g,金银花 12g,栀子 9g,白鲜皮 30g,煅瓦楞子 30g,姜半夏 9g,藿佩(各)9g,蜂房 15g,薏苡仁 30g。

共 14 剂,水煎服,每日 1 剂,早晚饭后各一次,每次 150ml。

按上方巩固治疗 3 个月,随访无阴痒。

按语：

一、治疗思路

妇女外阴及阴道瘙痒，甚则痒痛难忍，坐卧不宁，或伴带下增多者，称为阴痒，又称阴门瘙痒、阴䘌，出自《肘后备急方》。阴痒是表证，很多疾病可导致阴痒，如感染滴虫、霉菌、疥疮、尖锐湿疣，外阴疾病性瘙痒如外阴白斑、湿疹、毛囊炎、外阴恶性肿瘤，全身疾病性瘙痒如糖尿病，药疹、荨麻疹等。《医宗金鉴》："妇人阴痒，多因湿热生虫，甚则肢体倦怠，小便淋沥。"《女科经纶》："妇人有阴痒生虫之证也。厥阴属风木之脏，木朽则蠹生，肝经血少，津液枯竭，致气血不能荣运，则壅郁生湿，湿生热，热生虫，理所必然。故治法不外渗湿清热，外以杀虫为治。然其本元，又当滋养肝血，补助脾土，益阴燥湿也。"支原体是介于细菌与病毒之间的微生物，具有传染性，中医认为是湿毒，应强调祛湿解毒，李教授以经验方红酱解毒汤主治之。《黄帝内经》："年四十而阴气自半也。"患者肾精亏损，气血不足，冲任血虚，阴部肌肤失养，肝郁克脾，脾虚湿盛，以致湿热互结，流注下焦，损伤任带，带下量多，湿浊浸淫，而发痒痛反复，小便频数，日久热入血室，血虚血瘀，月经量多，色暗夹血块，伴痛经，又见舌红苔白腻，脉细，故治以清热解毒，祛湿止痒为主，辅以健脾补肾，活血化瘀以治之。

二、用药分析

本案治疗主要以清热解毒，祛湿止痒为主，李教授经验方红酱解毒汤，其中红藤、败酱草清热解毒，是妇科治疗盆腔炎、阴道炎的常用药对，现代药理发现红藤提取物酚酸类化合物具有抗炎、镇痛、抑菌作用，败酱草能增强网状细胞和白细胞的吞噬能力，促进抗体形成，提高血清溶菌酶的水平，从而达到抗菌消炎的目的；土茯苓解毒除湿，其所含的黄酮有较强的抑菌防病功效，并可通过调节中枢神经兴奋来提高机体分泌皮质醇水平，皮质醇有抑制炎症过度反应作用；黄芩、黄柏泻火解毒，栀子清三焦之热；椿根皮、白鲜皮、墓头回燥湿止带；蒲公英、紫花地丁、白头翁、鱼腥草、金银花、夏枯草清热解毒；皂角刺燥湿通络；赤芍、牡丹皮、丹参凉血活血通络，牡丹皮、丹参均具有消炎抗菌的作用，同时可增强机体免疫力。足厥阴肝经结于阴器，薛己认为"妇人阴痒属肝经所化"，龙胆、茵陈清热泻肝，川楝子、延胡索疏肝行气，煅龙牡（各）平肝潜阳，既能泻肝疏风止痒，又能安神镇惊助眠；蜂房杀虫止痒，李教授常用蜂房治疗各种阴痒带下,现代药理证明,蜂房具有抗炎、抗菌、抗肿瘤、镇痛、补肾壮阳、增强免疫力等多种作用。益智仁、杜仲、桑螵蛸、金樱子补肾收敛。近年来研究发现,金樱子具有抗菌消炎作用,提取液可杀死金黄色葡萄球菌及大肠杆菌等。金钱草、海金砂、鸡内金三药合用清热利胆消石;煅瓦楞子、姜半夏和胃,治疗兼症亦利于主症之治疗;党参、藿香、佩兰、薏苡仁健脾燥湿。六诊时患者支原体转阴,阴痒不明显,考虑患者罹患此病8年,阴痒反复,久病入里而成血瘀,治疗以健脾燥湿,清热活血为主,三棱、莪术、乳香、没药、路路通行气活血,药理研究证实,活血化瘀药物具有抗炎,改善微循环的作用;水蛭善能走窜,具有搜剔之性,有破血逐瘀滞功。诸药合用,并配合外洗及冲洗阴道可达到直接消炎杀菌的作用,从而取得满意效果。

三、亮点经验

1. **抓纲治本,三经同治**　《傅青主女科·带下》云:"夫带下俱是湿证……夫白带乃湿盛而火衰,肝郁而气弱,则脾土受伤,湿土之气下陷,是以脾精不守,不能化荣血以为经水,反变成白滑之物。"三经均为阴经,女为阴体,阴主导经、带、胎、产,主治妇科、前阴病。肝主藏血,喜疏泄条达,若人之情志变化,可导致肝郁气滞,疏泄失常,气郁化火,从而影响了脏腑与经络的正常功能,肾为先天之本,藏精气,只有肾气充盛时才能精血充足,使冲任脉旺盛,肝藏血,肾藏精,肝肾互相资生,故有"肝肾同源"一说,若肾精不足,肝血不充,冲任失常,阴部肌肤失养而发阴痒,脾为先天之本,气血生化之源,若是脾的运化功能发生失常,则生化之源不足,脾亦为生湿之源,脾气不运,则会导致湿浊内停,湿热互结,流注下焦,损伤任带,引起带下病,肾与脾是先、后天之本,肾藏精,脾生血统血,"精血同源",精血旺盛维持女性的正常生理功能。故李教授治疗带下病、阴痒病常以肝脾肾三经同治而取得良好效果。

2. **清热利湿、杀虫止痒**　《医宗金鉴》:"妇人阴痒,多因湿热生虫。"本案选用众多清热解毒、利湿燥湿、杀虫止痒的中药。①清热解毒类:如红藤、败酱草、黄芩、黄柏、栀子、蒲公英、紫花地丁、鱼腥草、金银花、夏枯草等;②利湿燥湿类:土茯苓、椿根皮、白鲜皮、墓头回、白头翁、皂角刺、金樱子、藿香、佩兰、薏苡仁等;③杀虫止痒类:蜂房、水蛭等。又因患者久病入里,兼用行气活血、凉血养血类中药,如牡丹皮、丹参、香附、川楝子、三棱、莪术等,共奏燥湿止带大法。

3. **内服外治,治法灵活**　外治法是中医治疗阴痒的优势,对于本案顽固性的阴痒，李教授采取内外兼治进行治疗，外洗及阴道冲洗操作简单，水热先熏，水温后洗，再行冲洗，其洗液所含的中药成分经现代药理研究也证实具有抗菌消炎、提高机体免疫力的作用，局部用药具有针对性治疗，故而能取得满意疗效。

（周　琦）

复发性霉菌性阴道炎

方某，女，34岁，已婚。

初诊：2018年1月30日。

主诉：反复外阴瘙痒2年。

现病史：患者2年来，时有外阴瘙痒，发作时奇痒难忍，带下增多，色黄，豆渣样，白带常规提示：霉菌(＋)，使用克霉唑类栓剂治疗，药后症状缓解，但时有反复，一年发作7~8次，经行前后明显，时感腰酸、疲乏，平素易紧张多思，胃纳欠佳，时有便溏。刻下：带下略黄，质稠，乳胀。舌淡，苔薄白腻，脉细弦。

既往史：否认其他内科疾病史，2014年行乳腺纤维瘤切除术。

月经史：14，7/30，末次月经12月3日，7天止，量中，色红，无痛经。

生育史：1—0—2—1。2015年异位妊娠，行左侧输卵管切除术，2013年剖宫产一子，2011年人工流产1次。

辅助检查：2017年12月当地医院：液基细胞培养TCT(－)，人乳头状病毒HPV(－)。

西医诊断：复发性霉菌性阴道炎。

中医诊断：带下病。

治则：健脾益气，益肾补精，清热固涩止带。

病机：患者平素思虑过多，且易紧张，情怀抑郁，损伤脾气，运化失常，时常食欲缺乏，便溏，水谷精微不能上输以化血，反聚而成湿，流注下焦，又有多次手术损伤，以致湿邪乘虚而入，蕴而化热伤及任、带脉而为带下，脾虚日久殃及先天之肾，肾之封藏失职，肾之肾精亦会为带浊。

方药：党参12g，黄芪15g，白术芍（各）12g，山药15g，椿根皮30g，鸡冠花15，煅龙牡（各）30g，乌贼骨15g，生茜草6g，薏苡仁30g，金樱子15g，土茯苓30g，蜂房9g，猪苓9g，茯苓9g，牡丹皮12g，墓头回15g。

共14剂，水煎服，每日1剂，早晚饭后各一次，每次150ml。

外洗方：藿香 30g，佩兰 30g，蜂房 9g，白鲜皮 15g，苦参 15g，百部 15g。

医嘱：①饮食清淡，忌食辛辣、甜腻助湿之品。②加强体育锻炼，每日保持外阴清洁，勤换内裤，忌房事过频。

二诊：2018 年 2 月 23 日。

患者阴痒明显好转，诊后阴道炎未有复发，偶有阴痒，白带量减少。末次月经：1 月 30 日，量中，色暗，夹小血块，无痛经，无腰酸，乳胀。

舌淡苔薄白，边有齿印，脉细小弦。

治则：健脾益气，益肾补精，清热固涩止带。

方药：党参 12g，黄芪 15g，白术芍（各）12g，山药 15g，椿根皮 30g，鸡冠花 15，煅龙牡（各）30g，乌贼骨 15g，生茜草 6g，薏苡仁 30g，金樱子 15g，土茯苓 30g，蜂房 9g，猪苓 9g，茯苓 9g，牡丹皮 12g，墓头回 15g，黄精 12g。

共 14 剂，水煎服，每日 1 剂，早晚饭后各一次，每次 150ml。

外洗方：藿香 30g，佩兰 30g，蜂房 9g，白鲜皮 15g，苦参 15g，百部 15g。

三诊：2018 年 4 月 13 日。

患者阴道炎未有复发，带下量减少，左下腹时有抽痛，无腰酸，略有乳胀。

末次月经：3 月 30 日，量多，色暗，夹小血块。

舌淡，苔薄白，脉细。

治则：健脾益气，益肾补精，清热固涩止带，佐以温经通络止痛。

方药：党参 12g，黄芪 15g，白术芍（各）12g，山药 15g，椿根皮 30g，鸡冠花 15，煅龙牡（各）30g，乌贼骨 15g，生茜草 6g，薏苡仁 30g，金樱子 15g，土茯苓 30g，蜂房 9g，猪苓 9g，茯苓 9g，牡丹皮 12g，墓头回 15g，延胡索 12g，羌独活（各）9g。

共 14 剂，水煎服，每日 1 剂，早晚饭后各一次，每次 150ml。

外洗方：藿香 30g，佩兰 30g，蜂房 9g，白鲜皮 15g，苦参 15g，百部 15g。

按语：

一、治疗思路

带下病首见于《素问·骨空论》："任脉为病，女子带下瘕聚。"经云："带下俱是湿证""诸湿肿满皆属于脾"。患者素有脾虚，湿邪为患，又有流产手术史，伤及任带两脉，脾虚水湿不运，聚湿下注，带脉失固而见带下增多，又湿蕴化热，蕴积于阴部，可见带下色黄，质稠，肌肤受累则阴中奇痒难忍。故以健脾祛湿清热为治疗大法，又因患者病程日久，久病伤肾，封藏失职，可见滑脱之症，加以固涩止带之法。

二、用药分析

方中以四君子汤中党参、白术、茯苓及山药健脾益气，渗湿止带，亦取固冲汤益气健脾，固涩止带之功。龙骨味甘涩、牡蛎咸涩收敛；金樱子味酸涩，能固精缩尿，补肾收敛固涩，二者合用以"收敛元气，固涩滑脱""治女子崩带"（《医学衷中参西录》），海螵蛸、茜草固摄下焦，加强固涩之力。薏苡仁、猪苓、牡丹皮清热利湿，蜂房清热解毒燥湿，椿根皮、鸡冠花为李祥云教授常用药对，性苦寒，起清热燥湿，收涩止带之效。重用土茯苓，除湿，解毒，治妇人下焦湿热。墓头回，味苦，微酸涩，性凉，具有燥湿止带，清热解毒之效，《山西中药志》中提到：治妇人髋疽，赤白带下，此药具特异臭气，药前需与病家交代。内服方以健脾补肾，清热利湿固涩之法治之。

患者反复阴痒，痛苦不堪，外洗方予局部用药，急者治其标，清热解毒，燥湿止痒。《女科经论》："妇人有阴痒生虫之证也……壅郁生湿，湿生热，热生虫，理所必然。"方中苦参、百部、白鲜皮清热燥湿，清除下焦湿热，杀虫止痒。其中百部为杀虱灭虫之要药，现代研究表明苦参醚提物及醇提物对金黄色葡萄球菌有较强的抑菌作用。白鲜皮中含有茵芋碱、胡芦巴碱等生物碱对多种细菌和真菌有抑制作用。蜂房有攻毒杀虫，祛风止痒的功效，其杀菌、抗炎的作用研究已证实。藿香、佩兰清热解毒，健脾芳香化湿，其气味芳香怡人，使得气机舒畅，我国自古就有佩兰用以药浴，以祛除身上的污秽，预防各种皮肤疾病，其实就是利用了佩兰中含有的挥发油，这种成分具有很强的抑菌杀菌功效，能预防菌类感染引起的皮肤疾病，改善瘙痒等不适症状。

三、亮点经验

内外同治，标本兼治　李祥云教授拟方内调从脾论治，健脾扶正，同时利湿祛浊，收敛固涩，补泻兼施。针对阴道炎局部症状较为明显这一特点，内调的同时，加以外治。煎汤外洗，清热解毒，杀虫止痒，使药直达病所，快速缓解患者不适的症状。

（王珍贞）

带 下 病

潘某,女,62岁,已婚。

初诊:2017年10月10日。

主诉:带下色黄味臭10余年。

现病史:自2007年起带下色黄,气味重,逐渐加重。平素夜尿2次,大便正常。高血压病史,脑梗病史,目前服用硝苯地平片、阿司匹林、阿托伐他汀钙片。刻下:带下色黄味重,肛门坠胀,汗出明显,身左半侧麻木,苔薄质紫暗,脉细弦。

月经史:8年前绝经。

生育史:3—0—0—3。

辅助检查:白带检查未见滴虫、霉菌,镜检白细胞正常。HPV(-)。

病机:《傅青主女科》曰:"夫带下俱是湿症。"带下病的主要病因以湿邪为主,湿邪有内外之分,外感湿邪所致带下病主要由于湿邪入侵体内,任脉损伤,带脉失约;内生湿邪所致带下病主要和脏腑气血功能失调有密切的关系。患者年长,脾虚失调,水湿不运,外邪入侵,湿热蕴积,损伤任带二脉,而病久必气血不利,故痼疾难愈。

西医诊断:老年性阴道炎;脑梗塞。

中医诊断:带下病;中风后遗症。

治则:活血利湿,补肾益气。

方药:当归6g,川芎6g,赤芍9g,丹参12g,牡丹皮12g,椿根皮27g,煅龙骨30g,煅牡蛎30g,金樱子15g,鸡冠花15g,黄芪15g,地龙12g,浮小麦30g,瘪桃干12g,五倍子6g,五味子6g,墓头回12g,黄柏9g。

共14剂,水煎服,每日1剂,早晚饭后各一次,每次150ml。

医嘱:①饮食宜清淡,勿食辛辣、油腻之膏粱厚味;②定期白带常规、宫颈筛查;③适当运动,增强免疫力。

二诊:2017年12月26日。

药后较前明显好转,现有少量黄色分泌物;发现附件区囊性结构1年,未再次复查;2017年12月6日B超示:子宫后位,大小36mm×30mm×39mm,内膜厚3mm,左侧附件见无回声暗区11mm×10mm。

刻下:腰酸,少量黄色分泌物,下肢发热,关节麻木酸痛,眼花,苔薄微黄。

治则：清利湿热，活血通络。

方药：2017 年 10 月 10 日方加红花 9g，水蛭 12g，黄芩 9g，地龙 12g，羌活 12g，独活 12g，千年健 15g，丝瓜络 15g。

共 14 剂，水煎服，每日 1 剂，早晚饭后各一次，每次 150ml。

药后带下正常，关节酸痛缓解。随访诸恙恢复正常。

按语：

一、治疗思路

带下病是妇女常见病，多发病，"带下"之名，首见于《素问·骨空论》："任脉为病，男子内结七疝，女子带下瘕聚。"而"带下病"之名，首见于《诸病源候论》，其中还有五色带下的记载，有青、赤、黄、白、黑五色名候，指出五脏俱虚损者，为五色带俱下。临床上以白带、黄带、赤白带为常见。造成带下病的原因有很多，如细菌性阴道炎、霉菌性阴道炎、老年性阴道炎、宫颈疾病所致、子宫内膜炎等。中医理论认为带下病多由于脾虚失调，水湿不运，外邪入侵，湿热蕴积，病久气血不利，且患者有脑梗史，故从清利湿热，补气活血通络入手。

二、用药分析

从本案用药分析，应用有清利湿热之品，又配合活血通络的补阳还五汤等方剂，如椿根皮、墓头回清热燥湿、固涩止带；煅龙骨、煅牡蛎收敛固涩；金樱子补肾固精收敛；黄柏、牡丹皮泻火解毒；当归、川芎、赤芍、丹参、黄芪补气活血。这些用药和方剂药交叉加减，主要以清热利湿活血为功效。待湿热之症平缓，则加重活血通络之品，如红花、水蛭、羌活、独活、千年健、丝瓜络等，标本兼治，收效迅速，新疾旧患一同医。

三、亮点经验

1. **抓住主线，活血利湿**　带下病多由于脾虚失调，水湿不运，外邪入侵，湿热蕴积，患者年高，天癸已绝，肾气亏损，冲任不固，带脉失司，患病日久，气血不利，且患者有脑梗史，李教授在给予清利湿热的同时，以补肾益气，活血通络入手，故在短期内取得显效。

2. **整体调治，审因论治**　在用药方面并不是只关注于带下，而是从病机入手,标本同治。有清利湿热收敛之品,如椿根皮、墓头回;有收敛固涩之品,如煅龙骨、煅牡蛎;还有补肾固精收敛的金樱子;泻火解毒的黄柏、牡丹皮;又有活血通络的补阳还五汤等方剂,当归、川芎、赤芍、丹参、黄芪补气活血;红花、水蛭、地龙、羌活、独活、千年健、丝瓜络等活血通络,患者病久,虚实夹杂,着眼于湿,调治注重以脾、肾为主,同时兼顾冲、任、带脉,辨证求因,诸药配伍,相得益彰。

(严　骅)

妊娠病

难治性流产

赵某,女,36 岁,已婚。

初诊:2016 年 6 月 24 日。

主诉:试管移植后 10 天,阴道出血 2 天伴腹痛。

现病史:患者婚后 5 年不孕,月经不调,测基础体温多不排卵。男方体胖,"三高症"且弱精症、性欲淡漠,经治疗一年后双方均有改善,但仍然不孕。女方行子宫输卵管碘油造影(HSG),提示双侧输卵管不通,给予中药祛瘀通络法和中药直肠灌注法治疗一年,仍未孕。即选择辅助生殖技术(IVF)二次移植失败,再次取卵取不出卵子,遂决定回乡等待供卵,一年后未等到供卵者,又回到上海继续试管婴儿,还是取不到卵子,再次返回我处服用中药。补肾养血活血治疗 5 个月后,基础体温连续出现双相,建议及时取卵,成功取出二枚卵子。于 2016 年 6 月 13 日在上海集爱遗传与不育诊疗中心行第二代辅助生殖移植术,于 6 月 22 日移植后第 9 天测血 HCG 149.3IU/L,P 19nmol/L,确诊怀孕。6 月 23 日起阴道少量出血,小腹两侧坠胀疼痛伴腰酸如折,无明显恶心呕吐,纳可便调寐安。舌红苔薄,脉细。

月经史:12,5 ~ 16/ 不规则,经量少,色暗红夹血块,无痛经。

生育史:0—0—0—0。

西医诊断:先兆流产。

中医诊断:胎动不安。

病机:婚后多年不孕,冲任肾气不足,肾主胞宫,为冲任之本,冲、任、督三脉同起于胞中,一源三岐,冲为血海,为 12 经气血汇聚之所,任主胞胎,为阴脉之海,冲任二脉均受肾气主宰,肾气足才能充分发挥冲任二脉之功能,患者素体肾气不足,冲任脉不能充分发挥其生理功能,故而出现流产之症状。

治则:脾肾双补,益气止血。

方药：党参 12g，黄芪 12g，白术 12g，白芍 12g，菟丝子 12g，续断 12g，桑寄生 12g，仙鹤草 12g，艾叶 6g，阿胶 9g，黄芩 9g，陈皮 6g，苎麻根 12g。

共 4 剂，水煎服，每日 1 剂，早晚饭后各一次，每次 150ml。

试管移植成功后上海集爱遗传与不育诊疗中心常规给予戊酸雌二醇片 1mg 每 12 小时 1 次口服，地屈孕酮 10mg 每 12 小时 1 次口服，安琪坦 3 片每 12 小时 1 次口服。

医嘱：①测基础体温；②预防腹泻与感冒；③若持续腹痛加剧或阴道出血量同月经立即急诊。

二诊：2016 年 6 月 28 日。

今移植后第 15 天，仍有少量阴道出血伴下腹隐痛，稍有恶心未呕吐，昨天测 HCG 411.8IU/L，P 23.9nmol/L，E_2 326pg/ml。西药仍按原来常规服用。舌红苔薄，脉细。

治则：补肾益气止血、和胃止吐安胎。

方药：藿香 9g，佩兰 9g，姜半夏 9g，姜竹茹 9g，黄芪 12g，白术 9g，白芍 9g，菟丝子 12g，仙鹤草 12g，艾叶 6g，阿胶 9g，苎麻根 12g，苏叶 9g，南瓜蒂 15g。

共 7 剂，水煎服，每日 1 剂，早晚饭后各一次，每次 150ml。

医嘱同上。

三诊：2016 年 7 月 5 日。

早孕 43 天（移植后 22 天），阴道无出血，无腹痛，有恶心，苔薄腻脉细滑。复测血 HCG 15 400.8IU/L、P 67.2nmol//L。B 超提示：宫内有孕囊 15mm×18mm×21mm，见心管搏动。

治则：健脾补肾，和胃安胎。

方药：藿香 9g，佩兰 9g，黄芪 12g，白术 12g，白芍 12g，黄芩 9g，炒扁豆 12g，杜仲 12g，苏叶 9g，陈皮 9g，砂仁（后下）6g，南瓜蒂 15g。

共 7 剂，水煎服，每日 1 剂，早晚饭后各一次，每次 150ml。

四诊：2016 年 7 月 12 日。

孕 50 天，7 月 10 日起突然阴道大出血，量多于月经，伴腹痛和阴部下坠，即去某医院急诊，复查 B 超示胎心模糊不清，遂留院观察，并告知胎儿可能难保，若出血再多将予以清宫手术，患者观察天 2 后未再次出血量多，故来我处要求继续安胎治疗。此时告诉医生移植前后一直在服用阿司匹林,每天 100mg,见患者情绪紧张,阴道仍有少量出血伴下腹坠胀感,苔薄,脉细。

治则:健脾益气、补血止血、固肾安胎。

方药:党参 9g,黄芪 9g,白术 9g,白芍 9g,姜竹茹 9g,藿香 9g,佩兰 9g,仙鹤草 12g,艾叶 6g,阿胶(烊化)9g,菟丝子 12g,杜仲 15g,炒龙骨 15g,炒牡蛎 15g,苎麻根 15g。

共 14 剂,水煎服,每日 1 剂,早晚饭后各一次,每次 150ml。

医嘱:①停服阿司匹林,加用黄体酮 20mg 每日 2 次肌内注射;②绝对卧床休息;③若持续腹痛加剧或阴道出血量多即行流产手术。

五诊:2016 年 7 月 26 日。

上次阴道大出血至今已有 2 周,仍有少量出血呈咖啡色,大便糖稀,苔薄腻脉细滑。今日 B 超示:孕囊 44mm × 34mm × 18mm,内见胚芽 20mm,见心管搏动。

治则:益气养血止血,健脾升提止泻。

方药:党参 12g,黄芪 15g,升麻 9g,仙鹤草 15g,艾叶 6g,阿胶 9g(烊化),煅龙骨 15g,煅牡蛎 15g,苎麻根 12g,砂仁(后下)6g,炒扁豆 12g,怀山药 12g,姜竹茹 10g。

共 7 剂,水煎服,每日 1 剂,早晚饭后各一次,每次 150ml。

六诊:2016 年 8 月 3 日。

阴道内仍不断有淡黄色分泌物,经常喷嚏不断,胃部泛恶漾漾,两周前大便已成形,已停用黄体酮,苔薄腻脉细滑。

治则:健脾益气升提,和胃安胎固胎。

方药:党参 12g,黄芪 15g,升麻 9g,姜半夏 9g,姜竹茹 10g,陈皮 6g,煅龙骨 15g,煅牡蛎 15g,苎麻根 12g,怀山药 12g,藿香 9g,佩兰 9g,苏叶 9g,黄芩 9g,南瓜蒂 12g。

共 7 剂,水煎服,每日 1 剂,早晚饭后各一次,每次 150ml。

七诊:2016 年 8 月 10 日。

今已孕 11 周加 3 天,刻下仍有泛恶漾漾,阴道分泌物已减少,无腹痛,大便每日 1 次成形,舌红苔薄,脉细滑。治则同前。

方药:上方去姜半夏,加白术 9g,白芍 9g。服法如前。另加用维生素 B6 口服,每次 20mg,一日 3 次。

之后停药,8月16日复查B超:单胎,胎头围19mm,头臀径长48mm,随访在孕7月时患有妊娠高血压综合征,血压高达140~160/100mmHg,蛋白尿(+++),并发展为重度先兆子痫,经上海复旦大学附属妇产科医院产科积极救治,用硫酸镁解痉等治疗,后于2017年2月8日孕36周时自然分娩,宫口开全后因胎心下降至90次/分,立即产钳分娩一女孩,2.49kg,Apgar评分10分,母女健康,现女儿聪明伶俐。

按语:

一、治疗思路

从病史介绍所见,患者为生这一孩历经磨难,可以说是千辛万苦,这个孩子的诞生极其不易,真是"珍贵儿"。这对夫妻在我处诊治多年,不孕症治疗说难不难,有的患者很快就治愈;有的患者就极其难治,可终身不能治愈。不孕症的病因很多,也极其复杂,可以说很多妇科疾病共有的一个症状就是不孕症。疾病治好了,不孕的问题也就解决了;孩子分娩了,有些疾病也就跟着痊愈了。本案是夫妻双方均存在不孕不育的问题,就诊之初,赵某月经不调,当然要调经;其丈夫是弱精症,"三高症",所以在补肾填精的基础上兼治"三高"与降脂减肥。女方月经基本正常了,男方精子数也达到了基本要求,女方输卵管又出现了病变,再给予疏通输卵管的治疗,内服及外治。患者生子愿望迫切,就去做了试管婴儿,二次不成功,可能促卵药物之应用患者不能耐受,则月经不调又现,取卵也失败,真是"雪上加霜"。就是在这种困难情绪纠结,精神颓丧之际,患者来求救于医生,怎么办?还是要考虑中医"治病求本"的基本方法。肾主生殖发育,应补肾调冲任,活血促排卵,沿用的基本方就是助黄汤、调经方、加味龟鹿方。测量基础体温以观用药疗效,基础体温正常了,可B超监测排卵,好的时机不可错过,抓紧采卵,这是成功的关键。现在科学的进步,有了试管婴儿的方法,不必过于考虑输卵管因素。采取试管婴儿方法,一旦成功,保胎极为重要,中医药是个很好的保胎手段。

二、用药分析

本案从诊断胚胎移植成功之日起,就面临着阴道出血,腰酸腹痛的先兆流产症状,所以用药有以下特点:

1. 脾肾双补,益气止血 这是治疗之本,因胞脉系于肾,肾主生殖发育,出血是胎不固的主要表现,有出血就应止血,血止才能胎安,所以在整个治疗过程中始终都有止血药,都贯彻补肾健脾益气止血固胎的治则,详细用药请见一诊、四诊,具体药味不另分析。

2. **和胃止呕亦可安胎** 泛恶呕吐是怀孕的一个标志,呕吐反胃则影响气机的升降,古人有"胃不和则卧不安"之说。安胎要安静,平心静气,才有利于气血的运行,看似和胃止呕与治疗流产关系不密切,实则不然。方中选用的藿香、佩兰、苏叶、姜竹茹、砂仁等等都有止呕安胎作用。

3. **西药保胎,合理选用** 我们中医不排斥西药,必要的西药能起到重要的作用,文中所介绍的地屈孕酮片能减少宫缩,放松子宫平滑肌,利于止血,保胎之始有出血可合理使用。目前西医试管婴儿移植后常规应用雌、孕激素保胎,至于阿司匹林的应用还多有争议,故在四诊时发生阴道大出血的情况下我们认为以不用为妥。

三、亮点经验

1. **能保则保,不言放弃** 患者的坚持治疗很感人,数年如一日,从妊娠一开始就面临流产的风险。有人认为妊娠是"优胜劣汰"的,好的胚胎自然保留,不好的胚胎让其自然流产,不主张保胎。该患者历经千辛万苦好不容易得以怀麟,不干预不保胎,任其流产发生,我认为是不恰当的,所以患者自始至终在保胎中,尤其是第四诊时出血量多超过月经量时,被诊断为难免流产时,很多医生是不主张再保胎的,担心保胎时间长,万一胚胎坏死机化粘连,手术容易残留或损伤子宫内膜,这种顾虑也不无道理,但是对于这个求子愿望极强的患者来说,不能轻易放弃,否则其孩子可能就此夭折。

2. **有效验方,是保胎方** 保胎方方药组成是党参、黄芪、白术、白芍、菟丝子、杜仲、黄芩、苏叶。该方可适用先兆流产、复发性流产、妊娠腹痛以及基础体温高温相超过18天或HCG阳性者的早早孕的保胎。

（李祥云　张　琼）

复发性流产

魏某,女,31岁,已婚。

初诊:2016年1月9日。

主诉:结婚5年,胎停育2次。

现病史:患者 2010 年胎停育自然流产,2012 年孕 56 天胎停育清宫。绒毛染色体非整倍染色体。2015 年 HSG:输卵管通而欠畅。舌淡红苔薄腻,脉细。

月经史:15,7/30,末次月经 12 月 27 日,量中,色红,伴有血块,时有腹痛。

生育史:0—0—2—0。

妇科检查:外阴经产式,阴道无异常,宫颈下唇轻度糜烂,宫颈距阴道口小于 4cm,宫体饱满,略偏左,后壁可触及结节,附件阴性。

西医诊断:复发性流产;输卵管性不孕;免疫性不孕。

中医诊断:滑胎。

病机:肾精亏虚,胞宫失养,冲任损伤,胎元不固,导致胎停育;肾虚气血运行不畅,冲任及胞宫胞脉瘀阻,不通则痛;湿热之邪趁虚而入,凝聚下焦,形成输卵管炎症,导致输卵管不通,阻碍精卵结合而发为不孕。

治则:补肾祛瘀,清热通络。

方药:三棱 9g,莪术 9g,苏木 9g,水蛭 12g,地鳖虫 12g,夏枯草 12g,菟丝子 12g,淫羊藿 12g,肉苁蓉 12g,巴戟天 12g,紫花地丁 30g,制乳没(各)6g,党参 12g,皂角刺 12g,蒲公英 15g。

共 14 剂,水煎服,每日 1 剂,早晚饭后各一次,每次 150ml。多煎150ml 每晚临睡前灌肠;经期暂停灌肠;穿山甲粉 5g/ 日,冲服。

二诊:2016 年 1 月 29 日。

末次月经 1 月 26 日,量中,色红,夹大血块,腹痛,血块排出后腹痛缓解,腰酸,乳胀,苔薄,脉细。

治则:补肾祛瘀,通经活络。

方药:红藤 30g,败酱草 30g,三棱 9g,莪术 9g,赤芍 9g,牡丹皮 12g,丹参 12g,水蛭 12g,香附 12g,路路通 9g,黄芪 12g,皂角刺 12g,紫花地丁30g,淫羊藿 30g,紫石英 15g,胡芦巴 12g,地鳖虫 12g,锁阳 9g。

共 14 剂,水煎服,每日 1 剂,早晚饭后各一次,每次 150ml。多煎150ml 每晚临睡前灌肠;经期暂停灌肠;穿山甲粉 5g/ 日,冲服。

三诊:2016 年 3 月 5 日。

末次月经 2 月 28 日,量中,腹痛,腰酸,多梦,口淡,苔薄,脉细。

1 月 17 日:抗 CD3-BE 1.54%,抗 CD25-BE 0.33%,封闭效率 2.2%,封闭抗体抗独特型抗体 11.8%。

治则：补肾祛瘀，清热通络。

方药：忍冬藤 30g，甘草 6g，红藤 30g，败酱草 30g，三棱 9g，莪术 9g，赤芍 9g，牡丹皮 12g，丹参 12g，水蛭 12g，香附 12g，路路通 9g，黄芪 12g，薏苡仁 15g，淫羊藿 30g，地鳖虫 12g，胡芦巴 12g。

共 14 剂，水煎服，每日 1 剂，早晚饭后各一次，每次 150ml。多煎 150ml 每晚临睡前灌肠；经期暂停灌肠；穿山甲粉 5g/日，冲服。

四诊：2016 年 4 月 16 日。

末次月经 4 月 1 日至 8 日，量中，夹小血块，伴痛经，腰酸，肢冷，性冷淡，苔薄，脉细。

4 月 3 日上海中医药大学附属龙华医院血液检查：促黄体生成激素（LH）1.48IU/L、促卵泡成熟激素（FSH）6.43IU/L、雌二醇（E_2）24.17pmol/L、睾酮（T）0.19nmol/L。B 超示：子宫大小 50mm × 43mm × 41mm，内膜 6mm，右卵巢大小 22mm × 19mm × 18mm，左卵巢大小 26mm × 22mm × 24mm，双侧卵巢内小卵泡 4～5 个。

治则：补肾温阳，活血通络。

方药：淫羊藿 30g，菟丝子 12g，肉苁蓉 12g，熟地黄 12g，枸杞子 12g，鸡血藤 15g，当归 9g，香附 12g，红花 9g，紫石英 15g，附子 9g，肉桂 6g，小茴香 6g，党参 12g，皂角刺 12g。

共 14 剂，水煎服，每日 1 剂，早晚饭后各一次，每次 150ml。多煎 150ml 每晚临睡前灌肠；经期暂停灌肠；穿山甲粉 5g/日，冲服。

五诊：2016 年 6 月 5 日。

末次月经 5 月 3 日，今日查血 HCG 148.7mIU/ml，孕酮 16.49nmol/L，苔薄，脉细微滑。

治则：补肾益气安胎。

方药：党参 9g，黄芪 9g，白术 9g，白芍 9g，菟丝子 12g，续断 12g，桑寄生 12g，黄芩 9g，苎麻根 12g，南瓜蒂 9g，麦冬 9g。

共 7 剂，水煎服，每日 1 剂，早晚饭后各一次，每次 150ml。

六诊：2016 年 6 月 15 日。

6 月 11 日阴道少量出血。6 月 15 日查血 HCG 1 671.9mIU/ml，黄体酮 39.8nmol/L，血小板聚集率 79.65%。目前在服阿司匹林 75mg 一日一次。基础体温高相，苔薄，脉细。

治则：补肾祛瘀，益气安胎。

方药：党参 9g，黄芪 9g，白术 9g，白芍 9g，当归 6g，川芎 6g，鸡血藤 9g，菟丝子 12g，续断 12g，狗脊 12g，黄芩 9g，苎麻根 12g。

共 7 剂，水煎服，每日 1 剂，早晚饭后各一次，每次 150ml。

七诊：2016 年 7 月 6 日。

孕 65 天，已无阴道出血。6 月 30 日 B 超：孕囊 20mm×17mm×12mm，胚芽 6mm，见原始胎血管搏动。7 月 4 日查血 HCG 35 141mIU/ml，孕酮 70.8nmol/L，血小板聚集率 60.94%。目前在服阿司匹林 75mg 一日一次。苔薄腻脉细。

治则：补肾祛瘀，益气安胎。

方药：党参 12g，黄芪 12g，白术 12g，白芍 12g，当归 9g，川芎 9g，赤芍 9g，丹参 9g，菟丝子 12g，姜竹茹 9g，杜仲 12g，菟丝子 12g，南瓜蒂 9g，苎麻根 12g，茵陈 15g，仙鹤草 12g。

共 7 剂，水煎服，每日 1 剂，早晚饭后各一次，每次 150ml。

随访告知已生育。

按语：

一、治疗思路

连续发生 2 次流产即为复发性流产（RSA）。RSA 的病因十分复杂，主要包括遗传因素、解剖因素、内分泌因素、感染因素、免疫功能异常、血栓前状态、孕妇的全身性疾病及环境因素、心理因素等等。本案患者胎停育清宫两次，继而难以受孕，原因复杂多样，通览病史，其病因有四：①免疫因素（封闭抗体缺乏）；②血栓前状态（血小板聚集率较高）；③胚胎染色体异常（绒毛染色体非整倍染色体）；④输卵管因素（HSG：输卵管通而欠畅）。

因此，在治疗本案时分以下几个方面：①治疗封闭抗体缺乏；②改善血栓前状态；③疏通输卵管；④另嘱患者妊娠后应行产前诊断，如发现胎儿存在严重染色体异常或畸形，应考虑终止妊娠，抑或通过辅助生殖技术解决生育问题。

李教授认为本案病机主要为肾虚血瘀，兼有湿热，本虚标实，虚实夹杂，故而治疗以补肾祛瘀，清热通络为大法，随症加减。

二、用药分析

本案治疗分以下几个方面：①疏通输卵管；②治疗封闭抗体缺乏；③改善血栓前状态。

患者初诊即存在输卵管性问题。患者本虚，肾精亏乏，气血不畅，瘀血内阻，加之湿热之邪，灼炼津液，阻滞于胞宫胞脉，而致输卵管不通，因此治疗以经验方峻竣煎加减，补肾祛瘀，清热通络。红藤、败酱草清热解毒。三棱、莪术、赤芍、路路通活血祛瘀通络。牡丹皮、丹参合用清虚热，退瘀热。水蛭、穿山甲均为血肉有情之品，故而两药相须，用以加强通络之力，疏通输卵管管道。香附行气解郁，气行则血行，辅助通络。黄芪扶正益气，以免大剂通络之品过于损伤正气。同时嘱患者睡前以峻竣煎保留灌肠，使药效通过直肠黏膜吸收，直达病所，增强药效，但经期停用。

三诊时，患者于外院查抗 CD3-BE-1.54%，抗 CD25-B-0.33%，封闭效率 2.2%，封闭抗体抗独特型抗体 -11.8%，提示封闭抗体缺乏，以忍冬藤、甘草清热解毒。其中忍冬藤为忍冬科植物忍冬的干燥茎枝，性味甘寒，清热解毒，疏风通络，现代药理研究具有抗菌、消炎、抑制病毒的作用；甘草补脾益气，清热解毒，调和诸药。李教授将忍冬藤与甘草合用，共同治疗免疫性不孕。同时方药中仍注意以红藤、败酱草、薏苡仁清热利湿，香附、地鳖虫、路路通、三棱、莪术、赤芍、牡丹皮、丹参行气利水，活血通络，不忘治疗输卵管炎症。又以淫羊藿、胡芦巴温补肾阳，黄芪补中益气，治标之时兼以治本。

孕后患者血液检查示血小板聚集率偏高，血液处于高凝状态，西医治疗以阿司匹林抗血小板凝集。李教授则在补肾益气安胎的基础上，或以当归、川芎、鸡血藤行气活血，或以赤芍、丹参祛瘀通络，改善子宫腔内微循环状态，进而增加胚胎血供。

三、亮点经验

1. 抓住要点，分段治之　本案患者胎停育清宫不孕的原因复杂多样，李教授辨证用药之时，详细分析病因病机，切中要害，分别以经验方峻竣煎清热解毒，补肾祛瘀，治疗输卵管炎症使输卵管通畅；以甘草、忍冬藤治疗封闭抗体缺乏，又以小剂行气活血化瘀通络之品改善血液高凝状态，预防流产的发生。

2. 巧用药对，忍冬甘草　忍冬藤性味甘寒，入肺胃两经，功善清热解毒,疏风通络,用于治疗温病发热、热毒血痢、痈肿疮疡、风湿热痹、关节红肿热痛等症。现代药理研究表明其所含的木犀草素具有抗菌、消炎的作用,化学成分绿原酸、异氯酸和木犀草苷可抑制畜禽的多种致病菌及病毒。甘草味甘,性平,补脾益气,调和诸药,药理研究甘草具有抗炎作用,还可与金银花、连翘等同用,清热解毒。李教授将忍冬藤与甘草合用,可增强免疫功能,用于治疗封闭抗体缺乏、抗核抗体阳性等免疫性不孕,临床应用,每获其益。

3. **善用虫药,多显奇效**　水蛭性味咸苦,平,有毒,入肝、膀胱经。功能破血逐瘀通经,用治蓄血、癥瘕、积聚、妇女经闭、干血成痨、跌扑损伤、目亦痛、云翳等。现代药理研究,水蛭的中水蛭素可抑制血小板凝集,阻止纤维蛋白原凝固,凝血因子 Ⅴ、Ⅶ、Ⅷ 的活化及凝血酶诱导的血小板反应等。地鳖虫咸,寒,有小毒,归肝经,可活血散瘀,通经止痛。用于治疗跌打损伤、瘀血肿痛、闭经、产后瘀血腹痛等。实验表明,地鳖虫具有抗凝血作用,能改善和增强体内主要器官、组织及全身的血液供应。李教授认为虫类药善搜风剔络,临证常用于治疗输卵管性不孕。

4. **祛瘀安胎,活血收效**　本案患者血小板凝集率较高,血液黏稠,李教授在安胎时不仅仅是补肾益气,更是应用少量活血药,如当归、川芎、鸡血藤、赤芍、丹参等,起到活血祛瘀,疏通经络,改善胚胎血供,促进胚胎发育,预防流产的作用。

(徐莲薇　刘慧聪)

复发性流产(ABO 血型不合-胎儿溶血症)

厉某,女,37 岁,已婚。

初诊:2017 年 7 月 20 日。

主诉:停经 49 天,腰酸,小腹隐痛,畏寒恶心。

现病史:患者曾因 ABO 血型不合而 2 次难免流产。第一次于 2016 年 1 月孕 3 月,因胎停育行药物流产加清宫术。第二次于 2017 年 2 月再次自然流产。刻下末次月经 2017 年 6 月 2 日,孕 49 天,伴腰酸,有时小腹刺痛,胃寒便溏,恶心欲吐,纳谷不馨。苔薄质淡红,脉细带滑。

月经史:13,2~4/26~32,经量中,流产后经量减少。经期仅 2 天,经色暗,流产前无痛经,第二次流产后开始痛经。

生育史:0—0—2—0。2 次均为难免流产,第一次 2016 年 1 月,第二次 2017 年 1 月。

妇科检查：外阴已婚式；阴道通畅；子宫孕 6 周大小；附件阴性。

辅助检查：2017 年 7 月 15 日，徐州医科大学附属医院彩超：子宫体增大，宫壁光点均匀，宫腔内探及孕囊声像大小约 2.8cm×1.6cm×1.9cm。卵黄囊直径约 0.4cm，并见胚芽回声长约 0.8cm。可见原始心管搏动。双侧附件未见明显包块回声，盆腔探及少量积液声像，深约 0.8cm。超声提示宫内早孕，胚胎存活，盆腔少量积液，请结合临床。2017 年 7 月 15 日徐州医科大学附属医院，血清孕酮：32.04ng/ml。

西医诊断：复发性流产；ABO 血型不合；胎儿溶血症。

中医诊断：滑胎。

病机：《圣济总录》记载："妇人所以无子，由冲任不足，肾气虚寒故也。"患者多次胎停育流产，冲任虚损，脾肾两亏，胎元不固。

治则：健脾益肾，温固胎元。

方药：潞党参 12g，黄芪 12g，白芍 24g，焦白术 12g，菟丝子 24g，续断 20g，阿胶 6g，桑寄生 20g，山茱萸 6g，砂仁 3g，苎麻根 12g，姜川连 6g，南瓜蒂 12g，苏梗 12g，杜仲 20g，巴戟天 12g，石斛 15g，鹿角霜 12g。

共 7 剂，水煎服，每日 1 剂，早晚饭后各一次，每次 150ml。

医嘱：多休息，卧床，不食辛辣极寒凉刺激物。

二诊：2017 年 8 月 2 日。

主诉：孕 9 周，腰酸、畏寒、烘热口干，咽干有痰，小腹有时胀痛。

现病史：2017 年 7 月 30 日徐州医科大学附属医院血清孕酮 19.55ng/ml，提示孕酮下降。2017 年 7 月 24 日徐州医科大学附属生殖遗传中心化验血型抗体报告：妇血型 O 型，RH 阳性。夫血型"AB"型，RH 阳性。妻子血清对丈夫红细胞免疫抗体呈阳性，抗体效价 1:8。刻下患者大便溏薄，畏寒，腰酸膝软，苔薄白，脉滑细。脾肾两虚胎元不固。

治则：温肾固胎。

方药：潞党参 12g，续断 20g，桑寄生 20g，菟丝子 24g，黄芪 12g，山茱萸 9g，苎麻根 12g，南瓜蒂 24g，生白术 15g，白芍 30g，苏梗 12g，巴戟天 15g，黄芩 10g，姜川连 6g，生姜三片，杜仲 20g，乌梅 9g，姜竹茹 12g。

共 7 剂，水煎服，每日 1 剂，早晚饭后各一次，每次 150ml。

另：荆芥 9g，金银花 9g，生甘草 6g。每日 1 剂，煎汤代饮。西药黄体酮 50mg，每次 2 粒，每日两次，口服。

三诊：2017年8月23日。

主诉：孕12周，腰酸，小腹偶有胀痛。

现病史：药后诸症好转，苔脉同前，仍拟原法。

方药：上方去生姜、姜竹茹。

共7剂，水煎服，每日1剂，早晚饭后各一次，每次150ml。

四诊：2017年9月21日。

主诉：孕16周，腰酸。

现病史：2017年9月2日徐州医科大学附属生殖遗传中心化验血型抗体报告：妻血内对夫红细胞免疫抗体呈阳性，抗体效价1：16。抗体上升已翻倍，清血热降抗体已刻不容缓。苔薄白，脉滑细。

治则：健脾益肾固胎再兼清热消抗体。

方药：上方去生姜、姜竹茹。

加黄芪20g，鹿角霜12g，荆芥9g，金银花9g，生甘草6g。

共7剂，水煎服，每日1剂，早晚饭后各一次，每次150ml。

五诊：2017年10月11日。

主诉：孕19周，便溏不成形，偶见腰酸，小腹隐痛。

现病史：大便溏薄，一日二行，腰酸，偶伴小腹隐痛。苔薄白，脉滑细。

治则：加强温肾固胎。

方药：上方加紫河车5g，阿胶6g。

共7剂，水煎服，每日1剂，早晚饭后各一次，每次150ml。

医嘱：嘱化验凝血功能及血黏度。

六诊：2017年11月12日

主诉：孕23周，口干欲饮，偶见鼻衄，腰酸便溏。

现病史：2017年10月9日徐州医科大学附属医院：D-二聚体（仪器法）1.14mg/ml↑（参考范围0.00~0.50mg/ml）；纤维蛋白原降解物5.30mg/L↑（参考范围<5.00mg/L）；肾上腺素26.4%↓（参考范围44.3%~83.4%）；二磷酸腺苷25.7%↓（参考范围46.6%~78.8%）。苔薄白舌淡红，边齿印，脉右滑，左细滑。

辨证：脾肾两亏，兼有瘀阻。

治则：健脾益肾，凉血活血安胎。

方药：菟丝子30g，续断20g，杜仲15g，桑寄生20g，苎麻根12g，南瓜蒂 15g,潞党参 12g,黄芪 20g,山茱萸 9g,炒白术 12g,炒白芍 20g,黄芩 12g,苏梗 12g,巴戟天 15g,乌梅 9g,荆芥 12g,金银花 12g,生甘草 9g,当归 12g,丹参 12g。

共 7 剂,水煎服,每日 1 剂,早晚饭后各一次,每次 150ml。

另:鹿茸 6g,适量煎汤代饮。

七诊:2017 年 12 月 20 日。

主诉:孕 28 周,近无不适。

现病史:药后未见鼻衄,亦无其余不适。2017 年 12 月 14 日,徐州医科大学附属生殖遗传中心化验血型抗体报告:妻血内对夫红细胞免疫抗体呈阳性,抗体效价 1∶16,抗体水平稳定未上升。苔脉同前,仍拟原法。

方药:上方加黄芪 20g,黄芩 12g,杜仲 20g,14 剂。

共 7 剂,水煎服,每日 1 剂,早晚饭后各一次,每次 150ml。

随访:2018 年 3 月 2 日厉某剖宫产分娩一健康女婴,体重 6.3kg,胎儿出生 4 日后黄疸即开始消退。

按语:

一、治疗思路

复发性流产(RSA)一般指与同一配偶发生连续 3 次或 3 次以上的自然流产。近年来许多学者提出将连续发生 2 次的自然流产者纳入 RSA 的范畴,原因是连续发生 2 次自然流产后,再次妊娠的流产率可高达 50% 以上,要引起足够的重视。夫妇 ABO 血型不合与复发性流产密切相关。新生儿溶血病(HDN)是指由于母体存在与胎儿红细胞抗原不合的 IgG 性血型抗体而引发的胎儿或是新生儿同种免疫性溶血现象。由于母婴血型不合而引发的 HDN 主要有 ABO-HDN 和 Rh-HDN,其中 ABO-HDN 最为常见。O 型血的孕妇,其丈夫为非 O 型时,根据 Bernstein 三复等位基因学说,胎儿的血型有 75% 的机会为非 O 型。其中少数胎儿红细胞中的抗 A 和(或)B 抗原,可致敏母体,使母体血内产生抗 A 和(或)抗 B 抗体。这些抗体的分子量比较小,能通过胎盘进入胎儿循环,与胎儿红细胞结合并使之破坏,严重者能使胎儿致死。红细胞抗原在胎儿 5～6 周时开始形成。有的孕妇以往在停经 38 天时,血清 IgG 抗体效价已上升,并发生了流产,故尽早治疗是保胎成功的关键。西医在治疗上,多于妊娠后采用支持疗法，如血浆置换、输血等，或者终止妊娠，这些方法易感染、风险大，且往往难以使患者接受。

中医学对 ABO 血型不合致 RSA 疾病尚无确切的病名记载，诸医家多归为中医滑胎、胎黄等范畴。中医对滑胎认识由来已久，病名始见于隋代巢元方《诸病源候论》，古人对该病在治疗上尤强调"预培其损"，清代沈金鳌《妇科玉尺·卷二》曰："妊娠有三四月而堕者，有六七月而堕者，有屡孕屡堕者；由于气血不充，名曰滑胎。"同时还提出："或冲任脉虚而协热，轻则胎动不安，重则三五七月即堕；更加外感六淫，内伤七情，或饮食伤脾胃，或淫欲损伤真元，皆致疾之由也。"以上认为滑胎的病机多为本虚，加之实邪及情志因素致使本虚更甚，终致屡孕屡堕。

本案患者血型 O 型，丈夫血型 AB 型，根据 Bernstein 三复等位基因学说，胎儿的血型必然非 O 型。妊娠期患者最易发生抗 A 或抗 B 抗体，素体脾肾阳虚，气血不足，加之两次不良妊娠流产，怀孕前已经出现月经量少、经行腹痛的表现，均提示气血不足症状加重，及冲任受外邪入侵导致寒凝血瘀的情况；妊娠初期畏寒、腹痛、腹泻，均为气血下注养胎，全身气血亏虚状态，采用常规补肾健脾养胎固胎治法，随着妊娠时间的增加红细胞抗体开始出现，此时虽然机体尚未出现明显热证，但是由于孕母素体多次妊娠外邪久留，虚寒湿体质孕养胞胎，化生湿热，又湿热阻滞致气滞血瘀，终致湿、热、瘀三者搏结，损伤冲任及胞胎，胎失系养，遂发为堕胎、小产。根据李教授多年对各种疑难复发性流产保胎的经验，免疫抗体的出现，机体处于炎症状态，必须给予积极治疗，清血中之热，预防瘀热伤胎；妊娠中期，血瘀倾向出现，适时增加活血化瘀药物，活血安胎。

二、用药分析

妊娠初期患者脾肾亏虚，给予寿胎丸和毓麟珠加味。李教授认为由母儿血型不合引起反复自然流产的孕妇，在孕早期胎儿发育尚未成熟时，稍有不慎极易发生胎漏、胎动不安，或胎萎不长，甚至流产。此期肾气虚亏，冲任虚损，胎元不固，邪气侵扰。以本虚为主，兼湿热瘀邪为患。因此，孕早期施以补益脾肾、营养胎元，佐以清化湿热、活血化瘀之法，力求气血充盛，胎儿强壮，抵抗力增强，湿热瘀邪难以为患。以寿胎丸、毓麟珠加减治疗。毓麟珠出自《景岳全书·卷五十一》，由人参、白术（土炒）、茯苓、芍药（酒炒）、川芎、炙甘草、当归、熟地黄（蒸捣）、菟丝子（制）、杜仲（酒炒）、鹿角霜、川椒组成，主治妇人气血俱虚，经脉不调，或断续，或带浊，或腹痛，或腰酸,或瘦弱不孕。寿胎丸出自张锡纯《医学衷中参西录》,由桑寄生、菟丝子、续断、阿胶组成,主治肾气虚弱,冲任失固,胎动不安,滑胎等证,具有固肾、养血、安胎之功效。同时加用荆芥、金银花、甘草,清热解毒消抗体;抗体稳定在效价1:16直至分娩,表明中药在稳定免疫功能方面发挥极大作用。

李教授认为妊娠期尤其是中晚期活血化瘀的应用,不仅不会损伤胚胎,反而改善胎盘、胚胎血液循环,促进胚胎发育,恰合于中医学"有故无殒"的观点。因此,本案患者妊娠23周出现凝血功能异常,高凝状态时,及时使用活血化瘀药物即为保胎之重。当归、丹参等为活血保胎的常用药物。丹参活血养血行气,使瘀去血行,现代药理研究提示,可改善血液流变性,抑制凝血,激活纤溶,抑制血小板功能和抗血栓形成,稳定红细胞膜,抗菌,消炎并有中枢镇静作用,且对红细胞抗体IgG有抑制作用。

三、亮点经验

1. 补肾健脾,固胎之源 本案患者脾肾不足之证明显,畏寒、腹泻、腹痛,立法处方采用寿胎丸和毓麟珠加减固肾健脾安胎之本。研究表明寿胎丸能够降低复发性流产小鼠胚胎丢失率,具有显著的安胎作用;复发性流产是由多种蛋白质参与的复杂过程,寿胎丸可调节复发性流产小鼠蜕膜组织多种蛋白质的表达,该复方具有多靶点的作用特点。寿胎丸减少自然流产患者滋养层细胞凋亡,增强复发性流产患者滋养层细胞的增殖活性、侵袭迁移力及分泌HCG能力,减少细胞凋亡,可能与上调Bcl-2蛋白、下调Bax蛋白有关。免疫方面寿胎丸可以上调单核粒细胞转录因子GATA-3,下调单核粒细胞转录因子T-bet mRNA的表达来调节T-bet/GATA-3的比率,进而上调白细胞介素-4I(IL-4)、白细胞介素-10(IL-10)水平,下调白细胞介素-2(IL-2)、干扰素-γ(IFN-γ),逆转Th1/Th2细胞的失衡,维持正常妊娠。

2. 银花甘草,清热消抗 金银花、甘草是李教授在治疗多种病症时常用药对;针对本案复发性流产主要是因为红细胞抗体的出现,导致对胎儿的生长发育的影响,因而减少抗体的产生为重中之重。李教授常用此药对治疗各种免疫相关性不孕症,取得良效。金银花为忍冬科植物忍冬的干燥花蕾及初开的花,具有清热解毒,疏散风热的功效,主治热性病,具有抗炎免疫的作用,为治一切内痈外痈之要药。金银花提取物具有免疫抑制作用,通过抑制TNF-α,IL-1β和IL-6等促炎细胞因子来抑制或减轻炎症反应。研究认为金银花的免疫调节作用是通过调节 TH1/TH2 的平衡实现的,其机制主要是增加 TH1 细胞分泌的细胞因子或降低 TH2 细胞分泌的细胞因子。金银花黄酮能显著提高免疫抑制小鼠的脏器指数,增加免疫抑制小鼠血清血浆中酸性磷酸酶(ACP)、碱性磷酸酶(AKP)和溶菌酶(LSZ)活力,提高免疫抑制小鼠的脾脏、胸腺组织总抗氧化能力(T-AOC)和超氧化物歧化酶(SOD)活性,而明显降低单胺氧化酶(MAO)和丙二醛(MDA)含量。甘草主要含甘草酸、甘草多糖,主要有抗过敏,抑制抗体产生,诱导免疫细胞分化,抗炎抗病毒、促进免疫能力等药理作用。

3. 荆芥祛风,脱敏消抗 荆芥首载于《神农本草经》,以假苏相称,"主寒热,鼠瘘,瘰疬,生疮,破结聚气,下瘀血,除湿痹。"侧重祛邪治病。荆芥之名始载于《吴普本草》。《本草拾遗》补充"除劳渴,出汗,除冷风"的功用。《药性论》载"治恶风,贼风,口面㖞斜,遍身顽痹,心虚忘事,益力添精,主辟邪毒气,除劳。久食动渴疾,治疔肿";又"主通利血脉,传送五藏不足气,能发汗,除冷风。"荆芥提取物对 2,4- 二硝基氯苯(DNCB)诱导的过敏性皮炎(AD)小鼠具有良好的治疗作用,能显著降低血清 IgE、TNF-α、IL-6 水平,抑制核转录因子 NF-κB 与促分裂原活化蛋白激酶(MAPK)的激活而发挥对抗过敏性炎症的作用。本案患者妊娠后受到胎儿红细胞特异性抗原的侵入,并且产生免疫性反应,明确在连续服用荆芥、银花、甘草三药物后红细胞抗体稳定,使得患者对异种红细胞抗原反应性降低,反应性抗体减少,没有随着孕周的增加而增加,保护胎儿免受免疫炎症的伤害。值得进一步药物作用机制研究。

(张锡珍 贾丽娜)

复发性流产(脾肾亏损证)

姚某,女,29 岁,已婚。

初诊:2017 年 11 月 10 日。

主诉:孕 10 周,习惯性流产 3 次。

现病史:患者结婚 3 年,有 3 次不良妊娠史,2015 年 4 月生化妊娠,2015 年 11 月孕 12 周胎停育,2016 年 7 月孕 11 周胎停行人流术清宫。平素月经尚规则,量中,伴痛经,腰酸,稍乳胀。末次月经 2017 年 8 月 30 日,2019 年 11 月 9 日 B 超示:孕囊 43mm×40mm×32mm。卵黄囊 5.7mm,胚芽 23.4mm,见原始心管搏动,心率 174 次 / 分,双侧子宫动脉血流阻力偏高,提示宫内早孕。11 月 1 日 HCG>90 000IU/L,D-2 聚体 0.65mg/L(0 ~ 0.5),促甲状腺素(TSH)2.83uIU/ml。刻下恶心干呕,有腹痛,孕 35 天起服用地屈孕酮片 10mg/ 次,每日 2 次,外院另给予左甲状腺素钠片 25ug/ 日,阿司匹林 50mg/ 日,肝素治疗,丹参注射液静脉滴注治疗。纳差,寐安,二便正常,苔薄腻,脉细。

月经史:12,6/35,量中,色红,夹血块,伴痛经,腰酸,乳稍胀。

生育史:0—0—3—0。

西医诊断:复发性流产。

中医诊断:滑胎。

病机:多次的流产损伤肾中精气,肾气虚弱,气血不足,封藏失职,固摄无权,系胎无力,瘀血内停胞宫,冲任阻滞,血不归经而漏下不止,造成胎停育。今又妊娠,既往有脾肾亏损史。

治则:健脾补肾,活血安胎。

方药:党参 9g,黄芪 9g,川芎 6g,菟丝子 12g,续断 12g,香附 9g,桑寄生 12g,杜仲 12g,苎麻根 12g,南瓜蒂 15g,黄芩 9g,苏叶 9g。

共 7 剂,水煎服,每日 1 剂,早晚饭后各一次,每次 150ml。

医嘱:①基础体温;②饮食勿生冷,勿过度劳累;③调整心情,勿紧张;④复查孕酮及血 HCG。

二诊:2017 年 11 月 15 日。

孕 11 周。刻下恶心,无呕吐,无腹痛,无阴道出血,基础体温维持高温相。2017 年 11 月 14 日血液检查:HCG 85 089IU/L,P 27.06ng/ml。苔薄,舌红,脉细。

治则:活血养血,补肾安胎。

方药:党参 9g,黄芪 9g,川芎 6g,菟丝子 12g,续断 12g,香附 9g,桑寄生 12g,杜仲 12g,苎麻根 12g,南瓜蒂 15g,黄芩 9g,苏叶 9g,当归 9g,枸杞子 9g,熟地黄 9g。

共 7 剂,水煎服,每日 1 剂,早晚饭后各一次,每次 150ml。

医嘱:①测量基础体温;②复查血 HCG 及孕酮;③复查 B 超;④观察有无腹痛及阴道出血。

三诊:2017 年 11 月 22 日。

孕 12 周。刻下恶心欲吐,无腹痛,余症稳。2017 年 11 月 21 日血液检查:HCG 78 189IU/L,P 18.82ng/ml,2017 年 11 月 22 日计生所 B 超示:孕

囊 64mm×52mm×25mm,可探及原始心管搏动,子宫动脉血流图正常。苔薄,舌红,脉细。

治则:活血养血,补肾安胎。

方药:党参 12g,黄芪 12g,白术 12g,白芍 12g,菟丝子 12g,黄芩 9g,苎麻根 12g,桑寄生 12g,枸杞子 12g,当归 9g,桑椹 12g,川芎 6g,香附 9g。

共 7 剂,水煎服,每日 1 剂,早晚饭后各一次,每次 150ml。

医嘱:①观察有无腹痛及阴道出血;②停用阿司匹林。

四诊:2017 年 11 月 29 日。

孕 13 周。刻下恶心呕吐,无腹痛,无阴道出血,昨起头痛。苔薄,脉细。

治则:活血养血,补肾安胎。

方药:党参 12g,黄芪 12g,白术 12g,白芍 12g,菟丝子 12g,桑寄生 12g,炒荆芥 9g,姜半夏 9g,姜竹茹 9g,枸杞子 9g,桑椹 9g,当归 9g,川芎 6g,香附 9g。

共 7 剂,水煎服,每日 1 剂,早晚饭后各一次,每次 150ml。

医嘱:①避风寒,预防感冒;②观察有无腹痛及阴道出血。

五诊:2017 年 12 月 6 日。

孕 14 周。刻下恶心呕吐,无头痛,有痰色白,无咳嗽。苔薄,脉细。

治则:活血养血,补肾安胎。

方药:党参 12g,黄芪 12g,白术 12g,白芍 12g,菟丝子 12g,桑寄生 12g,姜半夏 9g,姜竹茹 9g,枸杞子 9g,桑椹 9g,当归 9g,川芎 6g,香附 9g,赤芍 9g,金银花 9g,甘草 6g。

共 7 剂,水煎服,每日 1 剂,早晚饭后各一次,每次 150ml。

六诊:2017 年 12 月 13 日。

孕 16 周。刻下无恶心呕吐,无阴道出血,无腹痛。12 月 9 日凝血功能:凝血酶时间(PT):9s(10~14s),国际化标准值 INR:0.78(0.8~1.3),部分凝血酶时间(APTT):22.7s(20~40s),纤维蛋白原(FTB):3.42g/L(1.8~3.5g/L),凝血酶时间(TT):16.6s(14~21s),D-二聚体(DIMM):0.47mg/L(0~0.5mg/L)。因 D-二聚体下降不明显,故停用肝素、丹参注射液及阿司匹林等西药。苔薄,脉细微滑。

治则:活血养血,补肾安胎。

方药：党参 12g，黄芪 12g，白术 12g，白芍 12g，菟丝子 12g，杜仲 12g，桑寄生 12g，枸杞子 12g，当归 9g，川芎 6g，香附 9g，丹参 9g，赤芍 9g，金银花 9g，甘草 6g。

共 7 剂，水煎服，每日 1 剂，早晚饭后各一次，每次 150ml。

医嘱：本诊加重活血药，密切观察有无腹痛及阴道出血。

七诊：2017 年 12 月 27 日。

孕 17 周。刻下稍恶心，有痰，无阴道出血，无腹痛，胎心监护正常。纳可寐安，二便正常。苔薄，脉细。

治则：活血养血，补肾健脾。

方药：党参 12g，黄芪 12g，白术 12g，白芍 12g，山药 12g，当归 12g，川芎 6g，鸡血藤 9g，赤芍 9g，丹参 12g，金银花 9g，甘草 6g，黄芩 9g，紫苏叶 9g，姜竹茹 9g，姜半夏 9g，陈皮 9g，茯苓 9g。

共 7 剂，水煎服，每日 1 剂，早晚饭后各一次，每次 150ml。

医嘱：复查 D- 二聚体。

八诊：2018 年 1 月 3 日。

孕 18 周。刻下稍恶心，无呕吐，12 月 29 日 B 超：单胎，双顶径 34mm。加重活血药丹参药量后复查 D- 二聚体 0.19mg/L，较前明显下降（原 0.65mg/L），餐后血糖偏高。无阴道出血，无腹痛。纳可寐安，二便正常。苔薄，脉细。

治则：活血养血，补肾健脾。

方药：党参 12g，黄芪 12g，白术 12g，白芍 12g，山药 12g，当归 12g，川芎 6g，鸡血藤 9g，赤芍 9g，丹参 12g，金银花 9g，甘草 6g，黄芩 9g，紫苏叶 9g，姜竹茹 9g，姜半夏 9g，陈皮 9g，茯苓 9g，葛根 15g，黄连 6g。

共 7 剂，水煎服，每日 1 剂，早晚饭后各一次，每次 150ml。

九诊：2018 年 1 月 10 日

孕 19 周。刻下稍恶心，无呕吐，餐后血糖偏高，促甲状腺素（TSH）3.74uIU/ml。左甲状腺素钠片每日 3 或 4 粒（50ug/ 粒），无阴道出血，无腹痛。纳可寐安，二便正常。苔薄，脉细微滑。

治则：活血养血，补肾健脾。

方药：党参 12g，黄芪 12g，白术 12g，白芍 12g，山药 12g，当归 12g，川芎 6g，香附 9g，鸡血藤 12g，金银花 12g，枸杞子 12g，桑椹 12g，陈皮 9g，

姜竹茹 9g，葛根 15g，黄连 6g。

共 7 剂，水煎服，每日 1 剂，早晚饭后各一次，每次 150ml。

医嘱：复查 D- 二聚体。

十诊：2018 年 1 月 24 日。

孕 21 周。已有胎动，唐氏筛查羊水穿刺提示：低风险。D- 二聚体（DIMM）：<0.1mg/L（0 ～ 0.5mg/L），纤维蛋白原（FTB）：3.95g/L（1.8 ～ 3.5g/L），促甲状腺素（TSH）5.48uIU/ml。左甲状腺素钠片改为每日 1 粒（50ug/ 粒），胎心 137 次 / 分。刻下喉中有痰，恶心，无呕吐，无阴道出血，无腹痛。纳可寐安，二便正常。苔薄，脉细。

治则：疏风清热，健脾和胃。

方药：藿佩（各）9g，茯苓 12g，山药 15g，杜仲 12g，陈皮 9g，炒荆芥 9g，炒防风 9g，蒲公英 15g，蕨菜 9g，牛蒡子 9g，香附 9g，黄芩 9g，黄连 9g，姜半夏 9g，葛根 15g，姜竹茹 9g，旋覆花（包）9g，苏叶 9g。

共 7 剂，水煎服，每日 1 剂，早晚饭后各一次，每次 150ml。

十一诊：2018 年 2 月 7 日。

孕 23 周。促甲状腺素（TSH）2.73uIU/ml。2018 年 2 月 5 日 B 超：胎心 152 次 / 分，双顶径：50mm，头围：192mm，腹径：57mm，腹围 174mm，股骨长 37mm，肱骨长 35mm，胎盘 Ⅰ 级，羊水：41mm，左心室见点状强回声，无创 DNA 提示正常。刻下咳嗽已愈，无痰，无恶心呕吐，无阴道出血，无腹痛。纳可寐安，二便正常。苔薄，脉细滑。

治则：固肾安胎。

方药：党参 12g，黄芪 12g，菟丝子 12g，杜仲 12g，桑寄生 12g，枸杞子 12g，桑椹 12g，熟地黄 12g，姜竹茹 9g，黄芩 9g，苎麻根 12g，南瓜蒂 12g。

共 7 剂，水煎服，每日 1 剂，早晚饭后各一次，每次 150ml。

之后按上述方药调理至孕 24 周，随访无明显不适，足月顺产一男婴，母子健。

按语：

一、治疗思路

复发性流产是指与同一性伴侣连续发生 2 次，或 2 次以上的自然流产，发生率 1% ～ 5%，其发病原因复杂，主要包括遗传的异常、子宫先天发育畸形、各种细菌或病毒感染、血栓形成倾向、内分泌失调、免疫等因素，但在临床中大多数的 RSA 患者病因不明。研究发现患者体内 D- 二聚体水平可作为是否存在血栓前状态的筛查指标，流产次数越多该指标值越高，它的增高致使胎盘内血管微血栓的形成，胎盘微循环发生障碍，由此引起胎盘梗死灌注不良及胚胎供血不足最终导致流产的发生。初诊时该患者 D- 二聚体 0.65mg/L，高于正常 0.5mg/l，目前西医治疗主要采用阿司匹林、肝素、环孢素等。在传统医学中，其属于滑胎范畴，具有"屡孕屡堕"的特点，D- 二聚体增高是属于血瘀的一种表现，《灵枢》记载"有所堕坠，恶血留内"，为最早论述瘀血引起胎漏胎动不安之说，瘀血阻滞冲任，冲任不畅，气血不能畅达于胞宫而致胎动不安。肾为先天之本，主生殖，为脾为后天之本，化生气血，对于本案患者，李教授以补肾健脾安胎贯穿整个治疗过程，由于 D- 二聚体的增高，在西药阿司匹林、肝素、丹参注射液等收效不显情况下大胆停用上述药物，加重中药的应用，同时重点使用活血安胎药物，使 D- 二聚体迅速下降到 0.1mg/L，然而活血化瘀药物同时也有动胎之嫌，故在治疗过程中严格观察患者腹痛及出血情况，并监测 D- 二聚体指标。

二、用药分析

本案治疗以经验方保胎方为主方，益气健脾，补肾安胎，合用当归芍药散加减，活血养血安胎。党参、黄芪健脾益气，升阳助孕。现代药理研究显示，党参含有人体生长的必需氨基酸、维生素 B 类等物质，能够加强机体抵抗力、扩张血管，黄芪能显著地促进体外血管新生作用，以促进内皮细胞增殖、细胞迁移、小管形成。白术、黄芩益气健脾，清热安胎。现代研究发现其是白术具有抗血凝、强壮等作用；黄芩为"安胎之圣药"，现代研究发现，黄芩苷和黄芩素有加快血流速度、扩张微血管的功能。菟丝子、杜仲、桑寄生、枸杞子、续断、桑椹补肾安胎。药理实验证实菟丝子总黄酮可使流产大鼠的胎盘、蜕膜病理状态发生改变，改善了血管的形成，进而达到保胎目的；桑寄生亦含有黄酮类物质，具有雌激素样作用、减轻子宫平滑肌的收缩，同时桑寄生总苷可以抑制血小板的聚集，改善母—胎盘间的血流状态；续断其含有相当多的维生素 E，可以促进子宫内膜生长、胚胎发育。苎麻根、南瓜蒂清热安胎，苏叶止痛安胎，白芍养血敛阴，缓急止痛，熟地黄滋阴养血。当归活血养血，研究证明当归多糖有很好的抗凝血、止血作用，同时对子宫平滑肌具有兴奋、抑制的双向调节作用。川芎疏肝活血,能降低血液黏度,改善微循环的瘀血等,其所含阿魏酸钠可降低 D- 二聚体水平。香附理气止痛,药理研究证明香附能有效血小板凝聚,并对子宫平滑肌收缩具有一定的抑制作用。丹参素有"一味丹参功同四物"的美称,具有抗凝、抑制血小板聚集,防止血栓形成的作用。赤芍清热凉血、散瘀止痛,具有抗血栓的药理作用,张仲景主张用含有赤芍的桂枝茯苓丸治疗血瘀胎漏。鸡血藤活血补血,调经止痛,药理实验证明其具有改善血液循环系统,抗血小板凝聚及促进造血的作用。姜半夏、姜竹茹、旋覆花和胃止呕。藿香、佩兰化湿和中。荆芥、防风疏风解表。蒲公英、牛蒡子、薜莱清热解毒化痰。金银花配甘草清热解毒,亦能消除某些免疫抗体阳性。黄连、葛根清热生津,具有降糖之功。

三、亮点经验

1. **肾为先天之本,补肾安胎为基本大法** 初诊时患者已用西药阿司匹林、肝素、丹参注射液等,仍应以中医理论保胎为先,又恐活血药有动胎之嫌,前二诊未用活血药,故先观察之。《女科经纶·引女科集略》有云:"女子肾藏系于胎,是母之真气,子之所赖也。"冲为血海,聚五脏六腑之血,充盈子宫;任为阴脉之海,使所管之津液、精、血充沛,而肾气盛是冲任通盛的前提条件,故肾是冲任之本,肾气充盛,冲任满盈则胎元稳健,若肾气亏虚,冲任不固,胎元失稳。所以治疗胎漏,补肾是关键所在。

2. **脾为后天之本,健脾养血可滋养先天** 《傅青主女科》云:"脾胃之气虚,则胞胎无力,必有崩坠之虞。"气能载胎、血可养胎,而脾为后天之本,化生气血的本源,是健固任带、滋养先天之本,若脾胃虚弱,气血生化乏源,或久病重病、失血过多,损伤气血,使气血不足,冲任匮乏,使固摄无权,滋养无源,导致胎元不固。所以健脾可使气血旺盛,血旺增精,先后天互补,滋养胎元。

3. **活血化瘀安胎,有故无陨应谨慎掌握** 中医决非孕期不用活血药,《素问·六元正纪大论》有云:"有故无陨,亦无陨也。"《金匮要略》中活血保胎方有芎归胶艾汤、当归芍药散、当归散、白术散、桂枝茯苓丸,清代王清任创少腹逐瘀汤活血保胎,《傅青主女科歌括》中记载救损安胎汤活血保胎。由于活血化瘀药物有动胎之嫌,所以在临床上应谨慎对待。本案患者 3 次自然流产,D- 二聚体高,具有血瘀证依据,西医也使用了阿司匹林、肝素、丹参注射液静脉用药等手段,因此活血保胎是有理可据的。因西药应用收效不显,D- 二聚体仍处于 0.47mg/L,故六诊时停用所有西药而大胆用活血之中药：当归、川芎、香附、赤芍、鸡血藤、丹参及清热解毒的金银花、生甘草，这些药占处方中的一半以上，这样才能"有故无殒亦无殒"。在应用活血药的治疗过程中，也决不能掉以轻心，严格遵守指征。李教授还告知大家密切关注患者腹痛及阴道出血情况，以便及时处理。

（周　琦）

先 兆 流 产

张某，女，34岁，已婚。

初诊：2017年3月8日。

主诉：结婚1年，自然流产后。

现病史：结婚1年，2017年3月5日因妊娠检查B超，提示未见胚芽，后自然流产，组织物送病理，3月6日病理结果：蜕膜组织夹杂少许绒毛组织伴退变。末次月经12月1日。刻下：头痛明显，阴道无分泌物，头晕，胸闷，心慌夜寐差，手足冷，大便调，后背痛，舌淡红，苔薄，脉细。

月经史：13，4～5/28～34，经量时多时少，色红，伴痛经。

生育史：0—0—2—0，末次自然流产2017年3月5日。

妇科检查：外阴经产式，阴道无异常，宫体前位，略大，附件阴性。

西医诊断：先兆流产。

中医诊断：胎动不安。

病机：肾精亏虚，脾气不足，冲任失调，致胎元不固而胎堕。

治则：健脾养心，安神益肾。

方药：党参9g，黄芪12g，藿佩（各）9g，茯苓9g，附子9g，桂枝6g，牡丹皮9g，丹参9g，炮姜9g，黄精12g，熟地黄12g，合欢皮30g，五味子6g，羌独活（各）9g，蝉蜕9g，女贞子12g，枳壳9g，旱莲草12g，杜仲15g，大枣2枚。

共14剂，水煎服，每日1剂，早晚饭后各一次，每次150ml。

二诊：2017年3月22日。

2017年3月10日阴道B超：宫内未见异常，子宫肌瘤大小28mm×28mm×26mm，余未见异常。刻下：乏力，耳鸣，夜寐多梦，寐差，便溏，寐欠安。舌苔红，脉细。

治则：补肾健脾，养血安神。

方药：熟地黄12g，川芎6g，生地黄12g，白术9g，山药12g，香附12g，菟丝子 12g,川楝子 12g,鸡血藤 15g,紫石英 15g,党参 12g,黄芪 12g,谷麦芽各 15g,鸡内金 9g,炒扁豆 15g,茯苓 12g,合欢皮 30g,肉豆蔻 9g,蝉蜕 9g,五味子 6g,黄精 12g,龟甲 18g,鹿角胶 9g,枸杞子 12g。

共 14 剂,水煎服,每日 1 剂,早晚饭后各一次,每次 150ml。

三诊:2017 年 5 月 3 日。

自然流产后转经,末次月经 2017 年 4 月 1 日,4 日净,量中等,有血块,痛经明显,乏力。基础体温上升,呈黄体不足状,伴有口干舌燥,夜寐多噩梦,腰酸,二便正常,仍生气头痛,苔白腻,脉细。

治则:补肾健脾,疏肝调经。

方药:熟地黄 12g,川芎 6g,生地黄 12g,白术 9g,山药 12g,香附 12g,菟丝子 12g,川楝子 12g,鸡血藤 15g,紫石英 15g,党参 12g,黄芪 12g,柴胡 9g,郁金 9g,白芷 9g,沙苑子 12g,刺蒺藜 12g,淫羊藿 30g,胡芦巴 12g,生熟地黄(各)12g。

共 7 剂,水煎服,每日 1 剂,早晚饭后各一次,每次 150ml。

月经期服用,疏肝理气,活血调经,药味是丹参 12g,川芎 6g,熟地黄 12g,香附 12g,延胡索 12g,红花 9g,当归身 9g,牡丹皮 12g,川楝子 12g,桃仁 9g,橘络红(各)9g,益母草 30g,川牛膝 12g,苏木 9g,鬼箭羽 12g,橘叶核(各)9g。

共 7 剂,水煎服,每日 1 剂,早晚饭后各一次,每次 150ml。

四诊:2017 年 5 月 23 日。

末次月经 2017 年 5 月 4 日,4 天净,量少,痛经稍有,腰痛,怕冷。刻下:头晕乏力,食欲缺乏,大小便正常,多梦,口干,耳鸣,梦多,苔薄白,脉细。

治则:补肾滋阴,疏肝养血。

方药:菟丝子 12g,肉苁蓉 12g,肉桂 3g,鸡血藤 15g,红花 9g,香附 12g,枸杞子 12g,熟地黄 12g,当归 9g,天花粉 12g,女贞子 12g,旱莲草 12g,杜仲 15g,桂枝 6g,蝉蜕 9g,紫苏 12g,柴胡 9g,郁金 9g,枳壳 6g,陈腹皮(各)9g,乌梅 5g。

共 14 剂,水煎服,每日 1 剂,早晚饭后各一次,每次 150ml。

五诊:2017 年 6 月 18 日。

停经 44 天,末次月经 5 月 4 日 ×4 天,6 月 18 日测尿 HCG 阳性。刻下:嗜睡,偶有头痛,大便不成形,1~2 次/日,小便正常,基础体温升高 20 天,苔白腻,脉细。

治则:健脾固肾安胎。

方药:藿佩(各)9g,黄芩 9g,苏叶 9g,党参 9g,黄芪 9g,白术芍(各)9g,茯苓 9g,陈皮 6g,砂仁 6g,怀山药 12g,苎麻根 12g,南瓜蒂 9g。

共 7 剂,水煎服,每日 1 剂,早晚饭后各一次,每次 150ml。

六诊:2017 年 6 月 21 日。

停经 48 天,末次月经 5 月 4 日。6 月 20 日血 HCG 6 032IU/mL,P 25.94nmol/L,有恶心呕吐,无腹痛,无阴道出血,舌苔红,脉细。

治则:健脾养血,益肾安胎。

方药:党参 12g,黄芪 12g,白术 12g,白芍 12g,菟丝子 12g,续断 12g,黄芩 9g,狗脊 12g,苎麻根 12g,南瓜蒂 9g,陈皮 9g,姜半夏 9g。

共 7 剂,水煎服,每日 1 剂,早晚饭后各一次,每次 150ml。

七诊:2017 年 6 月 28 日。

停经 54 天,血 HCG 13 985.90IU/mL,P 29.44nmol/L。

6 月 25 日 B 超:宫内见孕囊,见卵黄囊,孕囊 19mm×15mm×8mm,胚芽 7.95mm,见胎心搏动。左侧肌层见中低回声 26mm×24mm×21mm,子宫肌瘤可能。刻下:无腹痛,无阴道出血,纳可,便干,日 1 次。基础体温高相。苔薄,脉细,微滑。

治则:益肾健脾,养血安胎。

方药:党参 12g,黄芪 12g,杜仲 12g,菟丝子 12g,续断 12g,狗脊 12g,桑寄生 12g,苏叶 9g,苎麻根 12g,南瓜蒂 15g,黄芩 9g,白术芍(各)9g。

共 7 剂,水煎服,每日 1 剂,早晚饭后各一次,每次 150ml。

八诊:2017 年 7 月 5 日。

孕 61 天,晨起呕吐,无腹痛无阴道出血,伴咽痛,苔红脉滑。

7 月 4 日阴道 B 超示:宫内孕囊 29mm×24mm ×19mm,见胚芽 16.7见胎心搏动,子宫肌瘤 33×30×27mm。

治则:健脾凉血,益肾安胎。

方药:党参 12g,黄芪 12g,白术芍各 12g,苏叶 9g,黄芩 9g,菟丝子 12g,枸杞子 9g,桑叶 9g,蒲公英 12g,苎麻根 12g,南瓜蒂 12g。

共 7 剂,水煎服,每日 1 剂,早晚饭后各一次,每次 150ml。

根据上方,服药至孕 3 月,患者于 2018 年 3 月顺产一子,体健。

按语：

一、治疗思路

先兆流产归属于中医胎漏、胎动不安、滑胎中。胎漏是指妊娠后，阴道少量出血，时出时止，或者淋漓不断，无腰酸腹痛下坠。若伴有腰酸、腹痛下坠感者，称为胎动不安。若堕胎小产连续发生2次以上者，称为滑胎，西医称为复发性流产。本病病机为胎元不固，病因有实有虚，甚至虚衰夹杂。虚者多因肾虚、血虚、气虚导致固胎养胎的气血精液匮乏，使胎元不固，发为胎漏、胎动不安；实者常因血瘀、血热，痰湿阻络，使养胎之气血失调，胎元不固。临床辨证根据阴道出血，腰酸腹痛，全身症状和舌脉综合辨清虚实脏腑，治疗以安胎为主。如病情逆转，胎元得固，如病情严重，胎元受损，需要下胎益母。该患者发生自然流产1次，先天虚弱，冲任失固，自然流产后开始健脾益肾养血调理，既可以弥补自然流产后之脾虚肾亏之状况，又可为再次妊娠打好基础，避免病情发展为滑胎。

二、用药分析

患者先天禀赋不足，肾气虚弱，既往二次流产，冲任失固，胎失所养，而致胎动不安。治疗以安胎为主，六君子汤合寿胎丸加减。党参、黄芪补中益气，健脾和胃；桑寄生、杜仲、狗脊补肾益气，固肾安胎；藿香、佩兰芳香化湿；黄芩、白术配伍一寒一温化湿健脾；南瓜蒂、苎麻根凉血安胎；蒲公英、桑叶滋阴清热；苏叶理气和胃，续断、菟丝子补肾强腰，养血安胎。孕早期易感冒，可随证加减，调摄起居。

三、亮点经验

1. 脾肾双补，古方今用 该患者自然流产尚未转经之时即来就诊，即可调节自然流产后肾虚脾弱之症，又可为再次妊娠打下基础。该患者属虚证，伴有乏力、腰酸、头晕耳鸣。肾气虚者，补益安胎，益气止血，处方所以载丸《女科要旨》加减；脾肾双亏，当健脾益肾安胎，处方安奠二天汤《傅青主女科》加减；气血两虚者，治以益气升提补血安胎，处方补中益气汤《脾胃论》加减。

2. 基础体温，提供信息 对于既往有滑胎病史的患者，可先健脾益肾养血打下根基，为再次妊娠准备，并实时监测基础体温。对于先兆流产患者，安胎药物的干预时机很重要，若月经过期，基础体温高相超过18天者,很可能已经受孕,及时给予安胎中药保胎,并注意休息,清淡饮食,防止先兆流产发生。

3. **孕后保胎,芩术重要** 补肾固冲任,稳固胎元,是治疗先兆流产根本大法。配伍黄芩、白术,加强安胎。妊娠者胎火旺,火旺合湿,易产生湿热,黄芩清泻胎火,白术甘温,健脾燥湿安胎,一寒一温化湿健脾,共用起协同补肾作用使胎元得固。朱丹溪曰:"产前安胎,白术、黄芩为妙药也。"气血足,胎元固,对于气血虚弱,大病久后即刻受孕患者,妊娠后应服用补血健脾固胎药物。健脾养血药物可加入益气升提药物升麻、柴胡等,升举阳气。滑胎患者,妊娠后可以南瓜蒂3个、太子参12g、杜仲12g、艾叶6g煎汤代茶,有保胎预防滑胎作用。

(赵 巍)

卵巢囊肿术后两次胎停育

陈某,女,28岁。

初诊:2017年4月7日。

主诉:卵巢囊肿术后2年,人流后4个月。

现病史:患者2015年单位体检B超检查发现右卵巢囊肿,大小约55mm。随后在江苏当地医院行右卵巢囊肿剥离手术,术后病理报告为巧克力囊肿。手术后半年患者怀孕,双胎。怀孕三个月后B超检查发现其中一胎停育,另一胎脑积水,即行人工流产术。2016年10月患者再次怀孕,孕两个月后,B超检查胎儿无胎心,而再次行人工流产术。刻下患者人流后四个月,月经周期尚准,但经行量少,5天净。经行无乳胀,无血块,无少腹疼痛。平时带下不多。苔薄,脉细。

月经史:14,5/25。末次月经3月30日,至今未净,量少,色红,无血块,无乳胀,无痛经。

生育史:0—0—2—0。

辅助检查:2017年3月14日,月经周期第13天做B超检查:子宫大小为49mm×44mm×39mm,内膜厚9mm,右卵巢大小为29mm×23mm×22mm,其中有一个较大卵泡大小约13mm×13mm,左卵巢大小约28mm×28mm×19mm,其中有一个较大卵泡大小约15mm×15mm×14mm。

西医诊断:复发性流产;巧克力囊肿术后。

中医诊断：滑胎；癥瘕。

病机：肾气亏虚，气血不足，下焦失养，不能孕育胎儿。肾气亏虚推动无力，气滞血瘀。

治则：(经期)活血化瘀，下血通经。

方药：(经期服用)桃仁 9g，红花 9g，当归 9g，川芎 4.5g，附子 9g，桂枝 4.5g，川楝子 12g，川牛膝 12g，益母草 30g，鬼箭羽 12g，凌霄花 9g，党参 12g，黄芪 12g。

共 7 剂，水煎服，每日 1 剂，早晚饭后各一次，每次 150ml。

治则：(经净后)补益气血，补肾养阴，调理月经。

方药：(经净后服用)生地黄 9g，熟地黄 9g，当归 9g，川芎 4.5g，香附 12g，菟丝子 12g，淫羊藿 15g，鸡血藤 12g，怀山药 15g，党参 12g，黄芪 12g，补骨脂 12g，胡芦巴 12g，石楠叶 12g 黄精 12g，鹿角片 9g，鳖甲 15g，蒲公英 30g，红藤 30g，败酱草 30g。

共 7 剂，水煎服，每日 1 剂，早晚饭后各一次，每次 150ml。

二诊：2017 年 4 月 15 日。

末次月经 3 月 30 日～4 月 3 日，量少，色红，夹少量血块，无痛经。BBT 双相，高相起伏，期中阴道分泌物稍有增多，无拉丝状。畏寒怕冷。苔薄，脉细。

病机：肾气亏虚，肾精不足，气滞血瘀。

治则：补益肾气，补肾益精，活血化瘀。

方药：生地黄 12g，熟地黄 12g，当归 12g，红花 9g，枸杞子 12g，肉苁蓉 12g，菟丝子 12g，淫羊藿 30g，鸡血藤 12g，肉桂 3g，附子 9g，鳖甲 15g，鹿角片 9g，党参 12g，黄芪 12g，浙贝母 9g，皂角刺 12g，红藤 30g，败酱草 30g，蒲公英 30g，三棱 9g，莪术 9g。

共 14 剂，水煎服，每日 1 剂，早晚饭后各一次，每次 150ml。

三诊：2017 年 12 月 23 日。

末次月经 12 月 26 日～12 月 30 日，量不多，色红，无血块，无痛经，BBT 双相，上升良好，期中带下增多，色黄，拉丝状，12 月 9 日月经第 13 天外院 B 超卵泡监测，子宫大小约 52mm × 46mm × 35mm，内膜厚 10mm，回声欠均匀，右卵巢内最大回声区大小约 18mm × 17mm × 10mm。

病机：肾亏阴虚，热毒内蕴。

治则：滋阴补肾，清热解毒。

方药：生地黄 9g，熟地黄 9g，当归 9g，川芎 4.5g，香附 12g，菟丝子 12g，鸡血藤 12g，淫羊藿 15g，怀山药 15g，牡丹皮 12g，丹参 12g，赤芍 12g，红藤 30g，败酱草 30g，夏枯草 12g，紫花地丁 30g，枸杞子 12g，桑椹 12g。

共 14 剂，水煎服，每日 1 剂，早晚饭后各一次，每次 150ml。

四诊：2018 年 3 月 3 日。

末次月经 1 月 25 日。因自感经周逾期经水未行，而于 2 月 22 日在当地医院检查血人绒毛膜促性腺激素（HCG）230.27IU/ml，孕酮（P）38.38ng/ml。以后又多次测定 HCG 和 P 均在妊娠的正常范围之内，BBT 高相维持，B 超也证实宫内妊娠。刻下无妊娠反应，苔薄，脉细。

治则：补益气血安胎。

方药：党参 12g，黄芪 12g，白芍 12g，白术 12g，南瓜蒂 12g，苎麻根 12g，黄芩 9g，杜仲 12g，桑寄生 12g，续断 12g。

共 7 剂，水煎服，每日 1 剂，早晚饭后各一次，每次 150ml。

患者怀孕九个多月后顺产一男婴。

按语：

一、治疗思路

根据患者因为卵巢囊肿而行手术剥离，以及术后二次怀孕均因胎儿在子宫内生长发育过程中发生异常而行人工手术终止妊娠史。说明患者的卵巢排卵功能和卵子的质量，以及子宫孕育胎儿的功能都受到了损伤。根据中医肾主生殖理论，这一切都是由于肾气不足，肾精亏虚，推动无力，气滞血瘀造成的，治疗此类疾病以补肾益精，补益气血为主；以活血化瘀，清热解毒为辅。再结合月经周期，经期当温经活血，经后则补肾调经。由于手术和人流术均可能引起生殖系统的炎症，所以治疗时还要加用清热解毒之品，用以治疗和预防手术后炎症的发生，体现治未病的思想。

二、用药分

月经期治疗以桃仁、红花、当归、川芎、川牛膝、益母草、鬼箭羽、凌霄花活血化瘀通经；以附子、桂枝温经散寒；以川楝子理气；党参、黄芪补益气血。

卵泡期以生地黄、熟地黄、菟丝子、淫羊藿、补骨脂、胡芦巴、石楠叶、黄精、鹿角片、鳖甲、枸杞子、桑椹补肾益精,调理月经为主;当归、川芎、鸡血藤、香附理气活血;怀山药、党参、黄芪健脾补益气血。

排卵期和黄体期则以生地黄、熟地黄、枸杞子、肉苁蓉、鳖甲、鹿角片、菟丝子、淫羊藿补肾益精调经促排卵为主;以鸡血藤、当归、红花、三棱、莪术、丹参活血化瘀促排卵;以肉桂、附子温肾散寒;以党参、黄芪补益气血;以浙贝母、皂角刺散结消肿;以牡丹皮、赤芍清热凉血。

由于患者有卵巢囊肿手术和人工流产手术史所以考虑子宫内膜是否有炎症故意蒲公英、红藤、败酱草,夏枯草、紫花地丁清热解毒。

怀孕后党参、黄芪、白芍、白术、南瓜蒂、苎麻根、黄芩、杜仲、桑寄生、续断补益气血补肾安胎为要。

三、亮点经验

1. **重视手术的影响** 卵巢囊肿对卵巢的排卵功能和卵子质量都会造成不良影响。生殖器官的任何手术都可能引起炎性感染。

患者曾经因为一侧卵巢囊肿而手术,以后虽然能够二次怀孕,却都因胚胎不能在子宫内正常生长而行人工流产,给患者带来了很大的机体损伤和心理影响。卵巢囊肿中医无此病名,中医把它归为"癥瘕积聚"范畴,认为是由气滞血瘀引起。虽然患者已经进行过囊肿的剥离手术,但是囊肿本身以及手术都会对卵巢造成损伤,不但影响卵巢的排卵功能还会使卵巢排出的卵子的质量受到了影响,导致了患者虽然能够怀孕,但最终都因为胚胎在子宫内生长异常无法存活而终止妊娠。而人流手术又会造成子宫受损,引起子宫内膜的炎症或者粘连等等,甚则还会引起输卵管炎。中医在治疗此类疾病有独到的疗效。

2. **重视补肾的作用** 根据中医理论肾主生殖,肾气不足,肾精亏虚均会引起卵子排出困难和卵子质量下降以及子宫孕育功能的下降。治疗时首先以补肾益精,补益气血为主,使患者肾气充足,肾精充盈。这样的治疗使卵巢的功能得到恢复,能够排出正常的卵子,子宫的孕育能力也能得到加强,为以后的孕育胎儿做好准备。

3. **重视瘀毒的影响** 同时还要考虑患者的卵巢囊肿虽然已经被手术剥离,但是对囊肿的形成原因和手术后对生殖系统造成的后遗症也不能忽视,因此治疗过程中还要使用活血化瘀和清热解毒药物预防囊肿和炎症的发生。

(冯锡明)

胎 盘 血 肿

沈某,女,35岁,已婚。

初诊:2017年11月29日。

主诉:孕24周,腹痛腹胀伴坠胀感。

现病史:患者婚后曾生育一胎,现已5岁,之后欲生二胎,但事与愿违,接连怀孕3次均因胎停育而行清宫术,末次术后近2年未再妊娠,经检查及子宫输卵管碘油造影诊断为:双侧输卵管通而欠畅,经人介绍来我院要求中医治疗,服药半年左右得孕。末次月经2017年6月18日,停经45天测尿HCG阳性,小腹酸胀,伴腰酸胀和少量阴道出血,即服用中药益气健脾补肾止血保胎一月左右,阴道出血止后因担心多服中药孩子出生后皮肤发黑,也没有腹痛流血的症状,故未复诊而停止治疗。昨日已孕23周余,突然出现腹胀腹痛下腹坠胀但无阴道流血,患者精神较紧张即去上海市第一妇婴保健院急诊,B超提示:24周2天,单胎臀位,胎盘血窦范围11mm 1×33mm×100mm。所以患者早孕期间尽管外在未见阴道流血,岂知宫腔内胎盘正在内出血,并已形成血肿大至10cm以上。今上午复查B超:胎盘功能减退,正常胎盘小叶结构消失。并查血常规、凝血功能、肝肾功能均在正常范围。医生告知病情危重,若宫内胎盘持续出血可能会胎死宫内和母体发生胎盘早剥甚至DIC而危及生命,故建议终止妊娠以保全大人,患者多次流产怀胎不易,心情极度紧张焦虑,不舍得放弃,故再次求助中医治疗以期待能母子平安。患者目前下腹坠胀,无阴道出血,纳可大便干结,夜寐尚安,苔薄,脉细弦。

月经史:12,5~16/23~70,经量时多时少,色暗红夹血块,伴痛经。

生育史:1—0—3—1。已生育一胎顺产,3次胎停育清宫。

西医诊断:G1P0孕23周胎盘功能下降、胎盘血肿。

中医诊断:胎漏。

病机:气血亏虚,血热妄行,血不归经,瘀血内阻。

治则:益气养血活血化瘀止血。

方药:党参12g,黄芪12g,仙鹤草15g,炒藕节12g,三七6g,炒蒲黄9g,制大黄6g,当归9g,川芎6g,陈皮9g,阿胶9g,赤芍9g。

共7剂,水煎服,每日1剂,早晚饭后各一次,每次150ml。

二诊:2017年12月5日。

服药后于 12 月 4 日复查 B 超：胎盘下缘距内口 55mm，胎盘实质内不规则弱回声 96mm×78mm×36mm。较一周前稍有好转，患者无腹痛无阴道出血，舌脉同前，故上方加白术 12g，白芍 12g，丹参 9g，合欢皮 30g。

共 7 剂，水煎服，每日 1 剂，早晚饭后各一次，每次 150ml。

三诊：2017 年 12 月 13 日。

12 月 12 日上海市第一妇婴保健院 B 超：现孕 25 周 5 天。宫内见一个胎儿，双顶径 72mm，头围 254mm，腹围 214mm，股骨长 45mm，胎心 155 次 | 分，心率齐，见胎心搏动。胎盘位于前壁，厚 29mm，胎盘 1 级，胎盘下缘距内口 55mm。胎盘表面见弱回声，范围 87mm×32mm×80mm，提示胎盘表面血窦可能。仍无腹痛和阴道出血，纳可，大便干结，舌质红胎薄黄腻脉滑。

11 月 29 日方加苍术 9g，白术 9g，丹参 9g，合欢皮 30g，香附 9g，鸡血藤 9g。

共 7 剂，水煎服，每日 1 剂，早晚饭后各一次，每次 150ml。

医嘱：①入院观察，卧床休息，注意胎动；②饮食勿辛辣伤阴，适当补充高蛋白富含营养食品；③调整心情，情绪勿急躁、勿紧张；④ B 超监测，防止早产。

四诊：2017 年 12 月 20 日。

今孕 26 周 6 天，腹胀较前好转，无腹痛无阴道出血，在上海第一妇婴保健院继续卧床观察，复查 B 超：双顶径 72mm，胎盘 1 级厚度 24mm，胎盘内见 66mm×22mm 弱回声，边界尚清。苔薄，舌灰黄，脉细。

治则：益气养血，化瘀止血。

方药：党参 12g，黄芪 12g，制大黄 9g，当归 9g，川芎 6g，香附 9g，炒蒲黄 9g，三七 6g，赤芍 9g，陈皮 9g，阿胶 9g，白术 12g，白芍 12g，丹参 9g，五味子 6g，茯苓 12g，苍术 9g，鸡血藤 9g。

共 7 剂，水煎服，每日 1 剂，早晚饭后各一次，每次 150ml。

五诊：2017 年 12 月 27 日。

今孕 27 周 6 天，腹胀，无腹痛和阴道流血，12 月 26 日复查 B 超提示：胎盘内见弱回声，范围 26mm×70mm×100mm，胎儿双顶径 76mm，头围 279mm，腹围 233mm，胎心 156 次 / 分，提示胎盘内血池可能。产科医生建议回家休养，按时产检，有腹痛及阴道流血随时就医。

六诊：2017 年 1 月 26 日。

今已孕 31 周 6 天，无明显腹痛，无阴道流血，按时产检，胎儿生长发育均在正常范围。继前治则服药至 34 周，B 超随访血肿已缩小，胎心胎动正常。

电话随访于 2018 年 3 月 15 日孕 38 周 4 天足月剖宫产一男婴，Apgar 评分 10 分，胎盘见血肿，无胎盘粘连和产后出血。

按语：

一、治疗思路

胎盘血肿，中医无此病名，中医妇科学上也无具体阐述。依据其症状表现属于中医所指"胎动不安""妊娠合并癥瘕"等范畴。胎盘是母体与胎儿之间进行物质交换的器官，是胚胎和母体组织的结合体，由于孕妇腹部受到碰撞、挤压、钝器打击等损伤是胎盘血肿发生的主要原因，也有报道与孕妇血管病变有关，也有像本案孕妇发生原因不明。胎盘血肿是来自胎盘的血凝块，根据所处位置和大小影响着胎盘的正常功能，孕周越小，血肿面积越大，可能造成的危害越大，轻者胎盘功能减退致胎儿发育受限，重者胎儿宫内窘迫甚至胎死宫内，死胎后退行性变的胎盘组织会释放凝血活酶进入母血循环，激活血管内凝血因子，容易引起弥散性血管内凝血（DIC），更由于宫内胎盘大量出血，血液在底蜕膜层与胎盘之间形成胎盘后血肿使胎盘与子宫壁分离而引起胎盘早剥而致 DIC 造成母胎双亡的严重后果，故西医医生建议终止妊娠以保全母体。古人在《诸病源候论·妇人妊娠病诸候》中的"妊娠胎动候"中提出了"其母有疾以动胎，治母则胎安；若其胎有不牢固致动以病母者，治胎则母瘥"的母病、胎病原因及分治原则，所以在治疗上必须以安胎为大法，补肾健脾益气安胎，患者已有三次自然流产病史，在早孕 40 余天时又出现阴道少量出血的胎漏现象，李教授立即中药安胎治疗，无奈患者在出血止住后立即自行停药，错过了早孕期间的养血止血安胎，殊不知在子宫内胎盘正在慢慢地出血，在 23 周孕后 B 超发现胎盘血肿已达 10cm 时，并出现腹胀腹痛等胎动不安症状时病情已经较为凶险，因血瘀阻滞碍胎，故选择祛瘀又止血的药物，如三七、炒蒲黄、丹参。并加上党参、黄芪、阿胶、香附益气养血推动瘀行，达到化瘀止血并消癥的作用，并嘱患者出血期间静卧养胎及禁欲习胎，故能因母病而胎动者，治母病则胎自安，患者能安全足月分娩，母子平安，并无产后出血等并发症。

二、用药分析

本案治疗分两个思路进行,故用药也分为两类。其一是补气养血止血安胎,在血肿初起时,提示有宫内正在出血,予党参、黄芪、阿胶补气养血止血,仙鹤草、炒藕节加强凉血止血,少量活血药当归、川芎初探病情,防止活血过度伤及胎儿。现代药理提示党参含皂苷、微量生物碱及树脂等,浸膏可使白细胞和及血色素略有增加,有短暂的降压作用;黄芪能降压、抗血栓作用,能抑制子宫收缩;仙鹤草含有仙鹤草素、仙鹤草内酯、鞣质、维生素K1,可以缩短出血时间,促进血液凝固并使血小板数增加;炒藕节含有维生素C,可以收敛止血治疗一切血证。其二是当血肿固定不再继续长大,提示已无活动性出血时需治本求源,遵循《黄帝内经》"有故无殒亦无殒也"的原则给予加强活血化瘀止血消肿,故用三七、炒蒲黄、当归、川芎、赤芍、丹参活血化瘀止血。三七和蒲黄均有化瘀止血消肿的作用,当归、川芎、赤芍、丹参同用清热凉血消肿散瘀,现代药理提示赤芍对子宫平滑肌有解痉、镇静作用,而当归对子宫有双向作用,能抑制子宫肌使子宫弛缓,川芎可加速骨折局部血肿的吸收,促进骨痂形成,对血小板聚集有抑制作用,可预防血栓形成。治疗过程中患者出现紧张焦虑失眠,故加用合欢皮、五味子,出现湿热下注给予苍术清热祛湿。共奏补气养血止血、活血化瘀止血的功效。

三、亮点经验

1. 反复流产,早孕保胎为先 中医学对胎动不安、癥瘕等疾患具有丰富的治疗经验,该患者已三次自然流产,本次早孕期间即有少量阴道出血,也曾积极中药保胎,可是当早孕时阴道出血止住后立即放弃了继续治疗,等到中孕时B超提示胎盘巨大血肿并出现腹胀腰酸等症状后才再次求助中医治疗。所以李教授一再强调对于反复流产患者要重视早孕期间的保胎治疗,即使阴道外未见出血也不能忽视了某些孕妇由于血管病变,底蜕膜螺旋小动脉痉挛或硬化,引起远端毛细血管变性坏死甚至破裂出血,血液在底蜕膜层与胎盘之间形成胎盘后血肿,一般患者有或有腰腹酸胀、阴道出血的症状,或有既往自然流产的病史都要求保胎至4~5个月,才能使胎儿稳定,不至于出现本案的危重病情。李教授对于妊娠期保胎具有丰富的临床经验,故结合实验室检查、B超诊断及舌脉之征进行辨证施治,从而达到母子平安的满意效果。

2. 打破常规，孕期活血化瘀　早在汉代，张仲景就提出了化瘀安胎的治疗经验，但以往病家或医者对于活血化瘀类药物还是慎之又慎，很多患者缺乏医学知识，认为孕期服中药新生儿皮肤发黑，以为在孕期是不能用活血药，活血药会堕胎。《金匮要略》云："胎动下血……所以血不止者，其癥不去故也。"陈良甫《妇人大全良方》："妊娠胎漏，此由冲任脉虚……气血失度，使胎不安，故令下血也。"李祥云教授恪守经典，参印前贤在益气养血补肾安胎的基础上大胆运用活血化瘀的当归、川芎、丹参、赤芍、三七、炒蒲黄，其中三七、炒蒲黄化瘀止血、消肿定痛；当归、川芎养血活血、理气止痛；丹参、赤芍清热凉血，散瘀止痛另加党参、黄芪、阿胶，更增加益气养血之功。纵观全局，本案整体用药均体现以益气养血、活血化瘀之大法。

3. 不言放弃，创造中医奇迹　本案的诊断除症状体征外主要还是参照化验室的 B 超检测为依据。当早孕期间出现阴道出血时需安胎止血，但未能看见从阴道流出血的宫腔内出血也同样需要治疗，否则由于胎盘血肿后引起胎盘血管阻塞，子宫胎盘血流量减少，胎儿供血不足，轻者引起胎儿生长受限，重者造成胎死宫内或胎盘早剥而危及母胎生命。西医对于胎盘血肿已通过 B 超作出了明确诊断，但在治疗方面除了观察期待、卧床休息、胎儿监护、抑制宫缩、预防流产或早产之外并无有效的抑制血肿的方法。由于血肿较大，有胎死宫内和胎盘早剥的危及母婴的风险，西医医生建议终止妊娠以保全大人。该患者自行停药后发生胎盘血肿时已经意识到病情危重，再次中药治疗后在医生的详细解释下医患均不言放弃，终于遵守医嘱按时服药到分娩，在治疗过程中，通过 B 超的监测也可看出胎盘血肿在慢慢缩小，又看到胎儿在按孕周长大，胎心在正常范围，所以达到了母胎兼顾。中药之所以疗效好，主要是中医辨证准确，用药精准有度，活血化瘀药物能扩张冠脉、增加冠脉流量、防止血管缺血和梗死、改善微循环，能抑制凝血、激活纤溶、抗血栓，稳定红细胞膜、提高机体耐缺氧能力、抗脂质过氧化和清除自由基，增加子宫血流量、保护损伤细胞、抗肌纤维化、抑制中枢神经系统及消炎抗菌等作用。故有效地改善了胎盘的血供，使胎儿能够按照孕周正常发育。如《黄帝内经》说"有故无殒亦无殒也。"但需要注意的是在使用活血化瘀之品时宜把握轻重，从小量开始，已知为度，谨记活血与安胎并重，化瘀而不伤胎。

（张　琼）

妊娠合并子宫肌瘤预防红色样变性

周某,女,35岁。

初诊日期:2016年1月6日。

主诉:结婚5年,不避孕未孕。

现病史:2005年因卵巢囊肿做手术剥离,术后病理报告为子宫内膜异位囊肿。2016年输卵管碘油造影,视片显示双侧输卵管通而极不畅,伞端粘连。患者面色晦暗,腰酸腿软,少腹隐痛,舌暗,脉细。

月经史:13,5/30~35,末次月经2015年12月28日。

生育史:0—0—0—0。

妇科检查:外阴已婚式,阴道无异常,宫颈轻度糜烂,宫体中位略大,质地饱满后穹窿触及黄豆大小结节,触痛(+)。

西医诊断:不孕症;子宫肌瘤。

中医诊断:癥瘕。

病机:妇人以血为本,气血之根在肾,肾虚及脾,无以温养血脉,加之以手术戕伤,血瘀阻络,证属肾虚血瘀,冲任不调。

治则:活血化瘀,益肾调经。

方药:巴戟天12g,肉苁蓉12g,菟丝子12g,夏枯草12g,地鳖虫12g,苏木9g,莪术9g,三棱9g,皂角刺12g,海藻带(各)12g,浙贝母9g,炙乳香6g,没药4.5g,党参12g。

共14剂,水煎服,每日1剂,早晚饭后各一次,每次150ml。多煎150ml每晚临睡前灌肠;经期暂停灌肠;穿山甲粉5g/日,冲服。

二诊:2016年2月12日。

末次月经1月30日,经期尚准,经行腹痛,基础体温双相,上升幅值偏低,苔薄,舌质紫暗,脉细弦。

病机:肾虚脾弱,瘀血内停。

治则:补肾健脾,益气养血,通络调经。

方药:巴戟天12g,肉苁蓉12g,菟丝子12g,夏枯草12g,地鳖虫12g,苏木9g,莪术9g,三棱9g,皂角刺12g,地鳖虫12g,海藻带(各)12g,浙贝母9g,炙乳香6g,没药4.5g,党参15g,枳壳6g。

共14剂,水煎服,每日1剂,早晚饭后各一次,每次150ml。多煎150ml每晚临睡前灌肠;经期暂停灌肠;穿山甲粉5g/日,冲服。

三诊：2016年3月10日。

门诊输卵管通液治疗，左侧输卵管阻力大，右侧输卵管阻力小，刻下小腹隐痛，腰酸、伴右骶骨酸痛，苔薄，舌质紫暗，脉细弦。

2016年3月2日B超：子宫大小50mm×53mm×68mm，子宫内膜7mm，后壁40mm×28mm×38mm、右侧30mm×32mm×32mm无回声区。

妇科检查：外阴已婚式，阴道无异常，宫颈轻度糜烂，宫体中位，二月孕大，质地饱满，后穹窿触及黄豆大小结节，触痛（+）。

病机：脾肾不足，痰瘀交阻。

治则：健脾益肾，活血化痰。

方药：黄芪12g，路路通9g，香附12g，牡丹皮12g，丹参12g，赤芍9g，莪术9g，三棱9g，败酱草30g，红藤30g，地鳖虫12g，威灵仙12g，浙贝母9g，海藻带（各）12g，紫花地丁30g，炙乳香6g，没药4.5g。

共14剂，水煎服，每日1剂，早晚饭后各一次，每次150ml。多煎150ml每晚临睡前灌肠；经期暂停灌肠；穿山甲粉5g/日，冲服。

四诊：2016年6月27日。

基础体温高相21天，上升良好，尿妊娠试验阳性，诊断为早孕。刻下体倦乏力，少腹隐痛，苔薄，脉细。

西医诊断：妊娠合并子宫肌瘤。

中医诊断：妊娠状态；癥瘕。

病机：气血不足，瘀滞胞脉。

治则：益气养血，固冲安胎。

方药：党参12g，黄芪12g，白术12g，白芍9g，菟丝子12g，桑寄生12g，续断12g，苏叶梗（各）9g，杜仲12g。

五诊：2016年7月4日。

基础体温高相28天，幅值稳定，昨起少量阴道出血，色暗红，腰膝酸软，少腹坠胀，无腹痛，稍有泛恶，口干，苔腻脉细。

病机：气血亏损，肾虚胎漏。

治则：补肾益气，固冲安胎（加用西药）。

方药：①HCG 1 000μl/日，肌内注射。②黄芪12g，党参12g，仙鹤草12g，阿胶9g，艾叶4.5g，麦冬9g，枸杞子9g，小蓟草9g。

共7剂，水煎服，每日1剂，早晚饭后各一次，每次150ml。

六诊:2016 年 10 月 28 日。

怀孕 5 月,B 超胎儿双顶径 46mm,腹径 44mm,胎盘厚 28mm,肌瘤 139mm×110mm×101mm。神疲乏力,无腹痛,无腰酸,苔薄,脉细滑。

病机:气血不足,瘀滞癥结。

治则:益气养血,补肾安胎。

方药:党参 9g,黄芪 9g,赤白芍(各)9g,菟丝子 12g,桑寄生 12g,苏叶 9g,当归 9g,丹参 9g,茯苓 12g,续断 12g,麦冬 9g,桑椹 9g。

共 14 剂,水煎服,每日 1 剂,早晚饭后各一次,每次 150ml。

嗣后以上述处方加减继续保胎治疗,至 17 年 1 月 9 日,孕 33 周宫缩出血,剖宫产出一女婴,10 分,母婴健康。随访至产后 2017 年 5 月,月经复潮,2017 年 5 月 21 日 B 超示:子宫大小 57mm×55mm×76mm,子宫内膜 7mm,后壁 45mm×38mm×44mm 中低回声,右侧 32mm×30mm×31mm 无回声区。

按语:

一、治疗思路

子宫肌瘤又称子宫平滑肌瘤,是妇科临床常见病和多发病之一,一般发生在 35~45 岁的中年妇女,但近年有报道,发病的年龄有向年轻女性转移的趋势。尤其在 20~29 岁年龄段上升幅度显著,30~34 岁上升幅度略缓,比以往发病年龄提早了近 10 年。

本病对育龄妇女的生育有一定影响,子宫肌瘤患者会引起不孕、孕后复发性流产。一般讲,浆膜下肌瘤对受孕影响不大,而生长在子宫黏膜下的肌瘤直接阻碍受精卵着床,如果肌瘤生长在输卵管入口处,牵拉扭动输卵管,妨碍精子进入,对受孕的影响最大,发生不孕的比例最高。

据报道,子宫肌瘤患者在妊娠早期,由于肌瘤不利于受精卵着床和生长发育,同时带肌瘤怀孕,受内分泌影响,子宫肌瘤比正常情况下生长迅速,容易引发流产,其发生率是无肌瘤孕妇的 2~3 倍,带瘤怀孕还易发生红色变性。

本案患者,因输卵管粘连婚后五年不孕,合并 13.9cm 大子宫肌瘤,经李教授助妊、保胎成功,喜获珠麟。临证治疗分作两个阶段用药。孕前就诊,患者子宫内膜异位囊肿,子宫肌腺症,系术后双侧输卵管通而极不畅,伞端粘连,且黄体水平不佳,治从活血通络,益肾促排;孕后妊娠早期先兆流产，妊娠中晚期子宫直径达 10cm 以上，一来肌瘤易发生红色变性，再者有可能刺激子宫收缩引起早产，方药益肾保胎兼活血清解。门诊随访密切观察，一直服药至分娩。

二、用药分析

输卵管梗阻、伞端粘连，证属气血瘀阻，李教授治以自拟补肾逐瘀之峻竣煎，其中三棱、莪术、乳香、没药活血祛瘀；地鳖虫破瘀散结；红藤、败酱草清热解毒；穿山甲、路路通、苏木枳壳活血通络；肉苁蓉、菟丝子、巴戟天补肾温冲；海藻带（各）、浙贝母、夏枯草、威灵仙软坚散结；黄芪、党参补气养血；纵览治疗过程中遣方用药，扶正与祛邪并举，活血破瘀与养血调经兼容，配合灌肠（孕后停用），诸药合力，故能在短期内奏效，种玉成妊。

先兆流产系肾气虚弱，冲任不固。加上子宫肌瘤使宫腔和内膜面积增大，胎失所养易发生出血流产，故受孕后要特别留意保胎，李教授用党参、黄芪分健脾益气、养血安胎；阿胶、艾叶养血止血，暖宫安胎；小蓟草、仙鹤草收敛止血；麦冬、枸杞子滋阴益肾；诸药合用，使脾盛血足养胎安胎，肾旺精敛系胎固胎，妊娠 4 月之后，随着妊娠月份的增加，子宫肌瘤长大，此时血供不足易于发生红色变性，故应加用丹参、赤芍等活血药，以改善血供，故终于险度子宫肌瘤硕大的高危妊期，经剖腹喜获千金。

三、亮点经验

1. 固本治标，分段治疗　分段治疗是指孕前、孕后治法各异。肾藏精，主生殖，肾为天癸之源、冲任之本，气血之根，肾虚及脾，致气血生化乏源，气血瘀滞而成癥瘕，加上手术戕损，胞脉不通，不能摄精成孕，以至多年不孕。盖肾虚为本，血瘀为标，遣方用药，先益肾养血，通络祛瘀，促排成妊。孕后肾虚胎漏，再中西结合，固本安胎；嗣后子宫肌瘤大小约 139mm×110mm×101mm，李教授既往治较大之肌瘤，未用丹参等活血药的患者，有几例就发生了红色变性，以后每予妊娠 4 月后即加用活血药，多有良效。本案用药保胎至生产，最终获得满意结果。

2. 补肾祛瘀，调理冲任　《灵枢·水胀》：“气不得通，恶血当泻不泻，衃以留止，日以盛大，状如怀子，月事不以时下，皆生于女子，可导而下。”子宫肌瘤属有形之实邪，以胞中结块为主要症状，实者攻之、结者散之，补肾祛瘀不仅可促进局部粘连及结缔组织的松解，加快血瘀消散吸收，还对本病患者的内分泌紊乱和体液免疫功能有良好调节作用。使患者气血充盈，冲任胞脉得以濡养上，血海依时满盈，提高排卵功能，如愿怀妊。

3. **活血护胎，灵活机动**　妊娠中期，大的肌壁间肌瘤或黏膜下肌瘤，妨碍胎儿在宫内活动，造成胎位不正。另在妊娠中、晚期之后，由于肌瘤的存在，血液供应不足，极易发生红色样变性，严重影响孕妇的健康，甚至危及生命。对于红色样变的预防目前无很好的方法，是妇产科医师极为棘手的难题之一。子宫肌瘤患者剖宫产率增加，而且子宫腔变形阻碍胎盘胎儿发育，易致早产。分娩期肌瘤会影响子宫正常收缩，使产程延长，嵌顿在盆腔内的肌瘤和宫颈肌瘤可阻塞产道，造成难产。因而妊娠后对子宫肌瘤合并妊娠者，临床上是极被重视的。一般情况下，产后随着子宫恢复，子宫肌瘤也会逐渐变小。李教授每遇子宫肌瘤患者妊娠 4 月后即加用活血药，多有良效。此为个人看法，供大家参考，因人而异，不可盲用，应用活血药还是应谨慎而行。

（马毓俊）

胎 盘 下 移

周某，女，39 岁，已婚。

初诊：2018 年 5 月 4 日。

主诉：孕 4 月，昨日 B 超检查提示胎盘下移。

现病史：患者结婚 9 年，2012 年曾于孕六月早产，胎儿未存活。2015 年早孕因胎儿发育不良自然流产。患者平素多有月经后期、排卵期出血、排卵障碍等病症，因而长期在门诊用中医药治疗。末次月经 2018 年 1 月 9 日，2 月 23 日经李教授诊断为妊娠，孕后有阴道出血，给予补肾止血治疗，目前积极保胎治疗中。5 月 3 日于上海交通大学附属仁济医院产检，B 超提示：胎儿孕 16 周大小，胎盘前壁，厚 25mm，下缘至宫颈内口。无腹痛，无阴道出血，二便畅，患者担心胎盘下移而影响胎儿，夜寐欠安。舌苔薄边有齿印，脉滑数。

月经史：12，7/40 ～ 90，量中，色红，有血块，无痛经，无乳房胀痛，末次月经 2018 年 1 月 9 日，7 天净。

生育史：0—1—1—0。

西医诊断：胎盘下移。

中医诊断：胎漏。

病机：素体肝肾不足，胎脉系于肾，脾虚则元气不足，清阳不升，中气下陷为其基本病机。

治则：益气升提，滋补肝肾，强腰安胎。

方药：党参 15g，黄芪 30g，升麻 9g，白术芍各 9g，陈皮 9g，枸杞子 12g，熟地黄 12g，桑椹 12g，杜仲 12g，狗脊 12g，柴胡 6g，苎麻根 12g，南瓜蒂 15g。

共 7 剂，水煎服，每日 1 剂，早晚饭后各一次，每次 150ml。

二诊：2018 年 5 月 18 日。

孕 18 周 +2，苔薄，脉细滑。

治则：益气升提，补肾安胎。

方药：党参 12g，黄芪 15g，升麻 9g，柴胡 9g，白术芍各 9g，炒扁豆 12g，黄芩 9g，苏叶 9g，杜仲 15g，陈皮 9g，熟地黄 12g，苎麻根 12g。

共 7 剂，水煎服，每日 1 剂，早晚饭后各一次，每次 150ml。

三诊：2018 年 5 月 25 日。

孕 5 月，已近上次流产时间，患者内心焦虑，失眠，紧张，大便不成形，少量宫缩，苔薄，脉滑。

治则：养心安神，脾肾双补。

方药：党参 9g，黄芪 12g，淮小麦 30g，五味子 6g，炒扁豆 12g，怀山药 12g，肉豆蔻 12g，合欢皮 12g，茯苓 12g，白术芍(各)9g，杜仲 12g，菟丝子 12g。

共 7 剂，水煎服，每日 1 剂，早晚饭后各一次，每次 150ml。

按上方诊治，家属代诊至孕 33 周，产检时，B 超提示：胎盘距离宫颈内口上方 3cm。提示一切正常，情绪稳定。之后随访，足月剖宫产一男孩，母子健康。

按语：

一、治疗思路

胎盘的正常附着处在子宫体部的后壁，前壁或侧壁。如果胎盘附着于子宫下段或覆盖在子宫颈内口处，位置低于胎儿的先露部，称为前置胎盘。前置胎盘是妊娠晚期出血的主要原因之一，为妊娠期的严重并发症。胎盘位置下移，靠近宫颈内口，十分危险。该患者已有两胎流产，情绪紧张,焦虑,故第三胎妊娠后,积极保胎。前期李教授主要以调养气血、益肾安胎为主,当发现胎盘下移后,拟补中益气汤为主方。治以健脾益气、升阳举陷。

二、用药分析

方中重用黄芪,取其升提中气之功。补中益气汤出自李东垣的《内外伤辨惑论》,重用黄芪 30g,为君药,取其补中益气,升阳举陷之用。《本草正义》有言:"黄芪,补益中土,温养脾胃,凡中气不振,脾土虚弱,清气下陷者最宜。"张锡纯在《医学衷中参西录》中也说:"黄芪既善补气,又善升气",为补气诸药之最。人参、白术、甘草三味,为甘温补中之品,为本方臣药,与黄芪相须为用,更益补气健脾之功。人参为补气要药,较之黄芪更侧重于补益脾胃,正如《神农本草经》所说人参"补五脏,安精神",《得配本草》曰:"肌表之气,补宜黄芪;五内之气,补宜人参。"人参及党参二药均能补脾益肺,生津养血,然党参相较于人参,性较平,作用平和,不温不燥,且价廉。白术专补脾胃,《本草经疏》云:配伍少量行气药陈皮以调理气机,助其升降不滞,并可理气和胃,使诸药补而不滞。再少佐轻清升散之升麻、柴胡以协助君药升阳举陷,升提下陷之中气,正如李东垣所说:"胃中清气在下,必加升麻、柴胡以引之。"《本草纲目》亦说:"升麻引阳明清气上行,柴胡引少阳清气上行,此乃禀赋虚弱,元气虚馁,及劳役饥饱,生冷内伤,脾胃引经最要药也。"此二味无补益之效用,与补脾之黄芪、人参、白术并用,借其生发之效,升举清阳,助脾转输。后随着妊娠发展,平稳度过,安然无恙。

补肾养血安胎,如菟丝子、杜仲、狗脊、熟地黄、桑椹等相互配合而发挥重要作用。

三、亮点经验

1. 重视保胎,全孕期护航 在妊娠早期,尤其孕早期曾有阴道出血的先兆流产的症状,及时予益气养血安胎,可减少先兆流产的概率,尤其反复流产的患者,则应更慎。保胎治疗时间需超过前 1 次流产的时间,孕中期亦不可大意。及时做 B 超检查,了解胎盘及胎儿发育情况。李教授在治疗该患者时,乃是积极保胎,至孕中期时,发现胎盘下移问题,及时调整,针对性用药,孕后期在改善症情的同时,给予患者心理疏导,消除上次流产的阴霾,用药上也加养心安神之品,亦是给胎儿一个相对稳定的母体环境,最终使得顺利渡过难关。

2.重用参芪、柴麻升提 初始用党参15g,黄芪30g,后因腹胀、矢气、自觉宫缩而减量,参芪配合增强补气之功,再配用升麻、柴胡可佐君药升阳举陷,升麻升阳明之气,柴胡升少阳之气,补益二阳,菟丝子平和,不腻不燥,同时助参芪,可健脾益气,并能助脾以止泻,因本案大便不成形更益于保胎。

（王珍贞）

胎盘低置伴子宫肌瘤增大

王某,女,36岁,已婚。

初诊:2017年6月21日。

主诉:孕3月余,胎盘低置伴子宫肌瘤。

现病史:患者结婚6年,未避孕未孕4年,有子宫肌瘤史,孕前肌瘤大小约5cm,又疑为肌腺瘤可能,服用中药调理后怀孕,末次月经:2017年3月16日,6月14日于上海市长宁区妇幼保健院行阴道B超:宫内存活胎儿12周,胎盘位于后壁其下缘盖过宫内口,有少量积液,子宫后壁见中低回声区67mm×54mm,已口服黄体酮5天。刻下恶心呕吐,腰酸,无腹痛,无阴道出血,二便正常,寐安,苔薄白,脉细滑。

月经史:13,7/30,量偏多,色红,夹血块,伴痛经。

生育史:0—0—0—0。

西医诊断:胎盘低置;子宫肌瘤。

中医诊断:胎动不安。

病机:脾肾不足,气虚提摄不固,中气下陷,血虚灌溉不固,胎动不安。

治则:益气提升,固肾安胎。

方药:党参12g,黄芪15g,升麻9g,柴胡3g,白术12g,白芍12g,陈皮9g,杜仲15g,菟丝子12g,蒲公英12g,黄芩9g,黄连6g,苏叶9g,桑椹12g,苎麻根12g,南瓜蒂9g。

共7剂,水煎服,每日1剂,早晚饭后各一次,每次150ml。

医嘱:复查B超。

二诊:2017年6月28日。

孕 14 周 6 天,复查 B 超:见胎心,胎盘上升到宫腔内口,积液减少,刻下呕吐较频,食欲缺乏,苔白腻,舌红,脉细。

治则:益气健脾,固肾安胎,和胃止呕。

方药:党参 12g,黄芪 15g,升麻 9g,柴胡 3g,白术 12g,白芍 12g,陈皮 9g,杜仲 15g,菟丝子 12g,蒲公英 12g,黄芩 9g,黄连 6g,苏叶 9g,桑椹 12g,苎麻根 12g,南瓜蒂 9g,姜竹茹 9g,砂仁 6g。

共 7 剂,水煎服,每日 1 剂,早晚饭后各一次,每次 150ml。

三诊:2017 年 7 月 5 日。

孕 15 周 6 天,无阴道出血,无腹痛,恶心呕吐好转,7 月 4 日上海市长宁区妇幼保健院 B 超:胎盘下缘距宫腔内口<7cm,食欲一般,寐安,二便正常,舌红苔薄,脉细。

治则:益气健脾,固肾安胎。

方药:党参 15g,黄芪 15g,升麻 9g,柴胡 3g,杜仲 15g,枸杞子 12g,桑椹 12g,白术 12g,白芍 12g,南瓜蒂 12g,黄连 6g,苎麻根 12g,姜半夏 9g,陈皮 9g。

四诊:2017 年 8 月 23 日。

孕 21 周 5 天,已感觉胎动,B 超:胎儿双顶径 48mm,胎盘 I 级,子宫右后壁低回声 93mm×97mm×91mm,提示子宫肌瘤。刻下无明显腹痛,有里急后重感,舌红苔薄白,脉滑。

治则:补肾健脾,活血安胎。

方药:党参 12g,黄芪 12g,当归 9g,川芎 6g,香附 9g,丹参 9g,熟地黄 12g,菟丝子 12g,桑寄生 12g,苎麻根 12g。

共 7 剂,水煎服,每日 1 剂,早晚饭后各一次,每次 150ml。

医嘱:若腹痛立即停药。

五诊:2017 年 8 月 30 日。

孕 22 周 5 天,子宫右后壁低回声依然是 93mm×97mm×91mm。夜晚临睡前时有下腹隐痛,二便正常,食欲一般,有恶心,无呕吐,舌红苔薄白,脉细滑。

治则:补肾健脾,活血安胎。

方药:党参 12g,黄芪 12g,当归 9g,川芎 6g,香附 9g,熟地黄 12g,菟丝子 12g,桑寄生 12g,苎麻根 12g,姜竹茹 9g,白术 12g,白芍 12g,苏叶

9g,砂仁(后下)6g。

共7剂,水煎服,每日1剂,早晚饭后各一次,每次150ml。

六诊:2017年9月6日。

孕23周5天,药后无下腹痛,无阴道出血,胎动正常,二便正常,食欲一般,舌红苔薄白,脉细滑。

治则:补肾健脾,活血安胎。

方药:党参12g,黄芪12g,白术12g,白芍12g,菟丝子12g,桑寄生12g,麦冬9g,当归12g,川芎6g,香附9g,姜竹茹9g,赤芍6g,苎麻根12g,砂仁(后下)6g,陈皮9g,苏叶9g。

共7剂,水煎服,每日1剂,早晚饭后各一次,每次150ml。

七诊:2017年9月13日。

孕24周5天,药后无下腹痛,无阴道出血,劳累后有宫缩,二便正常,食欲一般,舌红苔薄白,脉细。

治则:补肾健脾,活血安胎。

方药:党参12g,黄芪15g,菟丝子12g,当归12g,川芎6g,赤芍9g,香附12g,鸡血藤12g,谷麦芽(各)9g,白术12g,白芍12g,陈皮6g,砂仁6g,苏叶9g,苎麻根12g。

共7剂,水煎服,每日1剂,早晚饭后各一次,每次150ml。

停药后随访,2017年11月2日孕32周复旦大学附属华山医院静安分院B超:右侧壁见一范围84mm×90mm×70mm回声紊乱区,提示肌腺瘤可能。孕37周患者顺利剖宫产,新生儿重2.740kg,出血量中。

按语:

一、治疗思路

子宫肌瘤是女性比较常见的良性肿瘤,在育龄期女性中的发病率比较高。一般认为,子宫肌瘤可对妊娠造成一定影响,可导致不孕、流产、早产等。孕期子宫的血流量增加,体内雌激素水平和雌激素受体含量升高,使子宫肌瘤内部的血液循环发生异常,容易引起子宫肌瘤的红色变性。与子宫肌瘤有关的常见的产科并发症有胎盘早剥、胎位异常、前置胎盘、早产等,分娩过程中子宫肌瘤影响子宫收缩,使大出血的发生率增加。

胎盘是维系胎儿健康的重要器官,妊娠28周后,胎盘附着于子宫下段,甚至胎盘下缘达到覆盖宫颈口内,其位置低于胎先露部位,称为前置胎盘,是妊娠晚期的严重并发症,胎盘位于子宫下段,距离宫颈内口在7cm以内,称为低置胎盘,部分低置胎盘可能发展成前置胎盘,是引起阴道出血的常见原因,严重者危及母婴生命安全。

中医古籍中对本病症状见于胎漏、胎动不安、癥瘕等病证范畴。肾为先天之本,肾气充足,则冲任脉盛,胎元健固。《景岳全书·妇人规》中认为:"凡胎儿不固,无非气血损伤之病,盖气虚则提摄不固,血虚则灌溉不周,所以多致小产。"《女科玉尺》又云:"妇科积聚之病,虽屡多端,而究其实,皆血之所为。"本案患者未避孕未孕4年,子宫肌瘤5cm,血瘀阻滞胞脉无法正常受孕,经中药治疗怀孕,妊娠后,阴血下聚养胎,大腹隶属于脾,脾虚血亏,故见腹中隐痛,中气不足,发生胎盘低置,治疗初期以益气提升为主。子宫肌瘤对雌激素有依赖性,妊娠期体内激素水平升高,致使肌瘤血供与循环发生障碍,子宫肌瘤生长比较快,故B超提示子宫肌瘤迅速增长67mm×54mm,进一步增长至93mm×97mm×91mm,此时易发生变性,并导致孕妇流产、早产、分娩时及产后出血量过多等危险情况,从"治未病"预防起见,故治疗应活血散结,预防肌瘤变性及长大。

二、用药分析

1. 治疗初期以益气升提,和胃安胎为主 黄芪、党参、白术健脾益气,党参善补五脏之气,与黄芪相须为用补气提升,大补气血;柴胡、升麻升阳举陷,《本草纲目》曰:"升麻引阳明清气上行,柴胡引少阳清气上行,此乃禀赋虚弱,元气虚馁,及劳役饥饱,生冷内伤,脾胃引经最药也";陈皮、苏叶健脾理气;蒲公英、黄连、姜竹茹、姜半夏清热止呕;砂仁健脾安胎。

2. 胎盘低置宜升提固肾 孕12周胎盘位于子宫后壁,其下缘盖过子宫内口为胎盘低置,故在原方加补肾益肾药巩固疗效。菟丝子、桑椹、杜仲、枸杞子补肾安胎,张锡纯特尊菟丝子为安胎要药,言其"大能补肾,肾旺自能荫胎也""于千百味药中得一最善治流产之药,乃菟丝子是也";苎麻根、南瓜蒂清热安胎;白术、黄芩为安胎之圣药。

3. 肌瘤增大,配用升麻、柴胡予以升提防患未然 肌瘤增大,患者会出现腹中痛、流产、肌瘤变性,为防"变性",治疗原则随之变换,在益气保胎之中加祛瘀活血消癥药。当归、川芎、丹参、赤芍、香附、鸡血藤养血活血,消癥止痛,古人有"丹参一味,功同四物"之说,丹参有"补冲脉之血""补任脉之血"之功,也是一味益冲任之活血药,白芍养血和营,赤芍活血凉血,与辛温之香附、川芎相配,补血不滞血,和血不伤血;李教授在活血药物应用中关照患者,如若腹痛加剧则停药,中病即止,同时随证加减,熟地黄、麦冬养阴补血,谷麦芽(各)健脾,确保胎元健固,孕32周随访B超肌腺瘤有所减小,至孕37周患者顺利剖宫产。

三、亮点经验

1. 健脾益气,升阳举陷 《景岳全书·妇人规》中认为:凡胎儿不固,无非气血损伤之病,盖气虚则提摄不固,血虚则灌溉不周,所以多致小产。脾为后天之本,肾为先天之本,脾之健运,化生精微,脾统血,妊娠后,阴血下聚养胎,气血亏虚,则胎元不固,故用黄芪、党参、白术、柴胡、升麻等健脾益气,大补气血,升阳举陷。

2. 肾主生殖,补肾安胎 中医认为,肾是生殖发育的物质基础,冲为血海,肾主胞胎,肾气足,则胎元健固,故治疗胎盘低置运用益气升提之黄芪、升麻、柴胡等药外,加入菟丝子、桑椹、杜仲、枸杞子等补肾之药,有助于胎盘的提升、上移、发育。

3. 有故无陨,预培其损 《圣济总录·妊娠门》:"病不已,则伤胞络,令胎不安。"活血药为妊娠禁忌用药,这是对一般妊娠而言,相对子宫肌瘤来讲,因肌瘤易变性,不进行干预肌瘤则易发展,李教授在临床中摸索的治疗方法对预防变性取得了一些预期的结果,常用药有当归、川芎、赤芍、鸡血藤、丹参、香附等,这些药合理应用一般无特殊副作用,充分体现了《黄帝内经》中"有故无殒"之原则,但是对于破瘀散结药如水蛭、地鳖虫等还是要慎重的,在活血的同时,也强调"预培其损"的原则,健脾益气,补肾养血,以孕妇和胎儿为重。在治疗中给孕妇给予必要的精神安慰,避免使其过分担心、紧张,这也是很重要的一环。

(周　琦)

妊　娠　剧　吐

吴某,女,28岁,已婚。

初诊:2019年2月20日。

主诉:孕11周,伴剧烈恶心呕吐。

现病史:患者2018年7月因结婚1年半未避孕未孕至李教授处求诊,输卵管造影显示:右侧输卵管通而欠畅,左侧输卵管近端阻塞。服用中药

5 个月后自测尿 HCG(＋)，末次月经 2018 年 12 月 4 日。刻下恶心呕吐剧烈，无腹痛，有少量阴道出血，色淡红，腰酸，食欲缺乏，体重下降 5kg，二便正常。舌红苔薄白，脉细。

月经史：14，7/30～35，量多，色暗红，夹小血块，伴痛经，腰酸乳胀。

生育史：0—0—2—0。人流 2 次。

辅助检查：2019 年 2 月 11 日 B 超：宫内孕囊 46mm×41mm×23mm，见心管搏动。2019 年 12 月 15 日血促绒毛性腺激素（HCG）124 730mIU/ml，孕酮（P）14.62ng/ml。目前服用地屈孕酮片每次 10mg，每日 3 次。

西医诊断：妊娠剧吐。

中医诊断：妊娠恶阻。

病机：孕后阴血下聚以养胎，冲气偏盛，冲脉隶于阴阳，胃气虚弱，冲气挟胃气上逆，素体肝旺，肝失血养，肝火上逆犯胃，胃失和降，而致恶心呕吐，肾气亏虚，系胎无力而胎元不固。

治则：和胃止呕，止血安胎。

方药：黄芪 12g，党参 12g，白术芍（各）12g，苏叶 9g，姜竹茹 9g，姜半夏 9g，陈皮 9g，菟丝子 12g，苎麻根 15g，南瓜蒂 15g，仙鹤草 15g，小蓟 15g，艾叶 6g，阿胶 9g（烊化），煅龙牡（各）15g，升麻 9g，麦冬 9g。

共 7 剂，水煎服，每日 1 剂，早晚饭后各一次，每次 150ml。

医嘱：检查尿酮体，随访。

二诊：2019 年 3 月 6 日。

孕 14 周，恶心呕吐仍明显，食欲缺乏，体重下降，尿酮体阳性，本欲补液，患者拒绝未行补液，无阴道出血，无腹痛，二便正常，夜寐尚可。舌红苔薄白，脉细。

治则：和胃止呕，清热固肾。

方药：党参 12g，黄芪 12g，太子参 12g，麦冬 9g，黄芩 9g，灶心土 30g（先煎），白术芍（各）9g，菟丝子 12g，苏叶 9g，黄连 3g。

共 7 剂，水煎服，每日 1 剂，早晚饭后各一次，每次 150ml。

三诊：2017 年 3 月 27 日。

孕 16 周，恶心呕吐已止，尿酮体转阴，胃纳改善，无腹痛，无阴道出血。二便正常，夜寐安。舌红苔薄白，脉细。

治则：益气养血安胎。

方药：党参 12g，黄芪 12g，枸杞子 12g，熟地黄 12g，陈皮 9g。

共7剂,水煎服,每日1剂,早晚饭后各一次,每次150ml。

之后按上述方药调理2周,产检未见异常,随访。

一、治疗思路

妊娠剧吐,中医病名为妊娠恶阻,是孕妇在妊娠早期阶段出现不同程度的恶心、呕吐等症状的症候群。根据相关资料显示,有75%左右的孕妇都会出现恶心的症状,有50%左右的孕妇会出现呕吐症状,另外有0.15%左右的孕妇会出现妊娠剧吐。妊娠剧吐可导致出现电解质紊乱、酸碱失衡等病症,情况严重的还有可能危及到孕妇的生命安全,因此应当引起足够重视。本案患者曾因输卵管堵塞性不孕1年半求治,药后5个月如愿怀孕,因素体肾气不足,孕酮也偏低下,出现腰酸,阴道出血等胎元不固症状,又因孕后阴血下聚以养胎,冲脉隶于阴阳,胃气虚弱,肝气偏旺,肝火上逆犯胃,胃失和降,冲气挟胃气上逆,而致恶心呕吐明显,食欲缺乏,体重下降5kg,故治疗原则为和胃止呕,固肾安胎。

二、用药分析

初诊以橘皮竹茹汤、四君子汤、胶艾汤为主方加减而成。方中陈皮、竹茹理气和胃止呕,清热安中;黄芪、党参、白术健脾益气和中;白芍养阴柔肝;苏叶和胃降逆;升麻益气提升;仙鹤草、小蓟、艾叶、阿胶止血安胎;菟丝子气和性缓,补肾益精,健脾固胎,张锡纯特尊菟丝子为主药,言其"大能补肾,肾旺自能荫胎也";苎麻根、南瓜蒂清热安胎;煅龙牡(各)收涩固敛,有抑制胃酸之功;久吐伤阴,故用麦冬养阴生津。二诊阴道出血止,但恶心呕吐剧烈,尿酮体阳性,予苏叶黄连汤和胃降逆,清肝胃之火;黄芩清热安胎;太子参健脾益气;灶心土又名伏龙肝,是经长期柴草或木柴熏烧的土灶内的土块,性辛,微温,归脾、胃经,《名医别录》称,灶心土"归脾胃经,有温中、止呕、止泻的作用",用于胃寒呕吐,腹痛泄泻,妊娠恶阻,吐血,便血,月经过多等症状,配伍黄连,一温一寒,即压制黄连过分苦寒之力,又增强了止呕之功。三诊患者恶心呕吐止,尿酮体转阴,纳食改善,继予党参、黄芪、陈皮健脾益气,枸杞子、熟地黄养血安胎。

三、亮点经验

1. 和胃降逆,橘皮竹茹汤主之 《金匮要略·呕吐哕下利病脉证治》:"哕逆者,橘皮竹茹汤主之。"橘皮竹茹汤具有降逆止呃,益气清热之功效,为李教授治疗妊娠呕吐的常用方,患者孕后阴血下聚以养胎,胃气虚弱,冲气挟胃气上逆,素体肝旺,肝失血养,肝火上逆犯胃,胃失和降,而致恶心呕吐,胃虚宜补,有热宜清,气逆宜降,故以清补降逆之橘皮竹茹汤主治。

2. **一温一寒,药物相配效果佳** 橘皮辛温,行气和胃以止呃,竹茹甘寒,清热安胃以止呕;人参甘温,益气补虚,与橘皮合用,行中有补,生姜辛温,和胃止呕,与竹茹合用,清中有温;苏叶味辛,降冲逆而驱浊,黄芩安胎,清热火;黄连性苦寒,配合半夏、竹茹以止呕;伏龙肝性辛微温,温胃止呕,《女科玉尺》曰:"伏龙肝散,妊娠热病,防胎伤堕",配伍黄连,一温一寒,即压制黄连过分苦寒之力,又增强了止呕之功;麦冬养阴清热,苎麻根清热安胎;诸药合用,补胃虚,清胃热,降胃逆,且补而不滞,清而不寒,共奏和胃止呕,清热安胎之功。

3. **固肾安胎,标本兼治病易除** 中医认为,肾是生殖发育的物质基础,冲为血海,肾主胞胎,助孕首当补肾。脾为后天之本,肾为先天之本,脾之健运,化生精微,须借助肾阳的推动,脾肾互相资助,相互促进,本案和胃止呕治标,固肾安胎为本,配伍黄芪、党参、太子参、白术健脾益气,白芍、熟地黄养血,患者本身输卵管堵塞一年半未孕中医药治疗后受孕,孕后妊娠剧吐亦求助于中医治疗守住来之不易的珍贵胎儿,李教授对于妊娠呕吐的治疗用药配伍精妙有效,标本兼治药到病除。

(周 琦)

妊 娠 疱 疹

龙某,女,34岁,已婚。

初诊:2019年2月13日。

主诉:孕18周,颈背部连及腰部大片疱疹。

现病史:患者结婚4年未避孕未孕,2016年7月输卵管造影显示双侧输卵管通而欠畅。2018年6月30日于上海交通大学医学院附属 仁济医院预行试管婴儿,取卵11枚,配对5枚胚胎,2018年9月移植2枚胚胎未着床,故至李教授处寻求中医治疗,经调治后于2018年10月15日再次移植2枚胚胎后均成活,11月12日B超显示:宫内双胎,均见胎心。自诉自怀孕起大腿外侧及肩部湿疹反复发作,逐渐增加至胸前,背部及腰部,近日星片增多连及头颈,并成水疱样,伴瘙痒刺痛难忍,刻下无阴道出血,无腹痛,纳可,寐安,二便正常。苔薄边暗,舌下静脉怒张,脉细滑。

既往史:支原体感染史。

月经史:12,9/30,经量中,色暗红夹血块,无痛经,伴腰酸,乳胀。

生育史:0—0—0—0。

体格检查:头颈、肩部、胸前、背部、腰部、大腿外侧初始可见散在湿疹丘疹、水疱,疱液清亮,结痂处色素沉着。

西医诊断:妊娠疱疹。

中医诊断:湿疮。

病机:孕期阴血下注养胎,致血脉亏虚,血虚则生风化燥,肌肤失养而致瘙痒;胎体长大阻碍母体气机,致三焦气机失调,水湿内停,化生湿热,熏蒸肌肤,发为疱疹。

治则:清热利湿,补肾安胎。

方药:党参12g,黄芪12g,白术12g,白芍12g,枸杞子9g,桑椹12g,杜仲12g,菟丝子12g,苏叶9g,南瓜蒂15g,苎麻根15g,黄芩9g,黄连6g,黄柏9g。

共7剂,水煎服,每日1剂,早晚饭后各一次,每次150ml。

医嘱:①忌食辛辣刺激油腻食物;②保持皮肤清洁干燥;③勿用热水烫洗;④勿搔抓。

二诊:2019年2月20日。

孕19周,疱疹水出渐退,色素沉着,少量湿疹反复,纳可,寐安,二便正常。苔薄边暗,脉细滑。

治则:清热解毒,利湿退疹。

方药:2月13日方加蒲公英12g。

共7剂,水煎服,每日1剂,早晚饭后各一次,每次150ml。

三诊:2019年3月20日。

孕24周,已感胎动,疱疹已愈,无明显不适,餐后血糖偏高,纳可,寐安,二便正常。苔薄,脉细滑。

治则:清热降糖,补肾安胎。

方药:党参12g,黄芪12g,玉米须15g,黄芩9g,黄连6g,葛根12g,茯苓9g,蒲公英15g,苎麻根15g,南瓜蒂9g。

共7剂,水煎服,每日1剂,早晚饭后各一次,每次150ml。

之后按上述方药调理,疱疹褪,少许瘙痒,随访之。

按语:

一、治疗思路

妊娠疱疹是一种发生于妊娠期或产后的一种罕见的瘙痒性、多形性大疱性皮肤病,分娩后能自行缓解,再次妊娠时复发。主要表现为红斑、丘疹、水疱等多形性损害,易簇集排列,多呈环状。发病多在妊娠第 4 ~ 5 个月,主要发于四肢,手足常受累,亦可累及躯干,可伴有严重瘙痒。该病发病机制尚未完全明确,有研究认为其为一种自身免疫性疾病,罕见于滋养细胞疾病患者,可能引起胎儿早产。本案患者结婚 4 年未孕,试管移植失败 1 次,通过中医调理后再次移植成功,双胎存活,对患者来说胎儿来之不易,因此稍有异常足以引起患者紧张及重视,故继予中医治疗。中医认为,孕期阴血下注养胎,致血脉亏虚,血虚则生风化燥,肌肤失养而致瘙痒;胎体长大阻碍母体气机,致三焦气机失调,水湿内停,化生湿热,熏蒸肌肤,发为疱疹,故以清热利湿,补肾安胎为治疗原则。

二、用药分析

本案用药围绕治疗原则展开,主要为清热利湿药和补肾安胎药两部分。一诊时疱疹明显,黄连、黄芩、黄柏合为三黄,为《外台秘要》中黄连解毒汤,黄连泻心火,黄芩清中上焦湿热,又有清热安胎之功,黄柏泻下焦之火,又有补肾燥湿之效,三药配伍清上、中、下三焦之火,清热解毒效力强;二诊疱疹渐退,少量湿疹反复,故按原方加蒲公英加强泻火解毒之功,三诊疱疹已愈,患者血糖偏高,是湿疹反复的重要诱因之一,玉米须、葛根、茯苓清热利湿降糖。配合黄芪、党参健脾益气;白术、白芍、苏叶健脾化湿;枸杞子、桑椹、杜仲、菟丝子、南瓜蒂、苎麻根补肾安胎。

三、亮点经验

1. 产前宜凉,清热利湿退疹 妊娠期间,由于阴血下注养胎,机体的阴血相对不足,而阳气则偏盛,故有"产前宜凉"之说。阳气偏亢,血虚则生风化燥,肌肤失养而致瘙痒,又因胎体长大阻碍母体气机,致三焦气机失调,水湿内停,化生湿热,熏蒸肌肤,发为疱疹,《女科玉尺》云:"邪在里也,三黄解毒汤主之。"故在一诊时用黄芩、黄连、黄柏清热解毒,二诊时加蒲公英泻火解毒,三诊时加玉米须、茯苓清热利湿,同时配伍苎麻根、南瓜蒂清热安胎。西医治疗妊娠疱疹伴严重瘙痒常用糖皮质激素、抗组胺类药物及含激素软膏外涂,中医在治疗妊娠瘙痒性皮肤病的优势不仅在于其毒副作用少,对母体及胎儿影响小,其疗效机制亦有药理学基础。

2. 治病求本,补肾健脾安胎　肾藏精为先天之本,是生殖发育的物质基础,脾为后天之本,气血生化之源,脾之健运,化生精微,须借助肾阳的推动,脾肾互相资助,相互促进,因此在治疗妊娠病时,补肾健脾是治病求本的关键所在。枸杞子、桑椹、杜仲、菟丝子、南瓜蒂、苎麻根补肾养血安胎;黄芪、党参、白术、白芍、苏叶健脾益气安胎,均为李教授治疗妊娠病常用药对,配伍清热解毒之品,故能使得疱疹迅速消退。

（张　琼）

妊娠感冒咳嗽

阮某,女,36岁。

初诊:2018年3月24日。

孕3月,现感冒3天,前天发热达38℃,咳嗽,痰色白,胸闷,咽痛,身痛。去医院检查白细胞计数$11×10^9$/L,中性粒细胞80%,给予西药治疗,因患者有流产史,怕影响胎儿,未敢服用。今来求中医治疗。苔薄白,脉细滑。

西医诊断:妊娠状态;上呼吸道感染。

中医诊断:妊娠咳嗽。

病机:春天天气变化无常,生活不慎感受风寒之邪,邪束肌表则身痛,风邪犯肺则咳嗽痰多。

治则:疏风解表,止咳化痰。

方药:炒荆芥9g,炒防风9g,牛蒡子12g,鱼腥草15g,蒲公英15g,黄芩9g,炙紫菀9g,炙款冬花9g,姜半夏9g,苏叶子(各)9g,江剪刀草12g,桑白皮12g,白术12g,白芍12g,怀山药12g、茯苓12g。

共7剂,水煎服,每日1剂,早晚饭后各一次,每次150ml。

医嘱:①注意饮食起居,勿再感染风寒;②多喝开水;③注意有无阴道出血。

2018年3月30日复诊,患者诉药后咳嗽已止,无身痛如正常人,唯有腹泻一日二次,苔薄。仅随访,而未开药。

二诊:2018年7月25日。

上次孕 3 月时服 7 剂药后即痊愈，自述上次服药有腹泻，一日二次便稀，之后虽也有感冒咳嗽，但不吃药也就好了，现孕 7 个月。最近又感冒了。症状基本如上次，未去医院检查就直接来上海中医药大学附属龙华医院治疗，仍然咳嗽有痰不畅，喉间有痰，但咳不出。苔薄，脉细。

病机：天气炎热，又适逢雨后，外邪侵袭，肌体卫外不固，风邪束表、犯肺则咳嗽有痰，痰吐不畅，喉间作痒。

治则：疏风解表，止咳化痰。

方药：3 月 24 日方去白术 12g，白芍，加前胡 9g。

共 7 剂，水煎服，每日 1 剂，早晚饭后各一次，每次 150ml。

之后随访病员 7 剂药即病愈，患者于今年 3 月送婴儿照片，女孩，身体健康。

按语：

一、治疗思路

妊娠十个月，是一个漫长的时期，这期间孕妇难免要感冒咳嗽，所以是常见病。但患者往往考虑孩子健康，怕服药影响胚胎的生长发育，故能拖就拖，则小病拖成了大病，而一般医生对于孕妇的感冒、咳嗽患者也不敢大胆用药，也不敢做某些检查（如胸片等），顾虑重重，一怕影响孕妇，二怕伤及胎儿，所以治疗孕妇的感冒要大胆心细。要凭经验，要认真了解病史，要听诊，要认真分析病情用药。要考虑药的作用，要安全，不要留有后遗症。继则用药要精准，抓住主要病症而治之。就本患者而言，曾有过高热，白细胞计数增高，表示曾有感染，现仍有咳嗽胸闷咽痛身痛，说明仍余邪未清，外邪束表犯肺，故应风解表，止咳化痰为主则。

二、用药分析

从以下四个方面分析用药：

1. 疏风解表　炒荆芥、炒防风、牛蒡子等，疏散外邪可解肌除身痛。

2. 清肺泄热　鱼腥草、蒲公英、黄芩、桑白皮等，除肺热，利于肺之肃降，司呼吸除胸闷。

3. 化痰止咳　炙紫菀、炙款冬花、姜半夏、苏子、苏叶、江剪刀草（又名荠菜，药食二用）、桑白皮等，均止咳化痰，解除肺之痉挛、疾患，咳嗽易出。

4. 健脾除痰　脾为生痰之源，白术、怀山药、茯苓、白芍等均有健脾之功。脾主运化，脾为生痰之源，脾健痰不生，利于止咳。上述药味中，黄芩、苏叶还可保胎安胎。

综上分析，用药精准，药味平和，诸药相伍，速能奏效。二诊是四个月之后，患者又如一诊时之感冒咳嗽，患者述服白术后腹泻，我们知道生白术可致腹泻，有通便作用。炒白术反而健脾止泻，可能因每个人体质不同而已，故 7 月份时的感冒白术弃之不用，加用前胡而化痰止咳，很快即咳止而愈，说明本方是有可重复性，效亦佳。

三、亮点经验

1. 肺为贮痰之器，当化痰止咳为要 肺主气，司呼吸，朝百脉主宣发肃降，通调水道，外合皮毛。今患者感冒，咳嗽，气机调节失畅，痰贮于肺，当用上述化痰止咳药，使痰化咳止。同时还要清肺泄热，使肺不再受伤，发挥肺之肃降宣发的功能。

2. 脾为生痰之源，当健脾运化求源 脾主运化，脾气主升，脾虚生湿生痰，止咳不除湿，疗效仅一半，故应健脾，运化水液，使之不生湿生痰，治痰求源，当健脾为先，看似治脾与咳嗽无直接关系，实则为治未病打下根基，创造条件。

（李祥云）

妊 娠 咳 嗽

周某，女，39 岁，已婚。

初诊：2018 年 2 月 13 日。

主诉：停经 34 天，咳嗽咳痰 2 天。

现病史：患者为医务工作者，平时工作繁忙劳累，结婚 9 年至今无子女。2012 年曾于孕六月早产，胎儿未存活。2015 年早孕因胎儿发育不良自然流产。患者平素多有月经后期、排卵期出血等病症，并且长期门诊中医药治疗。门诊就诊过程中行基础体温测量显示黄体功能不全，卵泡发育欠佳，给予健脾补肾中药治疗后今日检查血 HCG 248IU/L，P 101.11nmol/L 提示怀孕，但因作息不慎，咳嗽咳痰已经两天，无发热；作为西医内科医生，患者熟知止咳西药妊娠期多有禁忌，更担心咳嗽影响胎儿发育，故未服西药，坚持中医治疗。刻下：面色少华，情绪低沉，少腹胀，全身肌肉酸痛，咳嗽、咳痰，痰黄质黏，无阴道出血，二便畅，夜寐欠安。舌苔薄边有齿印,脉滑数。

月经史:12,7/40~90,量中,色红,有血块,无痛经,无乳房胀痛,末次月经2018年1月9日,7天净。

生育史:0—1—1—0。

西医诊断:妊娠状态;上呼吸道感染。

中医诊断:妊娠咳嗽。

病机:风痰阻肺,脾肾气虚。

治则:解表止咳,补肾安胎。

方药:炒荆芥9g,炒防风9g,牛蒡子9g,蒲公英15g,桑白皮9g,炙紫菀9g,款冬花9g,桑叶9g,黄芩9g,紫苏叶9g,怀山药12g,白茯苓9g,菟丝子12g,陈皮9g,升麻9g。

共7剂,水煎服,每日1剂,早晚饭后各一次,每次150ml。

医嘱:①继续测量基础体温;②地屈孕酮片10mg,每日2次,口服;③卧床休息。④保持心情舒畅,减轻心理负担。

二诊:2018年2月23日。

停经44天,2月22日复查HCG 11 883.5IU/L,P 76.66nmol/L,刻下:咳嗽咳痰减少,肌肉酸痛已经好转,夜寐安,二便畅,舌苔薄白,脉滑数。

治法:健脾养血,解表化痰。

方药:党参9g,黄芪9g,白术9g,白芍9g,怀山药12g,炒荆芥9g,炒防风9g,牛蒡子9g,蒲公英15g,黄芩9g,紫苏叶9g,菟丝子12g,陈皮9g,炙紫菀9g。

共7剂,水煎服,每日1剂,早晚饭后各一次,每次150ml。

医嘱:①继续测量基础体温;②地屈孕酮片10mg,每日2次,口服。

三诊:2018年3月2日。

患者目前孕7周,咳嗽咳痰已经好转。3月1日复查HCG 52 706.8IU/L,P 56.96nmol/L,阴道少量出血1天,并且伴有类似宫缩样感觉,基础体温36.9℃~37℃。无腹痛,无腰酸,舌苔薄,脉滑。

治法:止血安胎,健脾益气,解表化痰。

方药:仙鹤草15g,小蓟草12g,艾叶6g,阿胶9g,党参9g,黄芪9g,白术9g,白芍9g,怀山药12g,炒荆芥9g,炒防风9g,牛蒡子9g,蒲公英15g,黄芩9g,紫苏叶9g,菟丝子12g,陈皮9g,炙紫菀9g。

共7剂,水煎服,每日1剂,早晚饭后各一次,每次150ml。

医嘱：①继续测量基础体温；②地屈孕酮片 10mg，每日 2 次，口服；③黄体酮注射液 20mg 肌内注射，每日 1 次。

四诊：2018 年 3 月 16 日。

患者目前孕 9 周，阴道出血服药后 5 天即止，基础体温 36.9℃ ~ 37℃。2018 年 3 月 15 日复查血 HCG 169 649.5IU/L，P 94.94nmol/L，E_2 7 292pmol/L。上海交通大学附属仁济医院 B 超提示：宫内孕囊大小 27mm×68mm×43mm，内见胚芽及心管搏动。无腹痛，无腰酸，舌苔薄，脉滑。

治法：健脾养血，补肾安胎。

方药：党参 9g，黄芪 9g，白术 9g，白芍 9g，续断 12g，菟丝子 12g，杜仲 12g，姜竹茹 9g，陈皮 9g，砂仁 6g，黄芩 9g，南瓜蒂 15g，苎麻根 12g，桑寄生 12g。

共 7 剂，水煎服，每日 1 剂，早晚饭后各一次，每次 150ml。

医嘱：①继续测量基础体温；②地屈孕酮片 10mg，每日 2 次，口服；③黄体酮注射液 20mg 肌内注射，两日 1 次。

按语：

一、治疗思路

妊娠咳嗽指妇女妊娠期间以咳嗽为主症久咳不已的疾病，古人又称"子嗽"。

妊娠期母体产生保护胎儿的细胞免疫改变。这些改变包括淋巴细胞增殖反应降低，循环中辅助 T 细胞数目减少，淋巴细胞溶解力降低，自然杀伤细胞活性降低；母体产生一些特殊的免疫变化，如免疫反应的无应答性、免疫耐受等。同时孕期分泌的许多激素，包括前列腺素、绒毛膜促性腺激素、甲胎蛋白均可能抑制细胞介导免疫功能。这些改变使孕妇成为易感人群。同时妊娠期上呼吸道黏膜增厚，轻度充血水肿，使局部抵抗力减低，较易发生感染，并迅速向下蔓延，出现咳嗽咳痰症状。反复、剧烈咳嗽会引起腹压增高，常常会诱发阴道出血，极其容易导致胎儿流产、早产、胎膜早破或胎儿宫内缺氧。

由于妊娠期发病的特殊性，妊娠期咳嗽的诊断和治疗也不同于普通咳嗽。虽然有证据显示妊娠期抗生素治疗症状性的细菌感染，将使母体和胎儿获益,但也有妊娠期使用抗生素致畸的报道。

长期以来,在我国妊娠期治疗上呼吸道感染,孕妇大多难以接受西药,而更多寻求中医治疗,使得中药成为我国妊娠期使用药物的首位。这个数据也从一个方面证明中药对于妊娠咳嗽的治疗效果及远期安全性。

中医认为妊娠咳嗽由外感和内伤等因素引起。肺为娇脏,不耐寒热。妊娠咳嗽的病变在肺,关系到脾及肾。朱丹溪云:"胎前咳嗽,由津血聚养胎元,肺失濡润,又兼郁火上炎所致。"妊娠期间,血聚下焦以养胎元,肺金失养,肺燥金伤,失于清肃,气逆而咳;脾为肺之母,妊娠后脾气以载胎元,脾脏易虚,生痰生湿,上犯于肺,导致咳嗽痰多,久咳不已;妊娠期间,肾系胞胎,无力上荣肺脏而导致咳嗽。《妇人大全良方》云:"夫肺内主气,外司皮毛,皮毛不密,寒邪乘之则咳嗽……其嗽不已,则传于腑,妊娠病久不已,则伤胎也。"要对妊娠咳嗽有足够的重视,以防咳嗽出现动胎伤胎。

本案患者长期因工作思虑伤脾,气血不足,既往流产和早产经历表明素体肾气亏虚,加之月经后期、排卵期出血症状,均给我们提示先天肾气亏虚、后天脾气不足为根本。《素问·咳论》曰:"五脏六腑皆令人咳,非独肺也。"肾中精气不足,故而妊娠早期出现外感风寒,肺失肃降,咳嗽咳痰。《校注妇人良方》云:"嗽久不愈者,多因脾土虚而不能生肺气,而腠理不密,以致外邪复感,或因肺气虚不能生水,以致阴火上炎所致,治法当壮土金,生肾水为善。"故治疗妊娠咳嗽时,应兼顾脾肾,故本案患者采用宣肺化痰,降气止咳;同时顾护脾肾,及早安胎,预防再次出现胎元不固,流产早产。待咳嗽症状消失仍然需要继续清肺化痰药物巩固疗效。

二、用药分析

本案患者初诊发病咳嗽咳痰,治肺为主要矛盾。分析李教授用药,采用宣肺清肺降肺三法结合。

宣肺药选炒荆芥配伍炒防风,两者均微温,炒炙后则发汗解表之力缓和一些。荆芥偏入血分,防风偏入气分,相须为用,加强祛风之效。炒荆芥入血分,有止血作用,此处应用可以起到预防咳嗽引发阴道出血的作用。

清肺药选蒲公英、牛蒡子、黄芩、桑白皮;《本草新编》认为,蒲公英,至贱而有大功,惜世人不知用之。蒲公英亦泻胃火之药,但其气甚平,既能泻火,又不损土,可以长服久服而无碍。牛蒡子能升能降,力解热毒。味苦能清火,带辛能疏风。黄芩此处一箭双雕,一方面配合蒲公英、牛蒡子加强清肺之力,另一方面可以安胎,防治因热而致胎动不安。

降肺药选紫菀、款冬花,此两者是常用的止咳化痰中药,始载于《神农本草经》中。两者配伍作为"药对"使用,《备急千金要方》《太平圣惠方》《御药院方》《本草纲目》中均有记载。紫菀,辛、苦、温,归肺经。款冬花,辛、微苦、温,功效均可以润肺下气、止咳化痰,主治新久咳嗽、喘咳痰多、劳嗽咯血。

《丹溪心法》云:"妇人有孕则碍脾,运化迟而生湿,湿而生热,古人用白术、黄芩为安胎圣药,盖白术补脾燥湿,黄芩清热故也。""脾为生痰之源,肺为储痰之器",脾健则可运化水湿,痰无处可生,配伍选用白术、山药、陈皮健脾行气,燥湿化痰;治肾选用菟丝子、续断、杜仲补肝肾、强筋骨,安胎。待患者咳嗽症状改善后,治疗主要以健脾补肾,稳固胎元,但仍然需要组方配伍宣肺化痰药物巩固疗效。

三、亮点经验

1. 处方立法兼顾止咳安胎 根据李教授多年治疗经验,患者初诊虽然并未表现阴道出血,但是分析患者既往病史和脾肾亏虚体质特点,当即给予宣肺清肺降肺中药配伍安胎补肾药,并且应用西药地屈孕酮片预防出现先兆流产。随着孕周的增加,患者每周随访 HCG 和黄体酮水平变化,HCG 水平升高良好,但是黄体酮水平升高不理想,故而期间咳嗽改善情况下,还是出现少量阴道出血,在这种情况下李教授中药处方增加止血安胎药物小蓟草、仙鹤草、艾叶、阿胶;同时谨慎增加黄体酮注射液,分析其中联合用药原因,黄体酮注射液肌内注射可以避免患者可能存在的口服吸收不良,增加药物血药浓度,对改善患者血清黄体酮水平起到双保险作用。当患者阴道出血停止,胚胎发育良好,即逐渐减少黄体酮的用量。李教授经验黄体酮保胎为不得已而用之,虑其远期不良影响,视出血情况控制,胚胎发育正常,及时并且逐渐减少黄体酮应用。

2. 精选药味权衡治病固本 李教授常用宣肺止咳药物在妊娠期间使用不仅不会伤胎,对胚胎可以起到保护作用。现代研究发现荆芥和防风配伍其挥发油和水煎液在药理方面,多具有解热、镇痛、抗炎、抗过敏和止血作用,对于咳嗽容易引发阴道出血情况起到积极的防治作用。自古黄芩、白术为"安胎圣药"。虽然妊娠病症多变,但是对于妊娠咳嗽,白术、黄芩的确可以起到化痰、安胎多重疗效,兼顾咳嗽之标本"生痰之源"和"储痰之器"。白术对子宫平滑肌具有直接作用,可以显著抑制子宫兴奋性收缩、拮抗紧张性收缩。黄芩可以抗过敏和抑制平滑肌痉挛。黄芩有效成分可调整妊娠期间母体 Th1/Th2 平衡，发挥对胚胎着床时的保护作用。黄芩、白术能通过增加子宫内膜白介素 -10 分泌和降低干扰素 -γ 分泌，起到安胎和抗流产作用。蒲公英除了抗炎、增强巨噬细胞吞噬功能，减轻呼吸道黏膜炎症反应，还具有增加卵巢切除小鼠脑组织中的雌二醇与黄体酮含量，并有增加血清中雌二醇含量的趋势，但对血清中黄体酮含量无影响，该药理作用使得蒲公英成为妊娠期间咳嗽等热证优选用药。清热解毒药物牛蒡子，主要成分牛蒡子苷元，研究发现对雌性动物受孕率、平均黄体数量和受精卵着床丢失率无影响；窝均活胎率、死胎率和吸收胎率，胎仔顶臀长和尾长也未见明显改变；也未见受试物导致的胎仔外观、内脏和骨骼畸形。提示牛蒡子苷元无潜在的胚胎发育毒性。补肾药物菟丝子含药血清均可增加正常人早孕细胞滋养层细胞的增殖活性，降低细胞凋亡的发生。菟丝子总黄酮可上调流产大鼠血清黄体酮水平，其作用与孕激素地屈孕酮片相似。

　　纵观治疗药物选用，时刻不离治病与安胎并举原则，治疗咳嗽不同阶段重心各有所侧重，现代药理研究也证实李教授常用宣肺化痰药物也多具有治肺和保护胎元多重药理作用。

（贾丽娜）

产 后 病

产 后 乳 痈

姚某,女,29岁,已婚。

初诊:2018年6月27日。

主诉:顺产后35天,乳少乳胀,伴高热39.5℃。

现病史:患者5月23日孕37周自然分娩,恶露将净,无腹痛,刻下乳汁量少,乳房胀痛明显,左乳内下象限红肿弥漫,伴发热39.5℃,今上午开奶师按摩乳房后未见好转,纳少,寐安,二便正常。舌红苔厚腻,脉弦数。

月经史:12,6/35,量中,色红,夹血块,伴痛经,伴腰酸,乳稍胀。

生育史:1—0—3—1。

西医诊断:急性乳腺炎。

中医诊断:产后乳痈。

病机:产后气血不足,推动无力使乳络不通,乳汁蓄积,郁久化热酿毒,毒盛内腐而化脓成痈。

治则:清热解表,凉血消痈。

方药:蒲公英30g,金银花12g,生甘草6g,炒荆防(各)9g,全瓜蒌12g,天花粉12g,生大黄6g,薏苡仁30g,红藤30g,厚朴6g,苍白术(各)9g,车前子9g,连翘12g,栀子9g,柴胡9g,冬瓜子12g,赤芍9g,牡丹皮12g,丹参12g。

共7剂,水煎服,每日1剂,早晚饭后各一次,每次150ml。

医嘱:①温水洗乳头,保持乳头清洁;②排空乳汁;③调整心情,情绪勿急躁、勿紧张;④若高热不退医院进一步检查,随访。

二诊:2018年7月4日。

药后热退,体温正常,无乳胀乳痛,乳汁欠畅,量少,目前混合喂养,仍有少量阴道分泌物,患者为素食者,纳可,寐安,二便正常。舌红苔薄白,脉细。

治则：疏肝理气，通乳消积。

方药：上方去炒荆防、苍术、连翘、栀子，加路路通 9g、漏芦 9g、王不留行 9g、皂角刺 12g。

共 7 剂，水煎服，每日 1 剂，早晚饭后各一次，每次 150ml。

三诊：2018 年 7 月 11 日。

药后乳汁通畅，乳量较前明显增多，恶露净，余无不适，纳可，寐安，二便正常。舌红苔薄白，脉细。

治则：健脾补肾，理气通乳。

方药：党参 12g，黄芪 12g，白术芍(各)12g，熟地黄 12g，狗脊 12g，枸杞子 12g，王不留行子 9g，路路通 9g，皂角刺 12g，杜仲 12g。

共 7 剂，水煎服，每日 1 剂，早晚饭后各一次，每次 150ml。

之后按上述方药调理巩固 2 周，乳汁量多，无乳痛乳胀，一切正常。

按语：

一、治疗思路

产后乳痈是产后病常见病，也叫外吹乳痈，因多发生在月子期间影响产妇正常哺乳，因此患者急切求治。朱丹溪《丹溪心法》曰："乳房，阳明所经，乳头，厥阴所属。乳子之母，不知调养，怒忿所逆，郁闷所遏，厚味所酿，以致厥阴之气不行，故窍不得通，而汁不得出，阳明之血沸腾，故热盛而化脓。"本案患者产后 35 天，气血不足，推动无力使乳络不通，故乳胀乳少，肝郁胃热，乳汁蓄积，郁久化热酿毒，故见高热，舌苔厚腻，脉弦数，毒盛内腐而化脓成痈而乳房胀痛明显。吴谦《医宗金鉴·外科心法要诀》："外吹者，由乳母肝胃气浊，更兼子吮乳睡熟，鼻孔凉气袭入乳房，与热乳凝结肿痛，令人寒热往来，烦躁口渴，宜服荆防牛蒡汤。"初诊以清热解表，凉血消痈为原则，药后立即热退身凉，乳胀乳痛消失；清代高秉钧《疡科心得集·辨乳痈乳疽论》："况乳本血化，不能漏泄，遂结实肿，乳性清寒，又加凉药，则肿硬者难溃脓，溃脓者难收口矣。"故二诊热退后减炒荆防、苍术、连翘、栀子等凉药，加路路通、漏芦、王不留行、皂角刺等通乳络之药，以通为顺，防止再堵；三诊乳汁通畅，乳量较前明显增多，恶露净，故以健脾补肾，理气通乳为主，巩固 2 周后患者乳汁通畅，乳量足够，家人前来门诊感谢。

二、用药分析

本案治疗分三步,以求速战速决。乳痈初起,乳胀乳痛,伴高热,荆防牛蒡汤主之,全瓜蒌入胃经,利气宽胸、散结消痈;蒲公英、金银花、甘草清热解毒,蒲公英为"乳痈"之要药;荆芥、防风解表透脓;连翘、冬瓜子消痈散结,连翘被誉为"疮家圣药";天花粉清热生津、消肿排脓;黄芩清热泻火解毒;栀子泻三焦之火,清热除烦;生大黄通腑实、泄胃热;车前子清热利湿;薏苡仁、厚朴、苍术、白术健脾燥湿;赤芍、牡丹皮、丹参、红藤活血凉血消炎;柴胡疏肝理气为引经药。二诊热退后减炒荆防、苍术、连翘、栀子,加路路通、漏芦、王不留行、皂角刺通乳消积促使乳汁增多。三诊党参、黄芪、白术健脾补气;白芍、熟地黄补血养阴;狗脊、枸杞子、杜仲补肾填精。

三、亮点经验

1. **乳痈初起,速战速决** 产后乳痈严重影响产妇对婴儿的正常喂养及自身正常作息,因此速战速决显得尤为重要。乳痈初起以乳胀乳痛,伴高热为诊治要点,常用验方有荆防牛蒡汤、瓜蒌牛蒡汤等,乳房为阳明胃经所属,乳头为厥阴肝经所属,因此配伍生大黄通腑实、泄胃热,柴胡引肝经疏肝解郁泻火,又因患者产后恶露未净,赤芍、牡丹皮、丹参、红藤通利血脉、凉血消瘀,加上大量清热解毒、消痈散结之药,诸药合用,初诊告捷,热退乳畅。

2. **疏肝理气,以通为顺** 女子以肝为先天,又因常性多忧郁,易伤肝气,致木郁不达而使气机郁滞,血行不畅,脉络受阻或蓄溢失常。乳汁为冲任气血所化生,肝为血海且主疏泄,气行则乳行,气滞则乳滞。产妇情志不畅,肝气不疏,则乳汁不能正常疏泄而郁积,乳络闭阻,气血壅阻,久必化腐成脓为痈。因此二诊加入路路通、漏芦、王不留行、皂角刺等疏肝通乳之药,以通为顺,防止再堵,同时嘱咐患者保持心情愉悦。

3. **补益脾肾,治病求本** 脾为先天之本,气血生化之源,肾为后天之本,受五脏六腑之精而藏之,精可以化血化乳,冲任受肾气影响,乳汁为冲任气血所化生,气血不足则乳少,因此三诊补益脾肾,气血旺盛则乳汁自来。

(周 琦)

产 后 身 痛

季某,女,30岁,已婚育。

初诊:2016年9月9日。

主诉:顺产后身痛4月。

现病史:患者2013年8月足月顺产一胎,产后无明显不适。2015年11月因"妊娠2月,腰酸伴少量阴道流血一周"于当地医院黄体酮保胎治疗1月左右,具体用药剂量不详,之后阴道流血停止,但整个孕期仍时有腰酸不适,2016年5月29日足月顺产,产后哺乳2月,后因无乳而行人工喂养,目前尚未转经。患者自第二次顺产后自觉时有畏寒恶风、头晕耳鸣、神疲乏力、夜寐欠安易惊醒、幻听、身痛、腰酸腹痛、肢体痛、带下增多且色白质稀。刻下面色少华,舌淡苔白腻,脉沉细。

月经史:14,6/35,经量中等,色暗红,轻度痛经。末次月经2016年8月31日。

生育史:2—0—0—2。

妇科检查:外阴经产式,阴道无异常,宫颈轻度糜烂,宫体前位,正常大小,两侧附件未扪及异常。

辅助检查:2016年9月9日上海中医药大学附属龙华医院B超检查:子宫大小49mm×42mm×43mm,子宫内膜6mm,左卵巢大小29mm×24mm,右卵巢大小25mm×20mm。提示子宫及双侧卵巢未见异常。

西医诊断:骨关节炎。

中医诊断:产后身痛(产后痹证、产后风)。

病机:《诸病源候论》云:"产则伤动血气,劳损脏腑,其后未平复,起早劳动,气虚而风邪乘虚伤之。"冲为血海,任主胞胎,冲任二脉皆起于胞中,属于肾,女性的经带胎产均与肾有密切关系,故肾气损伤为本病发病的内在因素;同时,产后亏虚,易受外邪侵袭,寒湿相结,影响气血运行,因此风寒外侵也是发病的重要因素。

治则:养血益气,祛风燥湿,通络止痛。

方药:川芎12g,当归15g,藿香9g,佩兰9g,苍白术(各)9g,石菖蒲12g,枳壳9g,羌独活(各)9g,千年健15g,丝瓜络6g,络石藤15g,桂枝6g,夜交藤15g,合欢皮30g,远志9g,五味子6g,磁石30g,琥珀粉(冲服)6g。

共7剂,水煎服,每日1剂,早晚饭后各一次,每次150ml。

二诊：2016年9月16日。

患者身痛、腰酸腹痛、肢体痛减轻，夜寐好转，仍有畏寒恶风、头晕耳鸣、神疲乏力。刻下面色少华，舌微红苔白腻，脉细。

治则：养血益气，燥湿通络。

方药：上方加党参12g，黄芪12g，去夜交藤、合欢皮、磁石、琥珀粉，14剂。

共7剂，水煎服，每日1剂，早晚饭后各一次，每次150ml。

之后按上述方药调理，随访3个月，身痛、腰痛、睡眠差等症状均消失。

按语：

一、治疗思路

《妇科玉尺》曰："胎前产后，皆为易病之时"，产妇在分娩后肢体、关节酸痛、麻木、重着者称为"产后痹证"，又称"产后身痛"，俗称"产后风"，是产后百脉空虚、风寒之邪与血脉胶着之证。《傅青主女科》曰："产后劳伤肾气，损动胞络，或虚未复而风乘之也。"又曰："产后百节开张，血脉流散，气弱则经络间血多阻滞，累日不散，则筋牵脉引，骨节不利，故腰背不能转侧，手足不能动履，或身热头痛。"《陈素庵妇科补解》曰："产后遍身疼痛，因产时损动，血气升降失常，留滞关节，筋脉引急，是以遍身疼痛也。"

产妇分娩时常失血耗气，可致筋脉失养、不荣则痛，因此，产后身痛的病因病机以气血亏虚为本，风寒湿邪乘虚入络阻滞气血为标，多为素体肝肾不足，又值产后气血骤虚，真元大损，百脉空虚，气虚经脉失于温煦，血少肢节不得濡养，故而疼痛；或产劳伤肾气，腰为肾之府，膝属肾，肾之经脉过足跟，肾虚，府失所养，经络失濡，则腰痛、膝关节酸痛、足跟痛等。《经效产宝》曰"产伤动血气，风邪乘之"，因产后正气不足，卫表不固，腠理不密，百节开张，若起居不慎，风寒之邪乘虚侵袭，走窜于血脉经络、凝滞气血，气血运行不畅，瘀阻脉络、关节，经脉失养，导致身痛。《傅青主女科》曰"凡病起于血气之衰，脾胃之虚，而产后尤甚"，强调脾胃为气血生化之源，脾胃虚致气血生成不足为产后身痛之本，虽证见瘀血互结或经络阻滞之实象，实为气血损伤、本虚标实、虚实夹杂，故应从气血亏虚论治，以补为要，同时需祛风燥湿、活血散寒、化瘀通络止痛，攻补兼施，平调阴阳，切忌一味祛邪。

二、用药分析

产后身痛的治疗应以补益肝肾、益气养血为主，顾护脾胃后天生化之源，使气血得以运行，正气乃充；兼顾祛除风寒湿邪，邪气则退。本例中，川芎温通血脉，既活血祛瘀又行气通滞，为血中之气药；当归补血活血、散寒行瘀止痛，善治血虚血瘀寒凝之证；舌淡苔薄白为湿困脾胃之征，药用藿香、佩兰芳香化湿，主治湿困脾胃、湿温、暑湿；苍术苦温燥湿以祛湿浊，辛香健脾以和脾胃；白术健脾益气；石菖蒲化湿豁痰又宁神益智；枳壳理气行滞消胀；羌活和独活均祛风湿、解表止痛、主治风寒湿痛、一身之痛；千年健祛风湿、强筋骨；丝瓜络祛风通络活血；络石藤祛风通络消肿；桂枝温通经脉、助阳化气、散寒止痛。本例患者除身痛主症之外，尚有夜寐欠安、易惊醒等不适，故一诊选药时用远志交通心肾而安神益智，同时祛痰开窍；石菖蒲宁神益智；合欢皮解郁安神又活血消肿；夜交藤宁心安神；五味子补益心肾、宁心安神；磁石和琥珀粉则重镇安神。二诊夜寐好转，休息充足，加强补血益气药物的功效，故身痛减轻，用药去夜交藤、合欢皮、磁石、琥珀粉，加党参气血双补，黄芪补气养血又行滞通痹。

三、亮点经验

以补为要，标本需兼顾　产后身痛为常见的一种产后病，近年来因女性产后护理不当、休息不足、空调的使用、过早进食生冷等原因，发病率逐渐升高，如果患者治疗不及时或不规范，迁延日久，影响生活质量。西医治疗以解热镇痛对症处理为主，而标本兼顾是中医方剂治疗产后身痛的独特优势。产后身痛的病因病机以气血亏虚为本，因此治疗应以补益肝肾、益气养血为主，顾护脾胃后天生化之源，使气血得以运行，正气乃充。本例一诊用药中，川芎温通血脉、行气通滞，当归补血活血、散寒行瘀，白术健脾益气，枳壳理气行滞，五味子补益心肾；党参、黄芪化湿畅中，增补益功效。同时，产后身痛又以风寒湿邪乘虚入络、阻滞气血为标，因此治疗时还需兼顾祛除风寒湿邪，配以祛风燥湿、发散风寒、活血通络止痛之品。本例一诊用药中，在川芎、当归活血行瘀止痛的基础上加用化湿畅中之藿香、佩兰、石菖蒲，增强参芪之补益功效，苍术燥湿，桂枝温通经脉、散寒止痛，远志祛痰开窍，而羌活、独活、千年健、丝瓜络、络石藤均祛风通络。如此得以标本兼治，相得益彰。

（李雪莲）

产 后 抑 郁

沈某,女,31岁,已婚。

初诊:2017年6月21日。

主诉:剖宫产后2月余,情绪忧郁。

现病史:患者第二胎剖宫产后2月余,未哺乳,未转经,入睡困难,多梦易醒,烦躁易怒,性情淡漠,胃纳可,大便稀,腰酸乏力,盗汗,畏寒,苔红,脉弦。

月经史:12,5~16/23~70,经量时多时少,色暗红夹血块,伴痛经。

生育史:2—0—0—2。

妇科检查:外阴经产式,阴道畅,宫颈轻度糜烂,宫体前位,略大,附件阴性。

西医诊断:产后抑郁。

中医诊断:产后脏躁。

病机:肝肾二经亏虚,肝属木,肾属水,水能生木。肝藏血,肾藏精,肝血与肾精可相互转化,肝肾同源,同盛同衰。肝主疏泄,体阴而用阳,肝之疏泄失调,情志失畅,肝血不足,心失所养,致脏腑失调。

治则:养心安神敛汗,疏肝益肾。

方药:淮小麦30g,百合30g,厚朴30g,姜半夏9g,稆豆衣30g,柴胡9g,郁金9g,五味子6g,远志9g,菟丝子12g,麦冬12g,牡丹皮12g,丹参12g,夜交藤30g,合欢皮30g,五倍子6g,糯稻根30g,碧桃干9g,山楂9g,陈皮3g,炒枣仁12g,炙甘草6g。

共14剂,水煎服,每日1剂,早晚饭后各一次,每次150ml。

二诊:2017年7月5日。

末次月经2017年6月27日,至今未净,量少,开始粉红,现为暗红色,护垫量,痛经明显,腰酸胀痛,乳胀。刻下:食欲缺乏,失眠,多梦易醒,烦躁易怒,汗多,怕热,怕冷,乏力,二便正常。

舌苔薄白,脉弦。

病机:心血不足,营卫失和。

治则:健脾和营,养血止血。

方药:党参12g,黄芪12g,白术芍(各)9g,糯稻根30g,淮小麦30g,百合15g,仙鹤草15g,煅龙牡(各)30g,乌贼骨15g,生茜草6g,柴胡9g,炒荆芥9g,炒防风9g,白芷12g,延胡索12g,炒扁豆12g,杜仲15g,桂枝

6g,羌独活(各)9g,炒枣仁12g,炙甘草6g。

共14剂,水煎服,每日1剂,早晚饭后各一次,每次150ml。

三诊:2017年7月30日。

阴道出血7日止。腰酸明显,全身关节酸痛,乳房胀痛,胃纳稍好转,寐差,情绪低落,动则汗出,舌淡红,尖红,苔薄白,脉弦。

治则:养血祛风,疏肝通络。

方药:防风9g,桂枝6g,黄芪30g,当归9g,川芎6g,丝瓜络15g,淮小麦30g,半夏9g,厚朴30g,麦冬12g,柴胡9g,夜交藤30g,羌独活各9g,煅瓦楞子30g,甘松9g,五味子6g,郁金9g,合欢皮30g,炒枣仁12g。

共14剂,水煎服,每日1剂,早晚饭后各一次,每次150ml。

四诊:2017年8月16日。

关节疼痛好转,夜间时有盗汗,胃脘胀闷,苔胃纳欠佳,寐差,情绪较前好转,舌淡红,苔薄白,脉弦细。

治则:疏肝养血,和胃通络。

方药:当归9g,川芎6g,鸡血藤15g,香附12g,胡芦巴12g,络石藤30g,桂枝6g,桑枝9g,煅瓦楞子30g,麦冬12g,半夏9g,厚朴12g,柴胡9g,郁金9g。

共14剂,水煎服,每日1剂,早晚饭后各一次,每次150ml。

产后半年内陆续服用上药随症加减,情绪已经平复,纳尚可,寐尚安,关节酸痛好转,病愈后投入正常工作生活。

按语:

一、治疗思路

患者为二胎母亲,多产损伤气血,元气津血俱伤,腠理疏松,产后百节空虚。患者产后情志不舒,肝肾等脏气功能失调,导致气血亏虚逆乱,均可影响冲任二脉。李教授认为,冲任二脉与肝肾经脉之间的关系尤为密切。肝肾均为阴脉,同居下焦,冲为血海,任为阴脉之海,与肝肾二经有交会穴,交会于曲骨和关元穴,使左右两侧阴经通过任脉相联系,共同贯通维系女性生理功能。肝肾二经亏虚,可导致冲任的虚损,两者相互影响。肝属木,肾属水,水能生木。肝藏血,肾藏精,肝血与肾精可相互转化,肝肾同源,同盛同衰。肝主疏泄,体阴而用阳,肝之疏泄调达,有赖肾水的滋养,肾精也有赖肝的疏泄调节功能。如肝血不足,心失所养,则疏肝益肾,滋养肝肾亦可达到调理冲任,养心安神,舒筋活络之功。

二、用药分析

本案前后选用甘麦大枣汤、天王补心丹、酸枣仁汤、白金丸、桂枝汤、蠲脾汤、牡蛎散等处方加减变化,既疏肝养血,养心安神,合营通络。本案标本兼顾,方中先用淮小麦、百合、五味子、远志、麦冬、炙甘草养心安神,厚朴、姜半夏化痰,柴胡、郁金疏肝,当归、川芎活血止痛,羌独活疏风活络,黄芪固表敛汗,碧桃干、合欢皮、夜交藤养心安神,防风祛风止痛。意在疏肝养血,通络和营。

三、亮点经验

1. 重在疏肝养血 叶天士在《临证指南医案》云:"女子以肝为先天也。"肝者在右胁,人体的血液化生于脾,贮藏于肝。女子以血为用,若肝血不足,则肝失疏泄,人体之经血,经络,脏腑器官等活动之气机逆乱,气血失调,经络不利。会出现精神情志抑郁,胸胁苦满,甚至烦躁易怒,喜悲伤,故产后在多虚多瘀之机,注意调畅气机,疏肝益肾,使情志得疏。

2. 养心安神定志 以甘麦大枣汤、酸枣仁汤、天王补心丹为主方,养心血宁神志。

3. 和营祛风通络 产后百节空虚,患者产后调摄失当,气血不调,营卫失和,易出现产后抑郁、产后身痛。肾为先天之本,肾亏则腰酸,关节疼痛,肢体麻木,故治疗应注重祛风,合营,益肾,疏肝共用。

(赵　巍)

产后湿疹

路某,女,36岁,已婚。

初诊:2016年7月12日。

主诉:产后3周湿疹瘙痒。

现病史:患者孕34周,于6月21日行剖宫产生一女婴,重3.19kg,产时出血800ml。刻下就诊时:产后3周,恶露不净,色暗红,夹血块,乳汁少,全身皮疹,以四肢及颈项处密集,灼热鲜红,瘙痒明显,胃纳少,大便干结,精神紧张。舌红苔薄,脉细数。

既往史:2014 年因"卵巢过度刺激综合征"存在大量胸腹水在复旦大学附属妇产科医院住院治疗。

月经史:13,6~7/23~30,经量中等,色红,无痛经,无乳胀,腰酸。

生育史:1—0—1—1。

西医诊断:产后湿疹。

中医诊断:浸淫疮。

病机:患者产时出血多,耗伤脾气,脾胃亏虚,内湿停饮,脾为湿困;产后体虚易受外感风湿热邪,热入血分,血热生风,内外合邪,郁结于肌肤腠理而见湿疹;血热郁于肌表,故灼热鲜红;风邪袭表,故瘙痒难忍;产后阴血不足,热灼津液,故大便干结。

治法:健脾益气,养血补阴,清热透疹,泻火除湿,祛瘀生新。

方药:党参 12g,黄芪 12g,薏苡仁 12g,怀山药 15g,生熟地黄(各)12g,苏叶 12g,炒荆芥 9g,黄芩 9g,黄连 9g,生大黄 6g,车前子(包)9g,地肤子(包)9g,淡竹叶 12g,土茯苓 15g,蒲公英 15g,炒槐花 9g,炮姜 6g,仙鹤草 15g,益母草 12g。

共 14 剂,水煎服,每日 1 剂,早晚饭后各一次,每次 150ml。

医嘱:①避免各种外界刺激,如热水洗烫,避免用力搔抓、过多使用肥皂及不适当地使用外用药物等。②应避免过劳及精神紧张,避免辛、辣、腥、酸食物,产妇易出汗,应保持皮肤清洁干燥,避免继发感染。

二诊:2016 年 7 月 19 日。

恶露基本已净,全身皮疹已退,瘙痒自觉已轻微,乳汁仍偏少。舌红苔薄,脉细。

治则:健脾益气,补肾养血,清热利湿,下气通乳。

方药:党参 12g,黄芪 12g,薏苡仁 12g,怀山药 15g,生熟地黄(各)12g,杜仲 15g,狗脊 12g,牡丹皮 12g,丹参 12g,黄芩 9g,黄连 9g,生大黄 6g,车前子(包煎)9g,地肤子(包煎)9g,淡竹叶 12g,蒲公英 30g,通草 9g,王不留行 9g,羌独活(各)9g。

共 14 剂,水煎服,每日 1 剂,早晚饭后各一次,每次 150ml。

之后按上述方药调理一月,湿疹未反复,已无皮肤瘙痒,乳汁畅,恶露净。

按语：

一、治疗思路

湿疹是多种复杂的内外因素引起的一种具有多行性皮损和易有渗出倾向的皮肤炎症性反应。病变因素集中为外在的"过敏源"及人体内部的"免疫系统"上。湿疹极易复发，病程不规则。产妇的雌激素与孕激素分泌量下降，泌乳素分泌量相对上升，同时腺垂体、甲状腺、肾上腺功能各有变化，各种内外因交叠之下，导致产妇的免疫功能下降，从而引发湿疹，西医治疗多采用涂抹止痒杀菌药膏或口服过敏药物，但治疗后的负面效应多集中在"抗药性"和"反弹"上。

《医宗金鉴·外科心法》有浸淫疮记载："此症初生如疥，瘙痒无时，蔓延不止，抓津黄水，浸淫成片""浸淫疮，是心家有风热，发于肌肤""邪之所凑，其气必虚"。本病表现在外而病因在内，故必有内风、内湿及内热留于体内，招致外邪；"诸痛痒疮，皆属于心""诸湿肿满，皆属于脾"，热入血分，血热生风，因而本病证从内外两端，内有心火亢盛，湿热困脾，外受风湿热邪，内外合之，郁结于肌肤腠理而发。中医认为产妇分娩后，气血伤亏，恶露欲排，机体处于多虚与瘀的特殊状态，阴血突然耗损出现暂时的阴虚阳亢现象，加之产妇卧床时间较多，气血运行不畅，血不荣肤，故发为本病。治疗当以消风、清热、除湿为大法，其他活血、养阴、凉血化斑之品也可灵活运用。

本案患者产时出血多，产后脾虚不适，湿从内生，又由于精神紧张，气郁而化热，产后体虚易受外感风湿热邪，内外合邪而发病。

二、用药分析

本案用药主要分为以下 2 种：一是扶正固本，以党参、黄芪健脾益气；薏苡仁健脾渗湿；熟地黄滋阴养血；山药益气养阴，补肺脾肾；杜仲、狗脊甘温以补肝肾。二是驱邪外出，苏叶、炒荆芥解表散寒祛风；黄芩、黄连、大黄为"泻心汤"主要组成，以达清热燥湿、泻下逐瘀之效；淡竹叶清热泻火利尿；车前子、地肤子利尿通淋，清热利湿；土茯苓、蒲公英清热解毒；益母草活血利尿消肿；生地黄、牡丹皮清热凉血消斑，清血分郁热等。

全方再逐加通草、王不留行下气通乳；仙鹤草收敛止血、炒槐花凉血止血、炮姜温经止血。

三、亮点经验

1. 扶正固本,上透发而下泻火 究其本案产后湿疹表现虽在皮肤,然病位根源还是在中焦脾胃,脾胃功能正常与否直接关系到本病症状的轻重。"诸湿肿满,皆属于脾",故脾失健运,湿浊内生,李教授用党参、黄芪健脾益气,薏苡仁健脾渗湿;脾虚气血生化乏源,血虚易动风,所谓"治风先治血",故以熟地黄养阴补血,山药养三脏之阴,使"正气存内,邪不可干"。另外,李教授祛除湿疹外邪,分别从上、下二路而出,邪从上而出者,以透发为主,邪从下而出者,以泻下为主,如选用苏叶、炒荆芥解表祛风透疹;以生大黄泻下攻积、清热泻火、淡竹叶、车前子、地肤子清热利尿利湿,使邪从小便而出;"诸痛痒疮,皆属于心",李教授用黄芩、黄连、大黄清泄三焦之火,使邪从三焦而出。

2. 调治湿疹,不忘恶露与乳水 本案患者除了产后湿疹特别严重外,尚存在明显的其他产后病,产后恶露不绝与产后缺乳。新产亡血伤津,元气耗损,傅青主曰:"凡病起于血气之衰,脾胃之虚,而产后尤甚",脾胃虚弱,气血生化不足,无以化乳,产后乳少;产后精神紧张,气血不畅,阻碍乳汁运行,也可缺乳。产后脾胃虚弱,气虚下陷,不能摄血可致恶露不绝,加之湿热内生,热扰冲任,迫血妄行,恶露不止,再者分娩创伤,脉络受损,血溢脉外,离经成瘀,瘀血内阻,血不归经,恶露日久不净。李教授治疗主病湿疹已选用健脾益气、养血补阴,清热祛湿之法;同时以益母草祛瘀生新、仙鹤草收敛止血、炒槐花凉血止血、炮姜温经止血,以除恶露;通草、王不留行下气通络以增乳水。治疗真正做到虚不留瘀,祛瘀不忘虚,标本虚实兼顾,使患者产后之病经治而愈。

3. 一味荆芥,功效透疹与止血 荆芥辛温,归肺、肝经,有解表散风、透疹和消疮的功效,炒用后能入血,有止血功效,用于本患者即可治疗湿疹,又可治疗产后恶露不净。结合现代药理,荆芥炒黑后能缩短出血和凝血时间。另外荆芥有抗过敏作用,能治疗过敏性皮炎、荨麻疹、皮肤瘙痒症等皮肤过敏性或免疫性疾病。

(周　梅)

杂 病

卵巢浆液性囊腺瘤术后D-二聚体异常升高

吴某,女,38岁,未婚。

初诊:2017年9月30日。

主诉:左卵巢浆液性囊腺瘤术后23天,腹痛时作。

现病史:患者2017年9月7日突发下腹剧痛,急诊B超发现:子宫左后方见56mm×42mm×51mm囊性暗区,子宫前壁见33mm×30mm×43mm低回声结节。于当天住院,行腹腔镜下左卵巢囊腺瘤剥离术＋子宫肌瘤剥离术,病理切片示:左卵巢浆液性囊腺瘤。刻下腹部术后已有23天仍然疼痛,有时较剧烈,CA125:8.9U/ml,D-二聚体(DIMM):7 572.7ng/ml(0～500ng/ml),平素月经周期尚准,30日一行,5天净,末次月经:9月9日,胃纳可,寐安,小便正常,大便干结。苔薄腻,脉细弦。

月经史:15,5/30,量少色红,夹血块,无痛经。

生育史:0—0—0—0。

妇科肛检:外阴(－),宫体增大,附件触痛(＋)。

西医诊断:左卵巢浆液性囊腺瘤术后,凝血功能异常。

中医诊断:癥瘕。

病机:脏腑功能失常,脾失健运成痰,气血运行不畅成瘀,久虚伤肾,体内产生的病理产物不能及时排出体外,蕴积在体内成毒,正气渐虚,日久而成癥积。

治则:软坚散结,清瘀消癥。

方药:三棱9g,莪术9g,路路通9g,地鳖虫9g,肉苁蓉9g,菟丝子9g,巴戟天9g,淫羊藿9g,苏木9g,夏枯草9g,紫花地丁30g,党参12g,黄芪12g,地龙12g,皂角刺12g,土茯苓30g,威灵仙12g,浙贝母9g,重楼15g,生大黄(后下)6g。

共14剂,水煎服,每日1剂,早晚饭后各一次,每次150ml。

医嘱:测基础体温。

二诊：2017年10月14日。

月经逾期未行，无明显不适，平时坐久少腹隐痛，胃纳可，寐安，带下增多，稍乳胀，二便正常。舌红苔薄白腻，脉细。复查D-二聚体（DIMM）：1 032.7ng/ml（0～500ng/ml）。

治则：活血化瘀，理气通经。

方药：当归12g，川芎6g，熟地黄12g，桃仁9g，红花9g，益母草30g，川牛膝12g，苏木9g，香附12g，川楝子12g，丹参12g，桂枝6g，延胡索12g，三棱9g，莪术9g，白芷9g，党参12g，黄芪12g，艾叶6g，橘叶核（各）9g。

共14剂，水煎服，每日1剂，早晚饭后各一次，每次150ml。

三诊：2017年10月28日。

末次月经10月17日，5天净，量少，色红，夹少量血块。手足怕冷，胃纳可，寐安，二便正常。舌质红苔薄白，脉细。

治则：健脾温肾，清瘀消癥。

方药：三棱9g，莪术9g，路路通9g，地鳖虫9g，肉苁蓉9g，菟丝子9g，巴戟天9g，淫羊藿9g，苏木9g，夏枯草9g，紫花地丁30g，水蛭12g，血竭6g，炙乳没（各）6g，附片9g，党参12g，黄芪12g，枸杞子12g，蒲公英30g。

共14剂，水煎服，每日1剂，早晚饭后各一次，每次150ml。多煎150ml每晚临睡前灌肠；经期暂停灌肠。

四诊：2017年11月11日。

基础体温双相迟缓，期中带下增多，拉丝状，纳可，寐安，二便正常。舌红苔薄白腻，脉细。

治则：软坚散结，清瘀消癥。

方药：三棱9g，莪术9g，路路通9g，地鳖虫9g，肉苁蓉9g，菟丝子9g，巴戟天9g，淫羊藿9g，苏木9g，夏枯草9g，紫花地丁30g，水蛭12g，血竭6g，炙乳没（各）6g，党参12g，黄芪15g，附子9g，桂枝6g，皂角刺12g，蒲公英30g，重楼15g，土茯苓30g，半枝莲15g。

共14剂，水煎服，每日1剂，早晚饭后各一次，每次150ml。多煎150ml每晚临睡前灌肠；经期暂停灌肠。

五诊：2017年12月9日。

月经11月24日，量多2天，色红，夹少量血块，无痛经，偶见少腹酸胀，纳不馨，寐安，二便正常。苔薄，脉细。复查D-二聚体（DIMM）：555.7ng/ml（0～500ng/ml）。

治则：健脾补肾，清瘀消癥。

方药：三棱 9g，莪术 9g，路路通 9g，地鳖虫 9g，肉苁蓉 9g，菟丝子 9g，巴戟天 9g，淫羊藿 9g，苏木 9g，夏枯草 9g，水蛭 12g，重楼 15g，党参 12g，黄芪 15g，威灵仙 12g，桂枝 6g，桑寄生 12g，血竭 6g，蒲公英 30g，半枝莲 15g，谷麦芽（各）15g，薏苡仁 15g。

共 14 剂，水煎服，每日 1 剂，早晚饭后各一次，每次 150ml。多煎 150ml 每晚临睡前灌肠；经期暂停灌肠。

六诊：2017 年 1 月 6 日。

月经 12 月 26 日，量中，色红，少量血块，无痛经，无腹痛，带下中，基础体温双相，胃纳可，寐安，二便正常。一切均恢复正常。苔薄，脉细弦。复查 CA125 正常，D- 二聚体（DIMM）：303.8ng/ml（0～500ng/ml）。

治则：健脾补肾，清瘀消癥。

方药：三棱 9g，莪术 9g，路路通 9g，地鳖虫 9g，肉苁蓉 9g，菟丝子 9g，巴戟天 9g，淫羊藿 9g，苏木 9g，夏枯草 9g，水蛭 12g，石见穿 15g，重楼 15g，地龙 12g，八月札 12g，娑罗子 12g，党参 12g，黄芪 15g，薏苡仁 15g。

共 14 剂，水煎服，每日 1 剂，早晚饭后各一次，每次 150ml。多煎 150ml 每晚临睡前灌肠；经期暂停灌肠。

之后按上述方药调理之，随访 3 个月，月经每月正常来潮，D- 二聚体始终处于正常范围，未见腹痛，经净后复查 B 超未见明显异常。

按语：

一、治疗思路

浆液性良性囊腺瘤，中医无此病名，按症状表现属于"癥瘕"范畴，临床大多数为单侧性，但浆液性囊腺瘤较其他种上皮性肿瘤多见双侧性，肿瘤不大时以无症状出现，增大时可出现压迫症状，蒂扭转或肿瘤感染时可出现急性腹痛，恶变率在 35% 左右。D- 二聚体是机体凝血和纤溶活性增高重要标志物之一，其含量检测可用于恶性肿瘤的诊断、治疗及预后评估。本案患者因急腹症就诊，发现卵巢囊肿后立即剥离，术中冰冻切片病理提示左卵巢浆液性囊腺瘤，术后 23 天 CA125：8.9U/ml，其余肿瘤指标正常，D- 二聚体（DIMM）：7 572.7ng/ml（0～500ng/ml），腹部伴有疼痛，患者恐囊肿再次复发，寻求中医药保守治疗。中医认为，气为血之帅，血为气之母,气行则血行,气滞则血行不畅而成瘀,现代医学研究发现肿瘤的形成与中医"痰""毒""瘀"有关,脏腑功能与气血运行失常使机体内这些病理产物不能及时排出体外,蕴积在体内成毒,正气渐虚,日久而成癥积,故治疗原则为软坚散结,清瘀消癥,辅以健脾补肾调经。

二、用药分析

患者就诊时有形之癥已经剥离,但无形之病理产物仍然存在,D-二聚体 7 572.7ng/ml(0 ~ 500ng/ml)居高不下,预示囊肿可能再发,故治疗以清除体内病理产物"痰""毒""瘀"为主,同时扶助正气以祛邪,主方以李教授经验方内异消活血补肾、祛瘀消癥,桃红四物汤活血调经,用药也分为四类:

1. 活血化瘀类　近年来国内外学者就活血化瘀药物对生物转化酶影响不断进行深入研究,生物转换酶系统可分外源性物质转化酶系统和内源性物质转化酶系统,活血药可通过诱导外源性代谢酶 CYP1A1、CYP1A2 和 Ⅱ 相酶加速致癌物的排泄而预防肿瘤;对于内源性物质转化酶系统,活血药具有诱导抗氧化酶而对抗体内的氧自由基损伤,保护血管内皮,影响类固醇激素合成与代谢从而发挥抗肿瘤作用。三棱、莪术理气活血散瘀,两药合用增强攻逐力,三棱总黄酮具有抗氧化、抗肿瘤、抑制雌激素表达的作用,莪术挥发油具有抗肿瘤、抗病毒、消炎等作用;当归、桃仁、红花、益母草、丹参活血调经,当归包含挥发油、多糖、阿魏酸等多种药效成分对肿瘤细胞的增殖有抑制与诱导分化作用;丹参具有抑制凝血、激活纤溶、稳定红细胞膜、提高机体耐缺氧能力、抗脂质过氧化和清除自由基及消炎抗菌等作用;红花黄色素具有保护心肌、抗凝血、抑制血栓形成、镇痛、抗炎、抗氧化、抗肿瘤、降血压等作用,与桃仁相须为用后祛瘀力增强;香附、川芎、川楝子、延胡索理气活血,药理证明川芎具有清除氧自由基作用,川芎嗪对细胞增殖起到一定的抑制作用,有利于减少甲胎蛋白的分泌,香附能通过造成细胞毒性引起肿瘤细胞凋亡;苏木、川牛膝、桂枝活血温经通络;乳香、没药活血散血、定痛消肿;血竭有小毒,散瘀定痛,药理研究显示血竭具有消炎止痛,抑制子宫内膜异位生长的作用。

2. 清热解毒　李教授常用药包括夏枯草、蒲公英、紫花地丁、石见穿、土茯苓、重楼、半枝莲,具有清热解毒、消肿散结作用,药理研究证实此类药物能使肿瘤细胞凋亡,起到抗肿瘤、消炎及提高免疫力的作用。

3. 软坚散结　在软坚散结药物药理研究中发现,此类药物具有直接抑瘤、提高抗肿瘤免疫机制以及降低血清一氧化氮作用，浙贝母化痰清热，开郁散结，具有止咳祛痰、消炎、抗氧化、抗肿瘤等作用；威灵仙祛风除湿，通络止痛，消痰水，散癖积；皂角刺具有消毒透脓、搜风、杀虫的功效，现代药理表明其具有抗炎、免疫调节、抗肿瘤等多种药理活性，可用于消炎、镇痛、癌症等的治疗；李教授善用虫药破瘀散结，水蛭破血瘕积聚，水蛭素有抗血栓形成和溶栓作用；地鳖虫破瘀血，其含有的抗凝组分多肽具有良好的体内抗凝疗效；地龙活血通络，其药理作用具有消炎镇痛、抑制血小板凝聚。

4. 扶正祛邪　正气虚弱时应注重顾护脾胃，扶助正气，黄芪、党参补气健脾，黄芪能增强 ConA 诱导 T 淋巴细胞的增殖反应，党参及其活性成分具有改善胃溃疡、增强胃肠动力、抗炎、抗氧化、调节糖脂代谢、免疫调节及抗肿瘤等作用；八月札、娑罗子、谷麦芽（各）理气健脾；薏苡仁健脾化湿；肉苁蓉、菟丝子、巴戟天、淫羊藿、附子、枸杞子、艾叶温阳补肾调经；橘叶核（各）疏肝理气；生大黄泄热导滞。诸药合用，D-二聚体复查明显下降至正常范围。

三、亮点经验

1. 衷中参西，重视"治未病"　"治未病"源于中国人的忧患意识，"天人合一"的世界观和整体看待事物的方法论，中医"治未病"有几个层次，可以高度总结为"未病先防，既病防变，病后防复"三句话。本案患者因急腹症手术剥离卵巢囊肿，术后观察指标 D-二聚体高居不下，D-二聚体是机体凝血和纤溶活性增高重要标志物之一，其含量检测可用于恶性肿瘤的诊断、治疗及预后评估，应引起足够重视，卵巢囊肿在育龄妇女的复发率占有一定比例，西医多用激素治疗，副作用较大，因此患者寻求中医治疗，以期预防旧病复发。以实验室检测为依据，患者 D-二聚体在治疗过程中逐渐下降恢复至正常范围，患者腹痛，月经失调等症状也随之改善。

2. 合理用药，协同抗瘤　癥瘕的产生主要和机体正气虚弱、气血失调有关，有些癥瘕随着病情的变化可以发生癌变，近年来对中医药抗肿瘤的机制和药理研究越来越深入，在临床效果上也证实了其有效性。李教授治疗癥瘕病用药特色鲜明，对于本案患者采用软坚散结、清瘀消癥治疗原则，辅以扶正祛邪，通过活血化瘀药为三棱、莪术、丹参等，清热解毒药为紫花地丁、土茯苓、重楼等，软坚散结药为浙贝母、水蛭等，补益脾肾药为党参、黄芪、薏苡仁等来协同治疗，而药理研究也证实活血中药可诱导加速致癌物的排泄而预防肿瘤,同时诱导抗氧化酶而对抗体内的氧自由基损伤,保护血管内皮,影响类固醇激素合成与代谢从而发挥抗肿瘤作用,清热解毒中药能使肿瘤细胞凋亡,起到抗肿瘤、消炎及提高免疫力的作用,软坚散结中药具有直接抑瘤、提高抗肿瘤免疫机制以及降低血清一氧化氮作用,补益中药能增强网状内皮系统的吸附能力,增强白细胞的吞噬能力,使吞噬细胞增加从而起到提高免疫力抗肿瘤的作用。

3. **内服外用,提高疗效**　灌肠法为李教授治疗癥瘕、输卵管堵塞、子宫内膜异位等疾病常用外治法之一,其疗效肯定。灌肠用药取自口服中药,通过肠壁吸收,渗透进入腹腔直达病灶部位,有利于病灶部位的炎症消散解,有报道,通过灌肠,发现局部病灶处巨噬细胞增多,因此可起到消炎、抗肿瘤作用。

(周　琦)

卵巢非赘生性囊肿

顾某,女,24 岁,未婚。

初诊:2018 年 2 月 14 日。

主诉:闭经 4 月,发现卵巢囊性包块 1 月余。

现病史:患者从初潮开始月经常常过期而潮,周期维持在 30～60 天之间,2017 年 9 月 3 日来潮后一直未行经,闭经 4 月,自觉少腹胀痛不适,2018 年 1 月 3 日经直肠超声,发现子宫大小 49mm×47mm×41mm,右侧卵巢无回声区,大小 58mm×57mm×52mm;给予黄体酮激素撤退治疗,2018 年 1 月 11 日行经,6 天净,量中等,轻微痛经,无明显乳房胀痛,无腰酸。月经第 5 天(1 月 15 日)性激素检查提示高雄激素水平,睾酮(T)0.57ng/ml↑;肿瘤指标 CEA、AFP 正常范围;复查超声:右侧无回声区明显增大80mm×76mm×58mm;月经第 19 天(2018 年 1 月 29 日)再次复查超声:子宫大小 47mm×45mm×36mm,右侧卵巢大小 36mm×35mm×22mm,内低回声区 33mm×32mm×18mm;左侧卵巢大小 29mm×27mm×23mm,内回声 19mm×18mm×14mm。患者因未婚且无性生活史,故而求诊对卵巢囊性包块及月经后期进行中医治疗。舌苔薄白,脉细。

月经史:14,5～6/28～120,量中,轻微痛经,无明显乳房胀痛,无腰酸;末次月经 2018 年 1 月 11 日至 2018 年 1 月 15 日。

生育史:0—0—0—0。

辅助检查：癌胚抗原（CEA）1.8ng/ml；甲胎蛋白（AFP）1.59ng/mL；促黄体生成激素（LH）7.05IU/L、促卵泡成熟激素（FSH）6.23IU/L、雌二醇（E_2）38pmol/L、睾酮（T）0.57ng/mL、孕酮（P）0.58nmol/L、泌乳素（PRL）5.98mIU/L、皮质醇 15.79nmol/L、脱氢表雄酮 180.5mIU/L；抗苗勒管激素（AMH）7.05ng/ml，人附睾蛋白4（HE_4）63.8pmol/L。

西医诊断：功能性卵巢囊肿（卵巢非赘生性囊肿）。

中医诊断：癥瘕。

病机：肝郁气滞，冲任失调，瘀血阻滞，闭塞胞宫。

治则：活血化瘀，疏肝理气，行经通络。

方药：丹参12g，牡丹皮12g，当归9g，川芎6g，熟地黄12g，红花9g，桃仁9g，益母草30g，苏木9g，鬼箭羽12g，川牛膝12g，桂枝6g，莪术12g，橘叶9g，橘核9g，香附12g，延胡索12g，川楝子12g，八月札12g，娑罗子12g。

共14剂，水煎服，每日1剂，早晚饭后各一次，每次150ml。

二诊：2018年3月9日。

患者服中药后月经2018年2月15日至2018年2月20日来潮，量中，色红，夹小血块，无痛经，伴随经期乳房胀痛，腰酸痛，夜尿频。舌淡苔薄白，脉细。经后2018年2月22日复查B超：子宫大小38mm×42mm×35mm，右侧卵巢大小35mm×24mm×21mm，内低回声区17mm×15mm×14mm；左侧卵巢大小35mm×34mm×28mm，内回声30mm×26mm×23mm；双卵巢囊性结构。刻下：月经周期第23天，基础体温单相，腰酸，大便干结，胃纳一般。

治则：补肾益气，活血调冲，润肠通便。

方药：生地黄12g，熟地黄12g，白术12g，山药15g，菟丝子12g，川芎6g，香附12g，川楝子12g，鸡血藤15g，紫石英15g，党参12g，黄芪15g，石楠叶12g，黄精9g，淫羊藿30g，肉苁蓉12g，阳起石12g，桑螵蛸9g，益智仁9g，火麻仁9g，生大黄6g。

共14剂，水煎服，每日1剂，早晚饭后各一次，每次150ml。

三诊：2018年4月3日。

患者服中药后月经2018年3月22日至2018年3月29日来潮，量中，色红，夹小血块，无痛经，伴随经期乳房胀痛，腰酸痛，夜尿频。刻下：月经后带下色黄，伴有外阴瘙痒，口干欲饮水。舌淡苔薄白，脉细。

治则：滋阴补肾，清热散结，活血调冲。

方药：枸杞子12g，熟地黄12g，肉苁蓉12g，菟丝子12g，红花9g，香附12g，当归9g，肉桂3g，鸡血藤15g，栀子9g，天花粉12g，石斛12g，柴胡9g，皂角刺12g，山慈菇12g，椿根皮12g，金樱子12g，鸡冠花12g，淫羊藿30g，杜仲15g，紫花地丁30g，红藤30g。

共14剂，水煎服，每日1剂，早晚饭后各一次，每次150ml。

四诊：2018年7月3日。

患者服中药后月经尚可规律来潮，末次月经2018年6月25日至2018年7月1日来潮，量中，色红，夹小血块，轻微痛经，伴随经期乳房胀痛，腰酸痛。月经第5天复查B超：子宫大小48mm×36mm×51mm，右侧卵巢大小33mm×20mm；左侧卵巢大小34mm×32mm，内回声28mm×18mm；左侧卵巢囊性结构，右侧卵巢未见明显异常。患者月经规律来潮后，卵巢囊性结构明显改善，右侧囊性结构已经消失，左侧囊性结构缩小。继续补肾疏肝调经之法巩固治疗。

按语：

一、治疗思路

卵巢非赘生性囊肿是妇科良性囊肿，由于生长卵泡发育不成熟或过成熟，使之不能排卵而保留卵泡腔，以及由于闭锁的卵泡腔不能自然消失或黄体在排卵后不退缩而继续生长而引起。持续性过度成熟的卵泡具有活跃的功能，并产生大量的卵巢激素。由于卵巢激素水平的失衡，而导致月经失调。也可以继发于月经失调。卵泡囊肿、黄体囊肿、卵泡膜黄素囊肿为常见病理表现。大多是由于卵巢的功能性改变形成的潴留囊肿，如卵泡囊肿、黄体囊肿（血肿）、黄素化囊肿、炎症性卵巢囊肿、多囊性卵巢等等。一般直径在6cm以内者可怀疑卵泡囊肿。非妊娠期黄体囊肿常伴有月经延迟，继而出现持续或不规则子宫出血，有时伴患侧下腹部隐痛，需注意与异位妊娠鉴别。

CA125、CEA、AFP、HE_4均为卵巢相关恶性肿瘤的血清标志物。HE_4在卵巢癌患者血清中表达水平升高且阳性率明显增加。

抗苗勒管激素（AMH）主要由卵巢窦前卵泡和小窦卵泡分泌。AMH在评价卵巢储备功能上具有更高的可靠性，它能更准确地反映育龄女性的内分泌状态。同时亦有研究发现多囊卵巢综合征患者 AMH 明显升高，子宫内膜异位症患者 AMH 降低。

卵巢囊肿可归属于中医癥瘕、积聚、肠覃等范畴。如：《灵枢·水胀》云："肠覃何如……其始生也，大如鸡卵，稍以益大，至其成，如怀子之状，久者离岁，按之则坚，推之则移，月事以时下，此其候也。"《素问·骨空论》中曰："任脉为病……女子带下瘕聚。"张景岳《景岳全书》曰"瘕，癥瘕也。聚，积聚也。"妇人下腹结块. 伴有或胀、或痛、或满、或异常出血者称为癥瘕。因此，根据症状及体征卵巢非赘生性肿瘤在中医学一般归属于癥瘕范畴。

本案患者未婚且无性生活史，既往无盆腔肿块、盆腔炎症病史，由于闭经赴医院就诊检查发现直径接近 6cm 的卵巢囊性结构，经激素调整周期后囊肿大小出现改变，结合血液常见卵巢相关肿瘤标志物检测 CA125、CEA、AFP、HE$_4$ 均提示正常范围，首先考虑良性卵巢囊肿；在良性结构中内膜异位症引起的囊肿同样也可能出现 AMH 降低，该患者均未出现，患者闭经、就诊时月经后期，血清高雄激素水平偏高，故而以活血调经为主，同时密切观察随访卵巢囊性结构的大小变化情况。

二、用药分析

本案治疗分两步进行，初诊月经过期，双侧卵巢囊性结构，平素经行乳房胀痛，情绪不佳。首先拟通经为治，按照其症状与体征，中医辨证肝郁气滞，瘀阻胞宫，予以桃红四物汤，配合益母草、苏木、川牛膝、鬼箭羽、桂枝活血化瘀通经。橘叶、橘核、八月札、香附疏肝理气。其次是治本求源，经后给予补肾滋肾调经为主，调经卵巢周期。处方以经验方助黄汤为主生地黄、熟地黄、山药、菟丝子、淫羊藿、肉苁蓉、紫石英补肾益精，增加黄芪、党参、石楠叶、黄精益精气促排卵，大便不通增加火麻仁、生大黄润肠通便；带下增加，伴有阴痒增加清热解毒散结之药鸡冠花、红藤、山慈菇、紫花地丁等。

三、亮点经验

1. 补肾活血，调节周期，囊肿自消 卵巢非赘生性肿瘤是妇科常见肿瘤之一，为妇科良性肿瘤，西医治疗卵巢囊肿，一般认为囊肿直径<5cm，可密切观察，每 3～6 月检查 1 次。如直径达到 5cm 以上，建议手术治疗，或者囊肿过大或者引起急腹症情况需要手术治疗为主。但手术对于女性

尤其是未生育的女性造成很大的精神伤害。中医药治疗功能性卵巢囊肿仅限于个案报道,缺乏普遍性。且病例诊断标准模糊,加之有些功能性囊肿可自行消退吸收,导致有人对疗效提出质疑。

2. **疏肝理气,益肾调冲,祛瘀散结** 《妇人大全良方》曰:"妇人腹中瘀血者,由月经闭积,或产后余血未尽,或风寒滞瘀,久而不消,则为积聚癥瘕矣。"由于本病属于良性包块,因而病机的根本是气滞血瘀。冲任失调,瘀血阻滞胞宫,日久形成微小癥瘕。治疗首先以疏肝理气活血化瘀通经。同时《景岳全书·积聚》又云"凡脾肾不足,及虚弱失调之人,多有积聚之病。"然后补肾调冲,恢复正常月经周期,改善卵巢内分泌功能,促进病理性囊肿消退。

3. **适当检查,心理疏导,利于治疗** 本病初愈阶段,虽症状消失,但邪气未尽,如调摄不当极易复发。而不当的饮食起居、过度的精神刺激、心理压力过大、过度疲劳、经期的不当调护等是卵巢囊肿易复发的诱因,因此应注意瘥后的调养防护,预防复发。

(贾丽娜)

卵巢囊肿术后(包裹性积液)

张某,女,32岁,已婚。

初诊:2016年11月9日。

主诉:双侧卵巢囊肿剥离术后4月,发现包裹性积液3月。

现病史:患者2016年6月27日于上海某医院行腹腔镜下双侧卵巢囊肿剥除术,病理:双侧卵巢包裹性囊肿。2014年曾患阑尾炎保守治疗,平素时有小腹隐痛,月经周期尚规则,30日一行,3天净,量少,色暗,无血块,伴痛经,经前腰酸,乳稍胀,腹部凉,颈背紧,食后易腹胀,胃纳一般,寐欠安,易醒多梦,大便不成形。苔薄舌尖红,脉细。有乳腺增生史,胆结石史,慢性盆腔炎史。

月经史:13,3/30,经量少,色暗,无血块,伴痛经,经前腰酸,乳胀。

生育史:2—0—3—2。3次人流史。

妇科检查:外阴经产式,阴道畅,宫颈轻度糜烂,宫体中位,附件轻度压痛。

辅助检查:2016年8月1日复旦大学附属妇产科医院B超:子宫大小50mm×40mm×43mm,左侧卵巢囊块,包裹性积液44mm×51mm×20mm。

西医诊断：卵巢包裹性积液。

中医诊断：癥瘕。

病机：术后气血亏虚，冲脉受损，气滞则血行不畅而成瘀，瘀滞化热，脉络不通，不通则痛，癥瘕积聚。

治则：软坚散结，清解消癥。

方药：巴戟天 12g，肉苁蓉 12g，菟丝子 12g，莪术 9g，夏枯草 12g，三棱 9g，地鳖虫 12g，苏木 9g，紫花地丁 30g，皂角刺 12g，茯苓 9g，桂枝 6g，党参 12g，黄芪 12g，血竭 6g，威灵仙 9g，炙乳香 6g，没药 6g。

共 14 剂，水煎服，每日 1 剂，早晚饭后各一次，每次 150ml。

医嘱：①完善各项相关检查：血常规，性激素 6 项，癌胚抗原（CEA，CA125），肿瘤坏死因子（TNF），白介素 2，6，8，10（IL-2，6，8，10），转化生长因子 -β（TGF-β）。②忌服含高雌激素水平食物。

二诊：2016 年 11 月 25 日。

末次月经 11 月 8 日~11 月 11 日，量少色暗，无血块，稍痛经，腰酸，乳胀，头晕，耳鸣。苔薄，舌尖红，脉细。

11 月 9 日（月经第 2 天）辅助检查：促黄体生成激素（LH）4.22IU/L、促卵泡成熟激素（FSH）9.29IU/L、雌二醇（E_2）56pmol/L、睾酮（T）0.59nmol/L、孕酮（P）0.9nmol/L、泌乳素（PRL）235.56mIU/L；癌胚抗原（CEA）1.2ng/ml，癌胚抗原 125（CA125）42.9ng/ml（高）；肿瘤坏死因子（TNF）3.70pg/ml；白介素 2（IL-2）60.7pg/ml，白介素 6（IL-6）2.1pg/ml，白介素 8（IL-8）5.0pg/ml，白介素 10（IL-10）5.0pg/ml；转化生长因子 -β（TGF-β）119.5。

治则：软坚散结，消癥止痛。

方药：巴戟天 12g，肉苁蓉 12g，菟丝子 12g，莪术 9g，夏枯草 12g，三棱 9g，地鳖虫 12g，苏木 9g，紫花地丁 30g，皂角刺 12g，茯苓 9g，桂枝 6g，党参 12g，黄芪 12g，血竭 6g，威灵仙 9g，炙乳香 6g，没药 6g，水蛭 12g，延胡索 12g，党参 12g。

共 14 剂，水煎服，每日 1 剂，早晚饭后各一次，每次 150ml。

医嘱：经净后复查 B 超。

三诊：2017 年 1 月 11 日。

末次月经 1 月 6 日~1 月 8 日，量少，稍有痛经，无血块，乳胀，稍有腰酸，经前及经期咽痛，小便赤热，夜寐欠安，多梦易醒。苔薄舌尖红，脉细小弦。

1月11日上海中医药大学附属龙华医院B超：子宫大小50mm×39mm×44mm，内膜5mm，右卵巢大小36mm×22mm，内见17mm×11mm无回声区，左卵巢大小36mm×14mm，盆腔左侧紧邻左侧卵巢见58mm×35mm×64mm无回声。

治则：软坚散结，利水消癥佐安神。

方药：巴戟天12g，肉苁蓉12g，菟丝子12g，莪术9g，夏枯草12g，三棱9g，地鳖虫12g，苏木9g，炙乳香6g，没药6g，紫花地丁30g，皂角刺12g，茯苓12g，桂枝6g，半枝莲15g，党参12g，威灵仙9g，葶苈子12g，远志9g。

共14剂，水煎服，每日1剂，早晚饭后各一次，每次150ml。

四诊：2017年2月8日。

末次月经2月4日至今未净，经量中，夹小血块，乳胀，耳鸣，无腰酸。苔薄腻，脉细。

治则：祛瘀散结，清解消癥。

方药：巴戟天12g，肉苁蓉12g，菟丝子12g，莪术9g，夏枯草12g，三棱9g，地鳖虫12g，苏木9g，土茯苓30g，金银花12g，生甘草6g，炙乳香6g，没药6g，党参12g，黄芪12g，地龙12g，重楼15g，桂枝6g，葶苈子12g。

共14剂，水煎服，每日1剂，早晚饭后各一次，每次150ml。多煎150ml每晚临睡前灌肠；经期暂停灌肠；穿山甲粉5g/日，冲服。

五诊：2017年3月8日。

末次月经2月4日～2月9日，否认妊娠可能，工具避孕，偶有腹痛，夜寐欠安，二便正常。苔薄白，脉细。

治则：清解安神，活血消癥。

方药：巴戟天12g，肉苁蓉12g，菟丝子12g，莪术9g，夏枯草12g，三棱9g，地鳖虫12g，苏木9g，水蛭12g，浙贝母9g，红藤30g，紫花地丁30g，重楼12g，延胡索12g，土茯苓30g，血竭6g，合欢皮30g，五味子6g，皂角刺12g。

共14剂，水煎服，每日1剂，早晚饭后各一次，每次150ml。多煎150ml每晚临睡前灌肠；经期暂停灌肠；穿山甲粉5g/日，冲服。

六诊：2017年4月5日。

末次月经3月9日～3月11日，量少色暗，夹小血块，无痛经，腰酸痛，刻下腹痛时作，二便时疼痛尤甚，浑身酸痛，乳胀。苔薄黄，脉细。

治则:活血化瘀,调经止痛。

方药:当归12g,川芎6g,熟地黄12g,香附12g,川楝子12g,丹参12g,桂枝6g,延胡索12g,益母草30g,三棱9g,莪术9g,桃仁9g,红花9g,杜仲15g,狗脊15g,羌独活(各)9g。

共14剂,水煎服,每日1剂,早晚饭后各一次,每次150ml。

七诊:2017年4月19日。

末次月经4月7日~4月9日,量少色暗,有痛经,平时无腹痛腹胀,夜寐尚安,二便正常。苔薄白,脉细。

4月18日复旦大学附属妇产科医院B超:子宫左后方包块103mm×74mm×67mm。

治则:破瘀散结,益气清解。

方药:三棱9g,莪术9g,地鳖虫12g,夏枯草12g,路路通9g,淫羊藿15g,肉苁蓉12g,菟丝子12g,苏木9g,巴戟天12g,土茯苓30g,金银花12g,水蛭12g,党参12g,黄芪12g,全蝎6g,珍珠母30g,重楼12g。

共14剂,水煎服,每日1剂,早晚饭后各一次,每次150ml。多煎150ml每晚临睡前灌肠;经期暂停灌肠;穿山甲粉5g/日,冲服。

医嘱:复查CA125,阴道B超。

八诊:2017年5月31日。

末次月经5月9日~5月11日,量少色暗,下腹坠胀,无痛经,夜寐尚安,小便灼热感。苔薄白,脉细。

复查:癌胚抗原125(CA125)35.3ng/ml(高)较前下降。

治则:破瘀散结,清解利水。

方药:三棱9g,莪术9g,地鳖虫12g,夏枯草12g,路路通9g,淫羊藿15g,肉苁蓉12g,菟丝子12g,苏木9g,巴戟天12g,炙乳香6g,没药6g,紫花地丁30g,党参12g,黄芪12g,全蝎6g,蜈蚣6g,半枝莲15g,淡竹叶12g,瞿麦12g,车前子9g。

共14剂,水煎服,每日1剂,早晚饭后各一次,每次150ml。多煎150ml每晚临睡前灌肠;经期暂停灌肠;穿山甲粉5g/日,冲服。

九诊:2017年6月7日。

末次月经5月9日,月经将至,腰酸胀。苔薄黄,脉细。

治则:活血化瘀,调经止痛。

方药：当归 12g，川芎 6g，熟地黄 12g，香附 12g，川楝子 12g，丹参 12g，桂枝 6g，延胡索 12g，益母草 30g，川牛膝 12g，苏木 9g，桃仁 9g，红花 9g，鬼箭羽 12g，党参 12g，黄芪 12g。

共 14 剂，水煎服，每日 1 剂，早晚饭后各一次，每次 150ml。多煎 150ml 每晚临睡前灌肠；经期暂停灌肠；穿山甲粉 5g/ 日，冲服。

十诊：2017 年 7 月 5 日。

末次月经 6 月 13 日~6 月 15 日，量少色暗，无痛经，偶有下腹胀痛，白带中，腰酸，脱发明显，夜寐尚安，二便正常。苔薄根腻，脉细弦。

6 月 2 日复旦大学附属妇产科医院 B 超：内膜 6.3mm，厚薄欠均匀，右卵巢见多个小卵泡。

治则：软坚散结，活血消癥。

方药：三棱 9g，莪术 9g，地鳖虫 12g，夏枯草 12g，路路通 9g，淫羊藿 15g，肉苁蓉 12g，菟丝子 12g，苏木 9g，巴戟天 12g，炙乳香 6g，没药 6g，紫花地丁 30g，淫羊藿 30g，皂角刺 12g，牡丹皮 12g，丹参 12g，威灵仙 12g，延胡索 12g，白芷 9g，党参 12g，黄芪 12g。

共 14 剂，水煎服，每日 1 剂，早晚饭后各一次，每次 150ml。多煎 150ml 每晚临睡前灌肠；经期暂停灌肠；穿山甲粉 5g/ 日，冲服。

十一诊：2017 年 8 月 2 日。

月经 7 月 13 日~7 月 15 日，量少色暗，无痛经，腰酸，无乳胀，夜寐尚安，二便正常。苔厚腻，脉细。

8 月 1 日（月经后第 18 天）上海计生所医院 B 超：内膜 6.4mm，厚薄欠均匀，左卵巢无回声区 25mm×16mm×13mm，右卵巢无回声区 17mm×16mm×13mm。

治则：健脾化痰，软坚散结。

方药：三棱 9g，莪术 9g，地鳖虫 12g，夏枯草 12g，路路通 9g，淫羊藿 15g，肉苁蓉 12g，菟丝子 12g，苏木 9g，巴戟天 12g，炙乳香 6g，没药 6g，紫花地丁 30g，血竭 6g，皂角刺 12g，党参 12g，黄芪 12g，威灵仙 12g，浙贝母 9g，石楠叶 12g，黄精 12g，煅瓦楞子 30g，甘松 9g，姜半夏 9g。

共 14 剂，水煎服，每日 1 剂，早晚饭后各一次，每次 150ml。多煎 150ml 每晚临睡前灌肠；经期暂停灌肠；穿山甲粉 5g/ 日，冲服。

之后按上述方药调理之，随访 3 个月，经净后复查 B 超，未见卵巢囊肿，嘱每 3~6 个月复查 B 超。

按语：

一、治疗思路

卵巢囊肿属广义上的卵巢肿瘤的一种，各种年龄均可患病，但以 20～50 岁最多见。卵巢肿瘤是女性生殖器常见肿瘤，有各种不同的性质和形态，一侧性或双侧性、囊性或实性、良性或恶性，其中以囊性多见，有一定的恶性比例。卵巢囊肿的发生与遗传因素、内分泌因素有关，也和长期的饮食结构、生活习惯不好、心理压力过大，出现生理性卵巢囊肿和卵巢真性肿物。近年来随着生活水平的提高及饮食习惯的变化，及一部分中青年女性滥用诸如丰乳、减肥及减缓衰老等的激素类药物和滋补品，使卵巢肿瘤呈高发性、年轻化趋势可能。卵巢囊肿属于中医肠覃、癥瘕、积聚等范畴，最早源于《黄帝内经》"冲脉为病……女子瘕聚"，阐释了冲脉为病，可致瘕病积聚内生。《灵枢·五变》曰："皮肤薄而不泽，肉不坚而淖泽，如此则肠胃恶，恶则邪气留止，积聚乃伤。脾胃之间，寒温不次，邪气稍至，蓄积留止，大聚乃起。"宋代陈自明则认为"离经之血"瘀积日久可成癥积。中医认为，气为血之帅，血为气之母，气行则血行，气滞则血行不畅而成瘀。气滞血瘀，瘀滞不通，不通则痛，日久而成癥积。

本案患者 2016 年 6 月腹腔镜下双侧卵巢囊肿剥除，病理示双侧卵巢包裹性囊肿，术后 1 个月又发现左卵巢包裹性积液 44mm×51mm×20mm，CA125 升高，这要考虑术后仍有渗出性物质，多与炎症及感染相关，从而再次形成卵巢囊肿。目前临床上西医治疗卵巢囊肿以手术、激素疗法为主，然而术后复发率较高，故患者继而选择中医治疗，故李教授初诊就用清解消癥法，然而卵巢囊肿术后复发属于顽固之症，非一般活血化瘀药能奏效，常配合软坚散结药物以及搜剔通络、破血逐瘀的虫类药，三诊之后发现卵巢囊肿有长大趋势，这是因为炎症的发展过程是先渗出后吸收，继而给予利水法，六诊后虽然卵巢囊肿进一步增大但 CA125 指标却有所下降，继予破瘀法让渗出液有所出路，同时配合中药灌肠得到显效。

二、用药分析

本案治疗是以李教授经验方内异消及桃红四物汤为基础方，并随证加减，李教授在学术思想上提出"肾虚瘀阻"理论，创立内异消具有活血补肾、祛瘀消癥之功，桃红四物汤养血调冲，活血止痛。本案治疗用药有 4 个方面，当以祛瘀为主：

1. 初诊起祛瘀清解 患者素有慢性阑尾炎、盆腔炎,腹痛时作,故用夏枯草、紫花地丁、半枝莲、金银花、甘草、红藤等清热解毒;三棱破血行气,消积止痛,《开宝本草》曰:"主老癖瘕癖结块。"三棱有效成分为三棱总黄酮,研究表明三棱总黄酮具有抗氧化、抗肿瘤、抑制雌激素表达的作用,三棱偏血分,莪术偏气分,三棱配莪术,活血化瘀,化积消块力彰。

2. 三诊后祛瘀利水 葶苈子利水消癥,桂枝与茯苓相须为用,具有利水渗湿之功;威灵仙祛风除湿,通络止痛,消痰水,散癖积;路路通祛风通络,利水除湿;血竭为活血之圣药,研究证明血竭具有抑制血小板聚集的作用,可抑制大鼠 IL-1β,IL-6 上调 IL-4 和 IL-10,可纠正异常的免疫功能,从而有利于炎症的消除及组织的修复;乳香、没药具有活血散瘀、消肿止痛功效,两者为临床上常用药对;浙贝母化痰清热,开郁散结。

3. 七诊后包块增大改为破瘀清解,加用灌肠和穿山甲加力 李教授善用虫药,虫类善能走窜,具搜剔之性,多具破血逐瘀之功。水蛭,《神农本草经》曰:"主逐恶血、瘀血、月闭,破血瘕积聚,无子,利水道。"水蛭中的水蛭素、肝素、抗血栓素均有抗凝血作用,其提取物有抗血栓形成和溶栓作用;地鳖虫破瘀血,续筋骨,可用于筋骨折伤,瘀血经闭,癥瘕痞块,穿山甲有破癥瘕、通经络之功,张锡纯《医学衷中参西录》云穿山甲"气腥而窜,其走窜之性无微不至……凡血凝血聚为病,皆能开之……至癥瘕积聚";全蝎、蜈蚣味辛,有毒,辛以散结,皆能以毒攻毒,解毒散结,又能搜风通络止痛;重楼能清热解毒、消肿定痛,凉肝定惊之功,药理研究证明具有抗肿瘤、消炎、抗病毒、调节机体免疫、抗氧化等作用。

4. 经行活血调经 当归有活血调经,止痛润肠之功,为妇科良药,可治痈疽肿痛;川芎活血行气,祛风止痛;香附有理气解郁,调经止痛,能通调三焦气滞;丹参具有活血调经,凉血消痈之功,牡丹皮清热凉血,活血散瘀,李教授常双丹合用,有研究表明双丹合用后作用优于单味药;红花具有活血通经,祛瘀止痛之功,红花走而不守,迅速四达,桃仁破血散瘀,相须为用后祛瘀力增强,为活血化瘀常用药对;益母草活血调经;川牛膝逐瘀通经,利尿通淋;苏木行血破瘀,消肿止痛;鬼箭羽破血通经,解毒消肿;延胡索、白芷表里同治,辛温祛风,活血止痛;川楝子活血行气止痛;同时李教授虽用药峻猛,亦不忘顾护脾胃,党参为传统补益类中药,益气生津养血,现代药理研究表明党参能改善胃溃疡;煅瓦楞子抑酸,姜半夏止呕,起到保护胃黏膜的作用,黄芪益气扶正以防祛瘀之药力过甚,并能增加祛瘀作用;淫羊藿、巴戟天、肉苁蓉、菟丝子、石楠叶、黄精温肾阳、益精血,杜仲、狗脊、羌活、独活补肾固腰；珍珠母、合欢皮、五味子宁心安神；淡竹叶、瞿麦、车前子利尿通淋。

三、亮点经验

1. **破瘀散结，治癥大法** 本案为卵巢包裹性囊肿，该患者卵巢囊肿剥除后不久又发现囊肿，此囊肿可能与术后渗出物有关，这种囊肿属于中医"癥瘕"范畴，治疗癥瘕当以破瘀散结为治疗大法，又因肿瘤性质不同，故治疗有各异，有积液者此为水，应适当利水逐瘀。《黄帝内经》有言："览观杂学，及于比类，通合道理。"人与自然界有着紧密、统一、规律性的关系。

2. **填精补髓，调冲治本** 《黄帝内经》云："肾者主水，受五脏六腑之精而藏之。"精可以化血，精血同源。肾精又可化髓，脑为髓之海，脑海均赖肾的精气化而濡养之。冲脉，《灵枢·逆顺肥瘦》曰："冲脉者，五脏六腑之海也。"冲为十二经之海，古人又有"冲为血海"之说。任脉，主一身之阴经，有"阴脉之海"之说。当冲任受损，气血失调，可致瘕病积聚内生。卵巢是排卵、分泌性腺激素的重要器官，临床上很多卵巢囊肿患者和多囊卵巢综合征患者的基本病理生理改变是卵巢产生过多雄激素，而雄激素的过量产生是由于体内多种内分泌系统功能异常协同作用的结果。因此在治疗本案患者除活血化瘀—软坚散结—破血逐瘀—扶正补虚的原则外，填精补髓始终贯穿整个过程，从而达到调理冲任之功，使得内分泌环境正常而抑制卵巢囊肿再次复发。

3. **内服外治，中药灌肠** 本案患者就诊前通过腹腔镜手术剥离了双侧卵巢囊肿，但一月后复查囊肿复发，中医药治疗卵巢囊肿具有特色及优势，但是中药的治疗效果也不是一蹴而就的，七诊前患者卵巢囊肿虽有所增大，但肿瘤指标反而有所下降，六诊后李教授嘱咐患者用内服中药多煎煮 150ml，每晚临睡前灌肠，通过内服外治的方法双管齐下，病情豁然光明，九诊经净后复查 B 超，卵巢囊肿消失，继而巩固治疗随访稳定，从而取得显著效果。

（周 琦）

子宫多发性肌瘤合并卵巢囊肿

罗某，女，45 岁，已婚。
初诊：2018 年 3 月 3 日。

主诉：患者多发性子宫肌瘤史合并卵巢囊肿，近年肌瘤有增大趋势，伴月经失调，经行淋漓。

现病史：2月22日阴道B超：子宫大小57mm×58mm×57mm，内膜5mm，前壁肌层中低回声区：直径15mm，前壁突起中低回声区：直径14mm，另一直径12mm，压迫宫腔，另一直径10mm；后壁肌层中低回声区：直径9mm，另一回声区32mm×30mm×32mm。右卵巢大小24mm×26mm×14mm，内混合结构（中低回声区14mm×14mm×13mm），左侧囊块（低回声区45mm×42mm×33mm，内见分隔），卵巢来源可能。近三个月来月经周期紊乱、经行淋漓。末次月经2月28日至今未净，经量少，色暗，无痛经。2018年2月2日外院查促黄体生成激素（LH）26.920IU/L，促卵泡生成激素（FSH）81.910IU/L，雌二醇（E_2）23U/L，孕酮（P）0.6nmol/L。既往史：既往有高血糖、高血脂史。舌红，苔薄腻，脉细数。

月经史：14，5~7/26~28。经量时多时少，色暗红夹血块，稍痛经。

生育史：1—0—1—1。末次妊娠1998年，顺产男婴。

妇科检查：外阴经产式，阴道无异常，宫颈轻度糜烂。子宫前位，略大饱满，活动，附件左侧触及囊块，轻度压痛，右侧（－）。

西医诊断：子宫多发性肌瘤合并卵巢囊肿。

中医诊断：癥瘕。

病机：情志失调，肝郁气滞，血行受阻，瘀留胞宫，病久及肾，增发为癥，是肾虚血瘀、冲任失调之证。

治则：补肾祛瘀，活血调经。

方药：巴戟天12g，肉苁蓉12g，菟丝子12g，莪术9g，夏枯草12g，苏木9g，三棱9g，地鳖虫12g，土茯苓30g，重楼15g，桃仁9g，牡丹皮12g，丹参12g，半枝莲15g，柴胡9g，水蛭12g，鳖甲15g。

共14剂，水煎服，每日1剂，早晚饭后各一次，每次150ml。

二诊：2018年4月10日。

末次月经：3月29日~4月4日，经量较前增多，无痛经，经前乳胀。偶有眩晕，二便正常。舌红，苔薄腻，脉细数。

治则：补肾益气，祛瘀散结。

方药：巴戟天12g，肉苁蓉12g，菟丝子12g，莪术9g，夏枯草12g，苏木9g，三棱9g，地鳖虫12g，紫花地丁30g，炙乳香6g，没药9g，党参12g，黄芪12g，鳖甲12g，水蛭12g，重楼30g，皂角刺12g，土茯苓30g，威灵仙12g。

共14剂,水煎服,每日1剂,早晚饭后各一次,每次150ml。

三诊:2018年4月30日。

4月4日(月经第6天)复查血促黄体生成激素(LH)4.13IU/L,促卵泡生成激素(FSH)10.28IU/L,雌二醇(E_2)16U/L,孕酮(P)0.4nmol/L,睾酮(T)0.80nmol/L,泌乳素(PRL)225.67mIU/L。刻下月经将行,腹胀、腰膝酸软。苔薄,脉细。

治则:养血通络,疏肝调经。

方药:熟地黄12g,延胡索12g,香附9g,川楝子12g,当归12g,川芎6g,红花9g,桃仁9g,牡丹皮12g,丹参12g,益母草15g,泽兰泻(各)9g,川牛膝12g,鬼箭羽12g,凌霄花12g,苏木9g,月季6g。

共14剂,水煎服,每日1剂,早晚饭后各一次,每次150ml。

按上述方药调理两个月,患者于6月5日外院复查阴道B超:子宫大小64mm×54mm×51mm,质地不均,子宫后壁宫底肌层中低回声区40mm×34mm×37mm,前壁肌层中低回声区直径15mm,压迫宫腔,另一回声区21mm×19mm×17mm。前壁突起中低回声区直径13mm,另一直径12mm。内膜7mm。右卵巢大小22mm×15mm×20mm。左侧弱回声区32mm×27mm×32mm。提示多发性子宫肌瘤,左侧卵巢囊肿缩小。

按语:

一、治疗思路

子宫肌瘤是女性生殖器官常见的良性肿瘤。主要由子宫平滑肌细胞增生而成,又称子宫平滑肌瘤。中医将本病归属石瘕、癥瘕范畴。临床表现为下腹包块,坠胀、腰酸、腹痛、月经不调等症状。《景岳全书·妇人规》:"瘀血留滞作癥,惟妇人有之。其证则或由经期,或由产后,凡内伤生冷,或外受风寒,或恚怒伤肝,气逆而血留,或忧思伤脾,气虚而血滞,或积劳积弱,气弱而不行,总由血动之时,余血未净,而一有所逆,则留滞日积,而渐以成癥矣。"活血化瘀虽为本病的治疗大法,但《素问·调经论》指出:"病久入深,营卫之行涩,经络时疏故不通",叶天士《临证指南医案》:"初为气结在经,久则血伤入络。"李教授认为久病及肾、久病致虚,肾虚血瘀是子宫肌瘤、卵巢囊肿、慢性盆腔炎、闭经、崩漏、子宫内膜异位症等诸多妇科疑难病证的病机所在。一般认为女性近七七之年,任脉虚,太冲脉衰少,天癸竭,测血 FSH↑,月经将闭,子宫肌瘤不治疗也会自然缩小。但本案患者子宫肌瘤有增大趋势,且经水淋漓,尚需治疗。其肾虚为本,血瘀为标,本虚标实,故治疗当补虚与祛邪兼顾,以"益肾祛瘀、活血调经"为本病治疗原则。

二、用药分析

按患者年近七七,血内分泌指标提示卵巢功能衰退,加之罹患多发性子宫肌瘤多年,故治疗分两个方面。一方面肾气亏虚、冲任失调,治本求源,方用巴戟天、肉苁蓉、菟丝子补肾益精;党参、黄芪益气扶正;起到调补冲任,益气养血作用,使血满盈,经血如期。另一方面,多发性肌瘤为瘀血阻络、癥瘕内结,以三棱、莪术、地鳖虫、水蛭活血化瘀;鳖甲、夏枯草、重楼、半枝莲清热软坚散结;血竭、乳香、没药调经通络;这样治疗上标本兼顾,扶正祛邪并用,能在短时间内取得了良好的疗效。

三、亮点经验

1. 治标固本,攻补兼施　肾藏精,主生殖。肾为天癸之源、冲任之本、气血之根、五脏阴阳之本。肾气不足则气血瘀滞,瘀血久积,化精乏源,阻滞冲任胞宫,渐成癥瘕。《灵枢·水胀》:"气不得通,恶血当泻不泻,衃以留止,日以益大,状如怀子,月事不以时下,皆生于女子,可导而下。"本病血瘀为标,肾虚为本,治疗虽当活血祛瘀、消癥散结;更要标本兼顾,固本疏源,益肾健脾,调理冲任,使经血如潮,肌瘤消解。研究表明,补肾祛瘀不仅可促进肌瘤局部粘连及结缔组织的松解,加快血瘀的吸收,还有提高卵巢功能,促进排卵,对妇科疾患患者的内分泌紊乱和体液免疫功能有良好调节作用。本案患者初诊之时促黄体生成激素(LH)26.920IU/L↑,促卵泡生成激素(FSH)81.910IU/L↑,经治疗(月经第 6 天)复查血促黄体生成激素(LH)4.13IU/L,促卵泡生成激素(FSH)10.28IU/L,基本恢复至正常水平,延缓了卵巢衰退进程,起到促进健康的作用。

2. 实者攻之,结者散之　活血化瘀药多属辛散温通之品,味多辛苦,归肝心经,入血分。具有疏通血脉、活血化瘀、破血消癥、调经止痛功效,主治血瘀证。瘀血既是病理产物,又是多种疾病的致病因素,活血化瘀药物适用于瘀血阻滞所致的各种病症。现代药理研究报道,活血化瘀药一般都有扩张外周血管,增加器官血流量的作用;同时能改善血液流变学和抗血栓形成,改善血瘀患者血液的浓(血液浓度增高,表现为血球压积增加,血浆蛋白、血脂等浓度增高)、黏(血液黏稠,表现为全血和血浆比黏度增加)、凝(血液的凝固性增加,表现为血浆纤维蛋白原增加,凝血速度加快)、聚(血细胞聚集性增加,表现为红细胞和血小板在血浆中电流缓慢,血小板对种因素诱导的凝集性增加,红细胞沉降率加快)状态,各种不同因素的血瘀证,经活血化瘀药物治疗后,血流动力学的各项指标好转;此外活血化瘀药物,还能增加纤溶酶活性,促进已形成的纤维蛋白溶解而发挥其抗血栓形成作用。中医认为"久病入络",现代研究表明,血瘀患者一般均有微循环障碍的表现,如微血流缓慢瘀滞,甚至血管内凝血、微血管缩窄、变形、闭塞、渗血,而活血化瘀的药一般都能改善微循环血流,使流动缓慢的血流加速;而且能通过抑制胶原蛋白合成,抑制组织异常增生,并使增生变性的结缔组织转化吸收。本案经治疗,患者虽然多发性子宫肌瘤缩小不明显,但是左侧卵巢囊肿明显缩小,即是在补肾祛瘀综合治疗下,达到的明显疗效。

(马毓俊)

子宫内膜癌术后（脾肾阳虚证）

王某,女,52岁。

初诊:2018年11月2日。

主诉:子宫内膜癌术后5月。

现病史:患者2018年6月14日在上海交通大学医学院附属瑞金医院行子宫内膜癌根治术,行全子宫＋双侧附件＋盆腔淋巴结清扫术。病理:子宫内膜样腺癌Ⅰ～Ⅱ级,<1/2肌层,淋巴结未见转移。2018年7月27日在瑞金医院做放疗,目前治疗已结束。患者对面患恶性肿瘤这一现状情绪低落,浑身酸痛,睡眠不佳,四肢畏冷,体位改变眩晕,下肢浮肿,胃纳可,二便调。舌淡苔薄白,脉沉细。

既往史:否认糖尿病、高血压等内科疾病史。

西医诊断:子宫内膜癌术后。

中医诊断:妇科癌病。

辅助检查:2018年6月14日上海交通大学医学院附属瑞金医院病理:子宫内膜样腺癌Ⅰ～Ⅱ级,<1/2肌层,淋巴结未见转移。2018年10月10日瑞金医院血常规:白细胞2.1×10^9/L,血红蛋白100g/L。

病机:患者为恶性肿瘤术后患者,手术范围较大,继予放疗,所受创伤明显,其本为虚。人体正气亏虚,脏腑功能下降,身心受创,血不养心,精神不济,脾肾两虚而见神疲无力,水湿运化失常而见腿肿,气血无以养心神而见寐差,气血亏虚无以养筋脉而浑身酸痛,阳气不足,无以温煦,而见四肢畏冷,气血不能上荣于头面而见头晕。

治法:健脾益气,扶正祛邪。

方药:党参 12g,黄芪 15g,白术芍(各)12g,枸杞子 12g,桑椹 12g,怀山药 15g,茯苓 15g,半枝莲 15g,重楼 15g,菝葜 12g,猫爪草 15g,薏苡仁 15g,陈腹皮(各)9g,谷麦芽(各)9g,香橼皮 12g,枳壳 6g,合欢皮 30g,柏枣仁(各)9g,牡丹皮 12g,丹参 12g,生熟地黄(各)12,桂枝 3g。

共 14 剂,水煎服,每日 1 剂,早晚饭后各一次,每次 150ml。

二诊:2018 年 11 月 16 日。

诊后腹胀,昨起频矢气。下肢肿胀,足凉,左腿部皮肤色暗,湿疹,瘙痒,外用激素软膏好转。头晕减轻,眼干涩。苔薄,脉细。

治法:健脾益气养血,清热解毒抗瘤。

方药:党参 12g,黄芪 15g,白术芍(各)12g,枸杞子 12g,菊花 9g,桑椹 12g,茯苓 15g,重楼 15g,猫爪草 15g,薏苡仁 15g,陈腹皮(各)9g,香橼皮 12g,合欢皮 30g,柏枣仁(各)9g,牡丹皮 12g,丹参 12g,桂枝 3g,五味子 6g,决明子 9g,姜半夏 9g,姜竹茹 10g,鳖甲 15g,女贞子 12g,旱莲草 12g。

共 14 剂,水煎服,每日 1 剂,早晚饭后各一次,每次 150ml。

三诊:2018 年 12 月 14 日。

诊后好转,肢肿好转,面色萎黄,双目干涩。苔薄,脉细。

治法:健脾益气养血,清热解毒抗瘤。

方药:党参 12g,黄芪 15g,白术芍(各)12g,怀山药 12g,半枝莲 15g,重楼 15g,陈腹皮(各)9g,谷麦芽(各)9g,香橼皮 12g,枳壳 6g,合欢皮 30g,柏枣仁(各)9g,牡丹皮 12g,丹参 12g,生熟地黄(各)12,桂枝 3g,石楠叶 12g,黄精 9g,枸杞子 12g,桑椹 12g,陈葫芦 30g,淡竹叶 12g,砂仁(后下)6g,薏苡仁 30g。

共 14 剂,水煎服,每日 1 剂,早晚饭后各一次,每次 150ml。

四诊:2018 年 12 月 14 日。

诊后感觉精神良好,有力气,无肢肿,继予前方,巩固疗效。

按语：

一、治疗思路

临床中放化疗、手术等均对子宫内膜癌有良好的疗效，但在对瘤体造成损伤的同时亦会对机体造成损伤。手术治疗对机体的气血和津液造成损伤，而放化疗治疗会加剧机体气血的亏损，损伤阴阳，进而表现出以脾虚肾亏为主的气血、津液、五脏等的整体虚弱症状。

子宫内膜癌术后，病机以虚为本，因此在治疗上，扶助正气应贯穿始终。尤其重视调补脾肾。脾胃后天之本，运化水谷精微，为气血生化之源，有胃气则生，无胃气则死。故健脾益气，顾护后天，使胃气得复，气血充盛，五脏得养，则正气易复，有利于提高患者生活质量，降低复发转移率，所谓"正气存内，邪不可干"。现代药理表明，益气养血中药可以治疗与预防放疗后白细胞减少。另外，患者术后及放疗后，体内留有药毒与脏腑功能失调而产生的湿浊、痰瘀等病理产物交杂在一起，治疗上还需加以清解余毒。需要注意的是，要遵循"衰其大半而止"的原则，否则容易伤及正气。

二、用药分析

方中党参益气、生津、养血，《本草从新》载有"主补中益气，和脾胃，除烦渴。中气微弱，用以调补，甚为平妥。"而《本草正义》进一步对其功用进行了阐述："尤为可贵者，则健脾运而不燥，滋胃阴而不湿，润肺而不犯寒凉，养血而不偏滋腻，鼓舞清阳，振动中气，而无刚燥之弊。"黄芪补气升阳，生血行滞，益卫固表。《洁古珍珠囊》曰："黄芪甘温纯阳，其用有五补诸虚不足，一也益元气，二也壮脾胃，三也去肌热，四也排脓止痛，活血生血，内托阴疽，为疮家之功。"黄芪、党参健脾益气，补后天以实先天，以资气血生化之源，既可补脾益肾，益气养血，又可与白术、茯苓相伍，加强补脾益气之功。利湿、固表之效得助。女贞子、旱莲草、黄精滋养肾精，肾精充足则先天之精方能资助五脏阴阳，推动五脏生化。先后天之精气互济互生，相合以成一身之精气；精气相生既能振奋人体正气，又能驱除体内余毒湿浊。酸枣仁、合欢皮等养心安神，陈皮、大腹皮、砂仁调畅气机，亦使补而不滞。另用常用抗肿瘤药半枝莲、重楼、猫爪草等，清解余毒湿浊，预防肿瘤复发。现代药理均已证实这些药有抗菌消炎、提高免疫力，抗氧化的作用。

三、亮点经验

1. 重调畅气机，身心同治　恶性肿瘤患者，对疾病的恐惧，情绪低落，易肝郁气滞，情志内伤所致的气滞，日久可郁而化火，化生热毒，也可阻滞津液正常输布代谢，凝津成痰，酿生痰毒，或阻碍血液运行，并与之结为瘀毒，形成虚实错杂之证。如气的升降出入运转有序，则火热、痰湿、瘀血皆无处可滞，热毒、痰毒、瘀毒皆无处可生。故而李教授在汤药治疗的过程中，反复与患者沟通、宽慰、心理疏导，使患者增加战胜病魔的勇气与信心，对后续的治疗有事半功倍的疗效。

2. 攻补兼施，扶正为主　"积之成也，正气不足而后邪气踞之"，正气即真气，它是人体生命活动的原动力，能抵御外邪侵袭机体，防止疾病的发生。手术、放疗、均属中医之攻法，自古中医有"攻邪伤正"之说，而放疗之毒副作用使患者正虚的现象更为严重，甚至最终难以耐受。另外，内膜癌多发于中老年妇女，随着年龄的增长，脏腑功能失调，防御功能降低，因虚致病，又因病致虚，进而形成恶性循环。李教授认为扶正与驱邪相结合，要重视人体的主观能动性，调动患者机体内在的抗癌能力，即提高自身的免疫功能以达到抗肿瘤的目的。

（王珍贞）

宫颈癌术后（血尿伴尿潴留）

沈某，女，60岁，已婚。

初诊：2015年5月21日。

主诉：宫颈癌术后1月余，浮肿伴小便不利。

现病史：患者既往47岁时因子宫肌瘤行次全子宫切除术，保留宫颈，2015年在上海市松江区妇幼保健院体检发现宫颈细胞学异常，考虑宫颈恶性肿瘤，急至上海肿瘤医院检查诊断为宫颈癌，2015年4月13日行宫颈癌根治术，术后病理诊断：宫颈癌，血清鳞癌抗原（SCC）升高达到5.4mmol/L，糖类抗原125（CA125）升高120U/L，患者曾出现小便不利，尿潴留，尿常规提示：红细胞（++++），患者面目浮肿，小便不利，神疲乏力，胃纳差，大便细软。舌白腻，脉细沉。

月经史：14，6～7/25～28，量中，无痛经，伴有乳房胀痛、腰酸；已绝经。

生育史：1—0—0—1。

西医诊断：宫颈恶性肿瘤术后，尿潴留。

中医诊断：妇科癌病，癥瘕，癃闭。

病机：女子肿瘤术后气血亏虚，气机不利，中焦气机不畅脾胃运化无力，胃纳不佳；下焦阳气更虚，气机阻滞，膀胱气化不利，小便不畅，水湿内停，面目浮肿。

治则：芳香化湿，宣畅气机，利水消肿，止血解毒。

方药：藿香 9g，佩兰 9g，厚朴 6g，姜半夏 9g，砂仁（后下）6g，谷芽12g，麦芽 12g，陈皮 9g，大腹皮 9g，茯苓 12g，淡竹叶 12g，陈棕炭 9g，仙鹤草 15g，大蓟草 12g，小蓟草 12g，重楼 12g，半枝莲 12g。

共 14 剂，水煎服，每日 1 剂，早晚饭后各一次，每次 150ml。

二诊：2015 年 6 月 7 日。

患者服药后小便通畅，胃纳转佳，浮肿改善，检验尿常规：红细胞（+）。舌苔白，脉沉细。

治则：补气养血，利湿清热，和胃降浊。

方药：黄芪 9g，党参 9g，女贞子 12g，旱莲草 12g，土茯苓 30g，薏苡仁30g，陈皮 9g，大腹皮 9g，姜半夏 9g，煅瓦楞子 15g，车前子 9g（包煎），半枝莲 15g，白花蛇舌草 15g，重楼 15g，猫爪草 15g。

共 14 剂，水煎服，每日 1 剂，早晚饭后各一次，每次 150ml。

随访：患者服药后疲劳乏力症状改善，长期门诊给予补气养血，利湿清热之法治疗，李教授根据患者不同阶段主诉症状不同随症加减，如小便不利配伍玉米须 15g，陈葫芦 30g；血压波动给予茶树根 15g，珍珠母 30g；关节疼痛增加千年健 15g，豨莶草 15g，姜黄 9g，徐长卿 15g。

2019 年 4 月 10 患者术后 4 年，患者后期胃口恢复，体重增加，随访还出现脂肪肝趋势，复查盆腔彩超未见肿瘤复发迹象，复查血肿瘤指标 SCC0.3mmol/L，糖类抗原 CA125：3.2U/ml，CA199，癌胚抗原（CEA）均在正常范围，复查尿常规正常；患者平时偶有小便不适，经中药治疗均可缓解。

按语：

一、治疗思路

宫颈癌是指发生在宫颈阴道部或移行带的鳞状上皮细胞及颈管内膜

的柱状上皮细胞交界处的恶性肿瘤。其发病率和病死率为妇女所患各种恶性肿瘤之首位,其好发年龄为 40～59 岁。

早在 2000 年以前中医经典医籍《黄帝内经》中已有"任脉为病,女子带下瘕聚"的记载。唐代孙思邈所著《备急千金要方》中所曰:"妇人崩中漏下,赤白青黑,腐臭不可近,令人面黑无颜色,皮骨相连,月经失度,往来无常,少腹弦急或苦绞痛……令人气急乏力,腰背痛连胁……"等有关描述,属于癥瘕、五色带、阴疮、虚损之范畴。本案患者女天癸竭,冲任脉虚,肾阳不足,命门火衰,温煦无能,以致胞脉气血运行受阻,湿浊瘀毒内结,血败内腐,终成恶症。

妇科恶性肿瘤根治手术,手术范围较大,本案患者曾经次全子宫切除手术,盆腔组织器官结构发生改变,局部组织粘连在二次手术时更容易损伤神经和周围组织,盆腔神经丛损伤,引起膀胱逼尿肌麻痹尿道括约肌痉挛,会引起输尿管蠕动无力,管腔扩张,内压增加,临床会表现出腹胀,尿量减少,排尿不畅;若患者因手术过程留置导尿管在导尿管拔出后膀胱功能不能正常恢复,加之卧床休息,患者更不能自行排尿也容易引起尿潴留;患者检查发现大量血尿,如果治疗效果不佳,仍然需要膀胱镜或者输尿管肾盂造影,排除输尿管损伤。本案患者宫颈恶性肿瘤属于妇科癥瘕范畴,初诊患者小便不畅,面目浮肿,尿潴留属于中医癃闭范围,考虑术后肾气亏虚,气机阻滞,膀胱气化不利,湿热内阻;待气机通畅,湿邪得泄,更弦改方为补气养血,清热消瘤为主,配伍止血利湿兼顾膀胱气机。

二、用药分析

本案治疗分两个阶段,第一阶段术后膀胱气化不利,水湿内阻,先以芳香化湿,宣畅气机,通淋止血为主要治法。处方用药以藿香正气散配伍五皮饮利水消肿;佐以大蓟草、小蓟草凉血止血,仙鹤草、陈棕炭收敛止血;重楼、半枝莲清热解毒,消瘤抗炎。第二阶段重在治疗宫颈癌发生的体质特点,党参、黄芪补益健脾,女贞子、旱莲草滋养肝肾;土茯苓、薏苡仁、车前子利湿泄浊;陈皮、大腹皮理气化湿;重楼、半枝莲清热消瘤散结。

三、亮点经验

1. 化浊利湿,宣通气机,助全身气化　本案素体下焦湿邪偏盛,经历两次妇科手术,且此次恶性肿瘤根治手术范围更大,手术难度更高,术后恢复尤其困难;加之恶性肿瘤对患者身心的影响,术后气机不利,湿浊内阻,食欲缺乏,神疲乏力,面目浮肿,小便不利均提示若膀胱气化失常,全身气机均无法正常升降;治疗抓主要矛盾,利小便,化湿浊,湿邪得去,浊气得降,清气自然得升,脾胃功能得以恢复正常为后期用药扶正祛邪打下基础。

2. 益气止血,清热解毒,助膀胱气化 患者术后血尿反复出现,小便不利,一方面可能出在泌尿系统的感染,同时也不能排除手术引起的泌尿道损伤;"气为血之帅""气能摄血"单纯止血收涩功效甚微,唯有补气养血止血方可修复受损泌尿道;清热解毒药物重楼、半枝莲的使用一方面可以纠正可能出现的炎症因素;同时有助于抑制体内恶性细胞生长环境;患者经过中药治疗后小便通畅,浮肿消退,血尿减少至消失,成功运用中医疗法纠正手术后泌尿系统功能异常。

3. 扶正抗瘤,固本清源,还正气存内 宫颈癌的根本病机是正气虚损,邪毒内结而成,所以治疗始终不可忘记扶正固本,解毒祛邪之法。中医治疗改善患者全身症状,增强机体免疫功能,提高抵抗力,延长生存期。李教授常用清热消瘤散结药物重楼、半枝莲、白花蛇舌草等,李时珍《本草纲目》载有"七叶一枝花,深山是我家,痈疽如遇我,一似手拈拿。"重楼体外试验对人宫颈癌细胞系(JTC-26)的抑制率达 50% ~ 67%。半枝莲有凉血解毒,散瘀止痛,消肿和清热利湿之功效。白花蛇舌草在体内对大小鼠宫颈癌有抑制作用,白花蛇舌草所含抗瘤成分不是一种,而是一种广谱抗癌药。猫爪草及其提取物也在很大程度上具有抑制肿瘤增殖的临床疗效。

(贾丽娜 张 琼)

子宫脱垂(阴挺)

查某,女,59岁,已婚育。

初诊:2017年6月9日。

主诉:绝经8年,阴道块物脱出3年。

现病史:患者自然绝经8年,近3年来,时有阴道块物脱出,劳累或长时间站立或行走时加重,平卧后可自行回纳,咳嗽、喷嚏时无漏尿。半年前曾于西医医院检查,建议手术,患者有顾虑,要求中药保守治疗。平素时有下腹坠胀、腰膝酸软、虚热自汗、头晕气短、神疲乏力、夜寐欠安,胃纳可,二便如常。刻下面色㿠白,舌质淡微胖,边有齿痕,苔薄白,脉沉细。

月经史:16,6/30,经量中等,偶有血块,无痛经,51岁时自然绝经。

生育史：2—0—2—2，足月顺产 2 次，人工流产 2 次。

妇科检查：外阴经产式，屏气时阴道前后壁膨出，平处女膜缘，宫颈光滑，屏气时宫颈脱出于阴道口外，宫体前位，小，屏气时位于阴道内，两侧附件阴性。

辅助检查：2 月前体检宫颈巴氏涂片 1 级；B 超检查：子宫大小 31mm×29mm×27mm，子宫内膜 3mm，双侧卵巢未探及，提示子宫双侧卵巢未见异常。

西医诊断：子宫脏器脱垂。

中医诊断：阴挺。

病机：气虚下陷、冲任不固、提摄无力。正虚产伤，冲任不固，因虚致脱；气血虚弱，升举无力。绝经妇女七七之后天癸渐竭、肾气渐虚、气血不足，冲任二脉虚衰，元气下陷，带脉不约，又损伤胞络、肾气，生殖器官慢慢萎缩老化，盆底组织松弛，致盆腔脏器脱垂。隋代巢元方《诸病源候论》曰："胞络损伤，子脏虚冷，气下冲则令阴挺出，谓之下脱。亦有因产而用力偃气而阴下脱者。诊其少阴脉浮动，浮则为虚，动则为悸，故令脱也。"《医宗金鉴》曰："妇人阴挺，或因胞络伤损，或因分娩用力太过，或因气虚下陷，湿热下注。"明代张景岳《景岳全书·妇人规》曰："妇人阴中突出如菌、如芝，或挺出数寸，谓之阴挺。此或因胞络伤损，或因分娩过劳，或因郁热下坠，或因气虚下脱。"

治则：益气升提，补肾固脱，脾肾同治。

方药：黄芪 30g，党参 30g，白术 12g，白芍 12g，茯苓 12g，升麻 9g，柴胡 9g，陈皮 12g，五倍子 6g，五味子 6g，枸杞子 15g，补骨脂 9g，杜仲 9g，合欢皮 30g，夜交藤 30g，煅瓦楞子 30g，甘松 9g。

共 14 剂，水煎服，每日 1 剂，早晚饭后各一次，每次 150ml。

另予艾叶 9g，五倍子 9g，小葱白 5 个，煎汤先熏后洗。

医嘱：嘱其行盆底肌肉锻炼，每次 15～20 分钟，每日 3～5 次；保持大便通畅，养成良好排便习惯，避免提重物、咳嗽等增加腹压的动作。

二诊：2017 年 6 月 23 日。

患者阴道肿物脱出次数减少，可自行还纳，仍时有下腹坠胀、腰膝酸软、头晕气短、神疲乏力，夜寐好转。刻下面色微红，舌质淡微胖，苔薄白，脉细。

初诊方中去合欢皮、夜交藤。

共 14 剂,水煎服,每日 1 剂,早晚饭后各一次,每次 150ml。

熏洗及医嘱如前。

如此随证加减,用药 5 个月,诸证好转,阴道无肿物脱出,停中药内服及外用,嘱患者继续进行盆底肌肉功能锻炼,避免增加腹压。

按语:

一、治疗思路

盆腔脏器脱垂是指女性盆底支持组织退化、创伤等因素致其支撑薄弱,使盆腔脏器移位,并引发其他盆腔器官位置和功能的异常,属于中医阴挺的范畴。肾为先天之本、气血之根,"气之根,肾中之真阳",且胞络、冲任之脉皆系于肾;脾为后天之本、气血生化之源,一切水谷精微物质都来源于脾胃的运化,脾胃健运,气血生化有源,为维持女性正常生理功能提供物质基础;同时,脾主中气,其气主升,具固摄胞宫之权。脾失健运,脾虚则中气不足,气虚下陷,致冲任不固,无力维系胞宫,故使子宫下脱,兼有少气懒言、面色㿠白、小腹坠胀等症状,病程日久波及肾则致脾肾气虚或脾肾阳虚,呈现一派正虚、功能衰退之象。带脉束腰一周,提摄子宫、约束诸经,《血证论》曰"带脉下系胞宫……属脾经",横行之带脉与纵行之冲任督间接相通,并下系胞宫,带脉失约可导致盆腔脏器脱垂。因此绝经妇女盆腔脏器脱垂的治疗应从"虚"入手,主以益气升提,补肾固脱,脾肾同治之。明代薛己曰:"阴挺下脱,当升补元气为主",又根据《素问·至真要大论》"下者举之"的治疗原则,重在补中益气、升阳举陷。李东垣脾胃学说认为一身元气之本全靠脾胃之运化,脾胃位于气机升降的中心,"内伤脾胃,百病由生",在治疗上特别重视气机的升降,尤其强调促进脾胃运化和阳气升发,他在《脾胃论》中为脾胃气虚、清阳下陷而设"补中益气汤",由炙黄芪、炙甘草、人参或党参、当归、白术、陈皮、升麻、柴胡组成,主治脾胃气虚证,是调补脾胃、升阳益气之良方。李教授认为阴挺病机在于脾气下陷、肾元不固,宜健脾益气、温肾固摄,故常在"补中益气汤"基础上酌加温肾助阳之品,以脾肾同治。

二、用药分析

补中益气汤出自李东垣所著的《脾胃论》,组成精妙。黄芪可补脾肺之气,长于补气升阳健脾,"既善补气,又善升气",同时可实卫气,内补脾肺之气,外补肌表之气而治表虚、经络之虚,使虚人不会因自汗而损伤元气。人参大补元气,更侧重于补脾胃之气,李教授实际应用中常将人参改为补气之力较为平和的党参以补益脾肺之气,适合较长期服用。炙甘草补益脾胃之气,使中焦得运、元气充足。脾胃气机升降失调则清阳不升、浊阴不降,所以补气还需升提中气,轻清升散的升麻、柴胡益气、升提中气,使下陷之清阳上升,加陈皮调理脾胃气机,以助脾升胃降之功,使本方补而不滞,从而达到补气升阳、气机调畅之目的;白术专补脾胃,健脾燥湿而利血;气血同源,气虚则运化不利,久则营血亏虚,当归为血中之气药,补血养血又能行血,故补而不滞,与黄芪同用,共奏益气补血,养营生精之效,补益气血兼顾。全方具有补中益气,升阳举陷之功效。久病伤肾,予枸杞子滋补肝肾、补肾固精,固摄升提,升阳举陷;补骨脂补肾壮阳温脾,且补骨脂酚有类雌激素作用,作用于盆底肌肉,加强肌力;再佐以杜仲补益肾气,加强提系子宫之效;白术、茯苓燥湿健脾;白芍养血和营,协助党参、黄芪益气养血;五倍子、五味子收涩,防脱固脱;煅瓦楞子、甘松理气健胃;与补中益气汤诸药合用,健脾补肾、固摄真元,使先后天相资,共奏健脾益气、升阳举陷、温肾固摄之功效。

阴挺外洗方中应用较多的是酸敛固涩药如五倍子、乌梅、枳壳等,本例除五倍子外另加艾叶辛香苦燥、祛湿止痒,小葱白解毒散结。

三、亮点经验

1. 益气固脱,脾肾同治　肾为先天之本,脾为后天之本,两者均为人体生命活动的根本,两者常相兼为病。李教授认为阴挺病机在于脾气下陷、肾元不固,脾虚则中气下陷、冲任不固、带脉不约,无力维系胞宫,日久又损伤肾气,盆底组织松弛,致盆腔脏器脱垂。因此治疗时应健脾益气、温肾固摄,常在补中益气汤基础上酌加枸杞子、菟丝子、补骨脂、杜仲、续断等温肾助阳之品,以补益肾气、固摄真元,使脾肾同治,先天与后天兼顾,共奏健脾益气、升阳举陷、温肾固摄之功效。

2. 参芪重用,升柴勿缺　重用黄芪以补益脾胃是补中益气汤立方之本,黄芪用量必须足够大,一般不少于30g。《本草正义》认为黄芪补气治疗气虚最佳,脾土虚弱,气虚下陷,用黄芪为上。黄芪长于补气升阳健脾,"既善补气,又善升气",为最佳补气之药。黄芪中黄酮、皂苷类等活性成分能提高盆底结缔组织中所含胶原成分,有利于组织细胞快速生长,增强肌张力,并有雌激素样作用。人参大补元气,更侧重于补脾胃之气,《得配本草》认为补肌表之气，可用黄芪；补五内之气，可用人参。张仲景《伤寒论》中常用人参急补气虚、《金匮要略》中常用黄芪慢补虚损。李教授实际应用中常改为较为平和的党参以适合较长期服用。脾胃气机升降失调则清阳不升、浊阴不降，所以补气还需升提中气，李时珍《本草纲目》曰："升麻引阳明清气上升，柴胡引少阳清气上行……脾胃引经最要药也。"轻清升散的升麻、柴胡益气、升提中气，使下陷之清阳上升，补气与升阳并举。

3. **酸敛固涩，外用"皮工"** 阴挺外洗方中多选用酸敛固涩药，如五倍子具有收敛作用，现代药理学发现其所含之鞣酸、没食子酸等成分可使组织蛋白质凝固，朱丹溪曾用"皮工"之法，以五倍子作汤洗濯下脱之子宫，皱其皮，使其自行缩复。

（李雪莲）

慢性盆腔炎

周某，女，43岁，已婚。

初诊：2017年2月14日。

主诉：右下腹疼痛2月。

现病史：患者曾于2011年至2012年因慢性盆腔炎在李教授处中药调理后腹痛未曾复发。近2月自诉劳累后右下腹疼痛不适，自服抗生素类药物（具体不详）后症状无改善。末次月经：1月24日，6天净，量中，无痛经。刻下右下腹疼痛，胃纳差，时有恶心，口苦，大便2日一行。苔薄质略红，脉细。

既往史：2001年行输卵管结扎术，有子宫肌瘤史，有胆结石，胃溃疡史，目前未发作。

月经史：14，6～7/23～37，量中，色红，夹血块，无痛经，无乳胀。

生育史：2—0—0—2。

辅助检查：2017年2月6日上海第一妇婴保健院阴道B超：子宫大小45mm×57mm×52mm，内膜9mm，宫体右侧壁见低回声28mm×34mm×32mm，右卵巢旁不规则无回声区19mm×38mm×30mm，子宫直肠凹积液21mm，示：子宫肌瘤可能，右侧输卵管积液可能，盆腔积液。

西医诊断：慢性盆腔炎。

中医诊断:妇人腹痛。

病机:《医理辑要》曰:"易劳伤者,中气必损,须知发病之日,即正气不足之时。"且患者素有慢性盆腔炎病史,病程日久,伤及中气,脾胃就是中气,脾虚失健,运化失常,故胃纳差,胃气上逆,见恶心。《傅青主女科》:"脾为后天,肾为先天,脾非先天之气不能化,肾非后天之气不能生。"《景岳全书》曰:"瘀血留滞作癥,惟妇人有之,其证则或由经期,或由产后,凡内伤生冷,或外受风寒,或恚怒伤肝,气逆而血流……总由血动之时,余血未净,而一有所逆,则留滞日积,而渐以成癥矣。"故该病日久肾亏血瘀,瘀阻不行,不通则通,故腹痛难愈。郁而化热,故见口苦,大便难。

治则:补肾活血,清热通络。

方药:巴戟天 12g,肉苁蓉 12g,菟丝子 12g,莪术 9g,三棱 9g,夏枯草 12g,苏木 9g,地鳖虫 12g,炙乳香 6g,没药 6g,血竭 6g,姜黄 9g,徐长卿 12g,姜半夏 9g,煅瓦楞子 30g,甘松 9g,紫花地丁 30g,蒲公英 30g,虎杖 12g。

共 14 剂,水煎服,每日 1 剂,早晚饭后各一次,每次 150ml。多煎150ml 每晚临睡前灌肠;经期暂停灌肠。

医嘱:①保持愉悦的心情,减少生活和工作压力,避免熬夜,增强体质,进行适当的体力和脑力活动;②平时注意饮食清淡,忌辛辣刺激性食物,可多食瘦肉、鸡肉、鸡蛋、鲫鱼、甲鱼、白菜、芦笋、芹菜、菠菜、黄瓜、冬瓜、香菇、豆腐、海带、紫菜、水果等;③要避免受冷、受湿,尽可能预防各种感染,减少细菌侵入的机会,以减少该病的复发率,要节情欲以防阴精妄耗。

二诊:2017 年 3 月 7 日。

月经 2 月 18 日至 2 月 24 日,服药后腹痛即减轻,但经净后 2 月 26 日起右下腹疼痛又作,持续一周,自诉程度较剧。刻下就诊时自觉无明显腹痛,夜眠多梦,胃纳好转,口苦仍存。苔薄白脉细。

治则:补肾活血,理气通络。

方药:巴戟天 12g,肉苁蓉 12g,菟丝子 12g,莪术 9g,三棱 9g,夏枯草12g,苏木 9g,地鳖虫 12g,炙乳香 6g,没药 6g,血竭 6g,皂角刺 12g,水蛭12g,白芷 9g,徐长卿 12g,姜半夏 9g,煅瓦楞子 30g,甘松 9g,延胡索 12g,茯苓 9g,桂枝 6g,党参 12g,黄芪 12g。

共 14 剂,水煎服,每日 1 剂,早晚饭后各一次,每次 150ml。多煎

150ml 每晚临睡前灌肠；经期暂停灌肠。

三诊：2017 年 4 月 25 日。

月经 4 月 16 日至 4 月 21 日，服药后已无明显腹痛，此次经净后略感腹痛，轻微。刻下就诊时自觉无明显腹痛，口苦，咳嗽少痰。苔根黄腻脉细。

治则：补肾活血，健脾化湿。

方药：巴戟天 12g，肉苁蓉 12g，菟丝子 12g，莪术 9g，三棱 9g，夏枯草 12g，苏木 9g，地鳖虫 12g，炙乳香 6g，没药 6g，血竭 6g，水蛭 12g，牡丹皮 12g，丹参 12g，煅瓦楞子 30g，甘松 9g，延胡索 12g，茯苓 9g，薏苡仁 12g，陈腹皮（各）9g。

共 14 剂，水煎服，每日 1 剂，早晚饭后各一次，每次 150ml。多煎 150ml 每晚临睡前灌肠；经期暂停灌肠。

之后按上述方药调理，随访 3 个月，患者无明显腹痛反复。

按语：

一、治疗思路

慢性盆腔炎本质上是炎症反应，常因急性盆腔炎治愈不彻底或感染迁延不愈而转化为慢性盆腔炎，其主要可表现为经期不规律，腰骶部痛，下腹坠胀，附件压痛及阴道分泌物增多等。由于该病极易反复发作，不容易康复，极易增加治疗难度，进而严重影响患者身体健康，日常生活及工作。临床采用抗生素治疗有一定疗效，但易产生耐药菌株，增加该病的复发率。现代医学对慢性盆腔炎治疗尚不令人满意，如何进一步深化慢性盆腔炎的研究，提高其临床疗效成为众多学者关注的焦点。近年来，中医在治疗慢性盆腔炎方面具有较好的疗效，中医古籍无盆腔炎之名，其可属于热入血室、癥瘕、带下病、月经不调、妇人腹痛等范畴。《金匮要略·妇人杂病脉证并治》云："妇人中风，七八日续得寒热，发作有时，经水适断，此为热入血室，其血必结。"其主要病理因素包括寒、热、湿、瘀、虚、气滞等，病久可致虚，虚实夹杂。《景岳全书》曰："瘀血留滞作癥，惟妇人有之，其证则或由经期，或由产后，凡内伤生冷，或外受风寒，或恚怒伤肝，气逆而血流……总由血动之时，余血未净，而一有所逆，则留滞日积，而渐以成癥矣。"

本案患者素有慢性盆腔炎病史，病程日久，伤及中气，脾胃就是中气，

《傅青主女科》:"脾为后天,肾为先天,脾非先天之气不能化,肾非后天之气不能生。"脾虚累及肾虚,且疾病日久,气血运行不畅,瘀血内阻,故该案是个典型的肾亏血瘀的病证。

二、用药分析

本案中药治疗主要涉及两个方面,第一个是补其不足,主要以补肾为主,方中巴戟天、肉苁蓉补肾阳、益精血;菟丝子能平补肾阴肾阳,《日华子诸家本草》曰其能"补五劳七伤"。《本草正义》谓该药:"其味微辛,则阴中有阳,守而能走……菟丝子养阴通络上品……皆有宣通百脉,温运阳和之意。"第二个是活血化瘀,理气通络,"气为血帅,血为气母",故临床辨证存在血瘀证,用药不能一味活血化瘀,如加行气通络药味,则事半功倍,方中三棱、莪术为一药对,活血止痛,三棱偏血分,莪术偏气分,两者相配,气血双施,起到行气止痛、活血化瘀功效;乳香配没药,乳香偏于气分,没药偏于血分,二药并用,为宣通脏腑,流通经络的要药;水蛭配地鳖虫,破血逐瘀,消癥散结,止痛力强;陈皮配陈腹皮,能理中焦、下焦之气,并能化痰、渗湿。血竭能活血止痛,皂角刺、水蛭破血逐瘀通络。

另外,患者有胃溃疡病史,方中行气通络、活血化瘀药物容易败胃,故用药处方均不忘健脾和胃,以姜半夏、煅瓦楞子、甘松为主;破血逐瘀药物易损伤正气,故李教授以黄芪配党参补气血,扶正固摄;瘀血易郁而化热,方中以蒲公英、紫花地丁清热解毒,徐长卿配虎杖清热解毒,活血消肿。

三、亮点经验

1. 辨证准确,异病同治 本案主要方剂以李教授的经验方内异消为主方加减,组成药物为:巴戟天 12g,肉苁蓉 12g,菟丝子 12g,莪术 9g,三棱 9g,夏枯草 12g,苏木 9g,地鳖虫 12g,水蛭 12g。李教授认为子宫内膜异位症是顽症,非一般活血化瘀药物能奏效,故方中选用破血逐瘀,搜剔经络的虫类药。而本患者属于慢性盆腔炎范畴,现代医学上两者发病机制不同,但从中医角度,两者疾病发展日久,即为肾亏血瘀状态,是为异病同治的用药原则,足以体现中医辨证治疗讲究因人而异,治病求本,注重整体观的优点。

2. 内服外用,发挥所长 中医注重辨证论治,辨病和辨证相结合,多途径给药,中药可以改善血液循环,促进炎症吸收,并且有抗炎、抑菌、消除肿块、镇痛之效,提高机体免疫功能。中医外治法可包括外敷、灌肠、理疗等。近年来的研究表明通过中药灌肠对患者治疗后,可以发挥活血化瘀、清热利湿的效果,大肠具有半透膜的功能,同时子宫、卵巢、输卵管等盆腔组织与直肠相邻,通过直肠血管的吸收渗透至盆腔组织,加快局部气血运行,促进炎症吸收。另外,中医学认为,大肠与肺相表里,其络脉络肺,而"肺朝百脉"。药物经直肠吸收后可上输五脏六腑、四肢百骸。

3. 重点药物,画龙点睛

血竭祛瘀止痛,其所含的血竭素、血竭红素,可降低全血黏度,血浆黏度和红细胞压积,缩短红细胞电泳时间,抑制血栓形成;血竭水提液对金黄色葡萄球菌、白色葡萄球菌及多种致病菌有不同程度的抑制作用。

水蛭祛瘀消癥止痛,其中含有水蛭素、肝素、抗血栓素和组织胺样物质,其可以抗凝血,改善微循环等作用,如配用地鳖虫为一药对,可增强疗效。

三棱、莪术为一药对,活血止痛,三棱偏血分,莪术偏气分,两者相配,气血双施,起到行气止痛、活血化瘀功效。

(周　梅)

盆腔包裹性积液

刘某,女,45岁,已婚。

初诊:2017年12月19日。

主诉:下腹痛2天。

现病史:患者今年9月在浙江经腹行全子宫切除术。近2天自觉下腹部刺痛,予以抗炎及休息后腹痛稍好转。刻下:下腹痛,带下较多,有异味,伴阴痒,胃纳差,头晕目眩,夜眠差,大便干结,2~3天一行,苔薄,脉细。

既往史:2017年9月在浙江苍南因"子宫肌瘤"经腹行全子宫切除术+双侧输卵管系膜囊肿切除术,术后病理示:子宫平滑肌瘤,输卵管系膜副中肾管囊肿。有高血压病史3年。

月经史:13,6/25~30,量中等,色红,无痛经,无乳胀。目前已行全子宫切除术后无月经。

生育史:2—0—2—2,均顺产。

辅助检查:2017 年 11 月 27 日 温州医科大学附属苍南医院 B 超:右附件区见 115mm×56mm×94mm 不规则囊性暗区,示:盆腔包裹性积液可能。

西医诊断:盆腔包裹性积液。

中医诊断:癥瘕。

病机:术后气血损伤,热毒之邪乘虚而入,与血搏结,气血凝滞,津液输布失常,聚而成痰,痰瘀互阻,演变成痰瘀互结之癥,而发为此病。正如《丹溪心法》云:"痰夹瘀血,遂成窠囊。"痰瘀阻于胞宫,不通则痛,故可见下腹痛;痰(湿)热下注带脉,带脉失约,故带下量多味臭;热灼津液,故大便干结。

治法:清热利水,软坚散结,破血逐瘀,益气扶正。

方药:红藤 30g,败酱草 30g,紫花地丁 30g,皂角刺 12g,浙贝母 9g,炙乳香 6g,没药 6g,血竭 6g,水蛭 12g,地鳖虫 12g,葶苈子 9g,甘遂 3g,天竺黄 9g,山慈菇 9g,海藻带(各)9g,淡竹叶 15g,煅瓦楞子 30g,姜半夏 9g,甘松 9g,党参 15g,黄芪 15g。

共 14 剂,水煎服,每日 1 剂,早晚饭后各一次,每次 150ml。多煎150ml 每晚临睡前灌肠;经期暂停灌肠。

医嘱:①避免进食辛辣、刺激、生发厚腻食物。②生活上劳逸结合,不参加重体力劳动和剧烈运动,睡眠要充足,精神愉快,不要在思想上产生不必要的负担。③增强治疗信心。

二诊:2018 年 1 月 30 日。

代诊。患者 10 天前外伤致尾椎骨骨折,卧床休息中,药后腹痛减轻,现腰酸,带下少,夜寐欠安,神疲乏力,大便 2 日一行,干结,胃胀满。苔薄,脉细。

治则:清热解毒,散瘀止痛,补肾接骨。

方药:红藤 30g,败酱草 30g,紫花地丁 30g,生大黄(后下)6g,皂角刺12g,地龙 9g,血竭 6g,葶苈子 12g,苏木 9g,自然铜 15g,骨碎补 12g,补骨脂 12g,菟丝子 12g,杜仲 12g,桑寄生 12g,延胡索 12g,党参 15g。

共 14 剂,水煎服,每日 1 剂,早晚饭后各一次,每次 150ml。多煎150ml 每晚临睡前灌肠;经期暂停灌肠。

三诊:2018 年 3 月 20 日。

2018 年 3 月 2 日温州医科大学附属苍南医院 B 超:左卵巢大小

29mm×24mm，右卵巢大小 29mm×17mm，双侧卵巢之间见范围约 84mm×46mm×48mm 囊性暗区，盆腔囊性暗区，较去年 11 月份缩小。刻下患者腰酸，时有头晕，精神欠佳，烘热汗出，脾气急躁，下腹部稍有胀痛，胃纳可，大便较干，骨折后臀部疼痛。苔薄，脉细。有高血压史。

治则：清热解毒，散瘀止痛，补肾接骨，益气通络。

方药：红藤 30g，败酱草 30g，紫花地丁 30g，生大黄（后下）6g，皂角刺 12g，地龙 9g，血竭 6g，葶苈子 12g，苏木 9g，自然铜 15g，骨碎补 12g，补骨脂 12g，菟丝子 12g，杜仲 12g，桑寄生 12g，延胡索 12g，党参 15g，淮小麦 30g，黄芪 15g，水蛭 12g，珍珠母（先煎）30g。

共 14 剂，水煎服，每日 1 剂，早晚饭后各一次，每次 150ml。多煎 150ml 每晚临睡前灌肠；经期暂停灌肠。

四诊：2018 年 5 月 8 日。

2018 年 5 月 7 日温州医科大学附属苍南医院 B 超：盆腔内见一约 69mm×36mm 液性暗区，暗区内可见点状强回声，示：盆腔囊性暗区，囊性液区较上次又有明显缩小。刻下患者腰酸好转，精神佳，时有头晕，烘热汗出好转，下腹部坠胀，无疼痛，胃纳可，大便较干，骨折后臀部疼痛，带下不多，略阴痒。苔薄，脉细。

治则：清热解毒，散瘀止痛，补肾接骨，息风通络。

方药：红藤 30g，败酱草 30g，紫花地丁 30g，生大黄（后下）6g，皂角刺 12g，地龙 12g，血竭 6g，葶苈子 12g，苏木 9g，自然铜 15g，骨碎补 12g，补骨脂 12g，菟丝子 12g，杜仲 12g，桑寄生 12g，延胡索 12g，党参 15g，淮小麦 30g，水蛭 12g，珍珠母（先煎）30g，天麻 9g，钩藤 9g，桑叶 9g，菊花 9g，石决明（先煎）30g。

共 14 剂，水煎服，每日 1 剂，早晚饭后各一次，每次 150ml。多煎 150ml 每晚临睡前灌肠；经期暂停灌肠。

五诊：2019 年 2 月 27 日。

患者去年在李教授处调理后症状明显缓解，盆腔包块较前缩小，故在外地按原方抄方续药，下腹痛未再反复。刻下：近一月下腹部阵发性痛，解大便后腹痛稍有缓解，阴痒，带下色白，质黏稠，腰酸痛，乳房胀，胃纳可，二便正常，有高血压病史，时有头晕。2018 年 12 月 11 日苍南医院 B 超：右卵巢旁见 42mm×20mm 条索状液性暗区，盆腔积液最深 24mm，示：盆腔囊性暗区。苔薄，脉细。

治则:补肾活血,清热解毒,消肿止痛。

方药:巴戟天 12g,肉苁蓉 12g,菟丝子 12g,三棱 9g,莪术 9g,地鳖虫 12g,苏木 9g,皂角刺 12g,炙乳香 6g,没药 6g,桃仁 9g,地龙 12g,夏枯草 12g,葶苈子 15g,延胡索 12g,橘叶核(各)9g,紫花地丁 30g,蒲公英 30g,重楼 12g,半枝莲 15g,桂枝 6g,钩藤 9g,石决明 30g。

共 14 剂,水煎服,每日 1 剂,早晚饭后各一次,每次 150ml。多煎 150ml 每晚临睡前灌肠;经期暂停灌肠。

根据上述方药调理后患者盆腔包裹性积液又有明显缩小,已无腹痛,目前仍在积极用药随访中。

按语:

一、治疗思路

盆腔包裹性积液又称盆腔炎性包裹性囊肿或盆腔腹膜囊肿,一般多继发于盆腔炎症和盆腔手术后,与腹腔内粘连形成及腹腔纤维蛋白沉积和纤维蛋白溶解能力之间的不平衡有关。易误诊为卵巢囊肿。本病属于疑难杂症,西医一般采用手术或使用抗生素等方法治疗,但本病仍易复发,治愈难度大。中医治疗该病可归于痰饮、癥瘕范畴。"痰饮"是体内水液不得输化,停留或渗注于体内脏器而发生的病证,癥瘕多因脏腑失调,气血阻滞,瘀血内结引起。张景岳认为"五脏之病,虽俱能生痰,然无不由乎脾肾",故本病病位在于脾肾,性质属于本虚标实,虚实夹杂证,总之本病的形成与正气虚弱,脏腑不和,气机阻滞,瘀血内停,以气滞、血瘀、痰湿、毒热为多见。

本案患者为子宫肌瘤术后,后天失养,影响及先天之本,脾肾亏虚,正气亏虚,易外感邪毒,从而下焦郁滞,湿浊热毒与气血搏结而致病,是一个虚实夹杂之证。

二、用药分析

本案用药主要可分以下 4 种:一是利水消肿。李教授用葶苈子配伍甘遂。葶苈子有泻肺行水,消肿化痰之功,《神农本草经》云葶苈子"主癥瘕积聚,结气,饮食寒热,破坚逐邪,通利水道"。甘遂,泻水逐饮,消肿散结,《神农本草经》云甘遂"主大腹疝瘕,腹满,面目浮肿,留饮宿食,破癥坚积聚,利水谷道"。两者味辛,有逐水之功,除水饮,消癥瘕。二是破血逐瘀。

李教授喜用虫类药物,方中水蛭配伍地鳖虫,两者合力,消癥散结;地龙破血通经。三是清热解毒,活血化瘀。方中红藤配伍败酱草相须为用,并入下焦,既有清热解毒作用,又有祛瘀止痛作用,善治热壅血瘀之证;另外酌情添加紫花地丁、蒲公英、重楼、半枝莲等加强清热解毒,活血化瘀之效。四是益气扶正。党参配黄芪,黄芪走肌表,补气兼能升阳,党参善补五脏之气,补气兼能养阴,两者合用大补气血,扶正固摄;菟丝子、巴戟天、肉苁蓉温补肾阳,阳气盛而水饮化。

三、亮点经验

1. 扶正祛邪,清解结合　本案疾病的发生从西医学角度来说,存在免疫力低下、盆腔炎性渗出,西医以抗炎或手术为主。但本病病程呈迁延难愈之势,长期使用抗生素一则不切实际,二来疗效不肯定,手术治疗有创伤性、复发性。中医治疗从整体出发,扶正祛邪。且结合现代药理,李教授使用的党参、黄芪、菟丝子、巴戟天等均能提高机体的免疫功能;清热解毒、破血活血类药物既能改善人体免疫,又能抗菌抗炎,契合本病的发生机制,且中药饮片可长期服用,随症加减,灵活运用。

2. 脾肾双补,兼顾护胃　患者术后素体正气亏虚,外邪易乘虚而入。故李教授治疗本案以健脾补肾为基础,如用党参、黄芪,菟丝子、巴戟天、肉苁蓉等,使脾气足,脾复运化水湿功能;使肾阳旺,肾复主水功能,从而达到益气扶正,祛除外邪之功;同时,方中使用峻下逐水、破血逐瘀药物易损伤正气,配伍健脾补肾药物可扶助正气,正如《医学入门·妇人门》:"善治癥瘕者,调其气而破其血,消其食而豁其痰,衰其大半而止,不可猛攻峻施,以伤元气,宁扶脾胃之气,待其自化。"另外方中运用性味苦寒药物有清热解毒作用,但苦寒败胃,寒凉伤阳,故李教授方中逐加煅瓦楞子、姜半夏、甘松兼以护胃,煅瓦楞子既可软坚散结,配伍姜半夏一化一降,能降逆和胃制酸,消胀止痛;甘松醒脾健胃,理气止痛,行气散寒,《本草汇言》其治"心腹满者痛,散满下气,皆取温香行散之意""甘松,醒脾畅胃之药也"。

(周　梅)

阴道炎伴尿路感染

罗某,女,30岁,已婚。

初诊：2017年9月9日。

主诉：带下量多伴尿频尿急3周。

现病史：末次月经2017年8月17日量中，色红，有血块，痛经明星，经净后同房出现尿痛，刻下白带色黄，有异味，伴腰酸，乳房胀痛，纳寐可，大便正常。

月经史：13，5～6/28～33，经量中，色红夹血块，伴痛经。

生育史：0—0—1—0，末次人流2015年。

妇科检查：外阴已婚式，阴道畅，宫颈光，子宫后位，正常大小，宫颈外口有荔枝核大小肌瘤，无触痛，附件阴性。

西医诊断：阴道炎；尿路感染。

中医诊断：带下病；淋证。

病机：带下俱是湿证，湿源于脾，故健脾，久病可及肾，故健脾益肾祛湿为治疗大法。

治则：健脾清热，利湿通淋。

方药：党参12g，黄芪15g，炒地榆15g，煅龙骨30g，煅牡蛎30g，炒藕节15g，陈棕炭15g，仙鹤草30g，龙胆草6g，栀子9g，黄芩柏各9g，生地黄30g，金银花12g，生甘草6g，土茯苓30g，瞿麦12g，淡竹叶12g，石苇12g，车前子9g。

共14剂，水煎服，每日1剂，早晚饭后各一次，每次150ml。

二诊：2017年9月20日。

末次月经9月13日～9月15日，量中，色鲜红，血块明星，痛经隐隐，无腰酸，时有乳房胀痛。刻下：月经第10天，小便痛不畅减轻，白带稍多，色偏黄，纳寐可，大便正常，苔薄，脉细。尿常规：白细胞：+。

治则：健脾补肾，清热通淋。

方药：熟地黄12g，川芎6g，生地黄12g，白术9g，山药12g，香附12g，菟丝子12g，川楝子12g，鸡血藤15g，紫石英15g，淡竹叶12g，瞿麦12g，通草9g，仙鹤草15g，炒荆芥9g，萹蓄12g，蒲公英30g，淫羊藿30g。

共14剂，水煎服，每日1剂，早晚饭后各一次，每次150ml。

三诊：2017年9月26日。

末次月经9月13日～9月15日。刻下：阴道无不适，带下多，色白，无异味，小便正常，苔薄，脉细弦。

治则：滋阴补肾，清热化湿。

方药:菟丝子 12g,肉苁蓉 12g,肉桂 3g,鸡血藤 15g,红花 9g,香附 12g,枸杞子 12g,熟地黄 12g,当归 9g,生熟地黄(各)12g,瞿麦 12g,萹蓄 12g,淡竹叶 12g,红藤 30g,椿根皮 12g,黄芩柏各 9g,栀子 9g,龙胆草 6g,车前子 9g,土茯苓 30g,党参 12g。

共 14 剂,水煎服,每日 1 剂,早晚饭后各一次,每次 150ml。

四诊:2017 年 9 月 29 日。

2017 年 9 月 27 日阴道暗色分泌物,小便不畅明显减轻,尿色淡黄,无阴痒,无腰酸,无发热。舌苔薄,脉细。

妇科检查:外阴已婚式,阴道:少量咖啡色分泌物 宫颈光 宫体后位,大小正常,后壁触及结节,附件阴性。

治则:健脾益气,凉血止血。

方药:党参 12g,黄芪 12g,煅龙牡各 30g,椿根皮 15g,乌贼骨 15g,生茜草 6g,陈棕炭 12g,炒荆芥 9g,赤石脂 15g,蒲公英 30g,鹿衔草 15g,五倍子 6g,土茯苓 30g,大小蓟各 12g,金樱子 15g。

共 14 剂,水煎服,每日 1 剂,早晚饭后各一次,每次 150ml。

五诊:2017 年 10 月 11 日。

末次月经 2017 年 10 月 5 日,3 天,量中,血块少,色深红,痛经明显,无腰酸,舌苔薄,脉细数。刻下:阴道燥热感,肛门坠胀,纳寐可,二便正常。

2017 年 10 月 11 日 B 超:未见异常。子宫大小 41mm×37mm×44mm,子宫内膜 6mm,右卵巢大小 33mm×23mm,左卵巢大小 27mm×17mm。

治则:滋阴益肾,清热利湿。

方药:菟丝子 12g,肉苁蓉 12g,肉桂 3g,鸡血藤 15g,红花 9g,香附 12g,枸杞子 12g,熟地黄 12g,当归 9g,党参 12g,黄芪 12g,石楠叶 12g,黄精 9g,车前子 9g,蒲公英 30g,淡竹叶 12g,瞿麦 12g,乌贼骨 12g,生茜草 6g,煅龙骨 30g,煅牡蛎 12g,车前草 15g,土茯苓 30g。

共 14 剂,水煎服,每日 1 剂,早晚饭后各一次,每次 150ml。

六诊:2017 年 10 月 25 日。

经水将至,乳房胀痛,阴部不适,带下少,小便欠畅,末次月经 10 月 5 日。舌苔薄,脉细小弦。

治则:健脾疏肝,活血利尿。

方药:丹参 12g,川芎 6g,熟地黄 12g,香附 12g,延胡索 12g,红花 9g,

当归身 9g,牡丹皮 12g,川楝子 12g,桃仁 9g,益母草 30g,川牛膝 12g,凌霄花 9g,鬼箭羽 12g,八月札 12g,夏枯草 12g,柴胡 9g,橘叶核(各)9g,瞿麦 12g,土茯苓 30g,淡竹叶 12g,车前子 9g,石苇 12g。

共 14 剂,水煎服,每日 1 剂,早晚饭后各一次,每次 150ml。

按上述治则,健脾益肾,化湿利水,随证加减治疗 2 月余,随访 3 个月,患者再未出现阴痒带下多,尿频急等症状。

按语:

一、治疗思路

带下之名首见于《素问·骨空论》:"任脉为病……女子带下瘕聚"患者素体脾虚,脾失健运,湿邪下注,虚实夹杂,损伤任带。《女科经纶·带下门》引缪希雍云:"白带多是脾虚……脾伤则湿土之气下陷,是脾经不守,不能输为荣血而下白滑之物。"故治疗以健脾清热利湿为主。带下较多时,标本兼治,带下以见,以治本为主。

二、用药分析

方中党参、黄芪升阳举陷,健脾升清,龙胆草、金银花、栀子、生甘草、土茯苓黄芩柏清热利湿,生地黄、瞿麦、淡竹叶滋阴,石苇、车前子利尿通淋。菟丝子、肉苁蓉、石楠叶、肉桂补肾温阳,煅龙牡、乌贼骨收敛固涩,随证治之,初起采用健脾为主,日久加入益肾之品,化湿利水贯穿始终,可达标本同治之效。

三、亮点经验

1.**八正散的使用** 该患者带下日久,除脾虚外,尚伴有肾虚,故治疗是应标本兼治,采用八正散加减清热利湿通淋。补肾中适当温阳,可运湿,除湿,化湿,健脾是加入益气升提之品,能使气升阳举,湿不下注。带下病除肝经湿热、湿毒感染外,多少为虚证,为女性常见疾病。

2.**完带汤在带下病中应用** 在该患者中重用健脾药物,胜湿力强。带下较多时,标本兼治,带下以见,以治本为主。久病之时,应考虑久病及肾,应在健脾基础上加用补肾药物,可达先后天互养。肾虚日久,甚至会伤及奇经八脉,应考虑加入龟甲、鹿角片等。

3.**注重妇科检查的重要性** 很多疾病可伴有带下量多,对于带下量极多,五色带及久治不愈之带下,可详细妇科检查排除肿瘤等器质性疾病。

（赵 巍）

外 阴 白 斑

黄某,女,30岁,未婚。

初诊:2015年9月29日。

主诉:发现外阴白斑2年。

现病史:近2年外阴色素减退,夜间阴部瘙痒,刻下就诊时外阴瘙痒难忍。苔薄白舌尖红脉细弦。

既往史:10岁时有外阴色素减退,复旦大学附属妇产科医院就诊外洗后愈。

月经史:13,6/28,量中,色红,无血块,经期乳房胀痛,略心烦,经间期出血15年,1~2天少量粉红色分泌物。末次月经:9月19日,6天净。

生育史:0—0—0—0。

妇科检查:左侧小阴唇上方见0.5~0.6cm色素减退区。

西医诊断:外阴白斑。

中医诊断:阴痒(湿热下注)。

病机:《素问·至真要大论》:"太阴亢盛……湿气内郁,寒迫下焦。"《素问·评热病论》:"邪之所凑,其气必虚。"本病为湿注下焦,血虚血瘀生风化燥,经络阻滞,从而外阴奇痒。

治则:清热凉血,散瘀化湿。

方药:①外洗方:龙胆草9g,栀子15g,蜂房12g,赤芍9g,蛇床子15g,皂角刺12g,花椒9g。②外涂方:补骨脂100g+95%酒精,浸一周后擦涂患处。

共14剂,水煎服,每日1剂,早晚饭后各一次,每次150ml。

医嘱:①日常生活穿宽松、透气性好的内衣裤,以纯棉为主。②忌食辛辣刺激性食物,应多食含铁、铜、锰等微量元素较多的食物如:核桃、芝麻、香菇、豆腐、青菜、木耳、胡萝卜、瘦肉、海产品等。③积极治疗阴道炎、外阴炎及各种带下量多的疾病。④日常生活应注意生活压力及情绪调节,保持情绪乐观,心情开朗。⑤应保持患处干爽、透气。

二诊：2015 年 10 月 30 日。

外洗后外阴瘙痒已好转，末次月经 10 月 15 日～10 月 20 日。

治则：清热解毒，祛瘀化湿。

方药：9 月 29 日外洗方加土茯苓 30g。

共 14 剂，水煎服，每日 1 剂，早晚饭后各一次，每次 150ml。

三诊：2015 年 12 月 1 日。

外阴瘙痒好转。

治则：清热化湿，祛瘀解毒。

方药：外洗方：龙胆草 9g，栀子 15g，蜂房 12g，赤芍 9g，蛇床子 15g，皂角刺 12g，花椒 9g，土茯苓 30g。

共 14 剂，水煎服，每日 1 剂，早晚饭后各一次，每次 150ml。

四诊：2016 年 4 月 19 日。

外阴瘙痒反复，末次月经 3 月 28 日。妇科检查：左侧小阴唇上方 10mm×8mm 色素减退，右侧略见淡色素减退，苔薄质淡脉细。

治则：健脾益气，散瘀利湿。

方药：内服方：蛇床子 15g，苦参 15g，百部 15g，蜂房 15g，土茯苓 30g，补骨脂 15g，栀子 15g，龙胆草 15，地肤子 15g，白头翁 15g，赤芍 15g，党参 12g，黄芪 12g。

共 14 剂，水煎服，每日 1 剂，早晚饭后各一次，每次 150ml。

五诊：2016 年 6 月 2 日。

外阴白斑复诊，外阴瘙痒已明显缓解，白带色白，量略多。末次月经：5 月 5 日～5 月 9 日。苔腻脉细。

治则：清热解毒，化湿止带。

方药：①外洗方：地肤子 12g，苦参 15g，白鲜皮 15g，蜂房 12g，赤芍 9g，牡丹皮 12g，丹参 12g，土茯苓 30g，金银花 12g，甘草 6g，皂角刺 12g。②内服方：苍白术（各）9g，苦参 9g，椿根皮 12g，金樱子 15g，鸡冠花 15g，煅龙牡 30g，白果 12g。

共 14 剂，水煎服，每日 1 剂，早晚饭后各一次，每次 150ml。

之后按上述方法治疗 3 个月，外阴白斑色素减退区基本消退，已无明显外阴瘙痒不适。

按语：

一、治疗思路

外阴白斑西医病名又称外阴白色病变,外阴营养障碍等,外阴白斑以痒为主,发病部位在外阴,常见于大阴唇或小阴唇内侧及阴蒂,严重时可延至阴道、会阴及肛门周围的一种慢性妇科疾病。体征为外阴呈局限或弥漫性皮肤黏膜变白,褪色,表皮粗糙,肥厚,增生,角化或萎缩,变薄,弹性降低,或粘连,干裂,甚或溃疡、红肿、溃烂等。有15%的癌变率。本病病因尚不明确,近年来研究认为既有局部因素,包括局部刺激、神经血管营养失调及代谢紊乱,又有感染因素、免疫因素、性激素因素、遗传因素及氧化、抗氧化作用影响等。手术、激素类外用药、激光效果均欠持久,易复发。中医将本病列为阴痒、阴浊、狐惑范畴。其致病外因以风、热、燥、湿邪有关,内在因素与肝、肾、心、脾功能失常有关。本病多见虚实夹杂、虚瘀并见。外阴白斑论治以标本同治最为切要,治本应立足于内治法,治标求助于外治法,内外兼施,疗效较好。

本案初诊时辨证论治考虑为湿热下注,瘀热互结,治疗以清热凉血,散瘀化湿,以外治法为主,疾病有所好转,期间患者停止就诊,之后疾病反复,故在四诊之后本案运用外洗、外涂、内服三管齐下,且辨证考虑为湿热下注,虚瘀并见,内服方以健脾益气,散瘀利湿为主,再加用外洗、外涂二种外治法,使病变范围再次缩小,无阴痒反复。

二、用药分析

外洗方中蛇床子、蜂房、花椒、金银花杀虫止痒、清热解毒;土茯苓、苦参、地肤子、白鲜皮清热燥湿止痒;皂角刺行气行血,温经通络,活血祛瘀功效;牡丹皮、赤芍、丹参清热凉血、散瘀止痛;待外阴瘙痒明显好转后,将外洗方中花椒去除,因花椒对外阴刺激较大,瘙痒改善后用其他清热解毒利湿药物代替。

内服方中黄芪、党参健脾益气,苍术、白术健脾燥湿;苦参、地肤子清热燥湿止痒;龙胆草、土茯苓、栀子清热燥湿;金樱子、鸡冠花、白果祛湿止带,现代药理作用白果有抗菌作用。蛇床子、白头翁燥湿解毒杀虫,蛇床子有性激素样作用与抗真菌、抗滴虫作用。补骨脂补肾壮阳。

三、亮点经验

1. **内外兼治,标本兼顾** 外阴白斑实际上是外阴局部神经与血管在吸收营养物质和输送营养物质过程中出现障碍,引起组织色素改变。中医学认为致病因素有分外因及内在因素,故标本同治、内外兼施疗效最为显著。本案中初期以外治法为主,但疾病反复,故之后采用内服方与外治法同治的方法,使患者正气充足,邪不可干,祛除外在湿热毒邪,最终使外阴白斑颜色基本恢复正常,瘙痒不适也基本消退。

2. **用补骨脂,增敏促黑** 本案补骨脂运用于内服方中,补骨脂补肾壮阳,现代药理研究表明,补骨脂酚有雌激素样作用,可增强免疫功能;本案还将补骨脂运用于外涂方中,有文献报道,此种方法主要用于白癜风的局部治疗。白癜风与外阴白斑的区别在于外阴白斑伴有瘙痒难忍。李教授巧妙地运用到了外阴白斑上。主要制作方法是:补骨脂研细末,溶于95%酒精中浸5~6天,取其滤液涂于患处。现代研究发现补骨脂通过提高人体内络氨酸酶活性,促进黑色素合成,恢复白斑处皮肤颜色。

(周 梅)

性 早 熟

陈某,女,6岁。

初诊:2017年11月29日。

主诉:自觉乳晕部疼痛1周。

现病史:患儿1周前游泳后自诉两侧乳头刺痛感,乳晕部疼痛,家长触摸有小硬结,平素患儿易急躁,家人颇为宠爱,喜食肉类及油炸食品,不喜水果蔬菜,大便偏干,2日一行,寐尚安,舌红,苔薄白,脉细弦。

辅助检查:11月27日上海交通大学附属新华医院B超示:子宫大小17mm×25mm×10mm,偏大,左卵巢大小23mm×10mm×11mm,右卵巢大小19mm×11mm×10mm。

妇科检查:形体偏瘦,外阴无色素沉着,无明显分泌物,双侧乳晕颜色稍深,左侧乳晕触摸有小硬结,大小约2cm,乳头轻微刺痛感。

西医诊断:性早熟。

中医诊断:乳疬。

病机:小儿乃稚阴稚阳体质,纯阳之体,阳常有余,阴常不足,肝常有余,肾常不足,而肝肾同源,肾水不足,水不涵木,相火亢盛,阴阳失调,迫使肾精过早化为天癸驱使肾气妄行,导致天癸早至,第二性征提前出现。

治则:滋阴泻火,软坚散结。

方药:知母9g,黄芩柏(各)9g,栀子9g,柴胡9g,川楝子12g,龙胆草6g,生熟地黄(各)12g,三棱9g,莪术9g,牡丹皮12g,丹参12g,车前子9g,橘叶核(各)12g,预知子12g,娑罗子12g,焦楂曲(各)9g,浙贝母9g,通草9g,茯苓12g,桂枝6g,桃仁9g。

共14剂,水煎服,每日1剂,早晚饭后各一次,每次100ml。

医嘱:①少食肉类及油炸食品;②多食当季新鲜水果蔬菜;③禁服补品。

二诊:2017年12月27日。

双侧乳房已无疼痛,稍有畏寒,无乳房胀痛,大便稀溏。苔薄,舌微红,脉细软。

治则:滋阴泻火,软坚散结。

方药:柴胡9g,栀子9g,知母9g,黄芩柏(各)9g,生熟地黄(各)12g,三棱9g,莪术9g,牡丹皮12g,丹参12g,薄荷(后下)6g,车前子(包煎)9g,通草9g,浙贝母9g,鳖甲12g,赤芍9g,鹿角片9g,橘叶核(各)9g,青皮9g,枳壳6g,桂枝6g,白术12g,白芍12g。

共14剂,水煎服,每日1剂,早晚饭后各一次,每次100ml。

三诊:2018年1月17日。

无乳房胀痛,乳晕色转淡,小便正常,大便不成形,一日1~2次,苔薄微红,脉细。

治则:疏肝健脾,软坚散结。

方药:党参9g,黄芪9g,太子参15g,柴胡9g,栀子9g,生熟地黄(各)12g,牡丹皮12g,丹参12g,赤芍9g,鳖甲12g,橘叶核(各)9g,青陈皮(各)12g,薄荷(后下)6g,车前子(包煎)9g,浙贝母9g,夏枯草6g,炒扁豆12g,山药15g,薏苡仁12g,生甘草6g。

共14剂,水煎服,每日1剂,早晚饭后各一次,每次100ml。

四诊:2018年1月31日。

无乳房胀痛,乳晕色淡红,稍有腹胀,二便正常,舌红苔薄,脉细。

治则:益气健脾,疏肝散结。

方药:党参9g,黄芪9g,太子参15g,白术12g,白芍12g,枸杞子9g,

生熟地黄(各)12g,陈腹皮(各)12g,木香9g,砂仁(后下)6g,山药12g,黄芩柏(各)9g,栀子9g,鳖甲12g,橘叶核(各)9g,路路通9g,薄荷(各)6g,牡丹皮12g,丹参12g,枳壳9g,青皮9g。

共14剂,水煎服,每日1剂,早晚饭后各一次,每次100ml。

随访1个月,改善饮食习惯,B超提示双侧卵巢恢复正常大小,未再发生乳房胀痛乳痛。

按语:

一、治疗思路

儿童性早熟是指女童8岁前,男童9岁前出现第二性征发育异常的疾病,随着物质生活的日益改善,快餐、肉类加工食品增多,食品添加剂多,性早熟的发病率逐年增加,有研究统计,上海地区儿童性早熟发病率仅次于肥胖症,在儿科内分泌疾病中占第二位,有时两者兼而有之。国际上采用促性腺激素释放激素激动剂(GnRHa)治疗已成为儿童性早熟治疗的首选,但是在我国,由于父母对西药治疗仍心有顾虑,往往寻求中医治疗。中医古籍里对儿童性早熟没有专门描述,但根据主诉症状,可归属于"乳病",有"乳头属肝,乳房属脾"之说,该患儿体形偏瘦,脾气急躁,喜食膏粱厚味,先天禀赋太足,后天充养太过,从而导致肾精有余,肾气充盛而天癸早至,发为性早熟,又因女子以肝为先天,肝经循阴部抵少腹,布两胁,肾阴不足,水不涵木,肝火旺盛,灼津炼液为痰,小儿脾常不足,脾失健运,聚湿凝集于上而见乳核增大、胀痛,故病位在于肝、脾、肾,治疗原则为滋阴降火,疏肝健脾。

二、用药分析

本案治疗分两步进行,首要是滋肾阴,泻肝火,是以龙胆泻心汤合大补阴丸为基础方,随证加减;其次是益气健脾,补肾调冲任,方用四君子汤合大补阴丸随证加减。小儿乃稚阴稚阳之体,阴常不足,阳常有余,这些方药主要功效是调节肾的阴阳平衡,制约相火妄动,补益先天之本,冲任调和,血海得宁,防止天癸过早而至。方中龙胆、柴胡、川楝子、薄荷、橘叶核、预知子、娑罗子、青陈皮、大腹皮,疏肝泻火;知母、黄芩、黄柏、栀子清三焦之热,补肾阴降相火;生熟地黄清热凉血、补益肾阴;牡丹皮、丹参、桂枝、桃仁、三棱、莪术凉血活血;鳖甲、浙贝母、鹿角片、夏枯草、路路通、通草软坚散结;车前子清热利湿;太子参、黄芪、党参益气健脾;茯苓、白扁豆、薏苡仁、白术芍燥湿健脾;山药补益脾肺肾;焦楂曲消肉食;甘草调和诸药。

三、亮点经验

1. **肝失疏泄,肾阴亏虚** 肾乃先天之本,主生殖,小儿乃稚阴稚阳体质,纯阳之体,阳常有余,阴常不足;肝常有余,肾常不足。而肝肾同源,肾主闭藏,肝主疏泄。乳房是肝经之分野,肾水不足,水不涵木,阴阳失衡,则发生肝失疏泄,相火亢盛之证。冲任失调,血海妄动,导致天癸早至,第二性征提前出现。所以首要原则滋阴泻火,稳住妄动之相火,疏肝理气,配伍软坚散结之药,化痰湿郁结。

2. **补益后天,健脾助运** 滋阴降火治疗效果明显,患儿乳胀、乳痛消失,患儿为稚阳之体,滋阴降火而伤阳,阳虚失健运大便偏溏,小儿脾常不足,乳房属脾,脾乃后天之本,气血生化之源,脾失健运,则痰湿凝结,故用药加用软坚散结之剂,脾气不足,治当扶脾,故后期以补益脾肾为主,益气健脾,气血充足,冲任调和,血海得宁,防止天癸提早而至。

(周 琦)

双 手 湿 疹

龚某,女,34岁,已婚。

2015年12月1日初诊。

主诉:双手湿疹反复发作2年。

现病史:患者双手湿疹反复发作2年,易发于手背,可伴蜕皮、渗液、瘙痒,于皮肤科就诊后予外用药膏后湿疹可缓解,但湿疹易反复发作,手部瘙痒不适,影响日常工作生活。近一周前受凉后感冒咳嗽,流涕,无发热,无咳痰,故来就诊,要求中药综合调理。追问病史,患者因有多囊卵巢病史5年,未避孕5年未孕,外院诊为排卵障碍性不孕,目前予达英-35口服,拟择期行IVF,目前尚未取卵。刻下:咳嗽,流清涕,无发热,双手湿疹发作,伴有蜕皮、瘙痒、渗液。舌淡红,苔薄白,脉细弦。

月经史:13,6~7/30~40,量中,淡红,无痛经,末次月经11月20日~11月26日,量中如常。

生育史:0—0—0—0。

妇科检查：外阴已婚式，阴道畅，宫颈肥大，轻度糜烂，宫体中位，正常大小，附件（－）。

辅助检查：2015年10月21日（经行第3天）上海中医药大学附属龙华医院：促黄体生成激素（LH）4.32IU/L、促卵泡激素（FSH）5.34IU/L、雌二醇（E$_2$）39pmol/L、睾酮（T）1.03nmol/L、孕酮（P）0.7nmol/L、泌乳素（PRL）396mIU/L。2015年10月17日复旦大学附属妇产科医院B超：子宫大小33mm×47mm×40mm，子宫内膜：8mm，左卵巢大小：24mm×23mm×21mm，右卵巢大小：31mm×30mm×24mm。

西医诊断：湿疹；感冒；不孕症；排卵障碍性不孕。

中医诊断：湿疮。

病机：《灵枢·五癃津液别》："天暑衣厚则腠理开，故汗出……天寒则腠理闭，气湿不行，水下留于膀胱，则为溺与气。"因此，水湿当从皮肤或小便出，若腠理不开，气湿不行，则水湿可留置于皮肤，而发湿疹。加之本案患者外感风寒，腠理闭塞，可加重病情，因此，我们认为腠理闭郁，气湿不行是本案患者湿疹的主要病机。

治则：健脾益肾，疏风清热。

方药：地肤子12g，板蓝根30g，炒荆芥9g，炒防风9g，金银花12g，生甘草6g，蜂房9g，重楼15g，熟地黄12g，川芎6g，生地黄12g，白术9g，山药12g，香附12g，菟丝子12g，川楝子12g，鸡血藤15g，紫石英15g，龟甲18g，鹿角9g。

共14剂，水煎服，每日1剂，早晚饭后各一次，每次150ml。

医嘱：①少食辛辣刺激油腻食物。②若皮肤瘙痒加重、皮疹等不适则停药。③调整心情，情绪勿急躁、勿紧张。

二诊：2015年12月5日。

末次月经11月20日，刻下自觉小腹隐痛，乳房胀痛，基础体温上升10天，上周感冒已愈，双手湿疹已结痂，无瘙痒，渗出少，二便如常，纳可寐安，咽干。舌淡红，苔薄，脉细弦。

治则：疏风清热，活血调经。

方药：丹参12g，川芎6g，熟地黄12g，香附12g，延胡索12g，红花9g，当归身9g，牡丹皮12g，川楝子12g，桃仁9g，泽兰9g，泽泻9g，益母草30g，三棱9g，莪术9g，地肤子9g，炒荆芥9g，炒防风9g，金银花12g，生甘草6g，蜂房9g，重楼15g，橘叶9g，橘核9g，柴胡9g。

共 14 剂,水煎服,每日 1 剂,早晚饭后各一次,每次 150ml。

三诊:2015 年 12 月 29 日。

末次月经 12 月 19 日,量中,6 天净,量中如常,无流涕,晨起咳嗽有黄痰,双手湿疹基本痊愈,纳可,夜寐安,舌淡,苔薄白,脉细。

治则:清热解毒,补肾活血。

方药:蒲公英 30g,地龙 12g,三棱 9g,莪术 12g,赤芍 9g,地肤子 9g,炒荆芥 9g,炒防风 9g,金银花 12g,生甘草 6g,蜂房 9g,重楼 15g,熟地黄 12g,川芎 6g,生地黄 12g,白术 9g,山药 12g,香附 12g,菟丝子 12g,川楝子 12g,鸡血藤 15g,紫石英 15g。

共 14 剂,水煎服,每日 1 剂,早晚饭后各一次,每次 150ml。

后患者 2016 年 1~2 月回家过年,饮食不节,且未服中药,湿疹复作,2 月下旬返沪后再次来诊,李教授遂按原方方义加减调治 3 月余后湿疹痊愈,后停药随访湿疹未再发。

按语:

一、治疗思路

湿疹类皮肤病由内外多种致病因素引起,是常见的炎症性过敏性皮肤病。临床表现以其皮损的多形性,易于渗出,瘙痒不止,病程迁延和具有复发倾向为特征。据统计,湿疹在发达国家儿童中的流行率高达 30%、成人中的流行率约为 10%,其发病原因可与遗传、血液循环障碍、环境、饮食、感染等因素有关。有些女性慢性湿疹的患者,容易在经期前或经期周期性发病,这可能是患者月经周期后期的内源性黄体酮产生抗体的缘故。

在中医记载中,湿疹我们现在统称之为"湿疮"。而中医古籍常以其所发部位及范围不同而有不同病名。如泛发于全身,浸淫遍体的叫"浸淫疮";局限一处,发于耳边的叫"旋耳疮";发于掌指间的叫"痫疮";发于腿足的"湿毒疮";发于阴囊初起名"胞漏疮";日久称"肾囊风"等。中医认为,"湿疮"的发病原因主要为:外感六淫、感受特殊邪毒、饮食不当、痰浊瘀血、气血两虚、冲任失调、情志内伤等。急性发作者以湿热为主,湿热郁结,浸淫肌肤;亚急性者多与脾失健运,湿邪留恋有关。若久病迁延,郁邪流连,耗伤津血,血虚生风化燥,肌肤失养 可导致慢性湿疹。就本病患者而言,三种疾病夹杂,患者求治的主要目的是改善双手湿疹及近期新发的外感症状,次要目的是想要通过中医药的综合治疗,既疏风解毒,有健脾益肾,活血调经,调整自身状态为今后行 IVF 创造更好的条件。因此,在用药时需要分清主次,且兼顾数个方面。

二、用药分析

本案患者治疗需兼顾三方面:湿疹、外感、IVF 前助孕。因此用药当根据患者病情不同阶段而有所侧重。首诊时以治疗湿疹药物为主,兼顾外感与补肾调理。湿疹反复发作时免疫力低下所致,故应在疏风解毒的基础上加用益肾健脾调经之品能起到增强免疫力的作用。

荆芥祛风解表,透热外达,配伍防风疏风止痒,加用地肤子清热利湿,祛风止痒。《名医别录》中记载荆芥能"去皮肤中热气,使人润泽,散恶疮疥瘘,强阴"。板蓝根、金银花清热解毒解表,治疗外感。方中蜂房一味能攻毒杀虫,祛风止痛,临床常用于疮疡肿毒、皮肤顽癣,李教授认为此药对顽固性湿疹等皮肤病有较好疗效,但部分人会对此药过敏,故首次加用蜂房时常叮嘱患者若有皮疹过敏等不适则停止服药。方中除疏散清热类药物外还加用了健脾益肾调经药物,其中龟甲、鹿角为血肉有情之品,补肾填精。其中,龟甲、鹿角用量比例为 2∶1,起到阴阳互补的作用,以免鹿角过于温热,加重患者湿疹病情。二诊时患者湿疹好转,经期将至,此时不宜过于寒凉而影响冲任调节,因此用药重点以调经活血为主,予四物汤等活血调经药,加以疏风清热类药物治疗。三诊时值经后期,患者湿疹已基本痊愈,外感已到后期,咳黄痰,有入里化热之迹象,故加用蒲公英清热解毒,地龙清热息风,清肺平喘。后患者因离开上海有近一月未服药治疗,但由于患者湿疹致病已久,难以一时痊愈,加之正值新春佳节,应酬较多,饮食失宜导致湿疹复发。再诊时仍按原方方义加减,调治后方愈。

三、亮点经验

1. 多科疾病,兼顾用药　现代医学专科分科非常细,虽利于专科医师更好地掌握本科的专业技能,但治疗时往往只关注专科疾病,而忽视了患者是一个整体,从而产生了不少弊端。例如我们临诊时常会遇到内分泌失调而发脸部痤疮的女性,若首诊求治于皮肤科,皮肤科往往注重皮肤疾病的治疗,痤疮多为湿热,用药时偏于苦寒,部分女性难以耐受,尤其是经期若用药过于寒凉,会出现月经量少,紊乱等情况。李教授虽为妇科医师,但临证多年,对内外妇儿疾病均有丰富的临证经验,因此在用药时常常从大局出发,兼顾多个方面,这是非常值得我们学习的。

2. **顺应经周,分段治之** 本案患者患有不孕症,拟行 IVF 治疗,这虽然不是患者来求治的主要矛盾,但用药时仍需时时加以注意。在用药时,不仅需要更具病情发展的不同阶段予以用药有不同的侧重点,也需要依据月经周期的不同阶段,制定不同的治则。

3. **药物过敏,提醒患者** 作为中医医师,要熟记十八反、十九畏,对于常用药物的性味及副作用要了然于心。如虫类药物、含动物蛋白类药物容易引发过敏,五灵脂、墓头回等药物气味较难闻,部分药物剂量久服或过量服用甚至可引起肝肾功能的损害,这都是我们临证需要了解及注意的。虽然说药物过敏我们无法预测,但将可能容易发生的药物副作用提前告知患者,也能引起患者的注意,避免发生严重的不良后果。

（赵　莉）

面部严重痤疮

吴某,女,32 岁,未婚。

初诊:2016 年 10 月 19 日。

主诉:面部痤疮反复 5 年,加重 2 年。

现病史:患者近 2 年月经不规则,面部痤疮加重明显,面部充血,痤疮高低错落成片,有的发红,有的紫暗,有的有脓头,连及颈项,奇痒疼痛难忍,经期前后尤为严重。平素月经周期不规则,30 天 ~3 个月一行,有时需服黄体酮行经,体重增加 40kg。末次月经 9 月 7 日,5 天净。平素性急易烦躁,因面部痤疮严重有自卑感,不敢见人,至今未嫁。曾于外院治疗,效果不显,反复发作。胃纳尚可,大便干结,小便正常。苔薄质红,脉细。

月经史:13,5/ 不规则,量中,色红,夹血块,无痛经,腰酸乳房胀痛。

生育史:0—0—3—0,3 次药物流产。

体格检查:月经第 3 天,面部触及痤疮结节状,质硬,高低不平,皮肤烫热感。

辅助检查:2016 年 5 月 17 日(月经第 3 天)血生殖内分泌激素测定:促黄体生成激素(LH)18.19IU/L、促卵泡成熟激素(FSH)7.43IU/L、雌二醇(E_2)159pmol/L、睾酮(T)0.86nmol/L、孕酮(P)0.79nmol/L、泌乳素(PRL)7.03ng/ml。B 超:双侧卵巢见多个小卵泡 >12 个。

西医诊断:痤疮;多囊卵巢综合征。

中医诊断:粉刺。

病机:肝气郁结,肝阳上亢,郁久化热,营卫不和,致气血凝滞,造成脏腑、气血、经络功能紊乱,而使冲任失调,火热内生,热为阳邪,其性炎上,发为面部痤疮。

治则:清热解毒,活血调冲。

方药:当归12g,川芎6g,熟地黄12g,香附12g,川楝子12g,桂枝6g,延胡索12g,桃仁9g,红花9g,益母草30g,苏木9g,郁金9g,牡丹皮12g,丹参12g,柴胡9g,金银花12g,生甘草6g,龙胆草6g,栀子9,紫花地丁30g,鬼箭羽12g,八月札12,娑罗子12g,生大黄(后下)6g。

共14剂,水煎服,每日1剂,早晚饭后各一次,每次150ml。

外用:浮萍30g,水煎外洗。

医嘱:①调整心情,情绪勿急躁;②工作减压,勿熬夜;③饮食勿辛辣。

二诊:2016年11月2日。

月经10月21日至,4天净,量中,色红,夹血块,面部痤疮明显,面赤发热,奇痒难忍,情绪烦躁,矢气多,二便正常。苔白,舌红,脉细。

治则:清热解毒,疏肝调冲。

方药:当归12g,川芎6g,白术12g,白芍12g,香附12g,枸杞子12g,菟丝子12g,淫羊藿30g,肉苁蓉12g,鸡血藤15g,茯苓12g,龙胆草6g,金银花12g,生甘草6g,皂角刺12g,柴胡9g,车前子(包煎)9g,土茯苓30g,稽豆衣12g,栀子9g,石菖蒲12g,连翘12g。

共14剂,水煎服,每日1剂,早晚饭后各一次,每次150ml。

三诊:2017年11月30日。

月经11月25日,自行来潮,3天净,量中色红,痤疮较多,面热赤烫,耳鸣为蝉声,腰酸乏力,胃纳尚可,舌红,苔薄白,脉细。

治则:补肾活血,清热祛瘀。

方药:当归12g,川芎6g,生熟地黄(各)12g,香附12g,鸡血藤15g,淫羊藿15g,菟丝子12g,山药15g,紫石英15g,茯苓12g,党参12g,黄芪12g,金银花12g,生甘草6g,知母9g,黄芩柏(各)9g,连翘12g,牡丹皮12g,丹参12g。

共14剂,水煎服,每日1剂,早晚饭后各一次,每次150ml。

四诊：2016年12月14日。

月经11月25日来潮，面部痤疮好转，脓头消失，纳可寐安，舌红苔薄白，脉细。

治则：补肾调冲，清热祛瘀。

方药：当归12g，川芎6g，白术12g，白芍12g，香附12g，枸杞子12g，菟丝子12g，淫羊藿30g，肉苁蓉12g，鸡血藤15g，茯苓12g，连翘12g，赤芍9g，金银花12g，生甘草6g，牡丹皮12g，丹参12g，知母9g，石楠叶12g，土茯苓30g，柴胡9g，玉蝴蝶3g，稆豆衣12g，黄连9g，龙胆草6g。

共14剂，水煎服，每日1剂，早晚饭后各一次，每次150ml。

五诊：2017年1月11日。

月经12月27日来潮，面部痤疮好转，红赤减轻，无明显烫热感，肤痒减轻，腰酸，纳可寐欠安，舌红苔薄白，脉细。

治则：调冲清热，祛瘀美容。

方药：当归12g，川芎6g，白术12g，白芍12g，香附12g，枸杞子12g，菟丝子12g，淫羊藿30g，肉苁蓉12g，鸡血藤15g，茯苓12g，栀子9g，金银花12g，生甘草6g，连翘12g，黄连9g，知母9g，柴胡9g，党参12g，姜半夏9g，玉蝴蝶3g，稆豆衣12g，龙胆草6g，石菖蒲12g，青礞石12g。

共14剂，水煎服，每日1剂，早晚饭后各一次，每次150ml。

之后按上述方药调理之，随访3个月，月经周期基本规则，面部痤疮明显好转，面部及头颈部痤疮原来高低不平处变得平整，红肿不显，无烫热感，无瘙痒脓头，期中白带出现拉丝。患者自诉变得自信乐观，与外籍男友谈婚论嫁。

按语：

一、治疗思路

痤疮是皮肤科中的常见病，多发生在颜面、胸背部。《诸病源候论》："面疮者，谓面上有风热气生疮，头如米大……白色者是。"痤疮有轻有重，本案患者是一个严重痤疮病例，从头面延至颈部，高低不平，红肿有脓头，伴有奇痒，严重影响患者颜值，以至于不敢恋爱。《临证指南医案》："营卫不和，致气血凝涩……化为疮痦，当以和血驱风。"《新安医籍丛刊·王仲奇医案》："暑疖消弭，肤热延久未除，热在皮肤分肉之间，非清血奚以解？"

李教授认为痤疮的发生与月经有关,患者体壮内热,易急躁烦怒,肝气郁结,导致脏腑气血紊乱,冲任失调,热为阳邪,其性炎上,发于肌肤。李教授还认为痤疮患病程较长,脏腑、气血、经络功能紊乱,火热内生,且反复发作,久病多瘀、久病入络,患者腰酸乳房胀痛,耳鸣,脉细,盖肝肾不足,肝郁气滞,冲任气血阻遏,月经紊乱不能按时而至。本案患者月经失调,周期不规则,形体肥胖,心烦易怒,面目痤疮严重,奇痒难忍,这是由于女性痤疮多与生殖内分泌激素有关,月经不调者痤疮发作更频,故在治痘清解的过程中调经极为重要,以滋阴养血,补养脏腑气血治其本,清热解毒治其标,后期活血化瘀平疤痕以达到养颜美容的目的。

二、用药分析

本案治疗以调经为主线,治本求源,以桃红四物汤、八珍汤、当归补血汤随证加减,其作用滋阴养血,补养脏腑气血;其次是辅佐清热解毒药物来达到祛痘之效果;后期用活血化瘀药物以达到消瘀美容功效。当归、川芎、香附、鸡血藤、桃仁、红花、益母草、苏木、鬼箭羽活血调经;桂枝温经通阳,解肌发表;白芍、生熟地黄、稆豆衣养血敛阴;黄芪、党参补气健脾;白术、姜半夏、茯苓、土茯苓健脾化痰;山药健脾益肾;柴胡、郁金、延胡索、川楝子、娑罗子疏肝解郁;赤芍、牡丹皮清热凉血,活血祛瘀;丹参活血调冲,消炎抑菌;皂角刺活血通络;金银花、甘草、紫花地丁、连翘清热解毒,透热达表,散结消痈;玉蝴蝶轻宣疏散,使湿热之邪从表得透;龙胆草、生大黄清肝利湿;知母、枸杞子、淫羊藿、肉苁蓉、菟丝子、紫石英、石楠叶补肾调经;黄芩、黄连、黄柏、栀子清三焦之热;青礞石、石菖蒲祛除有形无形之痰,涤痰开窍;再加浮萍外洗透发斑疹,使毛囊孔阻塞物及时清除,起到美容消斑瘢的作用。

三、亮点经验

1. 调经为要,治本求源　《妇人大全良方》认为:因经不调而生他病,当先调经,经调则他病自愈。现代医学对痤疮的研究通过对激素水平的测试,发现激素水平异常的患者常伴有月经失调,中医认为痤疮和月经失调乃脏腑功能失调与肾—天癸—冲任—胞宫生殖轴失调,两者间互为因果的表现。本案患者月经不规则,面部痤疮严重,李教授通过对患者肝脾肾的调节,恢复下丘脑—垂体—卵巢轴的正常功能,从而起到调节内分泌的作用,月经正常后,痤疮便得以自愈。中医治疗忌头痛医头,脚痛医脚,治疗妇人疾病，首先考虑调经，将症状与月经生理变化联系在一起，只有气血顺畅，冲任调和，五脏六腑各司其职，人体才能恢复正常。

2. 辨证施治，清热解毒 治疗女性痤疮，除月经外还应全面了解其他病史，包括生活习惯，压力，如喜吃辛辣、油腻、油炸之物，并有便秘者痤疮发病更甚。与患者详细交谈中，发现患者烦躁面赤，大便干结等一系列内热炽盛之状，故以清热解毒药物消除邪热，主要药味有：黄连解毒汤清三焦之热毒，龙胆草为清泻肝火之要药，金银花、紫花地丁、连翘清解邪毒，透热达表，散结消痈，患者严重痤疮得以渐愈。

3. 内外兼治，标本兼顾 中药外用对于痤疮有着良好的辅助作用，李教授常用浮萍外洗透发斑疹，使毛囊孔阻塞物及时清除，起到美容消斑的作用，加用黄芩清肺热，野菊花清热解毒，皂角刺活血通络，蜂房杀虫止痒，从而加速痤疮好转。

4. 活血消瘢，养颜美容 从古至今，人们对美容的追求有增无减。秦汉时期，我国第一部药学专著《神农本草经》载药 365 种，其中"悦泽""美色""轻身"的美容药物近百种，西晋葛洪《肘后备急方》堪称中医美容第一书，载美容方达 66 条。中医美容强调"以内养外"，若人体气血不和，日久易导致血虚血瘀，面目黧黑、肌肤甲错、面色晦暗、瘀点瘀斑、青紫肿胀、苔藓样变等局部缺陷，痤疮患者病程较长，且反复发作，迁延不愈，久病多瘀，久病入络，所以在后期的调理过程中加用活血化瘀药物，改善血液循环，使得气血通达，气行络通，祛瘀生新，从而达到美容养颜的功效。现代药理研究发现活血药对美容养颜起到重要作用，如丹参主要成分为二萜类物质及酚酸类物质，具延缓皮肤衰老、改善微循环、缓解痤疮、美白防晒等功效。红花，《本草正》曰："达痘疮血热难出，散斑疹血滞不消"，其中含红花黄色素、红花红色素、红花苷、红花油、红花黄酮等，具有美白祛斑的作用。桃仁，《本草纲目》谓："其功有四，治热入血室，一也；泄腹中滞血，二也；除皮肤血热燥痒，三也；行皮肤凝滞之血，四也。"其中含有杏仁苷、挥发油、脂肪及杏仁酶等，能滋养和润滑皮肤，促进微血管扩张，增强皮肤细胞活力等作用。当归，《本草发挥》谓："治皮肤涩痒。"《本草纲目》载："泽皮肤，去瘀生新，温中养血，活血舒筋。"当归根部阿魏酸、藁本内酯等活性成分具有护发、美白、防晒等作用。

（周　琦）

男 性 病

弱精症（脾肾亏虚证）

刘某，男，35 岁。

初诊：2015 年 11 月 12 日。

主诉：婚后 5 年未避孕而未育。

现病史：结婚 5 年，从未采取避孕措施，至今未育。性功能正常，无阳痿、早泄、遗精等症状。大便溏薄，胃纳不馨，形体较为肥胖。技术人员，长期端坐在电脑前，缺乏运动。偶腰酸乏力，无尿频，无夜尿，排尿无分叉等。幼年无腮腺炎史，检查无精索静脉曲张。因不育于 2015 年 8 月 6 日在上海市某生殖医学中心做精液分析报告（禁欲 7 天）：精液量 4ml，液化时间 30 分钟，精子密度 3 100 万 /ml，A 级 0.93%，B 级 2.65%，精子活率 21.96%。苔薄，脉细。

西医诊断：男性不育；弱精症。

中医诊断：不育症。

病机：肾主藏精，为先天之本，生殖之本，脾主运化，为后天之本，生化之源，脾肾亏损，则精生乏源；脾气亏虚则运化失司，生湿遏阳，精弱而不育。

治则：补肾生精，健脾利湿。

方药：潞党参 12g，生黄芪 15g，生熟地黄（各）12g，炒扁豆 15g，白茯苓 12g，桑寄生 12g，胡芦巴 12g，菟丝子 12g，淫羊藿 15g，枸杞子 12g，粉萆薢 15g，车前子（包煎）9g，女贞子 12g，干地龙 12g，巴戟天 12g。

共 14 剂，水煎服，每日 1 剂，早晚饭后各一次，每次 150ml。

医嘱：①减少房事；②忌食生冷，油腻，辛辣之物；③适当运动减肥。

二诊：2015 年 12 月 23 日。

药后无不舒，胃纳可，大便已正常，无腰酸乏力，性欲较前增强，苔薄，脉细。

治则：健脾补肾，温阳生精。

方药：潞党参 15g，生黄芪 15g，白术 12g，白芍 12g，枸杞子 12g，生熟地黄（各）12g，菟丝子 12g 覆盆子 12g，淫羊藿 15g，胡芦巴 12g，阳起石 15g，山茱萸 12g，补骨脂 12g，炒扁豆 12g，白茯苓 12g，锁阳 9g，每日 1 剂，浓煎至 400ml，早晚温服。

共 14 剂，水煎服，每日 1 剂，早晚饭后各一次，每次 150ml。

三诊：2016 年 1 月 20 日。

药后无胃痛等不适，自觉精力充沛，大便一日一行，胃纳可，夜寐安。苔薄，脉细。

治则：补养任督，填精培元。

方药：潞党参 12g，生黄芪 12g，白术 12g，白芍 12g，菟丝子 12g，枸杞子 12g，蚕茧 9g，女贞子 12g，怀山药 15g，桑椹 12g，胡芦巴 12g，补骨脂 12g，肉豆蔻 9g，山茱萸 12g，益智仁 12g，醋龟甲 18g，鹿角片 9g。

共 14 剂，水煎服，每日 1 剂，早晚饭后各一次，每次 150ml。

四诊：2016 年 4 月 3 日。

目前精力充沛，工作效率较前明显提高，注意力集中，性欲较前增强，无房事后疲劳感，无腰酸乏力，胃纳可，二便调，夜寐安。苔薄，脉细。2016 年 3 月 17 日复查精液分析报告（禁欲 7 天）：精液量 4ml，液化时间 30 分钟，精子密度 42 百万 /ml，A 级 +B 级 36%，精子活率 58.8%。精液报告已基本达到标准要求。

治则方药如三诊，原方服之。患者又继续治疗六个月后其妻子怀孕，随访生一女，体健。

按语：

一、治疗思路

该患者性功能正常，婚后不育的原因主要是弱精症。患者不育，当先责之于肾。肾藏精，肾乃生殖发育的基础，肾精的盛衰，直接影响生育功能，肾为先天之本，主生殖发育，肾精充盈则精子质好量足，所以填精补肾是治疗的根本法则。患者精子质量差，活率不足，A 级仅 0.93%，PR 3.58%（a+b），精子活率 21.96%。此为弱精症，故而补肾生精是治疗本病的大法之一。脾为后天之本，气血生化之源，血盛则可化精，能生精有子，患者素来大便溏薄,形体肥胖,此为脾虚运化失司,脾虚生湿,湿为阴邪,易阻遏气机,损伤阳气。肾阳被湿邪所郁,不能温煦肾精,而致精寒不育。湿性趋下,易伤阴位,下焦所居阴囊,亦可直接影响精子的产生,数量质量及活力。所以补肾生精,健脾利湿是本病的治疗原则。

二、用药分析

初诊党参、黄芪、炒扁豆益气健脾,补血生精,且能健脾止泄;锁阳、桑寄生、胡芦巴、菟丝子、淫羊藿、巴戟天补肾生精;枸杞子、女贞子、生地黄、熟地黄补肾增精补血;萆薢、车前子利湿清热,分清别浊;地龙活血通脉。患者为职员,长期坐办公室,则血脉运行更会受影响,使用地龙能活血通络,改善微循环恰到好处。二诊时已大便正常,故以初诊方为主,略有加减。三诊时患者已经二便如常,脾气振奋,故使用了一些血肉有情之品。龟甲、鹿角片、党参、枸杞子是龟鹿二仙胶的组成,提高人之精、气、神功能,补益任督二脉,补肾增精,提高生殖功能。诸药配伍得当,疗效如鼓应桴。

三、亮点经验

1. **健脾祛湿** 《医述·求嗣》中提出:"湿多则精不纯",湿邪是导致男性不育的主要原因之一。湿为阴邪,易阻遏气机,损伤阳气,导致脾阳不振,水湿停聚,留注下焦,阻遏肾阳,直接影响精子的产生和数量以及精子的获能和活力。故而要健脾利湿,利湿之要药是车前子,《删补颐生微论·药性论第二十一》云:"车前子,利水之品乃云益精,何也?男女阴中,各有二窍:一窍通精,乃命门真阳之火;一窍通水,乃膀胱湿热之水。二窍不并开,水窍开,则湿热外泄,相火常宁,精窍常闭,久久精足目明",其通利精道,益精种子之效尤显。故而利湿邪可振奋脾阳养后天,温煦肾精养先天以治不育。

2. **补肾生精** 《素问·上古天真论》曰:"男子二八,肾气盛,天癸至,精气溢泻,阴阳和,故能有子……七八,肝气衰,筋不能动,天癸竭,精少,肾藏衰,形体皆极。八八,则齿发去……今五脏皆衰,筋骨解堕,天癸尽矣。故发鬓白,身体重,行步不正,而无子耳。"肾主天癸,故而男性不育病位在肾,填精补肾为治疗原则。从肾论治不可蛮补,亦当调摄有法,阴阳并行,平和有道。遵阴中求阳,阳中求阴的原则,使阴生阳长,填补肾精。善于使用一些血肉有情之品来滋补肾精,诚如《素问·阴阳应象大论》言:"精不足者,补之以味",喜选用血肉有情之品提高人之精、气、神,补益任督二脉,补肾增精,提高生殖功能。

3. 祛瘀通络 李教授考虑此病多为病程缠绵,"久病必有瘀",且阴器位于阴部,此处气血运行较差,现在的男性工作用电脑,上下班又开车,长期坐卧,缺乏锻炼,则会阴部的血脉运行更会受影响,瘀阻精道,使精少质差甚至无精。李教授常选用一些活血通络的药物如地龙等治疗,以达到改善和提高精子质量的功能。现代药理研究发现地龙含有蚓激酶,能激活纤溶酶原,使纤维蛋白溶解,可防止血栓形成和溶解血栓,能改善血脉瘀滞,使精络通畅。此类入络药物均药性峻烈,长期使用易伤精耗血,所以临证宜间断使用为佳。

4. 三月复查 因为精原细胞变成精子约需 80 天左右,精子的产生是有规律的,有周期性的,是一个连续的过程,所以复查精液常规必须连续性治疗三个月方可,以免增精缓慢,增加患者的悲观情绪。故而到四诊时已治疗有 4 月余,精液报告较前有明显好转,已经符合 WHO 五版正常范围。

（李俊菁）

弱精症（脾肾阳虚证）

卫某,男,30 岁。

初诊:2017 年 4 月 15 日。

主诉:婚后不避孕 2 年未育。

现病史:婚后两年未育,因妻子患巧克力囊肿,现已手术一年,仍未孕育。自己心急,于 2017 年 4 月 11 日在宜兴人民医院查精液分析:PR3%（正常 32%）,NP 67.5%,PR+NP 70.5%。深知自己不育的原因及严重性,故急来我院求治。平时性功能正常,无腮腺炎史,无不良嗜好,偶有腰酸。苔薄,质微红,脉细。

西医诊断:①男性不育;②弱精症。

中医诊断:不育症。

病机:脾为生血之源,后天之本;肾为先天之本,肾藏精,肾是生殖发育的物质基础,脾肾不足,生精障碍,故而精少,精弱。

治则:健脾养血,补肾生精。

方药:党参 12g,黄芪 12g,怀山药 15g,菟丝子 12g,续断 12g,枸杞子 12g, 淫羊藿 30g, 桑寄生 12g, 肉苁蓉 12g, 胡芦巴 12g, 阳起石 15g, 锁阳 9g。

共 14 剂, 水煎服, 每日 1 剂, 早晚饭后各一次, 每次 150ml。

医嘱: ①少房事; ②忌生冷、辛辣刺激之物; ③饮食清淡且吃富有营养之物, 如鱼类、瘦肉等; ④勿心急, 认真服药, 三个月后复查精液常规。

二诊: 2017 年 5 月 13 日。

药后无特殊不舒, 无胃痛, 有时头晕乏力, 夜间小便 1 次, 苔薄, 脉细。

治则: 益气增精, 补肾固脬。

方药: 菟丝子 12g, 锁阳 9g, 枸杞子 12g, 阳起石 15g, 淫羊藿 30g, 益智仁 2g, 桑螵蛸 12g, 女贞子 12g, 党参 12g, 黄芪 15g, 生熟地黄(各)12g, 山茱萸 12g, 龟甲 18g, 鹿角片 9g, 桑椹 12g, 制首乌 12g, 巴戟天 12g。

共 14 剂, 水煎服, 每日 1 剂, 早晚饭后各一次, 每次 150ml。

三诊: 2017 年 12 月 23 日。

认真服药三个月后, 于 8 月 1 日宜兴市人民医院复查精液分析: 液化时间 60 分, PR41%, NP24.4%, PR+NP 66%。患者基本上仍按 5 月 13 日方随证加减, 因妻子仍未怀孕, 又于 11 月 30 日去杭州行染色体检查, 报告为46XY, 现诸恙正常, 告之患者不能心急, 让妻子测基础体温, 帮助分析寻找排卵期。苔薄, 脉细。

治则: 脾肾双补, 益气增精。

方药: 黄芪 12g, 白术 12g, 白芍 12g, 怀山药 15g, 茯苓 12g, 淫羊藿 30g, 胡芦巴 12g, 山茱萸 12g, 枸杞子 12g, 女贞子 12g, 桑椹 12g, 阳起石 15g, 龟甲 18g, 鹿角片 9g, 石楠叶 12g, 黄精 9g。

共 14 剂, 水煎服, 每日 1 剂, 早晚饭后各一次, 每次 150ml。

患者于 2018 年 3 月 3 来告知妻子已怀孕, 并保胎治疗。患者 2019 年 1 月送来照片, 告知生一女孩, 活泼健康。

按语:

一、治疗思路

患者婚后 2 年不育, 本以为是妻子痛经, 患有子宫内膜异位症、巧克力囊肿而引起的不孕育。由于无特征症状, 无任何不舒, 故未引起重视。在妻子巧克力囊肿术后 1 年仍未孕育, 这时才去化验精液常规。检查报告是：向前运动精子 PR 3%（正常值为≥32%），NP 67.5%，PR+NP 为 70.5%。医院诊断为弱精症，才给予重视，急于要求治疗。精子是在睾丸内产生的，从精原细胞到成熟的精子，大约需要有三个月的时间，故而认真治疗后的三个月应去复查精液常规。中医认为肾为先天之本，肾藏精，是生殖发育的物质基础，故应补肾；又肾精的补充还需有气血的支持，血足来充养精气，血是脾所化的，脾健才能气血旺盛，故而应脾肾双补、益气养精为治疗大法。精子的生成是有规律的，有周期性的，必须认真治疗三个月以上才可。

二、用药分析

此例病案从三诊开始，主要是采用经验方补肾增精汤加减。该方之组成是党参、黄芪、菟丝子、淫羊藿、龟甲、鹿角片、枸杞子、肉苁蓉、锁阳、阳起石、山茱萸、熟地黄等。该方适应症为婚后不育，精子少，活力弱，死精多，腰膝酸软，性欲淡漠，头晕耳鸣，夜尿增多，大便秘结等。该方既补肾益精，强壮筋骨，又有健脾助运、生血补血之力，达到气血双补，增精助力。就目前临床所见患者来看，多为工作忙、熬夜多，腰膝酸软，神疲乏力，处于亚健康状态。该方适宜于这些患者，除主方分析外，对于一些兼证，如夜尿多、加益智仁、桑螵蛸；头晕加女贞子、桑椹；健脾利湿加茯苓；补益肝肾加石楠叶、黄精。综观整个治疗，始终抓住脾肾双补，益气养精为大法。治疗 3 个月，精液常规已达正常，初见效机继续治疗，并让其妻测量基础体温，帮助寻找排卵期房事，而受孕成功。

三、亮点经验

1. **二二组合，增强疗效** 对精少症、弱精症者，可用菟丝子、肉苁蓉、淫羊藿、枸杞子这二对组合应用。菟丝子平补阴阳，不温不燥，有补肾固精，养肝明目之功，对于脾虚久泻也适宜应用。淫羊藿辛温补肝肾，温肾助阳。肉苁蓉甘咸之品，补肾助阳，温而不燥，又有"沙漠人参"之称，有人服肉苁蓉能致便溏，配用菟丝子可减轻其不良反应。淫羊藿称仙灵脾，辛温入肝肾经，温肾助阳，补命门之火，治腰膝酸软，并祛风湿，由于温而不热可以久服。枸杞子、甘草，滋肾润肺，补肝明目，能补虚长肌肉、益智泽肌肤，美容养颜。《本草正》："枸杞味重而纯，故能补阴，阴中有阳，故能补气，所以滋阴而不致阴衰，助阳而能使阳旺。"，虽谚云：离家千里，勿食枸杞子，不过谓其助阳耳，似以未必然也。此物微助阳而无动性，故用之以熟地黄最妙。其功则明耳目，添精固髓，健骨强筋，善补虚劳。上述二组药对又经常四药联用，该四味药平和，温而不燥，勿论是阴或是阳不足均可用之，且可久服。四药联用增加疗效，四味药从现代医院研究也证实能振奋性轴，提高性功能，且富含锌、硒等微量元素，因而对改善精子的活力也有裨益。

2. **龟鹿二仙，补人三宝**　龟鹿二仙膏出自《医方考》。该方四味药，龟甲、鹿角、人参（党参）、枸杞子，补任、督二脉。肾中阴阳两虚，精血不足，善治瘦弱乏力、腰膝酸软、阳痿遗精、视物昏花等症。龟甲滋阴潜阳，益肾健智；鹿角补督脉，壮而阳，益精养血。龟甲与鹿角为血肉有情之品，可延年益寿。长期应用补人之精、气、神三宝。《名医方论》李士材云："人有三奇，精、气、神，生生之本也。精伤无以生气，气伤无以生神，精不足者补之以味。鹿得天地之阳气最全，善通督脉，足于精者，故能多淫而寿；龟得天地之阴气最厚，善通任脉；足于气者，能故能伏息而寿。二物气血之属，又得造化之玄微，另类有情，竹破竹补之法也。人参为阳，补气中之怯；枸杞为阴，清神中之火。是方也，一阴一阳无偏盛之忧，入气入血，有和平之美。由是精生而气旺，气旺而神昌，庶几龟鹿之年矣，故曰二仙。"除本节外，凡精气神不足者，均可试用本方。

（李俊箐）

弱精症（肾虚血瘀证）

金某，男，34岁。

初诊：2018年2月22日。

主诉：结婚5年，2年未避孕而未育。

现病史：2年未避孕而未育，上海交通大学附属仁济医院2017年12月12日检查精液常规：精量2.0ml，精子活力A级14.03%，B级2.10%，活率20.67%，畸形52%，性功能（-）。2015年4月测血生殖内分泌：促黄体生成激素（LH）5.30U/L、促卵泡成熟激素（FSH）6.12U/L、雌二醇（E_2）76pmol/L、睾酮（T）9.9nmol/L、RPR（-）。无腮腺炎病史。平日眩晕头胀，耳鸣，易于疲劳，腰膝酸软，肢麻不仁。苔薄白，脉细弦。

西医诊断：①男性不育；②弱精症。

中医诊断：不育症。

病机：禀赋不足，脾肾两虚，气血亏耗，生精不足，精弱不育。

治则：益肾健脾，养血活血。

方药：党参 12g，黄芪 12g，怀山药 15g，茯苓 9g，菟丝子 12g，肉苁蓉 12g，牡丹皮 12g，丹参 12g，地龙 9g，萆薢 12g，赤芍 9g，淫羊藿 30g，阳起石 12g，锁阳 9g，龟甲 18g，鹿角片 9g。

共 14 剂，水煎服，每日 1 剂，早晚饭后各一次，每次 150ml。

医嘱：按女方基础体温提示，在排卵期结合试孕。

二诊：2018 年 3 月 17 日。

诊后头晕耳鸣好转，仍觉体虚疲劳。近日出现咽喉燥痛，腰膝酸重，行动气馁，苔薄，脉细。

治则：益肾健脾，润燥利咽。

方药：党参 12g，黄芪 12g，怀山药 15g，菟丝子 12g，枸杞子 9g，锁阳 9g，桑寄生 12g，胡芦巴 12g，肉苁蓉 12g，桔梗 6g，熟地黄 12g，黄精 12g。

共 7 剂，水煎服，每日 1 剂，早晚饭后各一次，每次 150ml。

三诊：2018 年 4 月 16 日。

精神爽朗，体质恢复，唯夜尿频多，少腹空坠，苔薄，脉细。

治则：补益肾气，温阳增精。

方药：菟丝子 12g，枸杞子 12g，桑椹 12g，益智仁 9g，女贞子 9g，淮小麦 30g，胡芦巴 12g，巴戟天 12g，黄精 12g，熟地黄 12g，锁阳 9g，蚕茧 9g，淫羊藿 30g，何首乌 12g，珍珠母（先煎）30g。

四诊：2018 年 5 月 28 日。

精神明显转佳，自感内热腰酸，性功能正常，2018 年 10 月 22 日上海交通大学附属瑞金医院精液常规检查：精液量 2.5ml，精子数 17.25×10^6/ml，pH 7.4，液化时间 30 分钟；精子活力 A 级 21%，B 级 10%，C 级 3%，D 级 64%。苔薄，脉细。

治则：健脾益气，益肾养精。

方药：党参 12g，黄芪 12g，生熟地黄（各）12g，茯苓 9g，杜仲 12g，阳起石 15g，山茱萸 12g，益智仁 9g，蚕茧 9g，蛇床子 9g，韭菜子 9g，何首乌 12g，淫羊藿 30g，肉苁蓉 12g，枸杞子 9g，怀山药 15g，萆薢 12g，地龙 9g。

上述方药治疗至 2018 年 10 月 2 日，妻子月经延后，测基础体温持续高相，尿 HCG（+），即服中药保胎至 2019 年 1 月，随访胚胎发育正常。

按语：

一、治疗思路

生儿育女是夫妇双方的事，治疗不孕不育，要熟悉男女双方的生理病理特点。弱精症，精子活力低下，不能抵达输卵管壶腹部，或不能与卵子结合受孕，导致男方不育。本病的发生与睾丸功能障碍有关，先天性睾丸发育不全、隐睾、睾丸结核、腮腺炎并发睾丸炎，或是精索静脉曲张、睾丸鞘膜积液，导致睾丸生精功能障碍与精子活力降低。此外前列腺炎与精囊炎、内分泌障碍、染色体异常、尿道狭窄、尿道憩室，以及微量元素中的锌、铜、镁异常，酶缺乏、高温、放化环境影响也都可引起精子活力降低。而且弱精症患者的精子活力低下，会导致精卵间实现不了最佳结合。即使怀孕，也会在妊娠期出现早产或者是流产。本病属中医精清、精薄、精少、精冷的范畴。先天不足，肾精亏损，后天失调，脾失健运，而影响睾丸的生精功能。本案患者体质虚羸，头晕耳鸣，腰膝酸软，疲乏无力，证属气血两虚，精弱不育。治当补气养血，增精温阳。

二、用药分析

李教授治疗弱精症，多以"毓麟珠""五子衍宗丸"为基础加减。本案患者首诊用龟甲、鹿角片、党参、菟丝子峻补任督二脉，提升男子精气神；配淫羊藿、肉苁蓉、阳起石、锁阳壮阳益精；怀山药、茯苓、萆薢健脾渗湿；地龙、赤芍、牡丹皮、丹参，清热通络，养血祛瘀。二诊头晕耳鸣好转，身体渐觉舒畅，仍觉体虚疲劳，腰膝酸重，去龟鹿，加黄精、熟地黄、桑寄生、胡芦巴壮腰健肾；桔梗辛开苦泄，宣肺醒脾，疏理肝肾，使补而不滞。三诊后加入枸杞子、桑椹、益智仁、女贞子、萆薢，用明代李梴《医学入门》的"五子衍宗丸"，益阴扶阳，疏利肾气，诸药合用，泻中寓补，补中有泻，组方温而不燥，补而不滞，起到改善精液质量，使"精窍常闭而无泄漏……精固则阴强，精盛则生子"。

三、亮点经验

1. 补肾健脾，益气填精 肾藏精，主生殖，为先天之本，气血之根，五脏阴阳之本；脾为后天之本，主运化，统血，是气血生化之源。本案患者肾虚及脾，气血两虚，生精不足，精弱阳虚，婚后 2 年女方未孕。治疗用党参、黄芪、山药、黄精益气养血；同时菟丝子、枸杞子、锁阳、桑寄生、胡芦巴、肉苁蓉、淫羊藿补肾填精；三诊后更以蚕茧、韭菜子、蛇床子温肾壮阳，终使体质增强，精神爽朗，精液改善，孕育有子。

2. **夫妻共济，默契配合** 结婚 5 年，2 年未避孕而未育，夫妻间因多年不孕频起龃龉。清代王孟英续《沈氏女科辑要·求子》："子不可以强求也，求子之心愈切，而得之愈难。"本案患者中药治疗渐有起色的同时，医嘱女方积极配合，通过基础体温与 B 超监测，适时备孕，在李教授指导下合房种子，孕后女方坚持中药保胎护妊，才终遂夙愿，药到成功。

（马毓俊）

弱精症（脾肾两虚证）

丁某，男，50 岁。

初诊：2017 年 12 月 29 日。

主诉：准备生育二胎。

现病史：患者已有一女，有二胎计划。2017 年 8 月 27 日外院孕前检查精液常规：A：8.95%，B：25.88%。患者私人开设公司，经常出差，业务繁忙，压力较大，故性功能稍差，同房后腰酸，口干，胃纳可，大便畅。苔薄白脉细。

生育史：1—0—1—1。

辅助检查：2017 年 8 月 27 日精液常规：A：8.95%，B：25.88%。

西医诊断：①男性不育；②弱精症。

中医诊断：不育症。

病机：不育症属于中医学无子、男子艰嗣范畴，肾为先天之本，脾为后天之本，脾肾两虚，气血虚弱、精血不足，水湿失运而生湿浊为其主要病机。

治则：健脾利湿，填精益髓。

方药：党参 12g，黄芪 15g，生熟地黄（各）12g，淫羊藿 30g，山茱萸 12g，枸杞子 12g，南北沙参（各）12g，桑椹 12g，车前子（包煎）9g，龟甲 18g，鹿角胶 9g，红花 9g，肉苁蓉 12g。

共 14 剂，水煎服，每日 1 剂，早晚饭后各一次，每次 150ml。

医嘱：①注意劳逸结合，勿过度熬夜伤津伤精；②在妻子排卵时适时房事；③忌辛辣香燥之物以防伤阴。

二诊：2018 年 1 月 19 日。

服药后无腰酸，胃纳可，大便畅，无其他不舒。舌淡苔薄白，脉细。

治则：益气养血，温肾壮阳。

方药：党参 12g，黄芪 15g，怀山药 15g，淫羊藿 30g，生熟地黄（各）12g，桑寄生 12g，巴戟天 12g，杜仲 15g，阳起石 15g，山茱萸 9g，龟甲 18g，鹿角胶 9g，石楠叶 12g，黄精 9g，肉苁蓉 12g，锁阳 9g，牡丹皮 12g，丹参 12g，枸杞子 12g。

共 14 剂，水煎服，每日 1 剂，早晚饭后各一次，每次 150ml。

三诊：2018 年 2 月 23 日。

药后无不适，性功能较前改善，同房后有时腰酸。苔薄白脉细，有齿印。

治则：健脾利湿，温肾壮阳。

方药：菟丝子 12g，生熟地黄（各）12g，枸杞子 12g，山药 15g，龟甲 18g，鹿角胶 9g，制首乌 12g，党参 15g，黄芪 15g，淫羊藿 30g，桑椹 12g，地龙 12g，车前子（包）9g，知母 9g，白术芍（各）12，山茱萸 9g，阳起石 15g。

共 14 剂，水煎服，每日 1 剂，早晚饭后各一次，每次 150ml。

之后按同法又治疗数诊。

四诊：2018 年 9 月 21 日。

诊后无腰痛，性功能正常。二便调。8 月 25 日复查精液常规：精子活率：56.22%，精子活力：A 级 25.3%，B 级 10.4%。

症情稳定，继续按原方案治疗。

按语：

一、治疗思路

多项流行病学调查显示，不孕夫妇中，女方因素占 40% ~ 50%，男方因素占 25% ~ 40%，男女双方共同因素占 20% ~ 30%，不明原因约占 10%。陈无铎曰："凡欲求子，当先察夫妇有无劳伤、痼害之属。依方调治，使表里安静，则妇人乐有子矣。"强调生殖问题与男女双方均相关，应该夫妇同调，使双方达到最佳状态而自然受孕。中医学对于不育症的治疗有着悠久的历史。男子"五八肾气衰，发堕齿槁""六八阳气衰竭于上，面焦，发鬓斑白"，患者年已 50 岁，肾气已经衰退，但仍有生育要求，须得认真调治，方能有机会再育。

二、用药分析

李教授在方药中以党参、黄芪、益气健脾，补血生精；锁阳、桑寄生、胡芦巴、菟丝子、淫羊藿、巴戟天补肾生精；枸杞子、女贞子、生地黄、熟地黄补肾增精补血；萆薢、车前子利湿清热，分清别浊；利湿之要药是车前子，《删补颐生微论·药性论第二十一》云："车前子，利水之品乃云益精，何也？男女阴中，各有二窍：一窍通精，乃命门真阳之火；一窍通水，乃膀胱湿热之水。二窍不并开，水窍开，则湿热外泄，相火常宁，精窍常闭，久久精足则目明。"其通利精道，益精种子之效尤显。

三、亮点经验

1. 重视补益，增精助孕 不孕不育，夫妇双方同治，使精子、卵子质量提高，既可以提高妊娠率，又可降低流产的可能性。方中重用补益药物，益气养血，填精益髓，以温补肾阳为主。从肾论治，使精子活力明显提高，对后续的生育起到较好的助孕作用。

2. 健脾胜湿，湿祛精纯 脾主水湿运化，脾阳不振，运化失职而生湿，《医述·求嗣》中提出："湿多则精不纯"，湿邪是导致男性不育的主要原因之一。湿为阴邪，易阻遏气机，损伤阳气，又导致脾阳不振，水湿停聚，留注下焦，阻遏肾阳，直接影响精子的产生和数量以及精子的获能和活力。故李教授在治疗上重健脾胜湿，湿祛而精纯，从而提高生育能力。

（王珍贞）

少 精 症

陈某，男，34 岁。

初诊：2018 年 11 月 10 日。

主诉：婚后 3 年未育。

现病史：患者结婚 3 年，夫妻未避孕 1 年，爱人曾在半年前怀孕 8 周左右后胎死腹中。本人幼年曾患腮腺炎。平时性功能尚可，无阳痿早泄，但房事后常感到疲劳，腰酸，有时尿分叉，纳可，但口中腥臭秽浊味比较明显，大便正常，睡眠正常。苔腻色淡黄，脉细。上月 18 日在市某妇幼医院做精液检查:精子数 12×10⁶/ml,PR 31.72%,NP 3.24%。

西医诊断:①男性不育;②少精症。

中医诊断:不育症。

病机:肾气不足,肾精亏虚,脾虚运化失司,气血不足,湿阻于内。

治则:健脾化湿,补肾益精。

方药:党参 12g,黄芪 12g,白芍 12g,白术 12g,龟甲 18g,鹿角 9g,阳起石 12g,杜仲 12g,菟丝子 12g,肉苁蓉 12g,生地黄 12g,熟地黄 12g,淫羊藿 30g,巴戟天 12g,续断 12g,车前子 12g,怀山药 15g,茯苓 12g,薏苡仁 12g,陈皮 6g,山茱萸 15g。

共 14 剂,水煎服,每日 1 剂,早晚饭后各一次,每次 150ml。

医嘱:①加强运动;②减少烟酒,避免熬夜。

二诊:2019 年 2 月 16 日。

药后性欲增加,房事后疲劳感消失,腰酸减轻。苔白腻,脉细滑。

病机:脾胃湿阻,肾精亏虚。

治则:健脾祛湿,补肾益精。

方药:党参 9g,黄芪 9g,怀山药 15g,茯苓 12g,薏苡仁 12g,陈皮 9g,桑寄生 12g,续断 12g,淫羊藿 15g,菟丝子 12g,丹参 12g,牡丹皮 12g,萆薢 12g,车前子 9g,龟甲 18g,鹿角 9g。

共 14 剂,水煎服,每日 1 剂,早晚饭后各一次,每次 150ml。

按上述治疗方案,患者共接受治疗 3 个多月后,精液检查:精子数 25×10⁶/ml,较前增加,临床症状也有好转,其妻子于 2019 年 3 月怀孕。

按语:

一、治疗思路

患者幼年曾经得过腮腺炎,精液检查数量较正常为少,其爱人孕后不久即因胎停育而人流,原因很多,其中与患者精子数量少,质量不高也有一定关系。结合患者检查症状房事后常感到疲劳,腰酸,有时尿分叉等可以看出患者肾气亏虚,肾精不足;又患者口中腥臭秽浊味比较明显,苔腻色淡黄等可以看出患者脾胃运化水湿功能不佳。所以治疗时以健脾祛湿,补肾益精是主要的方法。

二、用药分析

用党参、黄芪、白芍、白术、怀山药、茯苓、陈皮健脾助运，理气祛湿。

用龟甲、鹿角、阳起石、杜仲、菟丝子、肉苁蓉、生地黄、熟地黄、淫羊藿、巴戟天、续断、山茱萸补肾益气生精。

用车前子、薏苡仁、丹参、牡丹皮、萆薢活血清解，利尿祛湿。

三、亮点经验

1. 夫妻同治，效果良好　本案患者和前面强某是夫妻，治疗不孕不育，夫妻同时治寻找排卵期同房疗效更佳。

2. 补肾益精，助孕有子　本案患者的妻子在孕后不久即胎死腹中，说明该胚胎的质量存在问题，虽然引起胎死腹中的原因很多，但是根据患者幼年曾经有过腮腺炎的病史，此类患者的精子质量和数量往往不尽如人意，可能也是造成患者胚胎死于腹中的原因。而这一切中医认为都是因为肾气不足，肾精亏虚，先天不足所致，所以治疗此类疾病时均以补肾益精，补益气血。尤其是夫妻双方一起治疗可以提高精子和卵子的质量，对精卵结合的胚胎质量也会提高，因此治疗效果就更佳。

3. 调补脾胃，益气生精　患者不但先天肾气亏虚，后天脾胃也运化失常，不能运化水谷精微所以先天后天同时调补，增精助孕。

（冯锡明）

阳　　痿

楼某，男，55岁。

初诊：2017年6月26日

主诉：阳痿5年。

现病史：阳痿5年，房事时疲劳，腰膝酸软。追问病史，自述7年前妻子怀孕之后生子，夫妻分居二房间，之后孩子一直与妻子睡觉，无房事亦无手淫。现孩子读书，孩子另房睡觉。夫妻再同床入睡，此时男方阳痿不举，多处求医无效。现体胖，血脂高，中度脂肪肝，无高血压，无高血糖。苔薄，脉细。

西医诊断：男性性功能障碍。

中医诊断：阳痿。

病机：夫妻长期分居，性勃起中枢下降，尔后抑制，致阳痿不举。肝主筋，肾藏精，气血不足，肝肾失养，宗筋松弛，阳痿是也。

治则：益气健脾养血，滋养肝肾举阳。

方药：党参12g，黄芪15g，菟丝子12g，胡芦巴12g，淫羊藿30g，阳起石15g，巴戟天12g，龟甲18g，鹿角片9g，石楠叶12g，黄精12g，枸杞子12g，女贞子12g，桑椹12g，锁阳9g。

共14剂，水煎服，每日1剂，早晚饭后各一次，每次150ml。

医嘱：①心理疏导，勿悲观失望，免除精神紧张。②适当阅读有关性知识的文章。③调理心理状态，可适时房事。

二诊：2017年9月9日。

诸恙略有改善，腰酸易腹泻，有性欲愿望，但性生活仍未成功。苔薄白，脉细。

治则：同上。

方药：上方加白术芍（各）12g，炒扁豆15g，补骨脂12g，白豆蔻9g，藿佩（各）9g，杜仲12g，茯苓12g。

共14剂，水煎服，每日1剂，早晚饭后各一次，每次150ml。

医嘱：①精神安慰，病久不能速效，树立信心能治愈。②慢性肠炎易腹泻，勿食油腻之膏粱厚味。

三诊：2017年11月18日。

有性欲要求，但力不从心，勃起后不久即又阳痿，大便多，一日4～5次，有时成形。肝区隐痛，脂肪肝，苔薄，脉细。

治则：健脾止泻，滋养肝肾，活血降脂。

方药：党参12g，黄芪g，黄精12g，龟甲18g，鹿角片9g，淫羊藿30g，阳起石15g，巴戟天12g，女贞子12g，茵陈30g，徐长卿15g，牡丹皮12g，丹参12g，虎杖15g，三棱9g，红花9g，白头翁12g，炒扁豆12g，肉豆蔻9g，蜂房12g。

共14剂，水煎服，每日1剂，早晚饭后各一次，每次150ml。

四诊：2017年12月2日。

已有勃起，可房事，但早泄，有慢性结肠炎史，大便易泄，腹胀。近来感冒，咳嗽有痰，胃口乏味，有痰。苔薄，脉细微滑。

治则：健脾养血，滋养肝肾，理气解表。

方药:党参 12g,黄芪 12g,阳起石 15g,淫羊藿 30g,怀山药 15g,山茱萸 12g,姜黄 9g,徐长卿 15g,牡丹皮 12g,丹参 12g,肉豆蔻 9g,茯苓 12g,胡芦巴 12g,山楂 9g,枸杞子 9g,巴戟天 12g,木香 9g,槟榔 9g,炒荆防(各)9g,牛蒡子 12g,胡颓叶 12g,桑白皮 12g,蒲公英 30g。

共 14 剂,水煎服,每日 1 剂,早晚饭后各一次,每次 150ml。

五诊:2018 年 1 月 27 日。

近日有性生活,已正常射精,恢复以前的状态,颈腰酸冷,有脂肪肝。饭后即便。苔薄,脉细。

治则:健脾益气止泻,补肾温阳降脂,填精补髓壮阳。

方药:党参 12g,白术芍(各)12g,菟丝子 12g,桑寄生 12g,怀山药 15g,徐长卿 15g,山楂 9g,龟甲 18g,鹿角片 9g,肉豆蔻 9g,炒扁豆 12g,茯苓 12g,续断 12g,秦皮 12g,白头翁 12g,杜仲 15g,狗脊 15g,延胡索 12g,石楠叶 12g,黄精 12g,附子 9g,肉桂 6g,羌独活(各)9g,艾叶 6g。

共 14 剂,水煎服,每日 1 剂,早晚饭后各一次,每次 150ml。

六诊:2018 年 2 月 10 日。

性功能改善,晨起勃起正常,可以行房,但射精有些困难,腰酸,饭后即有便意。苔薄,脉细。

治则:同上。

方药:2018 年 1 月 27 日处方加地龙 12g,牡丹皮 12g,丹参 12g,红花 9g,路路通 9g。

共 14 剂,水煎服,每日 1 剂,早晚饭后各一次,每次 150ml。穿山甲粉 5g/ 日,冲服。

按上述方药继续服用三个月,于 2018 年 6 月随访性功能、射精等一切均正常。

按语:

一、治疗思路

阳痿是指阴茎不能勃起,或勃起程度不坚,以致不能性交的病证。阴茎的勃起是脊髓骶段的勃起中枢被兴奋,发出神经冲动,该冲动沿勃起神经向生殖器官传递,引起阴茎海绵体充血,而使阴茎勃起。阴茎勃起是受大脑皮层所控制的,勃起中枢受副交感神经所支配,精神因素起着重要的作用。患者既往性功能正常，自从与妻子分居后，7年未有性生活。长期的分居致使勃起中枢功能下降，以致抑制。当与妻子性生活时阳痿不举，精神紧张，越紧张心情越沮丧。当多方求医无效时，更内心紧张，故而对患者既心理疏导，又精神安慰，同时又用药治疗。从中医理论来分析，肝主筋，肝主疏泄，阴茎为宗筋之会，宗筋为肝经所循，故应养肝。肾为藏精之脏，肝与肾同为下焦，肝肾同源，肝肾均气血所养，故治当益气健脾养血，滋养肝肾，濡养宗筋而举阳。

二、用药分析

总体治疗分三部分。第一部分是围绕病因病机用药，主要是补益肝肾，常用方剂是归肾丸（《傅青主女科》）、调肝汤（《傅青主女科》）、左归丸（《景岳全书》）、经验方加味龟鹿方等方加减。常用药菟丝子、巴戟天、淫羊藿、石楠叶、黄精、枸杞子、女贞子、山茱萸、桑椹、杜仲、狗脊、龟甲、鹿角、桑寄生等均为补益肝肾之药，益肾养精，濡养宗筋。第二部分是健脾养血，常用方四君子汤（《太平惠民和剂局方》）、八珍汤（《正体类要》）、参苓白术散（《太平惠民和剂局方》）等，常用药是党参、黄芪、白术、白芍、山药、扁豆、茯苓等补益气血、滋养脏腑。第三部分是兼证用药，该患者有慢性肠炎，经常腹泻，故加用健脾止泻药，如炒扁豆、肉豆蔻、白头翁、秦皮等，同时配合上述之山药、茯苓等更增加了效果。此外脂肪肝加虎杖、徐长卿、山楂、茵陈、姜黄、红花等均有裨益。感冒咳嗽时，加用荆芥、防风、牛蒡子、胡颓叶、桑白皮、蒲公英等均为权宜之计，临时用药。如此配合治疗，亦利于患者的整体治疗。

三、亮点经验

本案患者病程久，年龄偏大，所患之疾，既是常见病，对本人来讲亦是难治之疾。他多方求医无效，内心颓丧，经近一年的治疗，病愈，其中亮点如下。

1. **补肝肾、益气血、始终用药**　患者的病因病机是性勃起中枢下降、抑制而阳痿不举。阴茎是宗筋之会。肝主筋，肾藏精，肝肾与阳痿有因果关系。再者肝藏血，肾精可化血，宗筋之濡养亦靠气血。脾胃为气血生化之源，健脾益气生血，血足可以濡养宗筋、濡养脊髓、勃起神经，而渐渐唤起与兴奋神经，而达到治愈目的。

2. **病程长，宜缓治，心理疏导**　患者病程已5年，其实已7年，性勃起中枢已长期处于抑制状态,这么长的一个时段,既无房事,也无手淫,已逐渐阳痿。待后来欲行房事,又阳痿不举,去看过多家医院,甚至扎过针灸也无效,甚为灰心。到我处就诊,开始亦无起色;通过与他真诚相待,并耐心进行心理疏导、精神安慰,告之病久宜缓治,给他分析病之形成机制,患者逐渐取得信心。心理包袱放下,情绪好转,这样大脑皮层对性轴的调节,勃起中枢的调节均有益。等病情好转,有了转机后,又继续给予经验方加味龟鹿方,补人之精、气、神三宝,阳痿愈后再巩固三个月而收功。

（李祥云）

不 射 精 症

吴某,男,32岁。

初诊:2018年2月6日

主诉:结婚未育3年。

现病史:结婚3年,性生活时不能排精,下腹作胀,需用手帮助才排精。心情烦躁,头胀头晕,性欲淡漠。曾口服维多锌胶囊无效,易疲劳乏力,夜尿1次。查精液常规,基本正常,平时血压高,160/100mmHg,目前在服降压药。苔薄,脉细。

西医诊断:①男性不育;②不射精症。

中医诊断:不育症。

病机:肾气不足,精窍难开,故不射精。

治则:益气补肾,活血通窍。

方药:党参15g,黄芪15g,桔梗6g,淫羊藿30g,肉苁蓉12g,胡芦巴12g,锁阳9g,阳起石15g,王不留行9g,路路通9g,桂枝6g,制首乌12g,红花9g,桃仁9g,茯苓12g,车前子15g,蜂房6g。

共14剂,水煎服,每日1剂,早晚饭后各一次,每次150ml。多煎150ml每晚临睡前灌肠;经期暂停灌肠;穿山甲粉5g/日,冲服。

医嘱:①舒畅心情,放下思想包袱;②了解所服降压药,有无影响性功能。

二诊:2018年2月20日。

服药后调理射精正常,性生活亦正常,近5年来经常头颈酸胀,血压偏高,服中药后血压已是140/90mmHg。目前仍在服西药降压,头晕头胀明显减轻,心情烦闷减少,但夜寐失眠。苔薄质红,脉细。

治则:益气补肾,活血平肝潜阳。

方药:上方加五味子 6g,天麻 9g,钩藤 12g,石决明 30g,珍珠母(先煎)30g。

共 14 剂,水煎服,每日 1 剂,早晚饭后各一次,每次 150ml。多煎 150ml 每晚临睡前灌肠;经期暂停灌肠;穿山甲粉 5g/日,冲服。

三个月后随访,性生活正常,射精正常,未再反复,唯有血压时高时低,仍在服西药治疗之。

按语:

一、治疗思路

不射精症是指阴茎有正常的勃起,夫妻能正常性交,但无性欲高潮,无射精动作,无精液排出体外的病症。中医称本病为精不泄、精闭。男性整个射精过程是由大脑层"下丘脑—垂体—生殖器"这个性腺轴所支配的。如果精神紧张,或性欲低下,或性交时精神不集中,担心不射精,或药物刺激(本患者因高血压,在服降压药,有些降压药是影响性功能的)等诸多原因,这些都可导致大脑皮层对射精中枢的抑制,因而无性欲高潮而无射精。今患者因不射精,心情烦躁,又血压较高,经常头胀头晕,又因不射精,精道不畅而下腹胀痛,需用手帮助排精,且达不到高潮,则更加郁闷不舒,感疲劳乏力,故治当益气补肾,提高敏感度,又活血通络可开精窍。

二、用药分析

初诊用党参、黄芪益气养血,加桂枝通阳化气,温通经脉;茯苓健脾和中,利水渗湿,养心安神;淫羊藿、肉苁蓉、胡芦巴、锁阳、阳起石、何首乌温阳补肾,提高性轴之敏感性;桃仁、红花活血祛瘀通络,配用王不留行入血分通利血脉,行而不住,走而不守;车前子入肝肾、小肠、肺经,有利尿通利水道、开肺气之功,配用桔梗,开肺气利水道,仿"提壶揭盖"之法,又配用路路通利水行气,活血通络;四药相伍,通窍开精道,活血通精窍之功。二诊在已见效机的初诊基础上,加平肝降压之天麻、钩藤、石决明、珍珠母等,意在降压,以减少西药降压药的药量,减少西药对性中枢的影响。

三、亮点经验

1. 参芪重用，益气养血　党参甘平，入脾肺经，补中益气，黄芪微温，亦入脾肺经，补气升阳，利水退肿，两者重用配伍，增加补益之力，配用茯苓，增加健脾渗湿之力，加强与提高补肾之功，先后天互补，提高性轴之敏感性。

2. 开启精道，桔梗九孔　不射精症为精道不开，肺者，通调水道，使水液输布、运行和排泄，临床上对不射精者常选用桔梗、路路通；路路通又名九孔子，有利水行气活血通络之功，调节全身的气机。肺与肾关系密切，肾开窍于二阴，开肺气利水道，易于补肾药的作用发挥，又易使精道开启。

3. 补肾药多，首推淫羊藿　方中淫羊藿、肉苁蓉、胡芦巴、锁阳等众多补肾益精、温阳化气之药，其中以淫羊藿为首选。淫羊藿剂量宜大，多用至 30g，可补肾温阳，提高性功能，增强性欲，且可长期久服，无毒副作用。

4. 活血通络，桃红留行　不射精症患者病久伤及气血，气血易阻滞留瘀，更不利于不射精者的治疗，故应用桃仁、红花、王不留行等可通利血脉，易于活血而开精窍。

（李祥云）

前列腺炎伴强直性脊柱炎

王某，男，30 岁。

初诊：2017 年 11 月 14 日。

主诉：结婚不避孕 2 年未育。

现病史：结婚 2 年，幼年曾有腮腺炎史。1 年前妻子曾胎停育 1 次，自述在当地检查精液常规检查正常。有前列腺炎病史，小便时坠胀，尿分叉，有时尿失禁，易于疲劳出汗，有强直性脊柱炎史，腰背僵硬疼痛，活动困难，睡眠尚可。苔薄根腻，脉细。

西医诊断：男性不育；前列腺炎；强直性脊柱炎。

中医诊断：不育症；淋证。

病机：房事不节，情欲亢奋，前列腺反复过度刺激，腺体组织水肿，继则硬化而致。强直性脊柱炎多因肝肾不足，督脉失养，风寒湿热侵袭，流于脊柱而致。舌苔厚腻为湿阻之故,所以用化湿祛湿法。

治则:补肝肾,益精血,祛湿邪,通经络。

方药:藿佩(各)9g,石菖蒲 12g,青礞石 12g,淫羊藿 30g,茯苓 15g,怀山药 12g,胡芦巴 12g,山茱萸 12g,石楠叶 12g,黄精 12g,桑寄生 12g,蚕茧 9g,益智仁 9g,阳起石 15g,萆薢 12g,千年健 15g,地龙 12g。

共 14 剂,水煎服,每日 1 剂,早晚饭后各一次,每次 150ml。

医嘱:①性生活适度,不能忍精不泄;②饮食忌生冷,辛辣油腻之物;③预防感冒;④适当饮水,通利小便;⑤适当运动,但勿损伤。

二诊:2017 年 12 月 19 日。

服上药后较舒,但腹胀矢气多。苔腻,脉细。

治则:同上,加理气药。

方药:一诊方加陈腹皮(各)9g,木香 9g,槟榔 9g,海风藤 12g,丝瓜络 15g,豨莶草 15g。

共 14 剂,水煎服,每日 1 剂,早晚饭后各一次,每次 150ml。

三诊:2018 年 1 月 23 日。

药后苔腻已化,尿分叉改善,仍有腹胀,苔薄,脉细。

治则:补益气血,滋养肝肾,理气活血通络。

方药:党参 12g,黄芪 15g,胡芦巴 12g,锁阳 9g,山茱萸 9g,制首乌 12g,茯苓 9g,桂枝 9g,淫羊藿 15g,肉苁蓉 12g,石楠叶 12g,黄精 9g,木香 9g,槟榔 9g,陈腹皮(各)9g,羌独活(各)9g,千年健 15g,海风藤 12g,地龙 12g,车前子 9g。

共 14 剂,水煎服,每日 1 剂,早晚饭后各一次,每次 150ml。

四诊:2018 年 3 月 10 日。

性功能正常,尿分叉已无,无尿淋漓。腰酸痛、关节痛等均明显好转,但有尿频。2018 年 2 月 28 日在淮安市第一人民医院精液分析:PR 53%,NP 25%。吃火锅后腹胀,平时腹胀已消。苔薄,尖红,脉细。

治则:同上。

方药:1 月 23 日方去槟榔、羌独活(各)、海风藤;加枸杞子 12g,桑椹 12g,益智仁 12g,桑螵蛸 12g。

共 14 剂,水煎服,每日 1 剂,早晚饭后各一次,每次 150ml。

之后随访 3 个月,患者一切正常,因妻子排卵还不正常,在调理中。

按语：

一、治疗思路

前列腺炎是指前列腺的炎症，有急性细菌性前列腺炎、慢性细菌性前列腺炎、非细菌性前列腺炎、前列腺痛等。目前临床上所指的前列腺炎已扩大了其含义，泛指了前列腺的一些症状。前列腺炎并非完全是由细菌感染所致。由于饮酒、性交过频、手淫、长时间骑车、外伤等因素都可致前列腺病变。前列腺炎的症状属于中医所指的淋浊、白淫、白浊的范畴。就本案来讲是属于慢性前列腺炎，可因肝肾不足、房事不节、下焦损伤所致。患者又患强直性脊柱炎，此病亦为肝肾不足，湿邪侵袭，经络不畅有关。两者病因相关，所以补益肝肾、益精养血，又因舌苔厚腻，湿阻之故，宜祛湿邪、通经络为治。

二、用药分析

方中淫羊藿、胡芦巴、阳起石、山茱萸、何首乌、肉苁蓉、桑寄生、石楠叶、黄精等均为补肝肾、益精养血；蚕茧、益智仁、桑螵蛸补肾固脬缩尿；萆薢利湿、分清别浊，配用石菖蒲、茯苓增强作用；地龙、豨莶草、丝瓜络、千年健、海风藤、羌独活舒筋活络，祛风湿利关节，合石菖蒲、石楠叶一起能祛风湿，强筋骨，止疼痛；青礞石入肺肝经，除痰镇肝止痉，能消一切积聚痰结；藿香、佩兰化湿畅中，与茯苓、山药一起健脾胃，畅中焦，发挥脾之健运功能，而生血养血。由于下腹坠胀，腹胀满，影响膀胱的气化而影响小便，故而二诊后加用木香、槟榔、陈腹皮，看似与前列腺炎无关，实则理气，利于疏导，气行血行，改善膀胱的气化功能，利于膀胱炎的治疗；待胀消失后及时从方中减去，再以养肝补肾益精血治其根本而收工。

三、亮点经验

1. **养肝肾、益精血、治其根本**　方中补益肝肾药很多，如上述淫羊藿、胡芦巴、阳起石、山茱萸、肉苁蓉、桑寄生等，不一定全部选用，可以在每个诊次中选用4~5味药即可，其目的是补肝肾、益精血，滋养下焦，使肾之功能、膀胱气化功能振奋而利尿。

2. **祛风湿、舒筋络，治标止痛**　脊柱僵硬，活动不便疼痛，易于疲劳，故选用地龙、千年健、海风藤、丝瓜络、羌独活、豨莶草等，依据疼痛程度适当选用2~3味药，起到祛风湿、舒筋活络止痛的作用。

3. **理气血、消胀满，辅佐治本**　膀胱气化不利，尿失禁，尿分叉，小便坠胀，腹部胀满不舒，选用木香、槟榔、陈皮、大腹皮等，疏肝理气，调理气机，气行血行，改善肾与膀胱功能，则有益于养肝肾、益精血的根本性治疗。

（李祥云）

膏方病案

继发性不孕（输卵管通而不畅）

毛某，女，33岁，已婚。

初诊：2018年12月10日。

主诉：备二胎一年半未孕。

现病史：患者有二胎计划，未避孕一年半，未有受孕。2017年曾用促排卵药治疗3次，未能成功。平素工作压力较大，家事劳心。刻下：畏寒，失眠，多梦，易醒，脱发，胃纳可，二便调。舌淡苔薄白质红，脉细。

月经史：14，4～5/28～30，末次月经12月7日，量少，色红，无血块，伴腰酸，伴乳房胀痛。

生育史：1—0—1—1，2011年顺产一女，2012年行人工流产术。

辅助检查：2018年4月输卵管造影：双侧输卵管通而不畅。

E_2：24.43pg/ml，PRL：15.31ng/ml，FSH：8.73IU/l，AMH：6.25ng/ml。

西医诊断：继发性不孕（输卵管通而欠畅）。

中医诊断：不孕症。

治则：益气养血，滋补肝肾，活血通络，调经助孕。

病机：患者近"五七"，阳明脉衰，面始焦，发始堕，身体体质下降，气血不足，又精神压力过重，亦耗伤心血，人工流产直接损伤胞宫，日久损伤肾气，伤于冲任，瘀阻脉络，不能摄精成孕。

方药：党参300g，黄芪300g，白术芍（各）150g，山药150g，生熟地黄（各）120g，石楠叶120g，当归300g，川芎60g，鸡血藤300g，香附120g，赤芍90g，牡丹皮120g，丹参（各）120g，桃仁90g，红花90g，益母草300g，三棱120g，莪术120g，夏枯草120g，红藤300g，淫羊藿300g，肉苁蓉120g，合欢皮120g，夜交藤300g，五味子60g，杏仁90g，鳖甲150g，谷麦芽（各）90g，陈腹皮（各）90g，桔梗60g，川乌90g，橘叶核（各）90g，娑罗子120g。

另加膏方细料：红参浸膏2瓶，阿胶250g，灵芝孢子粉200g，铁皮枫斗20g，山楂精2袋，麦芽糖250g，黄精膏2袋，龟甲胶150g，鹿角胶90g。

服用方法：全方熬膏，每日 2 次，每次一匙，忌食生冷、辛辣、油腻滑肠之物，忌食萝卜、浓茶、咖啡等，如遇感冒发热等病症，暂停服用。

二诊：2019 年 2 月 13 日。

患者服膏方，今来门诊告知目前已孕 5 周，末次月经：1 月 8 日，舌淡苔薄白脉滑。嘱停用膏方，每日检测基础体温，随访血 HCG、P，另予保胎方治疗。

按语：

一、治疗思路

《女科正宗·广嗣总论》曰："男精壮而女经调，有子之道也。"受孕的基础条件，是男女双方肾气盛、天癸至、任通冲盛，女子月事以时下，男子精盛，两性适时相合，则可摄精成孕。该患者二胎备孕一年半未有受孕，一则近"五七"之年，阳明脉气血衰少，肾气虚衰，冲任不足；二则气血两虚，气虚推动无力，日久成瘀，人工流产直接损伤胞脉，血瘀阻滞，冲脉不通，而致断绪，故治疗上以益气养血，滋补肝肾，以充肾精，培补先后天，活血通络以畅胞脉。时值冬日，以补膏载方，加强补益之功，起到事半功倍的效果。

二、用药分析

《素问·金匮真言论》云："精者，身之本也。"肾主生殖，藏精，先天之本，脾为后天之本，气血生化之源，精血同源，互为滋生，本案选用滋血汤调补气血，温养冲任，淫羊藿、肉苁蓉、石楠叶、黄精滋养肾精，阿胶、鳖甲、龟甲胶、鹿角胶为血肉有情之品，填精益髓。方中亦用桃红四物加益母草、三棱、莪术、鸡血藤、川乌等养血活血，温经散寒，祛瘀通脉，改善输卵管通畅度。另佐以合欢皮、夜交藤、五味子宁心安神，橘叶、橘核、夏枯草、娑罗子软坚散结，疏理肝气，再加谷芽、麦芽、山楂醒脾和胃，诸药合用，益气血，养肝肾，畅脉络，患者药后，顺利有妊。

三、亮点经验

攻补兼施，环环相扣，多管齐下，标本兼顾。该患者属本虚标实，肾气不足，气血乏源，治疗时重用补益药为主，同时考虑输卵管通而欠畅，加用活血通络药物以治标,使"道路通畅",兼顾妊娠等多个环节,故而很快妊娠。

重视健脾运,补而不滞。膏方为冬令进补之方药,滋补之力较强,本案加用山楂、谷芽、麦芽等健脾助运,促进吸收,且不碍胃,避免损伤脾气。

(王珍贞)

多发性子宫肌瘤不孕

胡某,女,27岁,已婚。

初诊:2017年11月13日。

主诉:子宫肌瘤5年,胎停育清宫术后9月。

现病史:2017年2月胎停育清宫,术后发现甲状腺功能减退,目前每日服用左甲状腺素钠片(优甲乐)0.5粒,发现子宫肌瘤5年余。今年2月上海长宁区妇幼保健院复查B超示:子宫肌层内多个低回声区,最大位于左侧壁,大小35mm×35mm×26mm,未行系统治疗。婚后1年,现膝下无子,要求生育。2017年12月9日来我院膏方门诊调理,以期正常妊娠。刻下:神疲乏力,腰背酸痛,心烦急躁,胃纳可,二便正常,夜寐欠佳,恶寒怕冷。舌淡苔薄白,脉细。

既往史:甲减病史,目前在服用左甲状腺素钠片治疗,否认其他内科疾病史。

月经史:13,5/28,末次月经:2017年11月2日,量较前减少1/3,色红,有血块,无痛经,经行腰酸、乳房胀痛。

生育史:0—0—1—0,2017年2月,孕50天胎停育清宫。

辅助检查:2017年2月复查上海长宁区妇幼保健院B超示:子宫肌层内多个低回声区,最大位于左侧壁,大小35mm×35mm×26mm。

西医诊断:多发性子宫肌瘤;人工流产术后;甲状腺功能减退。

中医诊断:癥瘕。

病机:妇女下腹部胞中有结块,伴有或痛、或胀、或满,甚或出血者,称为"癥瘕"。《素问·骨空论》及《灵枢·水胀》篇所载的瘕聚、肠覃、石瘕乃癥瘕疾患的较早记载。癥瘕的形成,多与正气虚弱,血气失调有关。常见以气滞血瘀、痰湿内阻等因素结聚而成。《校注妇人良方》云:"妇人腹中瘀血者,由月经闭积,或产后余血未尽,或风寒滞瘀,久而不消,则为积聚癥瘕矣。"癥瘕形成后,邪气愈甚,正气愈伤,故本病日久,往往虚实错杂,致成痼疾。

患者宿有癥瘕之疾，瘀阻胞宫，孕后冲任气血失调，血不归经，孕后新血不得下归血海以养胎元，胎失摄养，冲任不调，不能载胎养胎而见胎停育。清宫流产后，体质愈虚，见神疲乏力，腰酸，月经量减少等脾肾两虚之证。脾肾为先后天之本，亦与水液代谢息息相关，脾肾两虚日久，易痰浊水饮内生，故脾肾两虚为本，痰瘀互结为标，本虚标实，虚实错杂。李祥云教授拟健脾补肾、消瘤散结为主要治疗原则。

治则：益气补血，消瘤散结，疏肝补肾，调经助孕。

方药：党参300g，黄芪300g，白术芍（各）150g，生熟地黄（各）150g，石楠叶120g，黄精120g，柴胡90g，橘叶核（各）90g，当归300g，川芎60g，鸡血藤150g，茯苓120g，川楝子90g，广郁金90g，附子90g，桂枝60g，牡丹皮120g，丹参120g，杜仲150g，桑寄生150g，续断120g，石菖蒲120g，青礞石120g，三棱90g，莪术90g，桃仁90g，夏枯草120g，淫羊藿300g，肉苁蓉120g，谷麦芽（各）90g，陈腹皮（各）90g。

另加膏方细料：红参浸膏70g，阿胶250g，铁皮枫斗10g，灵芝孢子粉10g，山楂精60g，饴糖200g。每日2次，每次1匙。

服用方法：全方熬膏，每日2次，每次一匙，忌食生冷、辛辣、油腻滑肠之物，忌食萝卜、浓茶、咖啡等，如遇感冒发热等病症，暂停服用。

二诊：2018年1月21日。

2017年12月9日始服用膏方，末次月经12月30日。2018年1月29日上海市长宁区妇幼保健院血液检查：P 190.11nmol/L，HCG 637.60mIU/ml。诊断为早孕，要求保胎。刻下：略有神疲，晨起呕恶，寐差。舌淡苔薄白，脉细，微滑。

医嘱：①暂停膏方。②测基础体温。③复查血HCG、P。

治则：益气补肾安胎。

方药：党参9g，黄芪9g，白术芍（各）9g，菟丝子12g，续断12g，黄芩9g，苎麻根12g，南瓜蒂9g，姜竹茹9g。

共7剂，水煎服，每日1剂，早晚饭后各一次，每次150ml。

三诊：2018年2月14日。

停经45天，晨起略有呕恶，无出血，无腹痛。苔薄尖红，脉细滑。

治则：益气补肾，和胃降逆安胎。

方药：党参9g，黄芪9g，杜仲9g，姜半夏9g，姜竹茹9g，陈皮6g，麦冬

6g,黄芩 9g,黄连 6g,枸杞子 12g,白术芍(各)9g,砂仁 6g,苎麻根 12g,南瓜蒂 12g。

共 7 剂,水煎服,每日 1 剂,早晚饭后各一次,每次 150ml。

按语:

一、治疗思路

时值冬日,患者自觉流产后疲乏明显,欲进膏方调理,强身健体。膏方,属于中医八种剂型之一,具有很好的滋补作用。春生、夏长、秋收、冬藏,冬季是一年四季中进补的最好季节,而冬令进补,更以膏方为最佳,滋补为主的膏方容易被机体吸收贮藏。《山海经》中说:"言味好皆滑为膏",如指内容,以为物之精粹,如指作用,以滋养膏润为长。而调畅阴阳气血,以平为期,脏气亏虚,运化不及,呈现虚实夹杂的复杂病理状态,一味投补,补其有余,实其所实,往往会适得其反。所以膏方用药,既要考虑患者"形不足者,温之以气""精不足者,补之以味",又应根据病者的症状,针对瘀血等病理产物,适当加以行气、活血之品,疏其血气,令其条达,兼顾祛病和滋补。

二、用药分析

膏方中,李教授以十全大补汤(《太平惠民和剂局方》)加减,气血双补,温补气血。方中党参、白术、茯苓益气补中,健脾养胃,当归、熟地黄、白芍、川芎养血滋阴,补肝益肾,黄芪与四君子同用,补气之功更优,黄精、肉苁蓉、杜仲、桑寄生、续断、淫羊藿补肾填精。细料中阿胶为常用补血的重要药材,《本草纲目》认为阿胶"和血滋阴,除风润燥,化痰清肺……圣药也",为历代公认的滋补品。铁皮枫斗补五脏虚劳,灵芝滋补强壮、扶正固本,红参补肾助阳益气,在现代医学研究中,均提示能提高自身免疫功能。

三、亮点经验

1. 通补相兼,动静结合 膏方进补期间,不能一味呆补,补品为"静药",配合辛香走窜之"动药",动静结合,补而不滞。李祥云教授选用经方桂枝茯苓丸(《金匮要略》)化瘀消癥,桂枝茯苓丸常治妇人宿有癥块,方中桂枝温通血脉,配茯苓渗利行瘀、益气养心,白芍养血合营,牡丹皮、桃仁活血祛瘀,三棱、莪术加强活血化瘀之功。另取附子温寒解凝,补火助阳,石菖蒲、青礞石、夏枯草软坚散结,共奏化痰解瘀之效。女子以肝为先天,方中佐以橘叶、橘核、川楝子、郁金等疏肝解郁,调畅气机,使气行血亦行,气血调和。

2. **滋补不忘健脾助运** 膏方内滋补药多属黏腻呆滞之品,久服影响脾胃运化,并易闭门留寇,故加用陈皮、大腹皮、谷芽麦芽、山楂等健脾药,加强吸收,达到补而不滞的功效。全方扶正祛邪,以期调经助孕。

(王珍贞)

膏方治疗产后脱发

刘某,女,27岁,已婚。

初诊:2017年12月11日。

主诉:产后7月,严重脱发。

现病史:患者2017年4月顺产一子,产后坚持母乳喂养,产后第5月哺乳期间,月经恢复来潮,现已产后7月,每月行经,逐渐出现严重脱发,自述头发大把脱落,尤其以晨起梳头或者洗头发后更为严重,伴有情绪控制力差,经常出现精神紧张和抑郁,容易激动和口渴,经常感觉咽部不适,反复发作口周疱疹;同时神疲乏力,腰酸难忍伴有带下量多,虽然白带常规检查未见异常,但是类似豆渣样,色微黄。大便尚调,夜寐尚安,胃纳可。舌苔薄,脉细小弦。

月经史:14,6~7/25~28,量中,无痛经,伴有乳房胀痛、腰酸;末次月经2017年11月20日。

生育史:1—0—0—1。

西医诊断:女性型脱发。

中医诊断:产后脱发。

病机:产后气虚血少,经络空乏,肢体懈怠,腠理开张,皮毛不实,营卫不固,毛发无以安附。同时"发为肾之候""肾主蛰,封藏之本,精之处也,其华在发,其充在血脉";肝藏血,肝肾同源即精血同源,肝肾精血相互滋生转化,共同促进毛发生长。肾精不足为毛发脱落之根本病机。

治则:健脾养血,补肾固腰,养肺润喉,健脾固带,养肝秀发。

方药:党参300g,黄芪300g,石楠叶120g,黄精90g,杜仲150g,狗脊150g,桑寄生150g,生地黄120g,熟地黄120g,白术150g,白芍150g,当归150g,川芎60g,制首乌90g,鸡血藤120g,天花粉120g,麦冬90g,胖大海 60g，南沙参 90g，北沙参 90g，丹参 90g，牡丹皮 90g，知母 90g，黄芩 90g，黄柏 90g，地龙 90g，金樱子 120g，椿根皮 120g，鸡冠花 120g，川楝子 90g，石决明 300g，决明子 90g，桑椹 120g，枸杞子 120g，炒谷芽 120g，陈皮 90g，大腹皮 90g，薏苡仁 150g，淮小麦 300g，延胡索 120g。

另加膏方细料：红参 150g，阿胶 250g，灵芝孢子粉 20g，铁皮枫斗 20g，麦芽糖 200g，山楂 100g。

服用方法：全方熬膏，每日 2 次，每次一匙，忌食生冷、辛辣、油腻滑肠之物，忌食萝卜、浓茶、咖啡等，如遇感冒发热等病症，暂停服用

二诊：2018 年 2 月 12 日。

患者服膏方后脱发明显改善，咽喉干燥症状也改善，本次就诊距离服用膏方已经一年，这一年内月经规律，5/27 天。

按语：

一、治疗思路

现代医学普遍认为遗传因素和低雌激素水平是女性型脱发的主要原因。产后脱发是妇女在产褥期较易出现的一种症状。常发生在女性生产后 2～7 个月，据统计，35%～45% 的妇女产后有不同程度脱发的现象。如脱发症状不明显，可不必理会，顺其自然自行恢复，如果脱发症状明显或伴有失眠、神疲乏力、乳汁少等症状，则需要治疗。

女性型脱发属于中医发堕、发落等范畴，中医学认为"发为血之余""发为肾之候""肾主蛰，封藏之本，精之处也，其华在发，其充在血脉"。肝藏血，肝肾同源即精血同源，肝肾精血相互滋生转化，共同促进毛发生长。《诸病源候论》曰："若血盛则荣于须发，故须发美；若血气衰弱，经脉虚竭，不能荣润，故须发秃落。"《灵枢·阴阳二十五人》云"足阳明之上，血气盛则髯美长；血少气多则髯短""气少血多则髯少，血气皆少则无髯"，都说明了气血对头发生长的重要性。为妇女产后有特殊的病因病机及临床表现，主要以亡血伤津、元气受损、瘀血内阻、多虚多瘀为病因病机。故肝脾肾三脏不足，心失所养，肺失和降为本案的重要体现。故治疗上本案患者主诉脱发严重，实则五脏俱虚，精血津液均不足，膏方治疗辨证全面，李教授在用药上体现了五脏调治特点。

二、用药分析

党参、黄芪、联合红参浸膏大补脾胃之气,补气之源,补气之基础。石楠叶、黄精滋补肝肾之精。石楠叶能养肾气,内伤阴衰,利筋骨皮毛;黄精能壮筋骨,益精髓,变白发。杜仲、桑寄生、狗脊补益肝肾。四物汤配伍制首乌养血补血秀发。取法沙参麦冬汤润肺之燥。川楝子疏肝泄热,石决明平肝清热,决明子清肝明目,三药共清阴虚肝热,枸杞子、桑椹滋阴养肝;知母、黄柏配伍地黄取法知柏地黄丸之意清虚热,养阴血。金樱子、鸡冠花、椿根皮收涩止带;膏方主要细料阿胶补血滋阴,润燥又利于收膏。灵芝孢子粉配合淮小麦养心安神。李教授膏方常常配伍健脾助运化的药物有利于大量滋养类药物的吸收,如陈皮、大腹皮、麦芽糖、山楂精等等。

三、亮点经验

1. 调肝脾肾,益发之源 由于分娩之时耗伤气血,故产后以气血俱虚为多见。清代沈金鳌《妇科玉尺》曰:"产后真元大损,气血空虚""产后百节空虚",由于正气不足,邪气易侵,稍有不慎,则易致病。肾藏精生髓,髓充于骨而汇于脑,髓与脑皆藏于内而不泄,发为肾精之外候,精血充足则发浓密而光泽。肝主疏泄,促进血液运行,使脏腑十二经之气血行达于头面,荣养头发。肝阳上亢,肝火偏旺,可致肝经血热,引起发质改变及少年早白。脾主运化与吸收,人体清阳之气升于脑,津液之泽荣于脑,都靠脾的作用。当脾的运化功能旺盛时,头发得到充分滋养而生长旺盛,若脾失健运,气血生化不足,则发失所养,就会枯槁、脱落。本案在处方用药上重点以滋补肝肾,养血为主,佐以清肝热,清虚火之药,使肾精充足,其华荣于发;肝血充足,其血养于发;脾气健运,气血充实,自然脱发得愈。

2. 润肺清燥,秀发之质 《素问·阴阳应象大论》说:"肺生皮毛",人的皮毛乃由肺的精气所滋养。肺通过上焦开发,宣发五谷之味,若雾露之溉,以温养皮毛,抗御外邪的侵袭。肺气旺则助津液营血宣发与敷布,滋润肌肤皮毛与孔窍。若肺的功能受损,肺失宣发,不能输布精气于皮毛,可表现为毛发稀少、枯黄或花白脱落。脱发可以从肺论治,李教授在本案主诉口渴咽干提示阴虚肺燥之证,故沙参麦冬汤不但滋养肺阴可以改善口燥咽干症状,同时纠正皮毛干枯之证,有利于脱发症状的改善。

3. 膏方滋补,固发之根 膏方,又名膏滋药,是一种根据患者体质差异,临证遣方用药,经浓煎及掺入辅料后制成的稠厚或胶冻状剂型。中医以"阴平阳秘,精神乃治"为治病养生的基本思想,膏方亦以此为防治疾病的主要原则,故膏方以平衡阴阳为要,同时调和气血,使脏腑相合,纠正机体偏性。其具有服用携带方便、药效持久稳定、口感佳等特点而被广大患者接受。膏方组方药味多,是由多个小复方按照君、臣、佐、使的原则组合而成。膏方剂型适合产后精血亏虚之脱发治疗,起到滋补五脏之阴血,疏通气机,阴阳调和作用。

(贾丽娜)

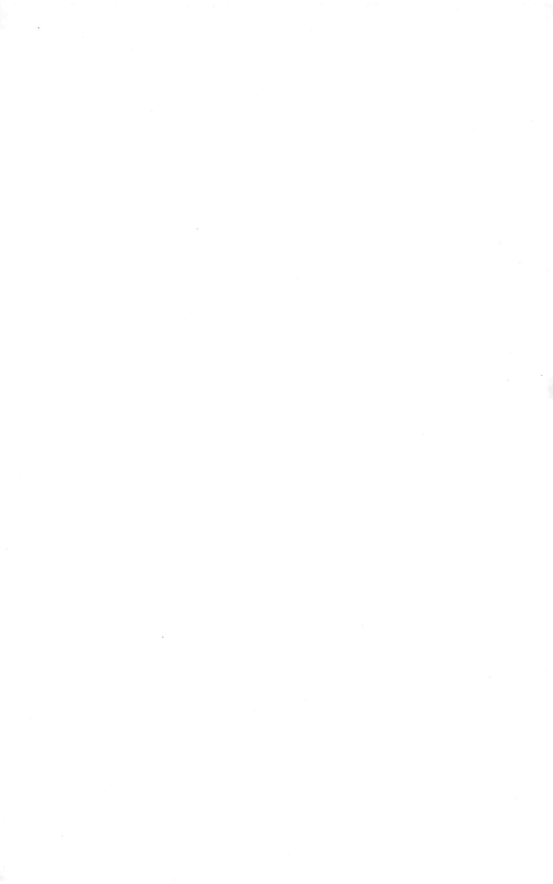